全国中医药行业"七五"普法教材

U0273470

常用中医药法律法规汇编

（2020 年版）

国家中医药管理局政策法规与监督司　编

中国中医药出版社

·北 京·

图书在版编目（CIP）数据

常用中医药法律法规汇编：2020 年版 / 国家中医药管理局
政策法规与监督司编 . —北京：中国中医药出版社，2020.11（2020.12 重印）
全国中医药行业"七五"普法教材
ISBN 978 - 7 - 5132 - 6332 - 0

Ⅰ.①常… Ⅱ.①国… Ⅲ.①中国医药学—医药卫生
管理—法规—汇编—中国 Ⅳ.① D922.169

中国版本图书馆 CIP 数据核字（2020）第 139967 号

中国中医药出版社出版

北京经济技术开发区科创十三街 31 号院二区 8 号楼
邮政编码 100176
传真 010-64405721
三河市同力彩印有限公司印刷
各地新华书店经销

开本 710×1000 1/16 印张 41.5 字数 787 千字
2020 年 11 月第 1 版 2020 年 12 月第 2 次印刷
书号 ISBN 978 - 7 - 5132 - 6332 - 0

定价 135.00 元
网址 www.cptcm.com

社 长 热 线 010-64405720
购 书 热 线 010-89535836
维 权 打 假 010-64405753

微信服务号 zgzyycbs
微商城网址 https://kdt.im/LIdUGr
官 方 微 博 http://e.weibo.com/cptcm
天猫旗舰店网址 https://zgzyycbs.tmall.com

如有印装质量问题请与本社出版部联系（010-64405510）

编写说明

为深入贯彻党的十九届四中全会关于"坚持全面依法治国，建设社会主义法治国家，切实保障社会公平正义和人民权利的显著优势"的总体要求，认真落实习近平总书记关于中医药工作的重要论述，全面落实《中共中央国务院关于促进中医药传承创新发展的意见》和全国中医药大会精神，推进依法行政，全面提高中医药治理体系和治理能力的现代化水平，在《中华人民共和国中医药法》颁布实施 3 周年之际，国家中医药管理局政策法规与监督司组织编写了《常用中医药法律法规汇编（2020 年版）》。

本书在《常用中医药法规汇编（2015 年版）》的基础上，主要增加了中医药法及配套制度、传染病防治相关法律法规，共收录相关法律 11 部、行政法规 16 部、部门规章及规范性文件 50 部。同时，为方便中医药行业广大干部职工学习和查询，附录选编了部分相关的国家基本法律、司法解释等内容，以及地方性中医药条例目录。希望通过本书的学习，让中医药系统各部门、各单位有据可依、有章可循，让中医药行业广大从业人员更好地了解中医药行业相关法律规范，有助于深入开展中医药法治宣传教育，推进中医药行业依法治理，促进中医药法治建设。此外，希望通过本书的学习，让社会公众深入了解疫情防控工作相关法律法规和政策措施，提高自我防控意识。

本书在编选过程中难免有疏漏和不妥之处，敬请广大读者提出宝贵意见，以便再版时修订提高。

国家中医药管理局政策法规与监督司
2020 年 7 月

目 录

第一部分：法律

第二部分：行政法规

第三部分：部门规章及规范性文件

附 录

第一部分：法律

中华人民共和国执业医师法

（1998年6月26日第九届全国人民代表大会常务委员会第三次会议通过，1998年6月26日中华人民共和国主席令第五号公布，根据2009年8月27日中华人民共和国主席令第十八号第十一届全国人民代表大会常务委员会第十次会议《关于修改部分法律的决定》修正）

目录

第一章　总　则

第一条　为了加强医师队伍的建设，提高医师的职业道德和业务素质，保障医师的合法权益，保护人民健康，制定本法。

第二条　依法取得执业医师资格或者执业助理医师资格，经注册在医疗、预防、保健机构中执业的专业医务人员，适用本法。本法所称医师，包括执业医师和执业助理医师。

第三条　医师应当具备良好的职业道德和医疗执业水平，发扬人道主义精神，履行防病治病、救死扶伤、保护人民健康的神圣职责。

全社会应当尊重医师。医师依法履行职责，受法律保护。

第四条　国务院卫生行政部门主管全国的医师工作。

县级以上地方人民政府卫生行政部门负责管理本行政区域内的医师工作。

第五条　国家对在医疗、预防、保健工作中作出贡献的医师，给予奖励。

第六条　医师的医学专业技术职称和医学专业技术职务的评定、聘任，按照国家有关规定办理。

第七条　医师可以依法组织和参加医师协会。

第二章　考试和注册

第八条　国家实行医师资格考试制度。医师资格考试分为执业医师资格考试和执业助理医师资格考试。

医师资格统一考试的办法，由国务院卫生行政部门制定。医师资格考试由省级以上人民政府卫生行政部门组织实施。

第九条　具有下列条件之一的，可以参加执业医师资格考试：

（一）具有高等学校医学专业本科以上学历，在执业医师指导下，在医疗、预防、保健机构中试用期满一年的；

（二）取得执业助理医师执业证书后，具有高等学校医学专科学历，在医疗、预防、保健机构中工作满二年的；具有中等专业学校医学专业学历，在医疗、预防、保健机构中工作满五年的。

第十条　具有高等学校医学专科学历或者中等专业学校医学专业学历，在执业医师指导下，在医疗、预防、保健机构中试用期满一年的，可以参加执业助理医师资格考试。

第十一条　以师承方式学习传统医学满三年或者经多年实践医术确有专长的，经县级以上人民政府卫生行政部门确定的传统医学专业组织或者医疗、预防、保健机构考核合格并推荐，可以参加执业医师资格或者执业助理医师资格考试。考试的内容和办法由国务院卫生行政部门另行制定。

第十二条　医师资格考试成绩合格，取得执业医师资格或者执业助理医师资格。

第十三条　国家实行医师执业注册制度。

取得医师资格的，可以向所在地县级以上人民政府卫生行政部门申请注册。

除有本法第十五条规定的情形外，受理申请的卫生行政部门应当自收到申请之日起三十日内准予注册，并发给由国务院卫生行政部门统一印制的医师执业证书。

医疗、预防、保健机构可以为本机构中的医师集体办理注册手续。

第十四条　医师经注册后，可以在医疗、预防、保健机构中按照注册的执业地点、执业类别、执业范围执业，从事相应的医疗、预防、保健业务。

未经医师注册取得执业证书，不得从事医师执业活动。

第十五条　有下列情形之一的，不予注册：

（一）不具有完全民事行为能力的；

（二）因受刑事处罚，自刑罚执行完毕之日起至申请注册之日止不满二年的；

（三）受吊销医师执业证书行政处罚，自处罚决定之日起至申请注册之日止不满二年的；

（四）有国务院卫生行政部门规定不宜从事医疗、预防、保健业务的其他情形的。

受理申请的卫生行政部门对不符合条件不予注册的，应当自收到申请之日起三十日内书面通知申请人，并说明理由。申请人有异议的，可以自收到通知之日起十五日内，依法申请复议或者向人民法院提起诉讼。

第十六条　医师注册后有下列情形之一的，其所在的医疗、预防、保健机构应当在三十日内报告准予注册的卫生行政部门，卫生行政部门应当注销注册，收回医师执业证书：

（一）死亡或者被宣告失踪的；

（二）受刑事处罚的；

（三）受吊销医师执业证书行政处罚的；

（四）依照本法第三十一条规定暂停执业活动期满，再次考核仍不合格的；

（五）中止医师执业活动满二年的；

（六）有国务院卫生行政部门规定不宜从事医疗、预防、保健业务的其他情形的。

被注销注册的当事人有异议的，可以自收到注销注册通知之日起十五日内，依法申请复议或者向人民法院提起诉讼。

第十七条　医师变更执业地点、执业类别、执业范围等注册事项的，应当到准予注册的卫生行政部门依照本法第十三条的规定办理变更注册手续。

第十八条　中止医师执业活动二年以上以及有本法第十五条规定情形消失的，申请重新执业，应当由本法第三十一条规定的机构考核合格，并依照本法第十三条的规定重新注册。

第十九条　申请个体行医的执业医师，须经注册后在医疗、预防、保健机构中执业满五年，并按照国家有关规定办理审批手续；未经批准，不得行医。

县级以上地方人民政府卫生行政部门对个体行医的医师，应当按照国务院卫生行政部门的规定，经常监督检查，凡发现有本法第十六条规定的情形的，应当及时注销注册，收回医师执业证书。

第二十条　县级以上地方人民政府卫生行政部门应当将准予注册和注销注册的人员名单予以公告，并由省级人民政府卫生行政部门汇总，报国务院卫生行政部门备案。

第三章　执业规则

第二十一条　医师在执业活动中享有下列权利：

（一）在注册的执业范围内，进行医学诊查、疾病调查、医学处置、出具相应的医学证明文件，选择合理的医疗、预防、保健方案；

（二）按照国务院卫生行政部门规定的标准，获得与本人执业活动相当的医疗设备基本条件；

（三）从事医学研究、学术交流，参加专业学术团体；

（四）参加专业培训，接受继续医学教育；

（五）在执业活动中，人格尊严、人身安全不受侵犯；

（六）获取工资报酬和津贴，享受国家规定的福利待遇；

（七）对所在机构的医疗、预防、保健工作和卫生行政部门的工作提出意见和建议，依法参与所在机构的民主管理。

第二十二条　医师在执业活动中履行下列义务：

（一）遵守法律、法规，遵守技术操作规范；

（二）树立敬业精神，遵守职业道德，履行医师职责，尽职尽责为患者服务；

（三）关心、爱护、尊重患者，保护患者的隐私；

（四）努力钻研业务，更新知识，提高专业技术水平；

（五）宣传卫生保健知识，对患者进行健康教育。

第二十三条　医师实施医疗、预防、保健措施，签署有关医学证明文件，必须亲自诊查、调查，并按照规定及时填写医学文书，不得隐匿、伪造或者销毁医学文书及有关资料。

医师不得出具与自己执业范围无关或者与执业类别不相符的医学证明文件。

第二十四条　对急危患者，医师应当采取紧急措施进行诊治；不得拒绝急救处置。

第二十五条　医师应当使用经国家有关部门批准使用的药品、消毒药剂和医疗器械。

除正当诊断治疗外，不得使用麻醉药品、医疗用毒性药品、精神药品和放射性药品。

第二十六条　医师应当如实向患者或者其家属介绍病情，但应注意避免对患者产生不利后果。

医师进行实验性临床医疗，应当经医院批准并征得患者本人或者其家属同意。

第二十七条　医师不得利用职务之便，索取、非法收受患者财物或者牟取其他不正当利益。

第二十八条　遇有自然灾害、传染病流行、突发重大伤亡事故及其他严重威胁人民生命健康的紧急情况时，医师应当服从县级以上人民政府卫生行政部门的调遣。

第二十九条　医师发生医疗事故或者发现传染病疫情时，应当按照有关规定及时向所在机构或者卫生行政部门报告。

医师发现患者涉嫌伤害事件或者非正常死亡时，应当按照有关规定向有关部门报告。

第三十条　执业助理医师应当在执业医师的指导下，在医疗、预防、保健机构中按照其执业类别执业。

在乡、民族乡、镇的医疗、预防、保健机构中工作的执业助理医师，可以根据医疗诊治的情况和需要，独立从事一般的执业活动。

第四章　考核和培训

第三十一条　受县级以上人民政府卫生行政部门委托的机构或者组织应当按照医师执业标准，对医师的业务水平、工作成绩和职业道德状况进行定期考核。

对医师的考核结果，考核机构应当报告准予注册的卫生行政部门备案。

对考核不合格的医师，县级以上人民政府卫生行政部门可以责令其暂停执业活动三个月至六个月，并接受培训和继续医学教育。暂停执业活动期满，再次进行考核，对考核合格的，允许其继续执业；对考核不合格的，由县级以上人民政府卫生行政部门注销注册，收回医师执业证书。

第三十二条　县级以上人民政府卫生行政部门负责指导、检查和监督医师考核工作。

第三十三条　医师有下列情形之一的，县级以上人民政府卫生行政部门应当给予表彰或者奖励：

（一）在执业活动中，医德高尚，事迹突出的；

（二）对医学专业技术有重大突破，作出显著贡献的；

（三）遇有自然灾害、传染病流行、突发重大伤亡事故及其他严重威胁人民生命健康的紧急情况时，救死扶伤、抢救诊疗表现突出的；

（四）长期在边远贫困地区、少数民族地区条件艰苦的基层单位努力工作的；

（五）国务院卫生行政部门规定应当予以表彰或者奖励的其他情形的。

第三十四条 县级以上人民政府卫生行政部门应当制定医师培训计划，对医师进行多种形式的培训，为医师接受继续医学教育提供条件。

县级以上人民政府卫生行政部门应当采取有力措施，对在农村和少数民族地区从事医疗、预防、保健业务的医务人员实施培训。

第三十五条 医疗、预防、保健机构应当按照规定和计划保证本机构医师的培训和继续医学教育。

县级以上人民政府卫生行政部门委托的承担医师考核任务的医疗卫生机构，应当为医师的培训和接受继续医学教育提供和创造条件。

第五章 法律责任

第三十六条 以不正当手段取得医师执业证书的，由发给证书的卫生行政部门予以吊销；对负有直接责任的主管人员和其他直接责任人员，依法给予行政处分。

第三十七条 医师在执业活动中，违反本法规定，有下列行为之一的，由县级以上人民政府卫生行政部门给予警告或者责令暂停六个月以上一年以下执业活动；情节严重的，吊销其执业证书；构成犯罪的，依法追究刑事责任：

（一）违反卫生行政规章制度或者技术操作规范，造成严重后果的；

（二）由于不负责任延误急危患者的抢救和诊治，造成严重后果的；

（三）造成医疗责任事故的；

（四）未经亲自诊查、调查，签署诊断、治疗、流行病学等证明文件或者有关出生、死亡等证明文件的；

（五）隐匿、伪造或者擅自销毁医学文书及有关资料的；

（六）使用未经批准使用的药品、消毒药剂和医疗器械的；

（七）不按照规定使用麻醉药品、医疗用毒性药品、精神药品和放射性药品的；

（八）未经患者或者其家属同意，对患者进行实验性临床医疗的；

（九）泄露患者隐私，造成严重后果的；

（十）利用职务之便，索取、非法收受患者财物或者牟取其他不正当利益的；

（十一）发生自然灾害、传染病流行、突发重大伤亡事故以及其他严重威胁人民生命健康的紧急情况时，不服从卫生行政部门调遣的；

（十二）发生医疗事故或者发现传染病疫情，患者涉嫌伤害事件或者非正常死亡，不按照规定报告的。

第三十八条 医师在医疗、预防、保健工作中造成事故的，依照法律或者国家有关规定处理。

第三十九条 未经批准擅自开办医疗机构行医或者非医师行医的，由县级以上人民政府卫生行政部门予以取缔，没收其违法所得及其药品、器械，并处十万元以下的罚款；对作假、玩忽职守、滥用职权、徇私舞弊，尚不构成犯罪的，依法给予行政处分；构成犯罪的，依法追究刑事责任。

第四十条 阻碍医师依法执业，侮辱、诽谤、威胁、殴打医师或者侵犯医师人身自由、干扰医师正常工作、生活的，依照治安管理处罚法的规定处罚；构成犯罪的，依法追究刑事责任。

第四十一条 医疗、预防、保健机构未依照本法第十六条的规定履行报告职责，导致严重后果的，由县级以上人民政府卫生行政部门给予警告；并对该机构的行政负责人依法给予行政处分。

第四十二条 卫生行政部门工作人员或者医疗、预防、保健机构工作人员违反本法有关规定，弄虚作假、玩忽职守、滥用职权、徇私舞弊，尚不构成犯罪的，依法给予行政处分；构成犯罪的，依法追究刑事责任。

第六章 附 则

第四十三条 本法颁布之日前按照国家有关规定取得医学专业技术职称和医学专业技术职务的人员，由所在机构报请县级以上人民政府卫生行政部门认定，取得相应的医师资格。其中在医疗、预防、保健机构中从事医疗、预防、保健业务的医务人员，依照本法规定的条件，由所在机构集体核报县级以上人民政府卫生行政部门，予以注册并发给医师执业证书。具体办法由国务院卫生行政部门会同国务院人事行政部门制定。

第四十四条 计划生育技术服务机构中的医师，适用本法。

第四十五条 在乡村医疗卫生机构中向村民提供预防、保健和一般医疗服务的乡村医生，符合本法有关规定的，可以依法取得执业医师资格或者执业助理医师资格；不具备本法规定的执业医师资格或者执业助理医师资格的乡村医生，由国务院另行制定管理办法。

第四十六条 军队医师执行本法的实施办法，由国务院、中央军事委员会依据本法的原则制定。

第四十七条 境外人员在中国境内申请医师考试、注册、执业或者从事临床示教、临床研究等活动的，按照国家有关规定办理。

第四十八条 本法自 1999 年 5 月 1 日起施行。

中华人民共和国药品管理法

（1984 年 9 月 20 日第六届全国人民代表大会常务委员会第七次会议通过，2001 年 2 月 28 日第九届全国人民代表大会常务委员会第二十次会议第一次修订，根据 2013 年 12 月 28 日第十二届全国人民代表大会常务委员会第六次会议《关于修改〈中华人民共和国海洋环境保护法〉等七部法律的决定》第一次修正，根据 2015 年 4 月 24 日第十二届全国人民代表大会常务委员会第十四次会议《关于修改〈中华人民共和国药品管理法〉的决定》第二次修正，2019 年 8 月 26 日第十三届全国人民代表大会常务委员会第十二次会议第二次修订）

第一章　总　则

第一条　为了加强药品管理，保证药品质量，保障公众用药安全和合法权益，保护和促进公众健康，制定本法。

第二条　在中华人民共和国境内从事药品研制、生产、经营、使用和监督管理活动，适用本法。

本法所称药品，是指用于预防、治疗、诊断人的疾病，有目的地调节人的生理机能并规定有适应证或者功能主治、用法和用量的物质，包括中药、化学药和生物制品等。

第三条 药品管理应当以人民健康为中心，坚持风险管理、全程管控、社会共治的原则，建立科学、严格的监督管理制度，全面提升药品质量，保障药品的安全、有效、可及。

第四条 国家发展现代药和传统药，充分发挥其在预防、医疗和保健中的作用。

国家保护野生药材资源和中药品种，鼓励培育道地中药材。

第五条 国家鼓励研究和创制新药，保护公民、法人和其他组织研究、开发新药的合法权益。

第六条 国家对药品管理实行药品上市许可持有人制度。药品上市许可持有人依法对药品研制、生产、经营、使用全过程中药品的安全性、有效性和质量可控性负责。

第七条 从事药品研制、生产、经营、使用活动，应当遵守法律、法规、规章、标准和规范，保证全过程信息真实、准确、完整和可追溯。

第八条 国务院药品监督管理部门主管全国药品监督管理工作。国务院有关部门在各自职责范围内负责与药品有关的监督管理工作。国务院药品监督管理部门配合国务院有关部门，执行国家药品行业发展规划和产业政策。

省、自治区、直辖市人民政府药品监督管理部门负责本行政区域内的药品监督管理工作。设区的市级、县级人民政府承担药品监督管理职责的部门（以下称药品监督管理部门）负责本行政区域内的药品监督管理工作。县级以上地方人民政府有关部门在各自职责范围内负责与药品有关的监督管理工作。

第九条 县级以上地方人民政府对本行政区域内的药品监督管理工作负责，统一领导、组织、协调本行政区域内的药品监督管理工作以及药品安全突发事件应对工作，建立健全药品监督管理工作机制和信息共享机制。

第十条 县级以上人民政府应当将药品安全工作纳入本级国民经济和社会发展规划，将药品安全工作经费列入本级政府预算，加强药品监督管理能力建设，为药品安全工作提供保障。

第十一条 药品监督管理部门设置或者指定的药品专业技术机构，承担依法实施药品监督管理所需的审评、检验、核查、监测与评价等工作。

第十二条 国家建立健全药品追溯制度。国务院药品监督管理部门应当制定统一的药品追溯标准和规范，推进药品追溯信息互通互享，实现药品可追溯。

国家建立药物警戒制度，对药品不良反应及其他与用药有关的有害反应进行监测、识别、评估和控制。

第十三条 各级人民政府及其有关部门、药品行业协会等应当加强药品安全宣传教育，开展药品安全法律法规等知识的普及工作。

新闻媒体应当开展药品安全法律法规等知识的公益宣传，并对药品违法行为进行舆论监督。有关药品的宣传报道应当全面、科学、客观、公正。

第十四条 药品行业协会应当加强行业自律，建立健全行业规范，推动行业诚信体系建设，引导和督促会员依法开展药品生产经营等活动。

第十五条 县级以上人民政府及其有关部门对在药品研制、生产、经营、使用和监督管理工作中做出突出贡献的单位和个人，按照国家有关规定给予表彰、奖励。

第二章　药品研制和注册

第十六条 国家支持以临床价值为导向、对人的疾病具有明确或者特殊疗效的药物创新，鼓励具有新的治疗机理、治疗严重危及生命的疾病或者罕见病、对人体具有多靶向系统性调节干预功能等的新药研制，推动药品技术进步。

国家鼓励运用现代科学技术和传统中药研究方法开展中药科学技术研究和药物开发，建立和完善符合中药特点的技术评价体系，促进中药传承创新。

国家采取有效措施，鼓励儿童用药品的研制和创新，支持开发符合儿童生理特征的儿童用药品新品种、剂型和规格，对儿童用药品予以优先审评审批。

第十七条 从事药品研制活动，应当遵守药物非临床研究质量管理规范、药物临床试验质量管理规范，保证药品研制全过程持续符合法定要求。

药物非临床研究质量管理规范、药物临床试验质量管理规范由国务院药品监督管理部门会同国务院有关部门制定。

第十八条 开展药物非临床研究，应当符合国家有关规定，有与研究项目相适应的人员、场地、设备、仪器和管理制度，保证有关数据、资料和样品的真实性。

第十九条 开展药物临床试验，应当按照国务院药品监督管理部门的规定如实报送研制方法、质量指标、药理及毒理试验结果等有关数据、资料和样品，经国务院药品监督管理部门批准。国务院药品监督管理部门应当自受理临床试验申请之日起六十个工作日内决定是否同意并通知临床试验申办者，逾期未通知的，视为同意。其中，开展生物等效性试验的，报国务院药品监督管理部门备案。

开展药物临床试验，应当在具备相应条件的临床试验机构进行。药物临床试验机构实行备案管理，具体办法由国务院药品监督管理部门、国务院卫生健康主管部门共同制定。

第二十条 开展药物临床试验，应当符合伦理原则，制定临床试验方案，经伦理委员会审查同意。

伦理委员会应当建立伦理审查工作制度，保证伦理审查过程独立、客观、公正，监督规范开展药物临床试验，保障受试者合法权益，维护社会公共利益。

第二十一条 实施药物临床试验，应当向受试者或者其监护人如实说明和解释临床试验的目的和风险等详细情况，取得受试者或者其监护人自愿签署的知情同意书，并采取有效措施保护受试者合法权益。

第二十二条 药物临床试验期间，发现存在安全性问题或者其他风险的，临床试验申办者应当及时调整临床试验方案、暂停或者终止临床试验，并向国务院药品监督管理部门报告。必要时，国务院药品监督管理部门可以责令调整临床试验方案、暂停或者终止临床试验。

第二十三条 对正在开展临床试验的用于治疗严重危及生命且尚无有效治疗手段的疾病的药物，经医学观察可能获益，并且符合伦理原则的，经审查、知情同意后可以在开展临床试验的机构内用于其他病情相同的患者。

第二十四条 在中国境内上市的药品，应当经国务院药品监督管理部门批准，取得药品注册证书；但是，未实施审批管理的中药材和中药饮片除外。实施审批管理的中药材、中药饮片品种目录由国务院药品监督管理部门会同国务院中医药主管部门制定。

申请药品注册，应当提供真实、充分、可靠的数据、资料和样品，证明药品的安全性、有效性和质量可控性。

第二十五条 对申请注册的药品，国务院药品监督管理部门应当组织药学、医学和其他技术人员进行审评，对药品的安全性、有效性和质量可控性以及申请人的质量管理、风险防控和责任赔偿等能力进行审查；符合条件的，颁发药品注册证书。

国务院药品监督管理部门在审批药品时，对化学原料药一并审评审批，对相关辅料、直接接触药品的包装材料和容器一并审评，对药品的质量标准、生产工艺、标签和说明书一并核准。

本法所称辅料，是指生产药品和调配处方时所用的赋形剂和附加剂。

第二十六条 对治疗严重危及生命且尚无有效治疗手段的疾病以及公共卫生方面急需的药品，药物临床试验已有数据显示疗效并能预测其临床价值的，可以附条件批准，并在药品注册证书中载明相关事项。

第二十七条 国务院药品监督管理部门应当完善药品审评审批工作制度，加强能力建设，建立健全沟通交流、专家咨询等机制，优化审评审批流程，提高审评审批效率。

批准上市药品的审评结论和依据应当依法公开，接受社会监督。对审评审批中知悉的商业秘密应当保密。

第二十八条 药品应当符合国家药品标准。经国务院药品监督管理部门核准的药品质量标准高于国家药品标准的，按照经核准的药品质量标准执行；没有国家药品标准的，应当符合经核准的药品质量标准。

国务院药品监督管理部门颁布的《中华人民共和国药典》和药品标准为国家药品标准。

国务院药品监督管理部门会同国务院卫生健康主管部门组织药典委员会，负责国家药品标准的制定和修订。

国务院药品监督管理部门设置或者指定的药品检验机构负责标定国家药品标准品、对照品。

第二十九条 列入国家药品标准的药品名称为药品通用名称。已经作为药品通用名称的，该名称不得作为药品商标使用。

第三章　药品上市许可持有人

第三十条 药品上市许可持有人是指取得药品注册证书的企业或者药品研制机构等。

药品上市许可持有人应当依照本法规定，对药品的非临床研究、临床试验、生产经营、上市后研究、不良反应监测及报告与处理等承担责任。其他从事药品研制、生产、经营、储存、运输、使用等活动的单位和个人依法承担相应责任。

药品上市许可持有人的法定代表人、主要负责人对药品质量全面负责。

第三十一条 药品上市许可持有人应当建立药品质量保证体系，配备专门人员独立负责药品质量管理。

药品上市许可持有人应当对受托药品生产企业、药品经营企业的质量管理体系进行定期审核，监督其持续具备质量保证和控制能力。

第三十二条 药品上市许可持有人可以自行生产药品，也可以委托药品生产企业生产。

药品上市许可持有人自行生产药品的，应当依照本法规定取得药品生产许可证；委托生产的，应当委托符合条件的药品生产企业。药品上市许可持有人和受托生产企业应当签订委托协议和质量协议，并严格履行协议约定的义务。

国务院药品监督管理部门制定药品委托生产质量协议指南，指导、监督药品上市许可持有人和受托生产企业履行药品质量保证义务。

血液制品、麻醉药品、精神药品、医疗用毒性药品、药品类易制毒化学品不得委托生产；但是，国务院药品监督管理部门另有规定的除外。

第三十三条 药品上市许可持有人应当建立药品上市放行规程，对药品生产企业出厂放行的药品进行审核，经质量受权人签字后方可放行。不符合国家药品标准的，不得放行。

第三十四条 药品上市许可持有人可以自行销售其取得药品注册证书的药品，也可以委托药品经营企业销售。药品上市许可持有人从事药品零售活动的，应当取得药品经营许可证。

药品上市许可持有人自行销售药品的，应当具备本法第五十二条规定的条件；委托销售的，应当委托符合条件的药品经营企业。药品上市许可持有人和受托经营企业应当签订委托协议，并严格履行协议约定的义务。

第三十五条 药品上市许可持有人、药品生产企业、药品经营企业委托储存、运输药品的，应当对受托方的质量保证能力和风险管理能力进行评估，与其签订委托协议，约定药品质量责任、操作规程等内容，并对受托方进行监督。

第三十六条 药品上市许可持有人、药品生产企业、药品经营企业和医疗机构应当建立并实施药品追溯制度，按照规定提供追溯信息，保证药品可追溯。

第三十七条 药品上市许可持有人应当建立年度报告制度，每年将药品生产销售、上市后研究、风险管理等情况按照规定向省、自治区、直辖市人民政府药品监督管理部门报告。

第三十八条 药品上市许可持有人为境外企业的，应当由其指定的在中国境内的企业法人履行药品上市许可持有人义务，与药品上市许可持有人承担连带责任。

第三十九条 中药饮片生产企业履行药品上市许可持有人的相关义务，对中药饮片生产、销售实行全过程管理，建立中药饮片追溯体系，保证中药饮片安全、有效、可追溯。

第四十条 经国务院药品监督管理部门批准，药品上市许可持有人可以转让药品上市许可。受让方应当具备保障药品安全性、有效性和质量可控性的质量管理、风险防控和责任赔偿等能力，履行药品上市许可持有人义务。

第四章　药品生产

第四十一条　从事药品生产活动，应当经所在地省、自治区、直辖市人民政府药品监督管理部门批准，取得药品生产许可证。无药品生产许可证的，不得生产药品。

药品生产许可证应当标明有效期和生产范围，到期重新审查发证。

第四十二条　从事药品生产活动，应当具备以下条件：

（一）有依法经过资格认定的药学技术人员、工程技术人员及相应的技术工人；

（二）有与药品生产相适应的厂房、设施和卫生环境；

（三）有能对所生产药品进行质量管理和质量检验的机构、人员及必要的仪器设备；

（四）有保证药品质量的规章制度，并符合国务院药品监督管理部门依据本法制定的药品生产质量管理规范要求。

第四十三条　从事药品生产活动，应当遵守药品生产质量管理规范，建立健全药品生产质量管理体系，保证药品生产全过程持续符合法定要求。

药品生产企业的法定代表人、主要负责人对本企业的药品生产活动全面负责。

第四十四条　药品应当按照国家药品标准和经药品监督管理部门核准的生产工艺进行生产。生产、检验记录应当完整准确，不得编造。

中药饮片应当按照国家药品标准炮制；国家药品标准没有规定的，应当按照省、自治区、直辖市人民政府药品监督管理部门制定的炮制规范炮制。省、自治区、直辖市人民政府药品监督管理部门制定的炮制规范应当报国务院药品监督管理部门备案。不符合国家药品标准或者不按照省、自治区、直辖市人民政府药品监督管理部门制定的炮制规范炮制的，不得出厂、销售。

第四十五条　生产药品所需的原料、辅料，应当符合药用要求、药品生产质量管理规范的有关要求。

生产药品，应当按照规定对供应原料、辅料等的供应商进行审核，保证购进、使用的原料、辅料等符合前款规定要求。

第四十六条　直接接触药品的包装材料和容器，应当符合药用要求，符合保障人体健康、安全的标准。

对不合格的直接接触药品的包装材料和容器，由药品监督管理部门责令停止使用。

第四十七条　药品生产企业应当对药品进行质量检验。不符合国家药品标准的，不得出厂。

药品生产企业应当建立药品出厂放行规程，明确出厂放行的标准、条件。符合标准、条件的，经质量受权人签字后方可放行。

第四十八条 药品包装应当适合药品质量的要求，方便储存、运输和医疗使用。

发运中药材应当有包装。在每件包装上，应当注明品名、产地、日期、供货单位，并附有质量合格的标志。

第四十九条 药品包装应当按照规定印有或者贴有标签并附有说明书。

标签或者说明书应当注明药品的通用名称、成分、规格、上市许可持有人及其地址、生产企业及其地址、批准文号、产品批号、生产日期、有效期、适应证或者功能主治、用法、用量、禁忌、不良反应和注意事项。标签、说明书中的文字应当清晰，生产日期、有效期等事项应当显著标注，容易辨识。

麻醉药品、精神药品、医疗用毒性药品、放射性药品、外用药品和非处方药的标签、说明书，应当印有规定的标志。

第五十条 药品上市许可持有人、药品生产企业、药品经营企业和医疗机构中直接接触药品的工作人员，应当每年进行健康检查。患有传染病或者其他可能污染药品的疾病的，不得从事直接接触药品的工作。

第五章　药品经营

第五十一条 从事药品批发活动，应当经所在地省、自治区、直辖市人民政府药品监督管理部门批准，取得药品经营许可证。从事药品零售活动，应当经所在地县级以上地方人民政府药品监督管理部门批准，取得药品经营许可证。无药品经营许可证的，不得经营药品。

药品经营许可证应当标明有效期和经营范围，到期重新审查发证。

药品监督管理部门实施药品经营许可，除依据本法第五十二条规定的条件外，还应当遵循方便群众购药的原则。

第五十二条 从事药品经营活动应当具备以下条件：

（一）有依法经过资格认定的药师或者其他药学技术人员；

（二）有与所经营药品相适应的营业场所、设备、仓储设施和卫生环境；

（三）有与所经营药品相适应的质量管理机构或者人员；

（四）有保证药品质量的规章制度，并符合国务院药品监督管理部门依据本法制定的药品经营质量管理规范要求。

第五十三条 从事药品经营活动，应当遵守药品经营质量管理规范，建立健全药品经营质量管理体系，保证药品经营全过程持续符合法定要求。

国家鼓励、引导药品零售连锁经营。从事药品零售连锁经营活动的企业总部，应当建立统一的质量管理制度，对所属零售企业的经营活动履行管理责任。

药品经营企业的法定代表人、主要负责人对本企业的药品经营活动全面负责。

第五十四条 国家对药品实行处方药与非处方药分类管理制度。具体办法由国务院药品监督管理部门会同国务院卫生健康主管部门制定。

第五十五条 药品上市许可持有人、药品生产企业、药品经营企业和医疗机构应当从药品上市许可持有人或者具有药品生产、经营资格的企业购进药品；但是，购进未实施审批管理的中药材除外。

第五十六条 药品经营企业购进药品，应当建立并执行进货检查验收制度，验明药品合格证明和其他标识；不符合规定要求的，不得购进和销售。

第五十七条 药品经营企业购销药品，应当有真实、完整的购销记录。购销记录应当注明药品的通用名称、剂型、规格、产品批号、有效期、上市许可持有人、生产企业、购销单位、购销数量、购销价格、购销日期及国务院药品监督管理部门规定的其他内容。

第五十八条 药品经营企业零售药品应当准确无误，并正确说明用法、用量和注意事项；调配处方应当经过核对，对处方所列药品不得擅自更改或者代用。对有配伍禁忌或者超剂量的处方，应当拒绝调配；必要时，经处方医师更正或者重新签字，方可调配。

药品经营企业销售中药材，应当标明产地。

依法经过资格认定的药师或者其他药学技术人员负责本企业的药品管理、处方审核和调配、合理用药指导等工作。

第五十九条 药品经营企业应当制定和执行药品保管制度，采取必要的冷藏、防冻、防潮、防虫、防鼠等措施，保证药品质量。

药品入库和出库应当执行检查制度。

第六十条 城乡集市贸易市场可以出售中药材，国务院另有规定的除外。

第六十一条 药品上市许可持有人、药品经营企业通过网络销售药品，应当遵守本法药品经营的有关规定。具体管理办法由国务院药品监督管理部门会同国务院卫生健康主管部门等部门制定。

疫苗、血液制品、麻醉药品、精神药品、医疗用毒性药品、放射性药品、药品类易制毒化学品等国家实行特殊管理的药品不得在网络上销售。

第六十二条 药品网络交易第三方平台提供者应当按照国务院药品监督管理部门的规定，向所在地省、自治区、直辖市人民政府药品监督管理部门备案。

第三方平台提供者应当依法对申请进入平台经营的药品上市许可持有人、药品经营企业的资质等进行审核，保证其符合法定要求，并对发生在平台的药品经营行为进行管理。

第三方平台提供者发现进入平台经营的药品上市许可持有人、药品经营企业有违反本法规定行为的，应当及时制止并立即报告所在地县级人民政府药品监督管理部门；发现严重违法行为的，应当立即停止提供网络交易平台服务。

第六十三条 新发现和从境外引种的药材，经国务院药品监督管理部门批准后，方可销售。

第六十四条 药品应当从允许药品进口的口岸进口，并由进口药品的企业向口岸所在地药品监督管理部门备案。海关凭药品监督管理部门出具的进口药品通关单办理通关手续。无进口药品通关单的，海关不得放行。

口岸所在地药品监督管理部门应当通知药品检验机构按照国务院药品监督管理部门的规定对进口药品进行抽查检验。

允许药品进口的口岸由国务院药品监督管理部门会同海关总署提出，报国务院批准。

第六十五条 医疗机构因临床急需进口少量药品的，经国务院药品监督管理部门或者国务院授权的省、自治区、直辖市人民政府批准，可以进口。进口的药品应当在指定医疗机构内用于特定医疗目的。

个人自用携带入境少量药品，按照国家有关规定办理。

第六十六条 进口、出口麻醉药品和国家规定范围内的精神药品，应当持有国务院药品监督管理部门颁发的进口准许证、出口准许证。

第六十七条 禁止进口疗效不确切、不良反应大或者因其他原因危害人体健康的药品。

第六十八条 国务院药品监督管理部门对下列药品在销售前或者进口时，应当指定药品检验机构进行检验；未经检验或者检验不合格的，不得销售或者进口：

（一）首次在中国境内销售的药品；

（二）国务院药品监督管理部门规定的生物制品；

（三）国务院规定的其他药品。

第六章 医疗机构药事管理

第六十九条 医疗机构应当配备依法经过资格认定的药师或者其他药学技术人员，负责本单位的药品管理、处方审核和调配、合理用药指导等工作。非药学技术人员不得直接从事药剂技术工作。

第七十条　医疗机构购进药品，应当建立并执行进货检查验收制度，验明药品合格证明和其他标识；不符合规定要求的，不得购进和使用。

第七十一条　医疗机构应当有与所使用药品相适应的场所、设备、仓储设施和卫生环境，制定和执行药品保管制度，采取必要的冷藏、防冻、防潮、防虫、防鼠等措施，保证药品质量。

第七十二条　医疗机构应当坚持安全有效、经济合理的用药原则，遵循药品临床应用指导原则、临床诊疗指南和药品说明书等合理用药，对医师处方、用药医嘱的适宜性进行审核。

医疗机构以外的其他药品使用单位，应当遵守本法有关医疗机构使用药品的规定。

第七十三条　依法经过资格认定的药师或者其他药学技术人员调配处方，应当进行核对，对处方所列药品不得擅自更改或者代用。对有配伍禁忌或者超剂量的处方，应当拒绝调配；必要时，经处方医师更正或者重新签字，方可调配。

第七十四条　医疗机构配制制剂，应当经所在地省、自治区、直辖市人民政府药品监督管理部门批准，取得医疗机构制剂许可证。无医疗机构制剂许可证的，不得配制制剂。

医疗机构制剂许可证应当标明有效期，到期重新审查发证。

第七十五条　医疗机构配制制剂，应当有能够保证制剂质量的设施、管理制度、检验仪器和卫生环境。

医疗机构配制制剂，应当按照经核准的工艺进行，所需的原料、辅料和包装材料等应当符合药用要求。

第七十六条　医疗机构配制的制剂，应当是本单位临床需要而市场上没有供应的品种，并应当经所在地省、自治区、直辖市人民政府药品监督管理部门批准；但是，法律对配制中药制剂另有规定的除外。

医疗机构配制的制剂应当按照规定进行质量检验；合格的，凭医师处方在本单位使用。经国务院药品监督管理部门或者省、自治区、直辖市人民政府药品监督管理部门批准，医疗机构配制的制剂可以在指定的医疗机构之间调剂使用。

医疗机构配制的制剂不得在市场上销售。

第七章　药品上市后管理

第七十七条　药品上市许可持有人应当制定药品上市后风险管理计划，主动开展药品上市后研究，对药品的安全性、有效性和质量可控性进行进一步确证，加强对已上市药品的持续管理。

第七十八条 对附条件批准的药品，药品上市许可持有人应当采取相应风险管理措施，并在规定期限内按照要求完成相关研究；逾期未按照要求完成研究或者不能证明其获益大于风险的，国务院药品监督管理部门应当依法处理，直至注销药品注册证书。

第七十九条 对药品生产过程中的变更，按照其对药品安全性、有效性和质量可控性的风险和产生影响的程度，实行分类管理。属于重大变更的，应当经国务院药品监督管理部门批准，其他变更应当按照国务院药品监督管理部门的规定备案或者报告。

药品上市许可持有人应当按照国务院药品监督管理部门的规定，全面评估、验证变更事项对药品安全性、有效性和质量可控性的影响。

第八十条 药品上市许可持有人应当开展药品上市后不良反应监测，主动收集、跟踪分析疑似药品不良反应信息，对已识别风险的药品及时采取风险控制措施。

第八十一条 药品上市许可持有人、药品生产企业、药品经营企业和医疗机构应当经常考察本单位所生产、经营、使用的药品质量、疗效和不良反应。发现疑似不良反应的，应当及时向药品监督管理部门和卫生健康主管部门报告。具体办法由国务院药品监督管理部门会同国务院卫生健康主管部门制定。

对已确认发生严重不良反应的药品，由国务院药品监督管理部门或者省、自治区、直辖市人民政府药品监督管理部门根据实际情况采取停止生产、销售、使用等紧急控制措施，并应当在五日内组织鉴定，自鉴定结论作出之日起十五日内依法作出行政处理决定。

第八十二条 药品存在质量问题或者其他安全隐患的，药品上市许可持有人应当立即停止销售，告知相关药品经营企业和医疗机构停止销售和使用，召回已销售的药品，及时公开召回信息，必要时应当立即停止生产，并将药品召回和处理情况向省、自治区、直辖市人民政府药品监督管理部门和卫生健康主管部门报告。药品生产企业、药品经营企业和医疗机构应当配合。

药品上市许可持有人依法应当召回药品而未召回的，省、自治区、直辖市人民政府药品监督管理部门应当责令其召回。

第八十三条 药品上市许可持有人应当对已上市药品的安全性、有效性和质量可控性定期开展上市后评价。必要时，国务院药品监督管理部门可以责令药品上市许可持有人开展上市后评价或者直接组织开展上市后评价。

经评价，对疗效不确切、不良反应大或者因其他原因危害人体健康的药品，应当注销药品注册证书。

已被注销药品注册证书的药品，不得生产或者进口、销售和使用。

已被注销药品注册证书、超过有效期等的药品，应当由药品监督管理部门监督销毁或者依法采取其他无害化处理等措施。

第八章 药品价格和广告

第八十四条 国家完善药品采购管理制度，对药品价格进行监测，开展成本价格调查，加强药品价格监督检查，依法查处价格垄断、哄抬价格等药品价格违法行为，维护药品价格秩序。

第八十五条 依法实行市场调节价的药品，药品上市许可持有人、药品生产企业、药品经营企业和医疗机构应当按照公平、合理和诚实信用、质价相符的原则制定价格，为用药者提供价格合理的药品。

药品上市许可持有人、药品生产企业、药品经营企业和医疗机构应当遵守国务院药品价格主管部门关于药品价格管理的规定，制定和标明药品零售价格，禁止暴利、价格垄断和价格欺诈等行为。

第八十六条 药品上市许可持有人、药品生产企业、药品经营企业和医疗机构应当依法向药品价格主管部门提供其药品的实际购销价格和购销数量等资料。

第八十七条 医疗机构应当向患者提供所用药品的价格清单，按照规定如实公布其常用药品的价格，加强合理用药管理。具体办法由国务院卫生健康主管部门制定。

第八十八条 禁止药品上市许可持有人、药品生产企业、药品经营企业和医疗机构在药品购销中给予、收受回扣或者其他不正当利益。

禁止药品上市许可持有人、药品生产企业、药品经营企业或者代理人以任何名义给予使用其药品的医疗机构的负责人、药品采购人员、医师、药师等有关人员财物或者其他不正当利益。禁止医疗机构的负责人、药品采购人员、医师、药师等有关人员以任何名义收受药品上市许可持有人、药品生产企业、药品经营企业或者代理人给予的财物或者其他不正当利益。

第八十九条 药品广告应当经广告主所在地省、自治区、直辖市人民政府确定的广告审查机关批准；未经批准的，不得发布。

第九十条 药品广告的内容应当真实、合法，以国务院药品监督管理部门核准的药品说明书为准，不得含有虚假的内容。

药品广告不得含有表示功效、安全性的断言或者保证；不得利用国家机关、科研单位、学术机构、行业协会或者专家、学者、医师、药师、患者等的名义或者形象作推荐、证明。

非药品广告不得有涉及药品的宣传。

第九十一条 药品价格和广告，本法未作规定的，适用《中华人民共和国价格法》《中华人民共和国反垄断法》《中华人民共和国反不正当竞争法》《中华人民共和国广告法》等的规定。

第九章 药品储备和供应

第九十二条 国家实行药品储备制度，建立中央和地方两级药品储备。

发生重大灾情、疫情或者其他突发事件时，依照《中华人民共和国突发事件应对法》的规定，可以紧急调用药品。

第九十三条 国家实行基本药物制度，遴选适当数量的基本药物品种，加强组织生产和储备，提高基本药物的供给能力，满足疾病防治基本用药需求。

第九十四条 国家建立药品供求监测体系，及时收集和汇总分析短缺药品供求信息，对短缺药品实行预警，采取应对措施。

第九十五条 国家实行短缺药品清单管理制度。具体办法由国务院卫生健康主管部门会同国务院药品监督管理部门等部门制定。

药品上市许可持有人停止生产短缺药品的，应当按照规定向国务院药品监督管理部门或者省、自治区、直辖市人民政府药品监督管理部门报告。

第九十六条 国家鼓励短缺药品的研制和生产，对临床急需的短缺药品、防治重大传染病和罕见病等疾病的新药予以优先审评审批。

第九十七条 对短缺药品，国务院可以限制或者禁止出口。必要时，国务院有关部门可以采取组织生产、价格干预和扩大进口等措施，保障药品供应。

药品上市许可持有人、药品生产企业、药品经营企业应当按照规定保障药品的生产和供应。

第十章 监督管理

第九十八条 禁止生产（包括配制，下同）、销售、使用假药、劣药。

有下列情形之一的，为假药：

（一）药品所含成分与国家药品标准规定的成分不符；

（二）以非药品冒充药品或者以他种药品冒充此种药品；

（三）变质的药品；

（四）药品所标明的适应证或者功能主治超出规定范围。

有下列情形之一的，为劣药：

（一）药品成分的含量不符合国家药品标准；

（二）被污染的药品；

（三）未标明或者更改有效期的药品；

（四）未注明或者更改产品批号的药品；

（五）超过有效期的药品；

（六）擅自添加防腐剂、辅料的药品；

（七）其他不符合药品标准的药品。

禁止未取得药品批准证明文件生产、进口药品；禁止使用未按照规定审评、审批的原料药、包装材料和容器生产药品。

第九十九条　药品监督管理部门应当依照法律、法规的规定对药品研制、生产、经营和药品使用单位使用药品等活动进行监督检查，必要时可以对为药品研制、生产、经营、使用提供产品或者服务的单位和个人进行延伸检查，有关单位和个人应当予以配合，不得拒绝和隐瞒。

药品监督管理部门应当对高风险的药品实施重点监督检查。

对有证据证明可能存在安全隐患的，药品监督管理部门根据监督检查情况，应当采取告诫、约谈、限期整改以及暂停生产、销售、使用、进口等措施，并及时公布检查处理结果。

药品监督管理部门进行监督检查时，应当出示证明文件，对监督检查中知悉的商业秘密应当保密。

第一百条　药品监督管理部门根据监督管理的需要，可以对药品质量进行抽查检验。抽查检验应当按照规定抽样，并不得收取任何费用；抽样应当购买样品。所需费用按照国务院规定列支。

对有证据证明可能危害人体健康的药品及其有关材料，药品监督管理部门可以查封、扣押，并在七日内作出行政处理决定；药品需要检验的，应当自检验报告书发出之日起十五日内作出行政处理决定。

第一百零一条　国务院和省、自治区、直辖市人民政府的药品监督管理部门应当定期公告药品质量抽查检验结果；公告不当的，应当在原公告范围内予以更正。

第一百零二条　当事人对药品检验结果有异议的，可以自收到药品检验结果之日起七日内向原药品检验机构或者上一级药品监督管理部门设置或者指定的药品检验机构申请复验，也可以直接向国务院药品监督管理部门设置或者指定的药品检验机构申请复验。受理复验的药品检验机构应当在国务院药品监督管理部门规定的时间内作出复验结论。

第一百零三条　药品监督管理部门应当对药品上市许可持有人、药品生产企业、药品经营企业和药物非临床安全性评价研究机构、药物临床试验机构等遵守药品生产质量管理规范、药品经营质量管理规范、药物非临床研究质量管理规范、药物临床试验质量管理规范等情况进行检查，监督其持续符合法定要求。

第一百零四条 国家建立职业化、专业化药品检查员队伍。检查员应当熟悉药品法律法规，具备药品专业知识。

第一百零五条 药品监督管理部门建立药品上市许可持有人、药品生产企业、药品经营企业、药物非临床安全性评价研究机构、药物临床试验机构和医疗机构药品安全信用档案，记录许可颁发、日常监督检查结果、违法行为查处等情况，依法向社会公布并及时更新；对有不良信用记录的，增加监督检查频次，并可以按照国家规定实施联合惩戒。

第一百零六条 药品监督管理部门应当公布本部门的电子邮件地址、电话，接受咨询、投诉、举报，并依法及时答复、核实、处理。对查证属实的举报，按照有关规定给予举报人奖励。

药品监督管理部门应当对举报人的信息予以保密，保护举报人的合法权益。举报人举报所在单位的，该单位不得以解除、变更劳动合同或者其他方式对举报人进行打击报复。

第一百零七条 国家实行药品安全信息统一公布制度。国家药品安全总体情况、药品安全风险警示信息、重大药品安全事件及其调查处理信息和国务院确定需要统一公布的其他信息由国务院药品监督管理部门统一公布。药品安全风险警示信息和重大药品安全事件及其调查处理信息的影响限于特定区域的，也可以由有关省、自治区、直辖市人民政府药品监督管理部门公布。未经授权不得发布上述信息。

公布药品安全信息，应当及时、准确、全面，并进行必要的说明，避免误导。

任何单位和个人不得编造、散布虚假药品安全信息。

第一百零八条 县级以上人民政府应当制定药品安全事件应急预案。药品上市许可持有人、药品生产企业、药品经营企业和医疗机构等应当制定本单位的药品安全事件处置方案，并组织开展培训和应急演练。

发生药品安全事件，县级以上人民政府应当按照应急预案立即组织开展应对工作；有关单位应当立即采取有效措施进行处置，防止危害扩大。

第一百零九条 药品监督管理部门未及时发现药品安全系统性风险，未及时消除监督管理区域内药品安全隐患的，本级人民政府或者上级人民政府药品监督管理部门应当对其主要负责人进行约谈。

地方人民政府未履行药品安全职责，未及时消除区域性重大药品安全隐患的，上级人民政府或者上级人民政府药品监督管理部门应当对其主要负责人进行约谈。

被约谈的部门和地方人民政府应当立即采取措施，对药品监督管理工作进行整改。

约谈情况和整改情况应当纳入有关部门和地方人民政府药品监督管理工作评议、考核记录。

第一百一十条　地方人民政府及其药品监督管理部门不得以要求实施药品检验、审批等手段限制或者排斥非本地区药品上市许可持有人、药品生产企业生产的药品进入本地区。

第一百一十一条　药品监督管理部门及其设置或者指定的药品专业技术机构不得参与药品生产经营活动，不得以其名义推荐或者监制、监销药品。

药品监督管理部门及其设置或者指定的药品专业技术机构的工作人员不得参与药品生产经营活动。

第一百一十二条　国务院对麻醉药品、精神药品、医疗用毒性药品、放射性药品、药品类易制毒化学品等有其他特殊管理规定的，依照其规定。

第一百一十三条　药品监督管理部门发现药品违法行为涉嫌犯罪的，应当及时将案件移送公安机关。

对依法不需要追究刑事责任或者免予刑事处罚，但应当追究行政责任的，公安机关、人民检察院、人民法院应当及时将案件移送药品监督管理部门。

公安机关、人民检察院、人民法院商请药品监督管理部门、生态环境主管部门等部门提供检验结论、认定意见以及对涉案药品进行无害化处理等协助的，有关部门应当及时提供，予以协助。

第十一章　法律责任

第一百一十四条　违反本法规定，构成犯罪的，依法追究刑事责任。

第一百一十五条　未取得药品生产许可证、药品经营许可证或者医疗机构制剂许可证生产、销售药品的，责令关闭，没收违法生产、销售的药品和违法所得，并处违法生产、销售的药品（包括已售出和未售出的药品，下同）货值金额十五倍以上三十倍以下的罚款；货值金额不足十万元的，按十万元计算。

第一百一十六条　生产、销售假药的，没收违法生产、销售的药品和违法所得，责令停产停业整顿，吊销药品批准证明文件，并处违法生产、销售的药品货值金额十五倍以上三十倍以下的罚款；货值金额不足十万元的，按十万元计算；情节严重的，吊销药品生产许可证、药品经营许可证或者医疗机构制剂许可证，十年内不受理其相应申请；药品上市许可持有人为境外企业的，十年内禁止其药品进口。

第一百一十七条　生产、销售劣药的，没收违法生产、销售的药品和违法所得，并处违法生产、销售的药品货值金额十倍以上二十倍以下的罚款；违法生产、批发的药品货值金额不足十万元的，按十万元计算，违法零售的药品货值金额不足一万元的，按一万元计算；情节严重的，责令停产停业整顿直至吊销药品批准证明文件、药品生产许可证、药品经营许可证或者医疗机构制剂许可证。

生产、销售的中药饮片不符合药品标准，尚不影响安全性、有效性的，责令限期改正，给予警告；可以处十万元以上五十万元以下的罚款。

第一百一十八条 生产、销售假药，或者生产、销售劣药且情节严重的，对法定代表人、主要负责人、直接负责的主管人员和其他责任人员，没收违法行为发生期间自本单位所获收入，并处所获收入百分之三十以上三倍以下的罚款，终身禁止从事药品生产经营活动，并可以由公安机关处五日以上十五日以下的拘留。

对生产者专门用于生产假药、劣药的原料、辅料、包装材料、生产设备予以没收。

第一百一十九条 药品使用单位使用假药、劣药的，按照销售假药、零售劣药的规定处罚；情节严重的，法定代表人、主要负责人、直接负责的主管人员和其他责任人员有医疗卫生人员执业证书的，还应当吊销执业证书。

第一百二十条 知道或者应当知道属于假药、劣药或者本法第一百二十四条第一款第一项至第五项规定的药品，而为其提供储存、运输等便利条件的，没收全部储存、运输收入，并处违法收入一倍以上五倍以下的罚款；情节严重的，并处违法收入五倍以上十五倍以下的罚款；违法收入不足五万元的，按五万元计算。

第一百二十一条 对假药、劣药的处罚决定，应当依法载明药品检验机构的质量检验结论。

第一百二十二条 伪造、变造、出租、出借、非法买卖许可证或者药品批准证明文件的，没收违法所得，并处违法所得一倍以上五倍以下的罚款；情节严重的，并处违法所得五倍以上十五倍以下的罚款，吊销药品生产许可证、药品经营许可证、医疗机构制剂许可证或者药品批准证明文件，对法定代表人、主要负责人、直接负责的主管人员和其他责任人员，处二万元以上二十万元以下的罚款，十年内禁止从事药品生产经营活动，并可以由公安机关处五日以上十五日以下的拘留；违法所得不足十万元的，按十万元计算。

第一百二十三条 提供虚假的证明、数据、资料、样品或者采取其他手段骗取临床试验许可、药品生产许可、药品经营许可、医疗机构制剂许可或者药品注册等许可的，撤销相关许可，十年内不受理其相应申请，并处五十万元以上五百万元以下的罚款；情节严重的，对法定代表人、主要负责人、直接负责的主管人员和其他责任人员，处二万元以上二十万元以下的罚款，十年内禁止从事药品生产经营活动，并可以由公安机关处五日以上十五日以下的拘留。

第一百二十四条 违反本法规定，有下列行为之一的，没收违法生产、进口、销售的药品和违法所得以及专门用于违法生产的原料、辅料、包装材料和生产设备，责令停产停业整顿，并处违法生产、进口、销售的药品货值金额十五倍以上三十倍以下的罚款；货值金额不足十万元的，按十万元计算；情节严重的，吊销药品批准证明文件直至吊销药品生产许可证、药品经营许可证或者医疗机构制剂许可证，对法定代表人、主要负责人、直接负责的主管人员和其他责任人员，没收违法行为发生期间自本单位所获收入，并处所获收入百分之三十以上三倍以下的罚款，十年直至终身禁止从事药品生产经营活动，并可以由公安机关处五日以上十五日以下的拘留：

（一）未取得药品批准证明文件生产、进口药品；

（二）使用采取欺骗手段取得的药品批准证明文件生产、进口药品；

（三）使用未经审评审批的原料药生产药品；

（四）应当检验而未经检验即销售药品；

（五）生产、销售国务院药品监督管理部门禁止使用的药品；

（六）编造生产、检验记录；

（七）未经批准在药品生产过程中进行重大变更。

销售前款第一项至第三项规定的药品，或者药品使用单位使用前款第一项至第五项规定的药品的，依照前款规定处罚；情节严重的，药品使用单位的法定代表人、主要负责人、直接负责的主管人员和其他责任人员有医疗卫生人员执业证书的，还应当吊销执业证书。

未经批准进口少量境外已合法上市的药品，情节较轻的，可以依法减轻或者免予处罚。

第一百二十五条 违反本法规定，有下列行为之一的，没收违法生产、销售的药品和违法所得以及包装材料、容器，责令停产停业整顿，并处五十万元以上五百万元以下的罚款；情节严重的，吊销药品批准证明文件、药品生产许可证、药品经营许可证，对法定代表人、主要负责人、直接负责的主管人员和其他责任人员处二万元以上二十万元以下的罚款，十年直至终身禁止从事药品生产经营活动：

（一）未经批准开展药物临床试验；

（二）使用未经审评的直接接触药品的包装材料或者容器生产药品，或者销售该类药品；

（三）使用未经核准的标签、说明书。

第一百二十六条　除本法另有规定的情形外，药品上市许可持有人、药品生产企业、药品经营企业、药物非临床安全性评价研究机构、药物临床试验机构等未遵守药品生产质量管理规范、药品经营质量管理规范、药物非临床研究质量管理规范、药物临床试验质量管理规范等的，责令限期改正，给予警告；逾期不改正的，处十万元以上五十万元以下的罚款；情节严重的，处五十万元以上二百万元以下的罚款，责令停产停业整顿直至吊销药品批准证明文件、药品生产许可证、药品经营许可证等，药物非临床安全性评价研究机构、药物临床试验机构等五年内不得开展药物非临床安全性评价研究、药物临床试验，对法定代表人、主要负责人、直接负责的主管人员和其他责任人员，没收违法行为发生期间自本单位所获收入，并处所获收入百分之十以上百分之五十以下的罚款，十年直至终身禁止从事药品生产经营等活动。

第一百二十七条　违反本法规定，有下列行为之一的，责令限期改正，给予警告；逾期不改正的，处十万元以上五十万元以下的罚款：

（一）开展生物等效性试验未备案；

（二）药物临床试验期间，发现存在安全性问题或者其他风险，临床试验申办者未及时调整临床试验方案、暂停或者终止临床试验，或者未向国务院药品监督管理部门报告；

（三）未按照规定建立并实施药品追溯制度；

（四）未按照规定提交年度报告；

（五）未按照规定对药品生产过程中的变更进行备案或者报告；

（六）未制定药品上市后风险管理计划；

（七）未按照规定开展药品上市后研究或者上市后评价。

第一百二十八条　除依法应当按照假药、劣药处罚的外，药品包装未按照规定印有、贴有标签或者附有说明书，标签、说明书未按照规定注明相关信息或者印有规定标志的，责令改正，给予警告；情节严重的，吊销药品注册证书。

第一百二十九条　违反本法规定，药品上市许可持有人、药品生产企业、药品经营企业或者医疗机构未从药品上市许可持有人或者具有药品生产、经营资格的企业购进药品的，责令改正，没收违法购进的药品和违法所得，并处违法购进药品货值金额二倍以上十倍以下的罚款；情节严重的，并处货值金额十倍以上三十倍以下的罚款，吊销药品批准证明文件、药品生产许可证、药品经营许可证或者医疗机构执业许可证；货值金额不足五万元的，按五万元计算。

第一百三十条　违反本法规定，药品经营企业购销药品未按照规定进行记录，零售药品未正确说明用法、用量等事项，或者未按照规定调配处方的，责令改正，给予警告；情节严重的，吊销药品经营许可证。

第一百三十一条 违反本法规定，药品网络交易第三方平台提供者未履行资质审核、报告、停止提供网络交易平台服务等义务的，责令改正，没收违法所得，并处二十万元以上二百万元以下的罚款；情节严重的，责令停业整顿，并处二百万元以上五百万元以下的罚款。

第一百三十二条 进口已获得药品注册证书的药品，未按照规定向允许药品进口的口岸所在地药品监督管理部门备案的，责令限期改正，给予警告；逾期不改正的，吊销药品注册证书。

第一百三十三条 违反本法规定，医疗机构将其配制的制剂在市场上销售的，责令改正，没收违法销售的制剂和违法所得，并处违法销售制剂货值金额二倍以上五倍以下的罚款；情节严重的，并处货值金额五倍以上十五倍以下的罚款；货值金额不足五万元的，按五万元计算。

第一百三十四条 药品上市许可持有人未按照规定开展药品不良反应监测或者报告疑似药品不良反应的，责令限期改正，给予警告；逾期不改正的，责令停产停业整顿，并处十万元以上一百万元以下的罚款。

药品经营企业未按照规定报告疑似药品不良反应的，责令限期改正，给予警告；逾期不改正的，责令停产停业整顿，并处五万元以上五十万元以下的罚款。

医疗机构未按照规定报告疑似药品不良反应的，责令限期改正，给予警告；逾期不改正的，处五万元以上五十万元以下的罚款。

第一百三十五条 药品上市许可持有人在省、自治区、直辖市人民政府药品监督管理部门责令其召回后，拒不召回的，处应召回药品货值金额五倍以上十倍以下的罚款；货值金额不足十万元的，按十万元计算；情节严重的，吊销药品批准证明文件、药品生产许可证、药品经营许可证，对法定代表人、主要负责人、直接负责的主管人员和其他责任人员，处二万元以上二十万元以下的罚款。药品生产企业、药品经营企业、医疗机构拒不配合召回的，处十万元以上五十万元以下的罚款。

第一百三十六条 药品上市许可持有人为境外企业的，其指定的在中国境内的企业法人未依照本法规定履行相关义务的，适用本法有关药品上市许可持有人法律责任的规定。

第一百三十七条 有下列行为之一的，在本法规定的处罚幅度内从重处罚：

（一）以麻醉药品、精神药品、医疗用毒性药品、放射性药品、药品类易制毒化学品冒充其他药品，或者以其他药品冒充上述药品；

（二）生产、销售以孕产妇、儿童为主要使用对象的假药、劣药；

（三）生产、销售的生物制品属于假药、劣药；

（四）生产、销售假药、劣药，造成人身伤害后果；

（五）生产、销售假药、劣药，经处理后再犯；

（六）拒绝、逃避监督检查，伪造、销毁、隐匿有关证据材料，或者擅自动用查封、扣押物品。

第一百三十八条 药品检验机构出具虚假检验报告的，责令改正，给予警告，对单位并处二十万元以上一百万元以下的罚款；对直接负责的主管人员和其他直接责任人员依法给予降级、撤职、开除处分，没收违法所得，并处五万元以下的罚款；情节严重的，撤销其检验资格。药品检验机构出具的检验结果不实，造成损失的，应当承担相应的赔偿责任。

第一百三十九条 本法第一百一十五条至第一百三十八条规定的行政处罚，由县级以上人民政府药品监督管理部门按照职责分工决定；撤销许可、吊销许可证件的，由原批准、发证的部门决定。

第一百四十条 药品上市许可持有人、药品生产企业、药品经营企业或者医疗机构违反本法规定聘用人员的，由药品监督管理部门或者卫生健康主管部门责令解聘，处五万元以上二十万元以下的罚款。

第一百四十一条 药品上市许可持有人、药品生产企业、药品经营企业或者医疗机构在药品购销中给予、收受回扣或者其他不正当利益的，药品上市许可持有人、药品生产企业、药品经营企业或者代理人给予使用其药品的医疗机构的负责人、药品采购人员、医师、药师等有关人员财物或者其他不正当利益的，由市场监督管理部门没收违法所得，并处三十万元以上三百万元以下的罚款；情节严重的，吊销药品上市许可持有人、药品生产企业、药品经营企业营业执照，并由药品监督管理部门吊销药品批准证明文件、药品生产许可证、药品经营许可证。

药品上市许可持有人、药品生产企业、药品经营企业在药品研制、生产、经营中向国家工作人员行贿的，对法定代表人、主要负责人、直接负责的主管人员和其他责任人员终身禁止从事药品生产经营活动。

第一百四十二条 药品上市许可持有人、药品生产企业、药品经营企业的负责人、采购人员等有关人员在药品购销中收受其他药品上市许可持有人、药品生产企业、药品经营企业或者代理人给予的财物或者其他不正当利益的，没收违法所得，依法给予处罚；情节严重的，五年内禁止从事药品生产经营活动。

医疗机构的负责人、药品采购人员、医师、药师等有关人员收受药品上市许可持有人、药品生产企业、药品经营企业或者代理人给予的财物或者其他不正当利益的，由卫生健康主管部门或者本单位给予处分，没收违法所得；情节严重的，还应当吊销其执业证书。

第一百四十三条 违反本法规定，编造、散布虚假药品安全信息，构成违反治安管理行为的，由公安机关依法给予治安管理处罚。

第一百四十四条 药品上市许可持有人、药品生产企业、药品经营企业或者医疗机构违反本法规定，给用药者造成损害的，依法承担赔偿责任。

因药品质量问题受到损害的，受害人可以向药品上市许可持有人、药品生产企业请求赔偿损失，也可以向药品经营企业、医疗机构请求赔偿损失。接到受害人赔偿请求的，应当实行首负责任制，先行赔付；先行赔付后，可以依法追偿。

生产假药、劣药或者明知是假药、劣药仍然销售、使用的，受害人或者其近亲属除请求赔偿损失外，还可以请求支付价款十倍或者损失三倍的赔偿金；增加赔偿的金额不足一千元的，为一千元。

第一百四十五条 药品监督管理部门或者其设置、指定的药品专业技术机构参与药品生产经营活动的，由其上级主管机关责令改正，没收违法收入；情节严重的，对直接负责的主管人员和其他直接责任人员依法给予处分。

药品监督管理部门或者其设置、指定的药品专业技术机构的工作人员参与药品生产经营活动的，依法给予处分。

第一百四十六条 药品监督管理部门或者其设置、指定的药品检验机构在药品监督检验中违法收取检验费用的，由政府有关部门责令退还，对直接负责的主管人员和其他直接责任人员依法给予处分；情节严重的，撤销其检验资格。

第一百四十七条 违反本法规定，药品监督管理部门有下列行为之一的，应当撤销相关许可，对直接负责的主管人员和其他直接责任人员依法给予处分：

（一）不符合条件而批准进行药物临床试验；

（二）对不符合条件的药品颁发药品注册证书；

（三）对不符合条件的单位颁发药品生产许可证、药品经营许可证或者医疗机构制剂许可证。

第一百四十八条 违反本法规定，县级以上地方人民政府有下列行为之一的，对直接负责的主管人员和其他直接责任人员给予记过或者记大过处分；情节严重的，给予降级、撤职或者开除处分：

（一）瞒报、谎报、缓报、漏报药品安全事件；

（二）未及时消除区域性重大药品安全隐患，造成本行政区域内发生特别重大药品安全事件，或者连续发生重大药品安全事件；

（三）履行职责不力，造成严重不良影响或者重大损失。

第一百四十九条 违反本法规定，药品监督管理等部门有下列行为之一的，对直接负责的主管人员和其他直接责任人员给予记过或者记大过处分；情节较重的，给予降级或者撤职处分；情节严重的，给予开除处分：

（一）瞒报、谎报、缓报、漏报药品安全事件；

（二）对发现的药品安全违法行为未及时查处；

（三）未及时发现药品安全系统性风险，或者未及时消除监督管理区域内药品安全隐患，造成严重影响；

（四）其他不履行药品监督管理职责，造成严重不良影响或者重大损失。

第一百五十条 药品监督管理人员滥用职权、徇私舞弊、玩忽职守的，依法给予处分。

查处假药、劣药违法行为有失职、渎职行为的，对药品监督管理部门直接负责的主管人员和其他直接责任人员依法从重给予处分。

第一百五十一条 本章规定的货值金额以违法生产、销售药品的标价计算；没有标价的，按照同类药品的市场价格计算。

第十二章　附　则

第一百五十二条 中药材种植、采集和饲养的管理，依照有关法律、法规的规定执行。

第一百五十三条 地区性民间习用药材的管理办法，由国务院药品监督管理部门会同国务院中医药主管部门制定。

第一百五十四条 中国人民解放军和中国人民武装警察部队执行本法的具体办法，由国务院、中央军事委员会依据本法制定。

第一百五十五条 本法自 2019 年 12 月 1 日起施行。

中华人民共和国传染病防治法

（1989 年 2 月 21 日第七届全国人民代表大会常务委员会第六次会议通过，2004 年 8 月 28 日第十届全国人民代表大会常务委员会第十一次会议第一次修订，2004 年 8 月 28 日中华人民共和国主席令第 17 号公布，根据 2013 年 6 月 29 日第十二届全国人民代表大会常务委员会第 3 次会议通过，2013 年 6 月 29 日中华人民共和国主席令第 5 号公布，自公布之日起施行的《全国人民代表大会常务委员会关于修改〈中华人民共和国文物保护法〉等十二部法律的决定》第二次修正）

目录

第一章　总　则

第一条　为了预防、控制和消除传染病的发生与流行，保障人体健康和公共卫生，制定本法。

第二条　国家对传染病防治实行预防为主的方针，防治结合、分类管理、依靠科学、依靠群众。

第三条　本法规定的传染病分为甲类、乙类和丙类。

甲类传染病是指：鼠疫、霍乱。

乙类传染病是指：传染性非典型肺炎、艾滋病、病毒性肝炎、脊髓灰质炎、人感染高致病性禽流感、麻疹、流行性出血热、狂犬病、流行性乙型脑炎、登革热、炭疽、细菌性和阿米巴性痢疾、肺结核、伤寒和副伤寒、流行性脑脊髓膜炎、百日咳、白喉、新生儿破伤风、猩红热、布鲁氏菌病、淋病、梅毒、钩端螺旋体病、血吸虫病、疟疾。

丙类传染病是指：流行性感冒、流行性腮腺炎、风疹、急性出血性结膜炎、麻风病、流行性和地方性斑疹伤寒、黑热病、包虫病、丝虫病，除霍乱、细菌性和阿米巴性痢疾、伤寒和副伤寒以外的感染性腹泻病。

国务院卫生行政部门根据传染病暴发、流行情况和危害程度，可以决定增加、减少或者调整乙类、丙类传染病病种并予以公布。

第四条 对乙类传染病中传染性非典型肺炎、炭疽中的肺炭疽和人感染高致病性禽流感，采取本法所称甲类传染病的预防、控制措施。其他乙类传染病和突发原因不明的传染病需要采取本法所称甲类传染病的预防、控制措施的，由国务院卫生行政部门及时报经国务院批准后予以公布、实施。

需要解除依照前款规定采取的甲类传染病预防、控制措施的，由国务院卫生行政部门报经国务院批准后予以公布。

省、自治区、直辖市人民政府对本行政区域内常见、多发的其他地方性传染病，可以根据情况决定按照乙类或者丙类传染病管理并予以公布，报国务院卫生行政部门备案。

第五条 各级人民政府领导传染病防治工作。

县级以上人民政府制定传染病防治规划并组织实施，建立健全传染病防治的疾病预防控制、医疗救治和监督管理体系。

第六条 国务院卫生行政部门主管全国传染病防治及其监督管理工作。县级以上地方人民政府卫生行政部门负责本行政区域内的传染病防治及其监督管理工作。

县级以上人民政府其他部门在各自的职责范围内负责传染病防治工作。

军队的传染病防治工作，依照本法和国家有关规定办理，由中国人民解放军卫生主管部门实施监督管理。

第七条 各级疾病预防控制机构承担传染病监测、预测、流行病学调查、疫情报告及其他预防、控制工作。

医疗机构承担与医疗救治有关的传染病防治工作和责任区域内的传染病预防工作。城市社区和农村基层医疗机构在疾病预防控制机构的指导下，承担城市社区、农村基层相应的传染病防治工作。

第八条 国家发展现代医学和中医药等传统医学，支持和鼓励开展传染病防治的科学研究，提高传染病防治的科学技术水平。

国家支持和鼓励开展传染病防治的国际合作。

第九条 国家支持和鼓励单位和个人参与传染病防治工作。各级人民政府应当完善有关制度，方便单位和个人参与防治传染病的宣传教育、疫情报告、志愿服务和捐赠活动。

居民委员会、村民委员会应当组织居民、村民参与社区、农村的传染病预防与控制活动。

第十条 国家开展预防传染病的健康教育。新闻媒体应当无偿开展传染病防治和公共卫生教育的公益宣传。

各级各类学校应当对学生进行健康知识和传染病预防知识的教育。

医学院校应当加强预防医学教育和科学研究，对在校学生以及其他与传染病防治相关人员进行预防医学教育和培训，为传染病防治工作提供技术支持。

疾病预防控制机构、医疗机构应当定期对其工作人员进行传染病防治知识、技能的培训。

第十一条 对在传染病防治工作中做出显著成绩和贡献的单位和个人，给予表彰和奖励。

对因参与传染病防治工作致病、致残、死亡的人员，按照有关规定给予补助、抚恤。

第十二条 在中华人民共和国领域内的一切单位和个人，必须接受疾病预防控制机构、医疗机构有关传染病的调查、检验、采集样本、隔离治疗等预防、控制措施，如实提供有关情况。疾病预防控制机构、医疗机构不得泄露涉及个人隐私的有关信息、资料。

卫生行政部门以及其他有关部门、疾病预防控制机构和医疗机构因违法实施行政管理或者预防、控制措施，侵犯单位和个人合法权益的，有关单位和个人可以依法申请行政复议或者提起诉讼。

第二章　传染病预防

第十三条 各级人民政府组织开展群众性卫生活动，进行预防传染病的健康教育，倡导文明健康的生活方式，提高公众对传染病的防治意识和应对能力，加强环境卫生建设，消除鼠害和蚊、蝇等病媒生物的危害。

各级人民政府农业、水利、林业行政部门按照职责分工负责指导和组织消除农田、湖区、河流、牧场、林区的鼠害与血吸虫危害，以及其他传播传染病的动物和病媒生物的危害。

铁路、交通、民用航空行政部门负责组织消除交通工具以及相关场所的鼠害和蚊、蝇等病媒生物的危害。

第十四条 地方各级人民政府应当有计划地建设和改造公共卫生设施，改善饮用水卫生条件，对污水、污物、粪便进行无害化处置。

第十五条 国家实行有计划的预防接种制度。国务院卫生行政部门和省、自治区、直辖市人民政府卫生行政部门，根据传染病预防、控制的需要，制定传染病预防接种规划并组织实施。用于预防接种的疫苗必须符合国家质量标准。

国家对儿童实行预防接种证制度。国家免疫规划项目的预防接种实行免费。医疗机构、疾病预防控制机构与儿童的监护人应当相互配合，保证儿童及时接受预防接种。具体办法由国务院制定。

第十六条 国家和社会应当关心、帮助传染病病人、病原携带者和疑似传染病病人，使其得到及时救治。任何单位和个人不得歧视传染病病人、病原携带者和疑似传染病病人。

传染病病人、病原携带者和疑似传染病病人，在治愈前或者在排除传染病嫌疑前，不得从事法律、行政法规和国务院卫生行政部门规定禁止从事的易使该传染病扩散的工作。

第十七条 国家建立传染病监测制度。

国务院卫生行政部门制定国家传染病监测规划和方案。省、自治区、直辖市人民政府卫生行政部门根据国家传染病监测规划和方案，制定本行政区域的传染病监测计划和工作方案。

各级疾病预防控制机构对传染病的发生、流行以及影响其发生、流行的因素，进行监测；对国外发生、国内尚未发生的传染病或者国内新发生的传染病，进行监测。

第十八条 各级疾病预防控制机构在传染病预防控制中履行下列职责：

（一）实施传染病预防控制规划、计划和方案；

（二）收集、分析和报告传染病监测信息，预测传染病的发生、流行趋势；

（三）开展对传染病疫情和突发公共卫生事件的流行病学调查、现场处理及其效果评价；

（四）开展传染病实验室检测、诊断、病原学鉴定；

（五）实施免疫规划，负责预防性生物制品的使用管理；

（六）开展健康教育、咨询，普及传染病防治知识；

（七）指导、培训下级疾病预防控制机构及其工作人员开展传染病监测工作；

（八）开展传染病防治应用性研究和卫生评价，提供技术咨询。

国家、省级疾病预防控制机构负责对传染病发生、流行以及分布进行监测，对重大传染病流行趋势进行预测，提出预防控制对策，参与并指导对暴发的疫情进行调查处理，开展传染病病原学鉴定，建立检测质量控制体系，开展应用性研究和卫生评价。

设区的市和县级疾病预防控制机构负责传染病预防控制规划、方案的落实，组织实施免疫、消毒、控制病媒生物的危害，普及传染病防治知识，负责本地区疫情和突发公共卫生事件监测、报告，开展流行病学调查和常见病原微生物检测。

第十九条 国家建立传染病预警制度。

国务院卫生行政部门和省、自治区、直辖市人民政府根据传染病发生、流行趋势的预测，及时发出传染病预警，根据情况予以公布。

第二十条 县级以上地方人民政府应当制定传染病预防、控制预案，报上一级人民政府备案。

传染病预防、控制预案应当包括以下主要内容：

（一）传染病预防控制指挥部的组成和相关部门的职责；

（二）传染病的监测、信息收集、分析、报告、通报制度；

（三）疾病预防控制机构、医疗机构在发生传染病疫情时的任务与职责；

（四）传染病暴发、流行情况的分级以及相应的应急工作方案；

（五）传染病预防、疫点疫区现场控制，应急设施、设备、救治药品和医疗器械以及其他物资和技术的储备与调用。

地方人民政府和疾病预防控制机构接到国务院卫生行政部门或者省、自治区、直辖市人民政府发出的传染病预警后，应当按照传染病预防、控制预案，采取相应的预防、控制措施。

第二十一条 医疗机构必须严格执行国务院卫生行政部门规定的管理制度、操作规范，防止传染病的医源性感染和医院感染。

医疗机构应当确定专门的部门或者人员，承担传染病疫情报告、本单位的传染病预防、控制以及责任区域内的传染病预防工作；承担医疗活动中与医院感染有关的危险因素监测、安全防护、消毒、隔离和医疗废物处置工作。

疾病预防控制机构应当指定专门人员负责对医疗机构内传染病预防工作进行指导、考核，开展流行病学调查。

第二十二条 疾病预防控制机构、医疗机构的实验室和从事病原微生物实验的单位，应当符合国家规定的条件和技术标准，建立严格的监督管理制度，对传染病病原体样本按照规定的措施实行严格监督管理，严防传染病病原体的实验室感染和病原微生物的扩散。

第二十三条 采供血机构、生物制品生产单位必须严格执行国家有关规定，保证血液、血液制品的质量。禁止非法采集血液或者组织他人出卖血液。

疾病预防控制机构、医疗机构使用血液和血液制品，必须遵守国家有关规定，防止因输入血液、使用血液制品引起经血液传播疾病的发生。

第二十四条 各级人民政府应当加强艾滋病的防治工作，采取预防、控制措施，防止艾滋病的传播。具体办法由国务院制定。

第二十五条 县级以上人民政府农业、林业行政部门以及其他有关部门，依据各自的职责负责与人畜共患传染病有关的动物传染病的防治管理工作。

与人畜共患传染病有关的野生动物、家畜家禽，经检疫合格后，方可出售、运输。

第二十六条 国家建立传染病菌种、毒种库。

对传染病菌种、毒种和传染病检测样本的采集、保藏、携带、运输和使用实行分类管理，建立健全严格的管理制度。

对可能导致甲类传染病传播的以及国务院卫生行政部门规定的菌种、毒种和传染病检测样本，确需采集、保藏、携带、运输和使用的，须经省级以上人民政府卫生行政部门批准。具体办法由国务院制定。

第二十七条 对被传染病病原体污染的污水、污物、场所和物品，有关单位和个人必须在疾病预防控制机构的指导下或者按照其提出的卫生要求，进行严格消毒处理；拒绝消毒处理的，由当地卫生行政部门或者疾病预防控制机构进行强制消毒处理。

第二十八条 在国家确认的自然疫源地计划兴建水利、交通、旅游、能源等大型建设项目的，应当事先由省级以上疾病预防控制机构对施工环境进行卫生调查。建设单位应当根据疾病预防控制机构的意见，采取必要的传染病预防、控制措施。施工期间，建设单位应当设专人负责工地上的卫生防疫工作。工程竣工后，疾病预防控制机构应当对可能发生的传染病进行监测。

第二十九条 用于传染病防治的消毒产品、饮用水供水单位供应的饮用水和涉及饮用水卫生安全的产品，应当符合国家卫生标准和卫生规范。

饮用水供水单位从事生产或者供应活动，应当依法取得卫生许可证。

生产用于传染病防治的消毒产品的单位和生产用于传染病防治的消毒产品，应当经省级以上人民政府卫生行政部门审批。具体办法由国务院制定。

第三章 疫情报告、通报和公布

第三十条 疾病预防控制机构、医疗机构和采供血机构及其执行职务的人员发现本法规定的传染病疫情或者发现其他传染病暴发、流行以及突发原因不明的传染病时，应当遵循疫情报告属地管理原则，按照国务院规定的或者国务院卫生行政部门规定的内容、程序、方式和时限报告。

军队医疗机构向社会公众提供医疗服务，发现前款规定的传染病疫情时，应当按照国务院卫生行政部门的规定报告。

第三十一条　任何单位和个人发现传染病病人或者疑似传染病病人时，应当及时向附近的疾病预防控制机构或者医疗机构报告。

第三十二条　港口、机场、铁路疾病预防控制机构以及国境卫生检疫机关发现甲类传染病病人、病原携带者、疑似传染病病人时，应当按照国家有关规定立即向国境口岸所在地的疾病预防控制机构或者所在地县级以上地方人民政府卫生行政部门报告并互相通报。

第三十三条　疾病预防控制机构应当主动收集、分析、调查、核实传染病疫情信息。接到甲类、乙类传染病疫情报告或者发现传染病暴发、流行时，应当立即报告当地卫生行政部门，由当地卫生行政部门立即报告当地人民政府，同时报告上级卫生行政部门和国务院卫生行政部门。

疾病预防控制机构应当设立或者指定专门的部门、人员负责传染病疫情信息管理工作，及时对疫情报告进行核实、分析。

第三十四条　县级以上地方人民政府卫生行政部门应当及时向本行政区域内的疾病预防控制机构和医疗机构通报传染病疫情以及监测、预警的相关信息。接到通报的疾病预防控制机构和医疗机构应当及时告知本单位的有关人员。

第三十五条　国务院卫生行政部门应当及时向国务院其他有关部门和各省、自治区、直辖市人民政府卫生行政部门通报全国传染病疫情以及监测、预警的相关信息。

毗邻的以及相关的地方人民政府卫生行政部门，应当及时互相通报本行政区域的传染病疫情以及监测、预警的相关信息。

县级以上人民政府有关部门发现传染病疫情时，应当及时向同级人民政府卫生行政部门通报。

中国人民解放军卫生主管部门发现传染病疫情时，应当向国务院卫生行政部门通报。

第三十六条　动物防疫机构和疾病预防控制机构，应当及时互相通报动物间和人间发生的人畜共患传染病疫情以及相关信息。

第三十七条　依照本法的规定负有传染病疫情报告职责的人民政府有关部门、疾病预防控制机构、医疗机构、采供血机构及其工作人员，不得隐瞒、谎报、缓报传染病疫情。

第三十八条　国家建立传染病疫情信息公布制度。

国务院卫生行政部门定期公布全国传染病疫情信息。省、自治区、直辖市人民政府卫生行政部门定期公布本行政区域的传染病疫情信息。

传染病暴发、流行时，国务院卫生行政部门负责向社会公布传染病疫情信息，并可以授权省、自治区、直辖市人民政府卫生行政部门向社会公布本行政区域的传染病疫情信息。

公布传染病疫情信息应当及时、准确。

第四章 疫情控制

第三十九条 医疗机构发现甲类传染病时，应当及时采取下列措施：

（一）对病人、病原携带者，予以隔离治疗，隔离期限根据医学检查结果确定；

（二）对疑似病人，确诊前在指定场所单独隔离治疗；

（三）对医疗机构内的病人、病原携带者、疑似病人的密切接触者，在指定场所进行医学观察和采取其他必要的预防措施。

拒绝隔离治疗或者隔离期未满擅自脱离隔离治疗的，可以由公安机关协助医疗机构采取强制隔离治疗措施。

医疗机构发现乙类或者丙类传染病病人，应当根据病情采取必要的治疗和控制传播措施。

医疗机构对本单位内被传染病病原体污染的场所、物品以及医疗废物，必须依照法律、法规的规定实施消毒和无害化处置。

第四十条 疾病预防控制机构发现传染病疫情或者接到传染病疫情报告时，应当及时采取下列措施：

（一）对传染病疫情进行流行病学调查，根据调查情况提出划定疫点、疫区的建议，对被污染的场所进行卫生处理，对密切接触者，在指定场所进行医学观察和采取其他必要的预防措施，并向卫生行政部门提出疫情控制方案；

（二）传染病暴发、流行时，对疫点、疫区进行卫生处理，向卫生行政部门提出疫情控制方案，并按照卫生行政部门的要求采取措施；

（三）指导下级疾病预防控制机构实施传染病预防、控制措施，组织、指导有关单位对传染病疫情的处理。

第四十一条 对已经发生甲类传染病病例的场所或者该场所内的特定区域的人员，所在地的县级以上地方人民政府可以实施隔离措施，并同时向上一级人民政府报告；接到报告的上级人民政府应当即时作出是否批准的决定。上级人民政府作出不予批准决定的，实施隔离措施的人民政府应当立即解除隔离措施。

在隔离期间，实施隔离措施的人民政府应当对被隔离人员提供生活保障；被隔离人员有工作单位的，所在单位不得停止支付其隔离期间的工作报酬。

隔离措施的解除，由原决定机关决定并宣布。

第四十二条 传染病暴发、流行时，县级以上地方人民政府应当立即组织力量，按照预防、控制预案进行防治，切断传染病的传播途径，必要时，报经上一级人民政府决定，可以采取下列紧急措施并予以公告：

（一）限制或者停止集市、影剧院演出或者其他人群聚集的活动；

（二）停工、停业、停课；

（三）封闭或者封存被传染病病原体污染的公共饮用水源、食品及相关物品；

（四）控制或者扑杀染疫野生动物、家畜家禽；

（五）封闭可能造成传染病扩散的场所。

上级人民政府接到下级人民政府关于采取前款所列紧急措施的报告时，应当即时作出决定。

紧急措施的解除，由原决定机关决定并宣布。

第四十三条 甲类、乙类传染病暴发、流行时，县级以上地方人民政府报经上一级人民政府决定，可以宣布本行政区域部分或者全部为疫区；国务院可以决定并宣布跨省、自治区、直辖市的疫区。县级以上地方人民政府可以在疫区内采取本法第四十二条规定的紧急措施，并可以对出入疫区的人员、物资和交通工具实施卫生检疫。

省、自治区、直辖市人民政府可以决定对本行政区域内的甲类传染病疫区实施封锁；但是，封锁大、中城市的疫区或者封锁跨省、自治区、直辖市的疫区，以及封锁疫区导致中断干线交通或者封锁国境的，由国务院决定。

疫区封锁的解除，由原决定机关决定并宣布。

第四十四条 发生甲类传染病时，为了防止该传染病通过交通工具及其乘运的人员、物资传播，可以实施交通卫生检疫。具体办法由国务院制定。

第四十五条 传染病暴发、流行时，根据传染病疫情控制的需要，国务院有权在全国范围或者跨省、自治区、直辖市范围内，县级以上地方人民政府有权在本行政区域内紧急调集人员或者调用储备物资，临时征用房屋、交通工具以及相关设施、设备。

紧急调集人员的，应当按照规定给予合理报酬。临时征用房屋、交通工具以及相关设施、设备的，应当依法给予补偿；能返还的，应当及时返还。

第四十六条 患甲类传染病、炭疽死亡的，应当将尸体立即进行卫生处理，就近火化。患其他传染病死亡的，必要时，应当将尸体进行卫生处理后火化或者按照规定深埋。

为了查找传染病病因，医疗机构在必要时可以按照国务院卫生行政部门的规定，对传染病病人尸体或者疑似传染病病人尸体进行解剖查验，并应当告知死者家属。

第四十七条 疫区中被传染病病原体污染或者可能被传染病病原体污染的物品，经消毒可以使用的，应当在当地疾病预防控制机构的指导下，进行消毒处理后，方可使用、出售和运输。

第四十八条 发生传染病疫情时，疾病预防控制机构和省级以上人民政府卫生行政部门指派的其他与传染病有关的专业技术机构，可以进入传染病疫点、疫区进行调查、采集样本、技术分析和检验。

第四十九条 传染病暴发、流行时，药品和医疗器械生产、供应单位应当及时生产、供应防治传染病的药品和医疗器械。铁路、交通、民用航空经营单位必须优先运送处理传染病疫情的人员以及防治传染病的药品和医疗器械。县级以上人民政府有关部门应当做好组织协调工作。

第五章　医疗救治

第五十条 县级以上人民政府应当加强和完善传染病医疗救治服务网络的建设，指定具备传染病救治条件和能力的医疗机构承担传染病救治任务，或者根据传染病救治需要设置传染病医院。

第五十一条 医疗机构的基本标准、建筑设计和服务流程，应当符合预防传染病医院感染的要求。

医疗机构应当按照规定对使用的医疗器械进行消毒；对按照规定一次使用的医疗器具，应当在使用后予以销毁。

医疗机构应当按照国务院卫生行政部门规定的传染病诊断标准和治疗要求，采取相应措施，提高传染病医疗救治能力。

第五十二条 医疗机构应当对传染病病人或者疑似传染病病人提供医疗救护、现场救援和接诊治疗，书写病历记录以及其他有关资料，并妥善保管。

医疗机构应当实行传染病预检、分诊制度；对传染病病人、疑似传染病病人，应当引导至相对隔离的分诊点进行初诊。医疗机构不具备相应救治能力的，应当将患者及其病历记录复印件一并转至具备相应救治能力的医疗机构。具体办法由国务院卫生行政部门规定。

第六章　监督管理

第五十三条 县级以上人民政府卫生行政部门对传染病防治工作履行下列监督检查职责：

（一）对下级人民政府卫生行政部门履行本法规定的传染病防治职责进

行监督检查；

（二）对疾病预防控制机构、医疗机构的传染病防治工作进行监督检查；

（三）对采供血机构的采供血活动进行监督检查；

（四）对用于传染病防治的消毒产品及其生产单位进行监督检查，并对饮用水供水单位从事生产或者供应活动及涉及饮用水卫生安全的产品进行监督检查；

（五）对传染病菌种、毒种和传染病检测样本的采集、保藏、携带、运输、使用进行监督检查；

（六）对公共场所和有关单位的卫生条件和传染病预防、控制措施进行监督检查。

省级以上人民政府卫生行政部门负责组织对传染病防治重大事项的处理。

第五十四条　县级以上人民政府卫生行政部门在履行监督检查职责时，有权进入被检查单位和传染病疫情发生现场调查取证，查阅或者复制有关的资料和采集样本。被检查单位应当予以配合，不得拒绝、阻挠。

第五十五条　县级以上地方人民政府卫生行政部门在履行监督检查职责时，发现被传染病病原体污染的公共饮用水源、食品以及相关物品，如不及时采取控制措施可能导致传染病传播、流行的，可以采取封闭公共饮用水源、封存食品以及相关物品或者暂停销售的临时控制措施，并予以检验或者进行消毒。经检验，属于被污染的食品，应当予以销毁；对未被污染的食品或者经消毒后可以使用的物品，应当解除控制措施。

第五十六条　卫生行政部门工作人员依法执行职务时，应当不少于两人，并出示执法证件，填写卫生执法文书。

卫生执法文书经核对无误后，应当由卫生执法人员和当事人签名。当事人拒绝签名的，卫生执法人员应当注明情况。

第五十七条　卫生行政部门应当依法建立健全内部监督制度，对其工作人员依据法定职权和程序履行职责的情况进行监督。

上级卫生行政部门发现下级卫生行政部门不及时处理职责范围内的事项或者不履行职责的，应当责令纠正或者直接予以处理。

第五十八条　卫生行政部门及其工作人员履行职责，应当自觉接受社会和公民的监督。单位和个人有权向上级人民政府及其卫生行政部门举报违反本法的行为。接到举报的有关人民政府或者其卫生行政部门，应当及时调查处理。

第七章 保障措施

第五十九条 国家将传染病防治工作纳入国民经济和社会发展计划，县级以上地方人民政府将传染病防治工作纳入本行政区域的国民经济和社会发展计划。

第六十条 县级以上地方人民政府按照本级政府职责负责本行政区域内传染病预防、控制、监督工作的日常经费。

国务院卫生行政部门会同国务院有关部门，根据传染病流行趋势，确定全国传染病预防、控制、救治、监测、预测、预警、监督检查等项目。中央财政对困难地区实施重大传染病防治项目给予补助。

省、自治区、直辖市人民政府根据本行政区域内传染病流行趋势，在国务院卫生行政部门确定的项目范围内，确定传染病预防、控制、监督等项目，并保障项目的实施经费。

第六十一条 国家加强基层传染病防治体系建设，扶持贫困地区和少数民族地区的传染病防治工作。

地方各级人民政府应当保障城市社区、农村基层传染病预防工作的经费。

第六十二条 国家对患有特定传染病的困难人群实行医疗救助，减免医疗费用。具体办法由国务院卫生行政部门会同国务院财政部门等部门制定。

第六十三条 县级以上人民政府负责储备防治传染病的药品、医疗器械和其他物资，以备调用。

第六十四条 对从事传染病预防、医疗、科研、教学、现场处理疫情的人员，以及在生产、工作中接触传染病病原体的其他人员，有关单位应当按照国家规定，采取有效的卫生防护措施和医疗保健措施，并给予适当的津贴。

第八章 法律责任

第六十五条 地方各级人民政府未依照本法的规定履行报告职责，或者隐瞒、谎报、缓报传染病疫情，或者在传染病暴发、流行时，未及时组织救治、采取控制措施的，由上级人民政府责令改正，通报批评；造成传染病传播、流行或者其他严重后果的，对负有责任的主管人员，依法给予行政处分；构成犯罪的，依法追究刑事责任。

第六十六条 县级以上人民政府卫生行政部门违反本法规定，有下列情形之一的，由本级人民政府、上级人民政府卫生行政部门责令改正，通报批评；造成传染病传播、流行或者其他严重后果的，对负有责任的主管人员和其他直接责任人员，依法给予行政处分；构成犯罪的，依法追究刑事责任：

（一）未依法履行传染病疫情通报、报告或者公布职责，或者隐瞒、谎报、缓报传染病疫情的；

（二）发生或者可能发生传染病传播时未及时采取预防、控制措施的；

（三）未依法履行监督检查职责，或者发现违法行为不及时查处的；

（四）未及时调查、处理单位和个人对下级卫生行政部门不履行传染病防治职责的举报的；

（五）违反本法的其他失职、渎职行为。

第六十七条 县级以上人民政府有关部门未依照本法的规定履行传染病防治和保障职责的，由本级人民政府或者上级人民政府有关部门责令改正，通报批评；造成传染病传播、流行或者其他严重后果的，对负有责任的主管人员和其他直接责任人员，依法给予行政处分；构成犯罪的，依法追究刑事责任。

第六十八条 疾病预防控制机构违反本法规定，有下列情形之一的，由县级以上人民政府卫生行政部门责令限期改正，通报批评，给予警告；对负有责任的主管人员和其他直接责任人员，依法给予降级、撤职、开除的处分，并可以依法吊销有关责任人员的执业证书；构成犯罪的，依法追究刑事责任：

（一）未依法履行传染病监测职责的；

（二）未依法履行传染病疫情报告、通报职责，或者隐瞒、谎报、缓报传染病疫情的；

（三）未主动收集传染病疫情信息，或者对传染病疫情信息和疫情报告未及时进行分析、调查、核实的；

（四）发现传染病疫情时，未依据职责及时采取本法规定的措施的；

（五）故意泄露传染病病人、病原携带者、疑似传染病病人、密切接触者涉及个人隐私的有关信息、资料的。

第六十九条 医疗机构违反本法规定，有下列情形之一的，由县级以上人民政府卫生行政部门责令改正，通报批评，给予警告；造成传染病传播、流行或者其他严重后果的，对负有责任的主管人员和其他直接责任人员，依法给予降级、撤职、开除的处分，并可以依法吊销有关责任人员的执业证书；构成犯罪的，依法追究刑事责任：

（一）未按照规定承担本单位的传染病预防、控制工作、医院感染控制任务和责任区域内的传染病预防工作的；

（二）未按照规定报告传染病疫情，或者隐瞒、谎报、缓报传染病疫情的；

（三）发现传染病疫情时，未按照规定对传染病病人、疑似传染病病人提供医疗救护、现场救援、接诊、转诊的，或者拒绝接受转诊的；

（四）未按照规定对本单位内被传染病病原体污染的场所、物品以及医疗废物实施消毒或者无害化处置的；

（五）未按照规定对医疗器械进行消毒，或者对按照规定一次使用的医疗器具未予销毁，再次使用的；

（六）在医疗救治过程中未按照规定保管医学记录资料的；

（七）故意泄露传染病病人、病原携带者、疑似传染病病人、密切接触者涉及个人隐私的有关信息、资料的。

第七十条 采供血机构未按照规定报告传染病疫情，或者隐瞒、谎报、缓报传染病疫情，或者未执行国家有关规定，导致因输入血液引起经血液传播疾病发生的，由县级以上人民政府卫生行政部门责令改正，通报批评，给予警告；造成传染病传播、流行或者其他严重后果的，对负有责任的主管人员和其他直接责任人员，依法给予降级、撤职、开除的处分，并可以依法吊销采供血机构的执业许可证；构成犯罪的，依法追究刑事责任。

非法采集血液或者组织他人出卖血液的，由县级以上人民政府卫生行政部门予以取缔，没收违法所得，可以并处十万元以下的罚款；构成犯罪的，依法追究刑事责任。

第七十一条 国境卫生检疫机关、动物防疫机构未依法履行传染病疫情通报职责的，由有关部门在各自职责范围内责令改正，通报批评；造成传染病传播、流行或者其他严重后果的，对负有责任的主管人员和其他直接责任人员，依法给予降级、撤职、开除的处分；构成犯罪的，依法追究刑事责任。

第七十二条 铁路、交通、民用航空经营单位未依照本法的规定优先运送处理传染病疫情的人员以及防治传染病的药品和医疗器械的，由有关部门责令限期改正，给予警告；造成严重后果的，对负有责任的主管人员和其他直接责任人员，依法给予降级、撤职、开除的处分。

第七十三条 违反本法规定，有下列情形之一，导致或者可能导致传染病传播、流行的，由县级以上人民政府卫生行政部门责令限期改正，没收违法所得，可以并处五万元以下的罚款；已取得许可证的，原发证部门可以依法暂扣或者吊销许可证；构成犯罪的，依法追究刑事责任：

（一）饮用水供水单位供应的饮用水不符合国家卫生标准和卫生规范的；

（二）涉及饮用水卫生安全的产品不符合国家卫生标准和卫生规范的；

（三）用于传染病防治的消毒产品不符合国家卫生标准和卫生规范的；

（四）出售、运输疫区中被传染病病原体污染或者可能被传染病病原体污染的物品，未进行消毒处理的；

（五）生物制品生产单位生产的血液制品不符合国家质量标准的。

第七十四条 违反本法规定，有下列情形之一的，由县级以上地方人民政府卫生行政部门责令改正，通报批评，给予警告，已取得许可证的，可以依法暂扣或者吊销许可证；造成传染病传播、流行以及其他严重后果的，对负有责任的主管人员和其他直接责任人员，依法给予降级、撤职、开除的处分，并可以依法吊销有关责任人员的执业证书；构成犯罪的，依法追究刑事责任：

（一）疾病预防控制机构、医疗机构和从事病原微生物实验的单位，不符合国家规定的条件和技术标准，对传染病病原体样本未按照规定进行严格管理，造成实验室感染和病原微生物扩散的；

（二）违反国家有关规定，采集、保藏、携带、运输和使用传染病菌种、毒种和传染病检测样本的；

（三）疾病预防控制机构、医疗机构未执行国家有关规定，导致因输入血液、使用血液制品引起经血液传播疾病发生的。

第七十五条 未经检疫出售、运输与人畜共患传染病有关的野生动物、家畜家禽的，由县级以上地方人民政府畜牧兽医行政部门责令停止违法行为，并依法给予行政处罚。

第七十六条 在国家确认的自然疫源地兴建水利、交通、旅游、能源等大型建设项目，未经卫生调查进行施工的，或者未按照疾病预防控制机构的意见采取必要的传染病预防、控制措施的，由县级以上人民政府卫生行政部门责令限期改正，给予警告，处五千元以上三万元以下的罚款；逾期不改正的，处三万元以上十万元以下的罚款，并可以提请有关人民政府依据职责权限，责令停建、关闭。

第七十七条 单位和个人违反本法规定，导致传染病传播、流行，给他人人身、财产造成损害的，应当依法承担民事责任。

第九章 附 则

第七十八条 本法中下列用语的含义：

（一）传染病病人、疑似传染病病人：指根据国务院卫生行政部门发布的《中华人民共和国传染病防治法规定管理的传染病诊断标准》，符合传染病病人和疑似传染病病人诊断标准的人。

（二）病原携带者：指感染病原体无临床症状但能排出病原体的人。

（三）流行病学调查：指对人群中疾病或者健康状况的分布及其决定因素进行调查研究，提出疾病预防控制措施及保健对策。

（四）疫点：指病原体从传染源向周围播散的范围较小或者单个疫源地。

（五）疫区：指传染病在人群中暴发、流行，其病原体向周围播散时所能波及的地区。

（六）人畜共患传染病：指人与脊椎动物共同罹患的传染病，如鼠疫、狂犬病、血吸虫病等。

（七）自然疫源地：指某些可引起人类传染病的病原体在自然界的野生动物中长期存在和循环的地区。

（八）病媒生物：指能够将病原体从人或者其他动物传播给人的生物，如蚊、蝇、蚤类等。

（九）医源性感染：指在医学服务中，因病原体传播引起的感染。

（十）医院感染：指住院病人在医院内获得的感染，包括在住院期间发生的感染和在医院内获得出院后发生的感染，但不包括入院前已开始或者入院时已处于潜伏期的感染。医院工作人员在医院内获得的感染也属医院感染。

（十一）实验室感染：指从事实验室工作时，因接触病原体所致的感染。

（十二）菌种、毒种：指可能引起本法规定的传染病发生的细菌菌种、病毒毒种。

（十三）消毒：指用化学、物理、生物的方法杀灭或者消除环境中的病原微生物。

（十四）疾病预防控制机构：指从事疾病预防控制活动的疾病预防控制中心以及与上述机构业务活动相同的单位。

（十五）医疗机构：指按照《医疗机构管理条例》取得医疗机构执业许可证，从事疾病诊断、治疗活动的机构。

第七十九条 传染病防治中有关食品、药品、血液、水、医疗废物和病原微生物的管理以及动物防疫和国境卫生检疫，本法未规定的，分别适用其他有关法律、行政法规的规定。

第八十条 本法自 2004 年 12 月 1 日起施行。

中华人民共和国精神卫生法

（2012 年 10 月 26 日第十一届全国人民代表大会常务委员会第二十九次会议通过，根据 2018 年 4 月 27 日第十三届全国人民代表大会常务委员会第二次会议《全国人大常委会关于修改〈中华人民共和国国境卫生检疫法〉等六部法律的决定》修正）

目录

第一章　总　则

第一条　为了发展精神卫生事业，规范精神卫生服务，维护精神障碍患者的合法权益，制定本法。

第二条　在中华人民共和国境内开展维护和增进公民心理健康、预防和治疗精神障碍、促进精神障碍患者康复的活动，适用本法。

第三条　精神卫生工作实行预防为主的方针，坚持预防、治疗和康复相结合的原则。

第四条　精神障碍患者的人格尊严、人身和财产安全不受侵犯。

精神障碍患者的教育、劳动、医疗以及从国家和社会获得物质帮助等方面的合法权益受法律保护。

有关单位和个人应当对精神障碍患者的姓名、肖像、住址、工作单位、病历资料以及其他可能推断出其身份的信息予以保密；但是，依法履行职责需要公开的除外。

第五条　全社会应当尊重、理解、关爱精神障碍患者。

任何组织或者个人不得歧视、侮辱、虐待精神障碍患者，不得非法限制精神障碍患者的人身自由。

新闻报道和文学艺术作品等不得含有歧视、侮辱精神障碍患者的内容。

第六条 精神卫生工作实行政府组织领导、部门各负其责、家庭和单位尽力尽责、全社会共同参与的综合管理机制。

第七条 县级以上人民政府领导精神卫生工作，将其纳入国民经济和社会发展规划，建设和完善精神障碍的预防、治疗和康复服务体系，建立健全精神卫生工作协调机制和工作责任制，对有关部门承担的精神卫生工作进行考核、监督。

乡镇人民政府和街道办事处根据本地区的实际情况，组织开展预防精神障碍发生、促进精神障碍患者康复等工作。

第八条 国务院卫生行政部门主管全国的精神卫生工作。县级以上地方人民政府卫生行政部门主管本行政区域的精神卫生工作。

县级以上人民政府司法行政、民政、公安、教育、医疗保障等部门在各自职责范围内负责有关的精神卫生工作。

第九条 精神障碍患者的监护人应当履行监护职责，维护精神障碍患者的合法权益。

禁止对精神障碍患者实施家庭暴力，禁止遗弃精神障碍患者。

第十条 中国残疾人联合会及其地方组织依照法律、法规或者接受政府委托，动员社会力量，开展精神卫生工作。

村民委员会、居民委员会依照本法的规定开展精神卫生工作，并对所在地人民政府开展的精神卫生工作予以协助。

国家鼓励和支持工会、共产主义青年团、妇女联合会、红十字会、科学技术协会等团体依法开展精神卫生工作。

第十一条 国家鼓励和支持开展精神卫生专门人才的培养，维护精神卫生工作人员的合法权益，加强精神卫生专业队伍建设。

国家鼓励和支持开展精神卫生科学技术研究，发展现代医学、我国传统医学、心理学，提高精神障碍预防、诊断、治疗、康复的科学技术水平。

国家鼓励和支持开展精神卫生领域的国际交流与合作。

第十二条 各级人民政府和县级以上人民政府有关部门应当采取措施，鼓励和支持组织、个人提供精神卫生志愿服务，捐助精神卫生事业，兴建精神卫生公益设施。

对在精神卫生工作中作出突出贡献的组织、个人，按照国家有关规定给予表彰、奖励。

第二章　心理健康促进和精神障碍预防

第十三条　各级人民政府和县级以上人民政府有关部门应当采取措施，加强心理健康促进和精神障碍预防工作，提高公众心理健康水平。

第十四条　各级人民政府和县级以上人民政府有关部门制定的突发事件应急预案，应当包括心理援助的内容。发生突发事件，履行统一领导职责或者组织处置突发事件的人民政府应当根据突发事件的具体情况，按照应急预案的规定，组织开展心理援助工作。

第十五条　用人单位应当创造有益于职工身心健康的工作环境，关注职工的心理健康；对处于职业发展特定时期或者在特殊岗位工作的职工，应当有针对性地开展心理健康教育。

第十六条　各级各类学校应当对学生进行精神卫生知识教育；配备或者聘请心理健康教育教师、辅导人员，并可以设立心理健康辅导室，对学生进行心理健康教育。学前教育机构应当对幼儿开展符合其特点的心理健康教育。

发生自然灾害、意外伤害、公共安全事件等可能影响学生心理健康的事件，学校应当及时组织专业人员对学生进行心理援助。

教师应当学习和了解相关的精神卫生知识，关注学生心理健康状况，正确引导、激励学生。地方各级人民政府教育行政部门和学校应当重视教师心理健康。

学校和教师应当与学生父母或者其他监护人、近亲属沟通学生心理健康情况。

第十七条　医务人员开展疾病诊疗服务，应当按照诊断标准和治疗规范的要求，对就诊者进行心理健康指导；发现就诊者可能患有精神障碍的，应当建议其到符合本法规定的医疗机构就诊。

第十八条　监狱、看守所、拘留所、强制隔离戒毒所等场所，应当对服刑人员，被依法拘留、逮捕、强制隔离戒毒的人员等，开展精神卫生知识宣传，关注其心理健康状况，必要时提供心理咨询和心理辅导。

第十九条　县级以上地方人民政府人力资源社会保障、教育、卫生、司法行政、公安等部门应当在各自职责范围内分别对本法第十五条至第十八条规定的单位履行精神障碍预防义务的情况进行督促和指导。

第二十条　村民委员会、居民委员会应当协助所在地人民政府及其有关部门开展社区心理健康指导、精神卫生知识宣传教育活动，创建有益于居民身心健康的社区环境。

乡镇卫生院或者社区卫生服务机构应当为村民委员会、居民委员会开展社区心理健康指导、精神卫生知识宣传教育活动提供技术指导。

第二十一条 家庭成员之间应当相互关爱，创造良好、和睦的家庭环境，提高精神障碍预防意识；发现家庭成员可能患有精神障碍的，应当帮助其及时就诊，照顾其生活，做好看护管理。

第二十二条 国家鼓励和支持新闻媒体、社会组织开展精神卫生的公益性宣传，普及精神卫生知识，引导公众关注心理健康，预防精神障碍的发生。

第二十三条 心理咨询人员应当提高业务素质，遵守执业规范，为社会公众提供专业化的心理咨询服务。

心理咨询人员不得从事心理治疗或者精神障碍的诊断、治疗。

心理咨询人员发现接受咨询的人员可能患有精神障碍的，应当建议其到符合本法规定的医疗机构就诊。

心理咨询人员应当尊重接受咨询人员的隐私，并为其保守秘密。

第二十四条 国务院卫生行政部门建立精神卫生监测网络，实行严重精神障碍发病报告制度，组织开展精神障碍发生状况、发展趋势等的监测和专题调查工作。精神卫生监测和严重精神障碍发病报告管理办法，由国务院卫生行政部门制定。

国务院卫生行政部门应当会同有关部门、组织，建立精神卫生工作信息共享机制，实现信息互联互通、交流共享。

第三章 精神障碍的诊断和治疗

第二十五条 开展精神障碍诊断、治疗活动，应当具备下列条件，并依照医疗机构的管理规定办理有关手续：

（一）有与从事的精神障碍诊断、治疗相适应的精神科执业医师、护士；

（二）有满足开展精神障碍诊断、治疗需要的设施和设备；

（三）有完善的精神障碍诊断、治疗管理制度和质量监控制度。

从事精神障碍诊断、治疗的专科医疗机构还应当配备从事心理治疗的人员。

第二十六条 精神障碍的诊断、治疗，应当遵循维护患者合法权益、尊重患者人格尊严的原则，保障患者在现有条件下获得良好的精神卫生服务。

精神障碍分类、诊断标准和治疗规范，由国务院卫生行政部门组织制定。

第二十七条 精神障碍的诊断应当以精神健康状况为依据。

除法律另有规定外，不得违背本人意志进行确定其是否患有精神障碍的医学检查。

第二十八条 除个人自行到医疗机构进行精神障碍诊断外，疑似精神障碍患者的近亲属可以将其送往医疗机构进行精神障碍诊断。对查找不到近亲属的流浪乞讨疑似精神障碍患者，由当地民政等有关部门按照职责分工，帮助送往医疗机构进行精神障碍诊断。

疑似精神障碍患者发生伤害自身、危害他人安全的行为，或者有伤害自身、危害他人安全的危险的，其近亲属、所在单位、当地公安机关应当立即采取措施予以制止，并将其送往医疗机构进行精神障碍诊断。

医疗机构接到送诊的疑似精神障碍患者，不得拒绝为其作出诊断。

第二十九条 精神障碍的诊断应当由精神科执业医师作出。

医疗机构接到依照本法第二十八条第二款规定送诊的疑似精神障碍患者，应当将其留院，立即指派精神科执业医师进行诊断，并及时出具诊断结论。

第三十条 精神障碍的住院治疗实行自愿原则。

诊断结论、病情评估表明，就诊者为严重精神障碍患者并有下列情形之一的，应当对其实施住院治疗：

（一）已经发生伤害自身的行为，或者有伤害自身的危险的；

（二）已经发生危害他人安全的行为，或者有危害他人安全的危险的。

第三十一条 精神障碍患者有本法第三十条第二款第一项情形的，经其监护人同意，医疗机构应当对患者实施住院治疗；监护人不同意的，医疗机构不得对患者实施住院治疗。监护人应当对在家居住的患者做好看护管理。

第三十二条 精神障碍患者有本法第三十条第二款第二项情形，患者或者其监护人对需要住院治疗的诊断结论有异议，不同意对患者实施住院治疗的，可以要求再次诊断和鉴定。

依照前款规定要求再次诊断的，应当自收到诊断结论之日起三日内向原医疗机构或者其他具有合法资质的医疗机构提出。承担再次诊断的医疗机构应当在接到再次诊断要求后指派二名初次诊断医师以外的精神科执业医师进行再次诊断，并及时出具再次诊断结论。承担再次诊断的执业医师应当到收治患者的医疗机构面见、询问患者，该医疗机构应当予以配合。

对再次诊断结论有异议的，可以自主委托依法取得执业资质的鉴定机构进行精神障碍医学鉴定；医疗机构应当公示经公告的鉴定机构名单和联系方式。接受委托的鉴定机构应当指定本机构具有该鉴定事项执业资格的二名以上鉴定人共同进行鉴定，并及时出具鉴定报告。

第三十三条 鉴定人应当到收治精神障碍患者的医疗机构面见、询问患者，该医疗机构应当予以配合。

鉴定人本人或者其近亲属与鉴定事项有利害关系，可能影响其独立、客观、公正进行鉴定的，应当回避。

第三十四条 鉴定机构、鉴定人应当遵守有关法律、法规、规章的规定，尊重科学，恪守职业道德，按照精神障碍鉴定的实施程序、技术方法和操作规范，依法独立进行鉴定，出具客观、公正的鉴定报告。

鉴定人应当对鉴定过程进行实时记录并签名。记录的内容应当真实、客观、准确、完整，记录的文本或者声像载体应当妥善保存。

第三十五条 再次诊断结论或者鉴定报告表明，不能确定就诊者为严重精神障碍患者，或者患者不需要住院治疗的，医疗机构不得对其实施住院治疗。

再次诊断结论或者鉴定报告表明，精神障碍患者有本法第三十条第二款第二项情形的，其监护人应当同意对患者实施住院治疗。监护人阻碍实施住院治疗或者患者擅自脱离住院治疗的，可以由公安机关协助医疗机构采取措施对患者实施住院治疗。

在相关机构出具再次诊断结论、鉴定报告前，收治精神障碍患者的医疗机构应当按照诊疗规范的要求对患者实施住院治疗。

第三十六条 诊断结论表明需要住院治疗的精神障碍患者，本人没有能力办理住院手续的，由其监护人办理住院手续；患者属于查找不到监护人的流浪乞讨人员的，由送诊的有关部门办理住院手续。

精神障碍患者有本法第三十条第二款第二项情形，其监护人不办理住院手续的，由患者所在单位、村民委员会或者居民委员会办理住院手续，并由医疗机构在患者病历中予以记录。

第三十七条 医疗机构及其医务人员应当将精神障碍患者在诊断、治疗过程中享有的权利，告知患者或者其监护人。

第三十八条 医疗机构应当配备适宜的设施、设备，保护就诊和住院治疗的精神障碍患者的人身安全，防止其受到伤害，并为住院患者创造尽可能接近正常生活的环境和条件。

第三十九条 医疗机构及其医务人员应当遵循精神障碍诊断标准和治疗规范，制定治疗方案，并向精神障碍患者或者其监护人告知治疗方案和治疗方法、目的以及可能产生的后果。

第四十条 精神障碍患者在医疗机构内发生或者将要发生伤害自身、危害他人安全、扰乱医疗秩序的行为，医疗机构及其医务人员在没有其他可替代措施的情况下，可以实施约束、隔离等保护性医疗措施。实施保护性医疗措施应当遵循诊断标准和治疗规范，并在实施后告知患者的监护人。

禁止利用约束、隔离等保护性医疗措施惩罚精神障碍患者。

第四十一条 对精神障碍患者使用药物，应当以诊断和治疗为目的，使用安全、有效的药物，不得为诊断或者治疗以外的目的使用药物。

医疗机构不得强迫精神障碍患者从事生产劳动。

第四十二条 禁止对依照本法第三十条第二款规定实施住院治疗的精神障碍患者实施以治疗精神障碍为目的的外科手术。

第四十三条 医疗机构对精神障碍患者实施下列治疗措施，应当向患者或者其监护人告知医疗风险、替代医疗方案等情况，并取得患者的书面同意；无法取得患者意见的，应当取得其监护人的书面同意，并经本医疗机构伦理委员会批准：

（一）导致人体器官丧失功能的外科手术；

（二）与精神障碍治疗有关的实验性临床医疗。

实施前款第一项治疗措施，因情况紧急查找不到监护人的，应当取得本医疗机构负责人和伦理委员会批准。

禁止对精神障碍患者实施与治疗其精神障碍无关的实验性临床医疗。

第四十四条 自愿住院治疗的精神障碍患者可以随时要求出院，医疗机构应当同意。

对有本法第三十条第二款第一项情形的精神障碍患者实施住院治疗的，监护人可以随时要求患者出院，医疗机构应当同意。医疗机构认为前两款规定的精神障碍患者不宜出院的，应当告知不宜出院的理由；患者或者其监护人仍要求出院的，执业医师应当在病历资料中详细记录告知的过程，同时提出出院后的医学建议，患者或者其监护人应当签字确认。

对有本法第三十条第二款第二项情形的精神障碍患者实施住院治疗，医疗机构认为患者可以出院的，应当立即告知患者及其监护人。

医疗机构应当根据精神障碍患者病情，及时组织精神科执业医师对依照本法第三十条第二款规定实施住院治疗的患者进行检查评估。评估结果表明患者不需要继续住院治疗的，医疗机构应当立即通知患者及其监护人。

第四十五条 精神障碍患者出院，本人没有能力办理出院手续的，监护人应当为其办理出院手续。

第四十六条 医疗机构及其医务人员应当尊重住院精神障碍患者的通讯和会见探访者等权利。除在急性发病期或者为了避免妨碍治疗可以暂时性限制外，不得限制患者的通讯和会见探访者等权利。

第四十七条 医疗机构及其医务人员应当在病历资料中如实记录精神障碍患者的病情、治疗措施、用药情况、实施约束、隔离措施等内容，并如实告知患者或者其监护人。患者及其监护人可以查阅、复制病历资料；但是，患者查阅、复制病历资料可能对其治疗产生不利影响的除外。病历资料保存期限不得少于三十年。

第四十八条 医疗机构不得因就诊者是精神障碍患者，推诿或者拒绝为其治疗属于本医疗机构诊疗范围的其他疾病。

第四十九条 精神障碍患者的监护人应当妥善看护未住院治疗的患者，按照医嘱督促其按时服药、接受随访或者治疗。村民委员会、居民委员会、患者所在单位等应当依患者或者其监护人的请求，对监护人看护患者提供必要的帮助。

第五十条 县级以上地方人民政府卫生行政部门应当定期就下列事项对本行政区域内从事精神障碍诊断、治疗的医疗机构进行检查：

（一）相关人员、设施、设备是否符合本法要求；

（二）诊疗行为是否符合本法以及诊断标准、治疗规范的规定；

（三）对精神障碍患者实施住院治疗的程序是否符合本法规定；

（四）是否依法维护精神障碍患者的合法权益。

县级以上地方人民政府卫生行政部门进行前款规定的检查，应当听取精神障碍患者及其监护人的意见；发现存在违反本法行为的，应当立即制止或者责令改正，并依法作出处理。

第五十一条 心理治疗活动应当在医疗机构内开展。专门从事心理治疗的人员不得从事精神障碍的诊断，不得为精神障碍患者开具处方或者提供外科治疗。心理治疗的技术规范由国务院卫生行政部门制定。

第五十二条 监狱、强制隔离戒毒所等场所应当采取措施，保证患有精神障碍的服刑人员、强制隔离戒毒人员等获得治疗。

第五十三条 精神障碍患者违反治安管理处罚法或者触犯刑法的，依照有关法律的规定处理。

第四章 精神障碍的康复

第五十四条 社区康复机构应当为需要康复的精神障碍患者提供场所和条件，对患者进行生活自理能力和社会适应能力等方面的康复训练。

第五十五条 医疗机构应当为在家居住的严重精神障碍患者提供精神科基本药物维持治疗，并为社区康复机构提供有关精神障碍康复的技术指导和支持。

社区卫生服务机构、乡镇卫生院、村卫生室应当建立严重精神障碍患者的健康档案，对在家居住的严重精神障碍患者进行定期随访，指导患者服药和开展康复训练，并对患者的监护人进行精神卫生知识和看护知识的培训。县级人民政府卫生行政部门应当为社区卫生服务机构、乡镇卫生院、村卫生室开展上述工作给予指导和培训。

第五十六条 村民委员会、居民委员会应当为生活困难的精神障碍患者家庭提供帮助，并向所在地乡镇人民政府或者街道办事处以及县级人民政府有关部门反映患者及其家庭的情况和要求，帮助其解决实际困难，为患者融入社会创造条件。

第五十七条 残疾人组织或者残疾人康复机构应当根据精神障碍患者康复的需要，组织患者参加康复活动。

第五十八条 用人单位应当根据精神障碍患者的实际情况，安排患者从事力所能及的工作，保障患者享有同等待遇，安排患者参加必要的职业技能培训，提高患者的就业能力，为患者创造适宜的工作环境，对患者在工作中取得的成绩予以鼓励。

第五十九条 精神障碍患者的监护人应当协助患者进行生活自理能力和社会适应能力等方面的康复训练。

精神障碍患者的监护人在看护患者过程中需要技术指导的，社区卫生服务机构或者乡镇卫生院、村卫生室、社区康复机构应当提供。

第五章　保障措施

第六十条 县级以上人民政府卫生行政部门会同有关部门依据国民经济和社会发展规划的要求，制定精神卫生工作规划并组织实施。

精神卫生监测和专题调查结果应当作为制定精神卫生工作规划的依据。

第六十一条 省、自治区、直辖市人民政府根据本行政区域的实际情况，统筹规划，整合资源，建设和完善精神卫生服务体系，加强精神障碍预防、治疗和康复服务能力建设。

县级人民政府根据本行政区域的实际情况，统筹规划，建立精神障碍患者社区康复机构。

县级以上地方人民政府应当采取措施，鼓励和支持社会力量举办从事精神障碍诊断、治疗的医疗机构和精神障碍患者康复机构。

第六十二条 各级人民政府应当根据精神卫生工作需要，加大财政投入力度，保障精神卫生工作所需经费，将精神卫生工作经费列入本级财政预算。

第六十三条 国家加强基层精神卫生服务体系建设，扶持贫困地区、边远地区的精神卫生工作，保障城市社区、农村基层精神卫生工作所需经费。

第六十四条 医学院校应当加强精神医学的教学和研究，按照精神卫生工作的实际需要培养精神医学专门人才，为精神卫生工作提供人才保障。

第六十五条 综合性医疗机构应当按照国务院卫生行政部门的规定开设精神科门诊或者心理治疗门诊，提高精神障碍预防、诊断、治疗能力。

第六十六条 医疗机构应当组织医务人员学习精神卫生知识和相关法

律、法规、政策。

从事精神障碍诊断、治疗、康复的机构应当定期组织医务人员、工作人员进行在岗培训，更新精神卫生知识。

县级以上人民政府卫生行政部门应当组织医务人员进行精神卫生知识培训，提高其识别精神障碍的能力。

第六十七条 师范院校应当为学生开设精神卫生课程；医学院校应当为非精神医学专业的学生开设精神卫生课程。

县级以上人民政府教育行政部门对教师进行上岗前和在岗培训，应当有精神卫生的内容，并定期组织心理健康教育教师、辅导人员进行专业培训。

第六十八条 县级以上人民政府卫生行政部门应当组织医疗机构为严重精神障碍患者免费提供基本公共卫生服务。

精神障碍患者的医疗费用按照国家有关社会保险的规定由基本医疗保险基金支付。医疗保险经办机构应当按照国家有关规定将精神障碍患者纳入城镇职工基本医疗保险、城镇居民基本医疗保险或者新型农村合作医疗的保障范围。县级人民政府应当按照国家有关规定对家庭经济困难的严重精神障碍患者参加基本医疗保险给予资助。医疗保障、财政等部门应当加强协调，简化程序，实现属于基本医疗保险基金支付的医疗费用由医疗机构与医疗保险经办机构直接结算。

精神障碍患者通过基本医疗保险支付医疗费用后仍有困难，或者不能通过基本医疗保险支付医疗费用的，医疗保障部门应当优先给予医疗救助。

第六十九条 对符合城乡最低生活保障条件的严重精神障碍患者，民政部门应当会同有关部门及时将其纳入最低生活保障。

对属于农村五保供养对象的严重精神障碍患者，以及城市中无劳动能力、无生活来源且无法定赡养、抚养、扶养义务人，或者其法定赡养、抚养、扶养义务人无赡养、抚养、扶养能力的严重精神障碍患者，民政部门应当按照国家有关规定予以供养、救助。

前两款规定以外的严重精神障碍患者确有困难的，民政部门可以采取临时救助等措施，帮助其解决生活困难。

第七十条 县级以上地方人民政府及其有关部门应当采取有效措施，保证患有精神障碍的适龄儿童、少年接受义务教育，扶持有劳动能力的精神障碍患者从事力所能及的劳动，并为已经康复的人员提供就业服务。

国家对安排精神障碍患者就业的用人单位依法给予税收优惠，并在生产、经营、技术、资金、物资、场地等方面给予扶持。

第七十一条 精神卫生工作人员的人格尊严、人身安全不受侵犯，精神卫生工作人员依法履行职责受法律保护。全社会应当尊重精神卫生工作人员。

县级以上人民政府及其有关部门、医疗机构、康复机构应当采取措施，加强对精神卫生工作人员的职业保护，提高精神卫生工作人员的待遇水平，并按照规定给予适当的津贴。精神卫生工作人员因工致伤、致残、死亡的，其工伤待遇以及抚恤按照国家有关规定执行。

第六章　法律责任

第七十二条　县级以上人民政府卫生行政部门和其他有关部门未依照本法规定履行精神卫生工作职责，或者滥用职权、玩忽职守、徇私舞弊的，由本级人民政府或者上一级人民政府有关部门责令改正，通报批评，对直接负责的主管人员和其他直接责任人员依法给予警告、记过或者记大过的处分；造成严重后果的，给予降级、撤职或者开除的处分。

第七十三条　不符合本法规定条件的医疗机构擅自从事精神障碍诊断、治疗的，由县级以上人民政府卫生行政部门责令停止相关诊疗活动，给予警告，并处五千元以上一万元以下罚款，有违法所得的，没收违法所得；对直接负责的主管人员和其他直接责任人员依法给予或者责令给予降低岗位等级或者撤职、开除的处分；对有关医务人员，吊销其执业证书。

第七十四条　医疗机构及其工作人员有下列行为之一的，由县级以上人民政府卫生行政部门责令改正，给予警告；情节严重的，对直接负责的主管人员和其他直接责任人员依法给予或者责令给予降低岗位等级或者撤职、开除的处分，并可以责令有关医务人员暂停一个月以上六个月以下执业活动：

（一）拒绝对送诊的疑似精神障碍患者作出诊断的；

（二）对依照本法第三十条第二款规定实施住院治疗的患者未及时进行检查评估或者未根据评估结果作出处理的。

第七十五条　医疗机构及其工作人员有下列行为之一的，由县级以上人民政府卫生行政部门责令改正，对直接负责的主管人员和其他直接责任人员依法给予或者责令给予降低岗位等级或者撤职的处分；对有关医务人员，暂停六个月以上一年以下执业活动；情节严重的，给予或者责令给予开除的处分，并吊销有关医务人员的执业证书：

（一）违反本法规定实施约束、隔离等保护性医疗措施的；

（二）违反本法规定，强迫精神障碍患者劳动的；

（三）违反本法规定对精神障碍患者实施外科手术或者实验性临床医疗的；

（四）违反本法规定，侵害精神障碍患者的通讯和会见探访者等权利的；

（五）违反精神障碍诊断标准，将非精神障碍患者诊断为精神障碍患者的。

第七十六条 有下列情形之一的，由县级以上人民政府卫生行政部门、工商行政管理部门依据各自职责责令改正，给予警告，并处五千元以上一万元以下罚款，有违法所得的，没收违法所得；造成严重后果的，责令暂停六个月以上一年以下执业活动，直至吊销执业证书或者营业执照：

（一）心理咨询人员从事心理治疗或者精神障碍的诊断、治疗的；

（二）从事心理治疗的人员在医疗机构以外开展心理治疗活动的；

（三）专门从事心理治疗的人员从事精神障碍的诊断的；

（四）专门从事心理治疗的人员为精神障碍患者开具处方或者提供外科治疗的。

心理咨询人员、专门从事心理治疗的人员在心理咨询、心理治疗活动中造成他人人身、财产或者其他损害的，依法承担民事责任。

第七十七条 有关单位和个人违反本法第四条第三款规定，给精神障碍患者造成损害的，依法承担赔偿责任；对单位直接负责的主管人员和其他直接责任人员，还应当依法给予处分。

第七十八条 违反本法规定，有下列情形之一，给精神障碍患者或者其他公民造成人身、财产或者其他损害的，依法承担赔偿责任：

（一）将非精神障碍患者故意作为精神障碍患者送入医疗机构治疗的；

（二）精神障碍患者的监护人遗弃患者，或者有不履行监护职责的其他情形的；

（三）歧视、侮辱、虐待精神障碍患者，侵害患者的人格尊严、人身安全的；

（四）非法限制精神障碍患者人身自由的；

（五）其他侵害精神障碍患者合法权益的情形。

第七十九条 医疗机构出具的诊断结论表明精神障碍患者应当住院治疗而其监护人拒绝，致使患者造成他人人身、财产损害的，或者患者有其他造成他人人身、财产损害情形的，其监护人依法承担民事责任。

第八十条 在精神障碍的诊断、治疗、鉴定过程中，寻衅滋事，阻挠有关工作人员依照本法的规定履行职责，扰乱医疗机构、鉴定机构工作秩序的，依法给予治安管理处罚。

违反本法规定，有其他构成违反治安管理行为的，依法给予治安管理处罚。

第八十一条 违反本法规定，构成犯罪的，依法追究刑事责任。

第八十二条 精神障碍患者或者其监护人、近亲属认为行政机关、医疗机构或者其他有关单位和个人违反本法规定侵害患者合法权益的，可以依法提起诉讼。

第七章　附　则

第八十三条　本法所称精神障碍，是指由各种原因引起的感知、情感和思维等精神活动的紊乱或者异常，导致患者明显的心理痛苦或者社会适应等功能损害。

本法所称严重精神障碍，是指疾病症状严重，导致患者社会适应等功能严重损害、对自身健康状况或者客观现实不能完整认识，或者不能处理自身事务的精神障碍。

本法所称精神障碍患者的监护人，是指依照民法通则的有关规定可以担任监护人的人。

第八十四条　军队的精神卫生工作，由国务院和中央军事委员会依据本法制定管理办法。

第八十五条　本法自 2013 年 5 月 1 日起施行。

中华人民共和国母婴保健法

（1994 年 10 月 27 日第八届全国人民代表大会常务委员会第十次会议通过，根据 2009 年 8 月 27 日第十一届全国人民代表大会常务委员会第十次会议《关于修改部分法律的决定》第一次修正，根据 2017 年 11 月 4 日第十二届全国人民代表大会常务委员会第三十次会议《关于修改〈中华人民共和国会计法〉等十一部法律的决定》第二次修正）

目录

第一章　总　则

第一条　为了保障母亲和婴儿健康，提高出生人口素质，根据宪法，制定本法。

第二条　国家发展母婴保健事业，提供必要条件和物质帮助，使母亲和婴儿获得医疗保健服务。

国家对边远贫困地区的母婴保健事业给予扶持。

第三条　各级人民政府领导母婴保健工作。

母婴保健事业应当纳入国民经济和社会发展计划。

第四条　国务院卫生行政部门主管全国母婴保健工作，根据不同地区情况提出分级分类指导原则，并对全国母婴保健工作实施监督管理。

国务院其他有关部门在各自职责范围内，配合卫生行政部门做好母婴保健工作。

第五条　国家鼓励、支持母婴保健领域的教育和科学研究，推广先进、实用的母婴保健技术，普及母婴保健科学知识。

第六条　对在母婴保健工作中做出显著成绩和在母婴保健科学研究中取得显著成果的组织和个人，应当给予奖励。

第二章　婚前保健

第七条　医疗保健机构应当为公民提供婚前保健服务。

婚前保健服务包括下列内容：

（一）婚前卫生指导：关于性卫生知识、生育知识和遗传病知识的教育；

（二）婚前卫生咨询：对有关婚配、生育保健等问题提供医学意见；

（三）婚前医学检查：对准备结婚的男女双方可能患影响结婚和生育的疾病进行医学检查。

第八条　婚前医学检查包括对下列疾病的检查：

（一）严重遗传性疾病；

（二）指定传染病；

（三）有关精神病。

经婚前医学检查，医疗保健机构应当出具婚前医学检查证明。

第九条　经婚前医学检查，对患指定传染病在传染期内或者有关精神病在发病期内的，医师应当提出医学意见；准备结婚的男女双方应当暂缓结婚。

第十条　经婚前医学检查，对诊断患医学上认为不宜生育的严重遗传性疾病的，医师应当向男女双方说明情况，提出医学意见；经男女双方同意，采取长效避孕措施或者施行结扎手术后不生育的，可以结婚。但《中华人民共和国婚姻法》规定禁止结婚的除外。

第十一条　接受婚前医学检查的人员对检查结果持有异议的，可以申请医学技术鉴定，取得医学鉴定证明。

第十二条　男女双方在结婚登记时，应当持有婚前医学检查证明或者医学鉴定证明。

第十三条　省、自治区、直辖市人民政府根据本地区的实际情况，制定婚前医学检查制度实施办法。

省、自治区、直辖市人民政府对婚前医学检查应当规定合理的收费标准，对边远贫困地区或者交费确有困难的人员应当给予减免。

第三章　孕产期保健

第十四条　医疗保健机构应当为育龄妇女和孕产妇提供孕产期保健服务。

孕产期保健服务包括下列内容：

（一）母婴保健指导：对孕育健康后代以及严重遗传性疾病和碘缺乏病等地方病的发病原因、治疗和预防方法提供医学意见；

（二）孕妇、产妇保健：为孕妇、产妇提供卫生、营养、心理等方面的咨询和指导以及产前定期检查等医疗保健服务；

（三）胎儿保健：为胎儿生长发育进行监护，提供咨询和医学指导；

（四）新生儿保健：为新生儿生长发育、哺乳和护理提供医疗保健服务。

第十五条 对患严重疾病或者接触致畸物质，妊娠可能危及孕妇生命安全或者可能严重影响孕妇健康和胎儿正常发育的，医疗保健机构应当予以医学指导。

第十六条 医师发现或者怀疑患严重遗传性疾病的育龄夫妻，应当提出医学意见。育龄夫妻应当根据医师的医学意见采取相应的措施。

第十七条 经产前检查，医师发现或者怀疑胎儿异常的，应当对孕妇进行产前诊断。

第十八条 经产前诊断，有下列情形之一的，医师应当向夫妻双方说明情况，并提出终止妊娠的医学意见：

（一）胎儿患严重遗传性疾病的；

（二）胎儿有严重缺陷的；

（三）因患严重疾病，继续妊娠可能危及孕妇生命安全或者严重危害孕妇健康的。

第十九条 依照本法规定施行终止妊娠或者结扎手术，应当经本人同意，并签署意见。本人无行为能力的，应当经其监护人同意，并签署意见。

依照本法规定施行终止妊娠或者结扎手术的，接受免费服务。

第二十条 生育过严重缺陷患儿的妇女再次妊娠前，夫妻双方应当到县级以上医疗保健机构接受医学检查。

第二十一条 医师和助产人员应当严格遵守有关操作规程，提高助产技术和服务质量，预防和减少产伤。

第二十二条 不能住院分娩的孕妇应当由经过培训、具备相应接生能力的接生人员实行消毒接生。

第二十三条 医疗保健机构和从事家庭接生的人员按照国务院卫生行政部门的规定，出具统一制发的新生儿出生医学证明；有产妇和婴儿死亡以及新生儿出生缺陷情况的，应当向卫生行政部门报告。

第二十四条 医疗保健机构为产妇提供科学育儿、合理营养和母乳喂养的指导。

医疗保健机构对婴儿进行体格检查和预防接种，逐步开展新生儿疾病筛查、婴儿多发病和常见病防治等医疗保健服务。

第四章 技术鉴定

第二十五条 县级以上地方人民政府可以设立医学技术鉴定组织，负责对婚前医学检查、遗传病诊断和产前诊断结果有异议的进行医学技术鉴定。

第二十六条 从事医学技术鉴定的人员，必须具有临床经验和医学遗传学知识，并具有主治医师以上的专业技术职务。

医学技术鉴定组织的组成人员，由卫生行政部门提名，同级人民政府聘任。

第二十七条 医学技术鉴定实行回避制度。凡与当事人有利害关系，可能影响公正鉴定的人员，应当回避。

第五章 行政管理

第二十八条 各级人民政府应当采取措施，加强母婴保健工作，提高医疗保健服务水平，积极防治由环境因素所致严重危害母亲和婴儿健康的地方性高发性疾病，促进母婴保健事业的发展。

第二十九条 县级以上地方人民政府卫生行政部门管理本行政区域内的母婴保健工作。

第三十条 省、自治区、直辖市人民政府卫生行政部门指定的医疗保健机构负责本行政区域内的母婴保健监测和技术指导。

第三十一条 医疗保健机构按照国务院卫生行政部门的规定，负责其职责范围内的母婴保健工作，建立医疗保健工作规范，提高医学技术水平，采取各种措施方便人民群众，做好母婴保健服务工作。

第三十二条 医疗保健机构依照本法规定开展婚前医学检查、遗传病诊断、产前诊断以及施行结扎手术和终止妊娠手术的，必须符合国务院卫生行政部门规定的条件和技术标准，并经县级以上地方人民政府卫生行政部门许可。

严禁采用技术手段对胎儿进行性别鉴定，但医学上确有需要的除外。

第三十三条 从事本法规定的遗传病诊断、产前诊断的人员，必须经过省、自治区、直辖市人民政府卫生行政部门的考核，并取得相应的合格证书。

从事本法规定的婚前医学检查、施行结扎手术和终止妊娠手术的人员，必须经过县级以上地方人民政府卫生行政部门的考核，并取得相应的合格证书。

第三十四条 从事母婴保健工作的人员应当严格遵守职业道德，为当事人保守秘密。

第六章 法律责任

第三十五条 未取得国家颁发的有关合格证书的，有下列行为之一，县级以上地方人民政府卫生行政部门应当予以制止，并可以根据情节给予警告或者处以罚款：

（一）从事婚前医学检查、遗传病诊断、产前诊断或者医学技术鉴定的；

（二）施行终止妊娠手术的；

（三）出具本法规定的有关医学证明的。

上款第（三）项出具的有关医学证明无效。

第三十六条 未取得国家颁发的有关合格证书，施行终止妊娠手术或者采取其他方法终止妊娠，致人死亡、残疾、丧失或者基本丧失劳动能力的，依照刑法有关规定追究刑事责任。

第三十七条 从事母婴保健工作的人员违反本法规定，出具有关虚假医学证明或者进行胎儿性别鉴定的，由医疗保健机构或者卫生行政部门根据情节给予行政处分；情节严重的，依法取消执业资格。

第七章 附 则

第三十八条 本法下列用语的含义：

指定传染病，是指《中华人民共和国传染病防治法》中规定的艾滋病、淋病、梅毒、麻风病以及医学上认为影响结婚和生育的其他传染病。

严重遗传性疾病，是指由于遗传因素先天形成，患者全部或者部分丧失自主生活能力，后代再现风险高，医学上认为不宜生育的遗传性疾病。

有关精神病，是指精神分裂症、躁狂抑郁型精神病以及其他重型精神病。

产前诊断，是指对胎儿进行先天性缺陷和遗传性疾病的诊断。

第三十九条 本法自 1995 年 6 月 1 日起施行。

中华人民共和国食品安全法

（2009 年 2 月 28 日第十一届全国人民代表大会常务委员会第七次会议通过，2015 年 4 月 24 日第十二届全国人民代表大会常务委员会第十四次会议修订，根据 2018 年 12 月 29 日第十三届全国人民代表大会常务委员会第七次会议《关于修改〈中华人民共和国产品质量法〉等五部法律的决定》修正）

目录

第一章　总　　则

第一条　为了保证食品安全，保障公众身体健康和生命安全，制定本法。

第二条　在中华人民共和国境内从事下列活动，应当遵守本法：

（一）食品生产和加工（以下称食品生产），食品销售和餐饮服务（以下称食品经营）；

（二）食品添加剂的生产经营；

（三）用于食品的包装材料、容器、洗涤剂、消毒剂和用于食品生产经营的工具、设备（以下称食品相关产品）的生产经营；

（四）食品生产经营者使用食品添加剂、食品相关产品；

（五）食品的贮存和运输；

（六）对食品、食品添加剂、食品相关产品的安全管理。

供食用的源于农业的初级产品（以下称食用农产品）的质量安全管理，遵守《中华人民共和国农产品质量安全法》的规定。但是，食用农产品的市场销售、有关质量安全标准的制定、有关安全信息的公布和本法对农业投入品作出规定的，应当遵守本法的规定。

第三条 食品安全工作实行预防为主、风险管理、全程控制、社会共治，建立科学、严格的监督管理制度。

第四条 食品生产经营者对其生产经营食品的安全负责。

食品生产经营者应当依照法律、法规和食品安全标准从事生产经营活动，保证食品安全，诚信自律，对社会和公众负责，接受社会监督，承担社会责任。

第五条 国务院设立食品安全委员会，其职责由国务院规定。

国务院食品安全监督管理部门依照本法和国务院规定的职责，对食品生产经营活动实施监督管理。

国务院卫生行政部门依照本法和国务院规定的职责，组织开展食品安全风险监测和风险评估，会同国务院食品安全监督管理部门制定并公布食品安全国家标准。

国务院其他有关部门依照本法和国务院规定的职责，承担有关食品安全工作。

第六条 县级以上地方人民政府对本行政区域的食品安全监督管理工作负责，统一领导、组织、协调本行政区域的食品安全监督管理工作以及食品安全突发事件应对工作，建立健全食品安全全程监督管理工作机制和信息共享机制。

县级以上地方人民政府依照本法和国务院的规定，确定本级食品安全监督管理、卫生行政部门和其他有关部门的职责。有关部门在各自职责范围内负责本行政区域的食品安全监督管理工作。

县级人民政府食品安全监督管理部门可以在乡镇或者特定区域设立派出机构。

第七条 县级以上地方人民政府实行食品安全监督管理责任制。上级人民政府负责对下一级人民政府的食品安全监督管理工作进行评议、考核。县级以上地方人民政府负责对本级食品安全监督管理部门和其他有关部门的食品安全监督管理工作进行评议、考核。

第八条 县级以上人民政府应当将食品安全工作纳入本级国民经济和社会发展规划，将食品安全工作经费列入本级政府财政预算，加强食品安全监督管理能力建设，为食品安全工作提供保障。

县级以上人民政府食品安全监督管理部门和其他有关部门应当加强沟通、密切配合，按照各自职责分工，依法行使职权，承担责任。

第九条　食品行业协会应当加强行业自律，按照章程建立健全行业规范和奖惩机制，提供食品安全信息、技术等服务，引导和督促食品生产经营者依法生产经营，推动行业诚信建设，宣传、普及食品安全知识。

消费者协会和其他消费者组织对违反本法规定，损害消费者合法权益的行为，依法进行社会监督。

第十条　各级人民政府应当加强食品安全的宣传教育，普及食品安全知识，鼓励社会组织、基层群众性自治组织、食品生产经营者开展食品安全法律、法规以及食品安全标准和知识的普及工作，倡导健康的饮食方式，增强消费者食品安全意识和自我保护能力。

新闻媒体应当开展食品安全法律、法规以及食品安全标准和知识的公益宣传，并对食品安全违法行为进行舆论监督。有关食品安全的宣传报道应当真实、公正。

第十一条　国家鼓励和支持开展与食品安全有关的基础研究、应用研究，鼓励和支持食品生产经营者为提高食品安全水平采用先进技术和先进管理规范。

国家对农药的使用实行严格的管理制度，加快淘汰剧毒、高毒、高残留农药，推动替代产品的研发和应用，鼓励使用高效低毒低残留农药。

第十二条　任何组织或者个人有权举报食品安全违法行为，依法向有关部门了解食品安全信息，对食品安全监督管理工作提出意见和建议。

第十三条　对在食品安全工作中做出突出贡献的单位和个人，按照国家有关规定给予表彰、奖励。

第二章　食品安全风险监测和评估

第十四条　国家建立食品安全风险监测制度，对食源性疾病、食品污染以及食品中的有害因素进行监测。

国务院卫生行政部门会同国务院食品安全监督管理等部门，制定、实施国家食品安全风险监测计划。

国务院食品安全监督管理部门和其他有关部门获知有关食品安全风险信息后，应当立即核实并向国务院卫生行政部门通报。对有关部门通报的食品安全风险信息以及医疗机构报告的食源性疾病等有关疾病信息，国务院卫生行政部门应当会同国务院有关部门分析研究，认为必要的，及时调整国家食品安全风险监测计划。

省、自治区、直辖市人民政府卫生行政部门会同同级食品安全监督管理等部门，根据国家食品安全风险监测计划，结合本行政区域的具体情况，制定、调整本行政区域的食品安全风险监测方案，报国务院卫生行政部门备案并实施。

第十五条 承担食品安全风险监测工作的技术机构应当根据食品安全风险监测计划和监测方案开展监测工作，保证监测数据真实、准确，并按照食品安全风险监测计划和监测方案的要求报送监测数据和分析结果。

食品安全风险监测工作人员有权进入相关食用农产品种植养殖、食品生产经营场所采集样品、收集相关数据。采集样品应当按照市场价格支付费用。

第十六条 食品安全风险监测结果表明可能存在食品安全隐患的，县级以上人民政府卫生行政部门应当及时将相关信息通报同级食品安全监督管理等部门，并报告本级人民政府和上级人民政府卫生行政部门。食品安全监督管理等部门应当组织开展进一步调查。

第十七条 国家建立食品安全风险评估制度，运用科学方法，根据食品安全风险监测信息、科学数据以及有关信息，对食品、食品添加剂、食品相关产品中生物性、化学性和物理性危害因素进行风险评估。

国务院卫生行政部门负责组织食品安全风险评估工作，成立由医学、农业、食品、营养、生物、环境等方面的专家组成的食品安全风险评估专家委员会进行食品安全风险评估。食品安全风险评估结果由国务院卫生行政部门公布。

对农药、肥料、兽药、饲料和饲料添加剂等的安全性评估，应当有食品安全风险评估专家委员会的专家参加。

食品安全风险评估不得向生产经营者收取费用，采集样品应当按照市场价格支付费用。

第十八条 有下列情形之一的，应当进行食品安全风险评估：

（一）通过食品安全风险监测或者接到举报发现食品、食品添加剂、食品相关产品可能存在安全隐患的；

（二）为制定或者修订食品安全国家标准提供科学依据需要进行风险评估的；

（三）为确定监督管理的重点领域、重点品种需要进行风险评估的；

（四）发现新的可能危害食品安全因素的；

（五）需要判断某一因素是否构成食品安全隐患的；

（六）国务院卫生行政部门认为需要进行风险评估的其他情形。

第十九条 国务院食品安全监督管理、农业行政等部门在监督管理工作中发现需要进行食品安全风险评估的，应当向国务院卫生行政部门提出食品安全风险评估的建议，并提供风险来源、相关检验数据和结论等信息、资料。属于本法第十八条规定情形的，国务院卫生行政部门应当及时进行食品安全风险评估，并向国务院有关部门通报评估结果。

第二十条　省级以上人民政府卫生行政、农业行政部门应当及时相互通报食品、食用农产品安全风险监测信息。

国务院卫生行政、农业行政部门应当及时相互通报食品、食用农产品安全风险评估结果等信息。

第二十一条　食品安全风险评估结果是制定、修订食品安全标准和实施食品安全监督管理的科学依据。

经食品安全风险评估，得出食品、食品添加剂、食品相关产品不安全结论的，国务院食品安全监督管理等部门应当依据各自职责立即向社会公告，告知消费者停止食用或者使用，并采取相应措施，确保该食品、食品添加剂、食品相关产品停止生产经营；需要制定、修订相关食品安全国家标准的，国务院卫生行政部门应当会同国务院食品安全监督管理部门立即制定、修订。

第二十二条　国务院食品安全监督管理部门应当会同国务院有关部门，根据食品安全风险评估结果、食品安全监督管理信息，对食品安全状况进行综合分析。对经综合分析表明可能具有较高程度安全风险的食品，国务院食品安全监督管理部门应当及时提出食品安全风险警示，并向社会公布。

第二十三条　县级以上人民政府食品安全监督管理部门和其他有关部门、食品安全风险评估专家委员会及其技术机构，应当按照科学、客观、及时、公开的原则，组织食品生产经营者、食品检验机构、认证机构、食品行业协会、消费者协会以及新闻媒体等，就食品安全风险评估信息和食品安全监督管理信息进行交流沟通。

第三章　食品安全标准

第二十四条　制定食品安全标准，应当以保障公众身体健康为宗旨，做到科学合理、安全可靠。

第二十五条　食品安全标准是强制执行的标准。除食品安全标准外，不得制定其他食品强制性标准。

第二十六条　食品安全标准应当包括下列内容：

（一）食品、食品添加剂、食品相关产品中的致病性微生物，农药残留、兽药残留、生物毒素、重金属等污染物质以及其他危害人体健康物质的限量规定；

（二）食品添加剂的品种、使用范围、用量；

（三）专供婴幼儿和其他特定人群的主辅食品的营养成分要求；

（四）对与卫生、营养等食品安全要求有关的标签、标志、说明书的要求；

（五）食品生产经营过程的卫生要求；

（六）与食品安全有关的质量要求；

（七）与食品安全有关的食品检验方法与规程；

（八）其他需要制定为食品安全标准的内容。

第二十七条　食品安全国家标准由国务院卫生行政部门会同国务院食品安全监督管理部门制定、公布，国务院标准化行政部门提供国家标准编号。

食品中农药残留、兽药残留的限量规定及其检验方法与规程由国务院卫生行政部门、国务院农业行政部门会同国务院食品安全监督管理部门制定。

屠宰畜、禽的检验规程由国务院农业行政部门会同国务院卫生行政部门制定。

第二十八条　制定食品安全国家标准，应当依据食品安全风险评估结果并充分考虑食用农产品安全风险评估结果，参照相关的国际标准和国际食品安全风险评估结果，并将食品安全国家标准草案向社会公布，广泛听取食品生产经营者、消费者、有关部门等方面的意见。

食品安全国家标准应当经国务院卫生行政部门组织的食品安全国家标准审评委员会审查通过。食品安全国家标准审评委员会由医学、农业、食品、营养、生物、环境等方面的专家以及国务院有关部门、食品行业协会、消费者协会的代表组成，对食品安全国家标准草案的科学性和实用性等进行审查。

第二十九条　对地方特色食品，没有食品安全国家标准的，省、自治区、直辖市人民政府卫生行政部门可以制定并公布食品安全地方标准，报国务院卫生行政部门备案。食品安全国家标准制定后，该地方标准即行废止。

第三十条　国家鼓励食品生产企业制定严于食品安全国家标准或者地方标准的企业标准，在本企业适用，并报省、自治区、直辖市人民政府卫生行政部门备案。

第三十一条　省级以上人民政府卫生行政部门应当在其网站上公布制定和备案的食品安全国家标准、地方标准和企业标准，供公众免费查阅、下载。

对食品安全标准执行过程中的问题，县级以上人民政府卫生行政部门应当会同有关部门及时给予指导、解答。

第三十二条　省级以上人民政府卫生行政部门应当会同同级食品安全监

督管理、农业行政等部门，分别对食品安全国家标准和地方标准的执行情况进行跟踪评价，并根据评价结果及时修订食品安全标准。

省级以上人民政府食品安全监督管理、农业行政等部门应当对食品安全标准执行中存在的问题进行收集、汇总，并及时向同级卫生行政部门通报。

食品生产经营者、食品行业协会发现食品安全标准在执行中存在问题的，应当立即向卫生行政部门报告。

第四章　食品生产经营

第三十三条　食品生产经营应当符合食品安全标准，并符合下列要求：

（一）具有与生产经营的食品品种、数量相适应的食品原料处理和食品加工、包装、贮存等场所，保持该场所环境整洁，并与有毒、有害场所以及其他污染源保持规定的距离；

（二）具有与生产经营的食品品种、数量相适应的生产经营设备或者设施，有相应的消毒、更衣、盥洗、采光、照明、通风、防腐、防尘、防蝇、防鼠、防虫、洗涤以及处理废水、存放垃圾和废弃物的设备或者设施；

（三）有专职或者兼职的食品安全专业技术人员、食品安全管理人员和保证食品安全的规章制度；

（四）具有合理的设备布局和工艺流程，防止待加工食品与直接入口食品、原料与成品交叉污染，避免食品接触有毒物、不洁物；

（五）餐具、饮具和盛放直接入口食品的容器，使用前应当洗净、消毒，炊具、用具用后应当洗净，保持清洁；

（六）贮存、运输和装卸食品的容器、工具和设备应当安全、无害，保持清洁，防止食品污染，并符合保证食品安全所需的温度、湿度等特殊要求，不得将食品与有毒、有害物品一同贮存、运输；

（七）直接入口的食品应当使用无毒、清洁的包装材料、餐具、饮具和容器；

（八）食品生产经营人员应当保持个人卫生，生产经营食品时，应当将手洗净，穿戴清洁的工作衣、帽等；销售无包装的直接入口食品时，应当使用无毒、清洁的容器、售货工具和设备；

（九）用水应当符合国家规定的生活饮用水卫生标准；

（十）使用的洗涤剂、消毒剂应当对人体安全、无害；

（十一）法律、法规规定的其他要求。

非食品生产经营者从事食品贮存、运输和装卸的，应当符合前款第六项的规定。

第三十四条　禁止生产经营下列食品、食品添加剂、食品相关产品：

（一）用非食品原料生产的食品或者添加食品添加剂以外的化学物质和其他可能危害人体健康物质的食品，或者用回收食品作为原料生产的食品；

（二）致病性微生物，农药残留、兽药残留、生物毒素、重金属等污染物质以及其他危害人体健康的物质含量超过食品安全标准限量的食品、食品添加剂、食品相关产品；

（三）用超过保质期的食品原料、食品添加剂生产的食品、食品添加剂；

（四）超范围、超限量使用食品添加剂的食品；

（五）营养成分不符合食品安全标准的专供婴幼儿和其他特定人群的主辅食品；

（六）腐败变质、油脂酸败、霉变生虫、污秽不洁、混有异物、掺假掺杂或者感官性状异常的食品、食品添加剂；

（七）病死、毒死或者死因不明的禽、畜、兽、水产动物肉类及其制品；

（八）未按规定进行检疫或者检疫不合格的肉类，或者未经检验或者检验不合格的肉类制品；

（九）被包装材料、容器、运输工具等污染的食品、食品添加剂；

（十）标注虚假生产日期、保质期或者超过保质期的食品、食品添加剂；

（十一）无标签的预包装食品、食品添加剂；

（十二）国家为防病等特殊需要明令禁止生产经营的食品；

（十三）其他不符合法律、法规或者食品安全标准的食品、食品添加剂、食品相关产品。

第三十五条 国家对食品生产经营实行许可制度。从事食品生产、食品销售、餐饮服务，应当依法取得许可。但是，销售食用农产品，不需要取得许可。

县级以上地方人民政府食品安全监督管理部门应当依照《中华人民共和国行政许可法》的规定，审核申请人提交的本法第三十三条第一款第一项至第四项规定要求的相关资料，必要时对申请人的生产经营场所进行现场核查；对符合规定条件的，准予许可；对不符合规定条件的，不予许可并书面说明理由。

第三十六条 食品生产加工小作坊和食品摊贩等从事食品生产经营活动，应当符合本法规定的与其生产经营规模、条件相适应的食品安全要求，保证所生产经营的食品卫生、无毒、无害，食品安全监督管理部门应当对其加强监督管理。

县级以上地方人民政府应当对食品生产加工小作坊、食品摊贩等进行综合治理，加强服务和统一规划，改善其生产经营环境，鼓励和支持其改进生产经营条件，进入集中交易市场、店铺等固定场所经营，或者在指定的临时经营区域、时段经营。

食品生产加工小作坊和食品摊贩等的具体管理办法由省、自治区、直辖市制定。

第三十七条 利用新的食品原料生产食品，或者生产食品添加剂新品种、食品相关产品新品种，应当向国务院卫生行政部门提交相关产品的安全性评估材料。国务院卫生行政部门应当自收到申请之日起六十日内组织审查；对符合食品安全要求的，准予许可并公布；对不符合食品安全要求的，不予许可并书面说明理由。

第三十八条 生产经营的食品中不得添加药品，但是可以添加按照传统既是食品又是中药材的物质。按照传统既是食品又是中药材的物质目录由国务院卫生行政部门会同国务院食品安全监督管理部门制定、公布。

第三十九条 国家对食品添加剂生产实行许可制度。从事食品添加剂生产，应当具有与所生产食品添加剂品种相适应的场所、生产设备或者设施、专业技术人员和管理制度，并依照本法第三十五条第二款规定的程序，取得食品添加剂生产许可。

生产食品添加剂应当符合法律、法规和食品安全国家标准。

第四十条 食品添加剂应当在技术上确有必要且经过风险评估证明安全可靠，方可列入允许使用的范围；有关食品安全国家标准应当根据技术必要性和食品安全风险评估结果及时修订。

食品生产经营者应当按照食品安全国家标准使用食品添加剂。

第四十一条 生产食品相关产品应当符合法律、法规和食品安全国家标准。对直接接触食品的包装材料等具有较高风险的食品相关产品，按照国家有关工业产品生产许可证管理的规定实施生产许可。食品安全监督管理部门应当加强对食品相关产品生产活动的监督管理。

第四十二条 国家建立食品安全全程追溯制度。

食品生产经营者应当依照本法的规定，建立食品安全追溯体系，保证食品可追溯。国家鼓励食品生产经营者采用信息化手段采集、留存生产经营信息，建立食品安全追溯体系。

国务院食品安全监督管理部门会同国务院农业行政等有关部门建立食品安全全程追溯协作机制。

第四十三条 地方各级人民政府应当采取措施鼓励食品规模化生产和连锁经营、配送。

国家鼓励食品生产经营企业参加食品安全责任保险。

第四十四条 食品生产经营企业应当建立健全食品安全管理制度，对职工进行食品安全知识培训，加强食品检验工作，依法从事生产经营活动。

食品生产经营企业的主要负责人应当落实企业食品安全管理制度，对本企业的食品安全工作全面负责。

食品生产经营企业应当配备食品安全管理人员，加强对其培训和考核。经考核不具备食品安全管理能力的，不得上岗。食品安全监督管理部门应当对企业食品安全管理人员随机进行监督抽查考核并公布考核情况。监督抽查考核不得收取费用。

第四十五条　食品生产经营者应当建立并执行从业人员健康管理制度。患有国务院卫生行政部门规定的有碍食品安全疾病的人员，不得从事接触直接入口食品的工作。

从事接触直接入口食品工作的食品生产经营人员应当每年进行健康检查，取得健康证明后方可上岗工作。

第四十六条　食品生产企业应当就下列事项制定并实施控制要求，保证所生产的食品符合食品安全标准：

（一）原料采购、原料验收、投料等原料控制；

（二）生产工序、设备、贮存、包装等生产关键环节控制；

（三）原料检验、半成品检验、成品出厂检验等检验控制；

（四）运输和交付控制。

第四十七条　食品生产经营者应当建立食品安全自查制度，定期对食品安全状况进行检查评价。生产经营条件发生变化，不再符合食品安全要求的，食品生产经营者应当立即采取整改措施；有发生食品安全事故潜在风险的，应当立即停止食品生产经营活动，并向所在地县级人民政府食品安全监督管理部门报告。

第四十八条　国家鼓励食品生产经营企业符合良好生产规范要求，实施危害分析与关键控制点体系，提高食品安全管理水平。

对通过良好生产规范、危害分析与关键控制点体系认证的食品生产经营企业，认证机构应当依法实施跟踪调查；对不再符合认证要求的企业，应当依法撤销认证，及时向县级以上人民政府食品安全监督管理部门通报，并向社会公布。认证机构实施跟踪调查不得收取费用。

第四十九条　食用农产品生产者应当按照食品安全标准和国家有关规定使用农药、肥料、兽药、饲料和饲料添加剂等农业投入品，严格执行农业投入品使用安全间隔期或者休药期的规定，不得使用国家明令禁止的农业投入品。禁止将剧毒、高毒农药用于蔬菜、瓜果、茶叶和中草药材等国家规定的农作物。

食用农产品的生产企业和农民专业合作经济组织应当建立农业投入品使用记录制度。

县级以上人民政府农业行政部门应当加强对农业投入品使用的监督管理和指导，建立健全农业投入品安全使用制度。

第五十条 食品生产者采购食品原料、食品添加剂、食品相关产品，应当查验供货者的许可证和产品合格证明；对无法提供合格证明的食品原料，应当按照食品安全标准进行检验；不得采购或者使用不符合食品安全标准的食品原料、食品添加剂、食品相关产品。

食品生产企业应当建立食品原料、食品添加剂、食品相关产品进货查验记录制度，如实记录食品原料、食品添加剂、食品相关产品的名称、规格、数量、生产日期或者生产批号、保质期、进货日期以及供货者名称、地址、联系方式等内容，并保存相关凭证。记录和凭证保存期限不得少于产品保质期满后六个月；没有明确保质期的，保存期限不得少于二年。

第五十一条 食品生产企业应当建立食品出厂检验记录制度，查验出厂食品的检验合格证和安全状况，如实记录食品的名称、规格、数量、生产日期或者生产批号、保质期、检验合格证号、销售日期以及购货者名称、地址、联系方式等内容，并保存相关凭证。记录和凭证保存期限应当符合本法第五十条第二款的规定。

第五十二条 食品、食品添加剂、食品相关产品的生产者，应当按照食品安全标准对所生产的食品、食品添加剂、食品相关产品进行检验，检验合格后方可出厂或者销售。

第五十三条 食品经营者采购食品，应当查验供货者的许可证和食品出厂检验合格证或者其他合格证明（以下称合格证明文件）。

食品经营企业应当建立食品进货查验记录制度，如实记录食品的名称、规格、数量、生产日期或者生产批号、保质期、进货日期以及供货者名称、地址、联系方式等内容，并保存相关凭证。记录和凭证保存期限应当符合本法第五十条第二款的规定。

实行统一配送经营方式的食品经营企业，可以由企业总部统一查验供货者的许可证和食品合格证明文件，进行食品进货查验记录。

从事食品批发业务的经营企业应当建立食品销售记录制度，如实记录批发食品的名称、规格、数量、生产日期或者生产批号、保质期、销售日期以及购货者名称、地址、联系方式等内容，并保存相关凭证。记录和凭证保存期限应当符合本法第五十条第二款的规定。

第五十四条 食品经营者应当按照保证食品安全的要求贮存食品，定期检查库存食品，及时清理变质或者超过保质期的食品。

食品经营者贮存散装食品，应当在贮存位置标明食品的名称、生产日期或者生产批号、保质期、生产者名称及联系方式等内容。

第五十五条 餐饮服务提供者应当制定并实施原料控制要求，不得采购不符合食品安全标准的食品原料。倡导餐饮服务提供者公开加工过程，公示食品原料及其来源等信息。

餐饮服务提供者在加工过程中应当检查待加工的食品及原料，发现有本法第三十四条第六项规定情形的，不得加工或者使用。

第五十六条 餐饮服务提供者应当定期维护食品加工、贮存、陈列等设施、设备；定期清洗、校验保温设施及冷藏、冷冻设施。

餐饮服务提供者应当按照要求对餐具、饮具进行清洗消毒，不得使用未经清洗消毒的餐具、饮具；餐饮服务提供者委托清洗消毒餐具、饮具的，应当委托符合本法规定条件的餐具、饮具集中消毒服务单位。

第五十七条 学校、托幼机构、养老机构、建筑工地等集中用餐单位的食堂应当严格遵守法律、法规和食品安全标准；从供餐单位订餐的，应当从取得食品生产经营许可的企业订购，并按照要求对订购的食品进行查验。供餐单位应当严格遵守法律、法规和食品安全标准，当餐加工，确保食品安全。

学校、托幼机构、养老机构、建筑工地等集中用餐单位的主管部门应当加强对集中用餐单位的食品安全教育和日常管理，降低食品安全风险，及时消除食品安全隐患。

第五十八条 餐具、饮具集中消毒服务单位应当具备相应的作业场所、清洗消毒设备或者设施，用水和使用的洗涤剂、消毒剂应当符合相关食品安全国家标准和其他国家标准、卫生规范。

餐具、饮具集中消毒服务单位应当对消毒餐具、饮具进行逐批检验，检验合格后方可出厂，并应当随附消毒合格证明。消毒后的餐具、饮具应当在独立包装上标注单位名称、地址、联系方式、消毒日期以及使用期限等内容。

第五十九条 食品添加剂生产者应当建立食品添加剂出厂检验记录制度，查验出厂产品的检验合格证和安全状况，如实记录食品添加剂的名称、规格、数量、生产日期或者生产批号、保质期、检验合格证号、销售日期以及购货者名称、地址、联系方式等相关内容，并保存相关凭证。记录和凭证保存期限应当符合本法第五十条第二款的规定。

第六十条 食品添加剂经营者采购食品添加剂，应当依法查验供货者的许可证和产品合格证明文件，如实记录食品添加剂的名称、规格、数量、生产日期或者生产批号、保质期、进货日期以及供货者名称、地址、联系方式等内容，并保存相关凭证。记录和凭证保存期限应当符合本法第五十条第二款的规定。

第六十一条 集中交易市场的开办者、柜台出租者和展销会举办者，应当依法审查入场食品经营者的许可证，明确其食品安全管理责任，定期对其经营环境和条件进行检查，发现其有违反本法规定行为的，应当及时制止并立即报告所在地县级人民政府食品安全监督管理部门。

第六十二条 网络食品交易第三方平台提供者应当对入网食品经营者进行实名登记，明确其食品安全管理责任；依法应当取得许可证的，还应当审查其许可证。

网络食品交易第三方平台提供者发现入网食品经营者有违反本法规定行为的，应当及时制止并立即报告所在地县级人民政府食品安全监督管理部门；发现严重违法行为的，应当立即停止提供网络交易平台服务。

第六十三条 国家建立食品召回制度。食品生产者发现其生产的食品不符合食品安全标准或者有证据证明可能危害人体健康的，应当立即停止生产，召回已经上市销售的食品，通知相关生产经营者和消费者，并记录召回和通知情况。

食品经营者发现其经营的食品有前款规定情形的，应当立即停止经营，通知相关生产经营者和消费者，并记录停止经营和通知情况。食品生产者认为应当召回的，应当立即召回。由于食品经营者的原因造成其经营的食品有前款规定情形的，食品经营者应当召回。

食品生产经营者应当对召回的食品采取无害化处理、销毁等措施，防止其再次流入市场。但是，对因标签、标志或者说明书不符合食品安全标准而被召回的食品，食品生产者在采取补救措施且能保证食品安全的情况下可以继续销售；销售时应当向消费者明示补救措施。

食品生产经营者应当将食品召回和处理情况向所在地县级人民政府食品安全监督管理部门报告；需要对召回的食品进行无害化处理、销毁的，应当提前报告时间、地点。食品安全监督管理部门认为必要的，可以实施现场监督。

食品生产经营者未依照本条规定召回或者停止经营的，县级以上人民政府食品安全监督管理部门可以责令其召回或者停止经营。

第六十四条 食用农产品批发市场应当配备检验设备和检验人员或者委托符合本法规定的食品检验机构，对进入该批发市场销售的食用农产品进行抽样检验；发现不符合食品安全标准的，应当要求销售者立即停止销售，并向食品安全监督管理部门报告。

第六十五条 食用农产品销售者应当建立食用农产品进货查验记录制度，如实记录食用农产品的名称、数量、进货日期以及供货者名称、地址、联系方式等内容，并保存相关凭证。记录和凭证保存期限不得少于六个月。

第六十六条　进入市场销售的食用农产品在包装、保鲜、贮存、运输中使用保鲜剂、防腐剂等食品添加剂和包装材料等食品相关产品，应当符合食品安全国家标准。

第六十七条　预包装食品的包装上应当有标签。标签应当标明下列事项：

（一）名称、规格、净含量、生产日期；

（二）成分或者配料表；

（三）生产者的名称、地址、联系方式；

（四）保质期；

（五）产品标准代号；

（六）贮存条件；

（七）所使用的食品添加剂在国家标准中的通用名称；

（八）生产许可证编号；

（九）法律、法规或者食品安全标准规定应当标明的其他事项。

专供婴幼儿和其他特定人群的主辅食品，其标签还应当标明主要营养成分及其含量。

食品安全国家标准对标签标注事项另有规定的，从其规定。

第六十八条　食品经营者销售散装食品，应当在散装食品的容器、外包装上标明食品的名称、生产日期或者生产批号、保质期以及生产经营者名称、地址、联系方式等内容。

第六十九条　生产经营转基因食品应当按照规定显著标示。

第七十条　食品添加剂应当有标签、说明书和包装。标签、说明书应当载明本法第六十七条第一款第一项至第六项、第八项、第九项规定的事项，以及食品添加剂的使用范围、用量、使用方法，并在标签上载明"食品添加剂"字样。

第七十一条　食品和食品添加剂的标签、说明书，不得含有虚假内容，不得涉及疾病预防、治疗功能。生产经营者对其提供的标签、说明书的内容负责。

食品和食品添加剂的标签、说明书应当清楚、明显，生产日期、保质期等事项应当显著标注，容易辨识。

食品和食品添加剂与其标签、说明书的内容不符的，不得上市销售。

第七十二条　食品经营者应当按照食品标签标示的警示标志、警示说明或者注意事项的要求销售食品。

第七十三条　食品广告的内容应当真实合法，不得含有虚假内容，不得涉及疾病预防、治疗功能。食品生产经营者对食品广告内容的真实性、合法性负责。

县级以上人民政府食品安全监督管理部门和其他有关部门以及食品检验机构、食品行业协会不得以广告或者其他形式向消费者推荐食品。消费者组织不得以收取费用或者其他牟取利益的方式向消费者推荐食品。

第七十四条 国家对保健食品、特殊医学用途配方食品和婴幼儿配方食品等特殊食品实行严格监督管理。

第七十五条 保健食品声称保健功能，应当具有科学依据，不得对人体产生急性、亚急性或者慢性危害。

保健食品原料目录和允许保健食品声称的保健功能目录，由国务院食品安全监督管理部门会同国务院卫生行政部门、国家中医药管理部门制定、调整并公布。

保健食品原料目录应当包括原料名称、用量及其对应的功效；列入保健食品原料目录的原料只能用于保健食品生产，不得用于其他食品生产。

第七十六条 使用保健食品原料目录以外原料的保健食品和首次进口的保健食品应当经国务院食品安全监督管理部门注册。但是，首次进口的保健食品中属于补充维生素、矿物质等营养物质的，应当报国务院食品安全监督管理部门备案。其他保健食品应当报省、自治区、直辖市人民政府食品安全监督管理部门备案。

进口的保健食品应当是出口国（地区）主管部门准许上市销售的产品。

第七十七条 依法应当注册的保健食品，注册时应当提交保健食品的研发报告、产品配方、生产工艺、安全性和保健功能评价、标签、说明书等材料及样品，并提供相关证明文件。国务院食品安全监督管理部门经组织技术审评，对符合安全和功能声称要求的，准予注册；对不符合要求的，不予注册并书面说明理由。对使用保健食品原料目录以外原料的保健食品作出准予注册决定的，应当及时将该原料纳入保健食品原料目录。

依法应当备案的保健食品，备案时应当提交产品配方、生产工艺、标签、说明书以及表明产品安全性和保健功能的材料。

第七十八条 保健食品的标签、说明书不得涉及疾病预防、治疗功能，内容应当真实，与注册或者备案的内容相一致，载明适宜人群、不适宜人群、功效成分或者标志性成分及其含量等，并声明"本品不能代替药物"。保健食品的功能和成分应当与标签、说明书相一致。

第七十九条 保健食品广告除应当符合本法第七十三条第一款的规定外，还应当声明"本品不能代替药物"；其内容应当经生产企业所在地省、自治区、直辖市人民政府食品安全监督管理部门审查批准，取得保健食品广告批准文件。省、自治区、直辖市人民政府食品安全监督管理部门应当公布并及时更新已经批准的保健食品广告目录以及批准的广告内容。

第八十条 特殊医学用途配方食品应当经国务院食品安全监督管理部门注册。注册时，应当提交产品配方、生产工艺、标签、说明书以及表明产品安全性、营养充足性和特殊医学用途临床效果的材料。

特殊医学用途配方食品广告适用《中华人民共和国广告法》和其他法律、行政法规关于药品广告管理的规定。

第八十一条 婴幼儿配方食品生产企业应当实施从原料进厂到成品出厂的全过程质量控制，对出厂的婴幼儿配方食品实施逐批检验，保证食品安全。

生产婴幼儿配方食品使用的生鲜乳、辅料等食品原料、食品添加剂等，应当符合法律、行政法规的规定和食品安全国家标准，保证婴幼儿生长发育所需的营养成分。

婴幼儿配方食品生产企业应当将食品原料、食品添加剂、产品配方及标签等事项向省、自治区、直辖市人民政府食品安全监督管理部门备案。

婴幼儿配方乳粉的产品配方应当经国务院食品安全监督管理部门注册。注册时，应当提交配方研发报告和其他表明配方科学性、安全性的材料。

不得以分装方式生产婴幼儿配方乳粉，同一企业不得用同一配方生产不同品牌的婴幼儿配方乳粉。

第八十二条 保健食品、特殊医学用途配方食品、婴幼儿配方乳粉的注册人或者备案人应当对其提交材料的真实性负责。

省级以上人民政府食品安全监督管理部门应当及时公布注册或者备案的保健食品、特殊医学用途配方食品、婴幼儿配方乳粉目录，并对注册或者备案中获知的企业商业秘密予以保密。

保健食品、特殊医学用途配方食品、婴幼儿配方乳粉生产企业应当按照注册或者备案的产品配方、生产工艺等技术要求组织生产。

第八十三条 生产保健食品，特殊医学用途配方食品、婴幼儿配方食品和其他专供特定人群的主辅食品的企业，应当按照良好生产规范的要求建立与所生产食品相适应的生产质量管理体系，定期对该体系的运行情况进行自查，保证其有效运行，并向所在地县级人民政府食品安全监督管理部门提交自查报告。

第五章 食品检验

第八十四条 食品检验机构按照国家有关认证认可的规定取得资质认定后，方可从事食品检验活动。但是，法律另有规定的除外。

食品检验机构的资质认定条件和检验规范，由国务院食品安全监督管理部门规定。

符合本法规定的食品检验机构出具的检验报告具有同等效力。

县级以上人民政府应当整合食品检验资源，实现资源共享。

第八十五条 食品检验由食品检验机构指定的检验人独立进行。

检验人应当依照有关法律、法规的规定，并按照食品安全标准和检验规范对食品进行检验，尊重科学，恪守职业道德，保证出具的检验数据和结论客观、公正，不得出具虚假检验报告。

第八十六条 食品检验实行食品检验机构与检验人负责制。食品检验报告应当加盖食品检验机构公章，并有检验人的签名或者盖章。食品检验机构和检验人对出具的食品检验报告负责。

第八十七条 县级以上人民政府食品安全监督管理部门应当对食品进行定期或者不定期的抽样检验，并依据有关规定公布检验结果，不得免检。进行抽样检验，应当购买抽取的样品，委托符合本法规定的食品检验机构进行检验，并支付相关费用；不得向食品生产经营者收取检验费和其他费用。

第八十八条 对依照本法规定实施的检验结论有异议的，食品生产经营者可以自收到检验结论之日起七个工作日内向实施抽样检验的食品安全监督管理部门或者其上一级食品安全监督管理部门提出复检申请，由受理复检申请的食品安全监督管理部门在公布的复检机构名录中随机确定复检机构进行复检。复检机构出具的复检结论为最终检验结论。复检机构与初检机构不得为同一机构。复检机构名录由国务院认证认可监督管理、食品安全监督管理、卫生行政、农业行政等部门共同公布。

采用国家规定的快速检测方法对食用农产品进行抽查检测，被抽查人对检测结果有异议的，可以自收到检测结果时起四小时内申请复检。复检不得采用快速检测方法。

第八十九条 食品生产企业可以自行对所生产的食品进行检验，也可以委托符合本法规定的食品检验机构进行检验。

食品行业协会和消费者协会等组织、消费者需要委托食品检验机构对食品进行检验的，应当委托符合本法规定的食品检验机构进行。

第九十条 食品添加剂的检验，适用本法有关食品检验的规定。

第六章　食品进出口

第九十一条 国家出入境检验检疫部门对进出口食品安全实施监督管理。

第九十二条 进口的食品、食品添加剂、食品相关产品应当符合我国食品安全国家标准。

进口的食品、食品添加剂应当经出入境检验检疫机构依照进出口商品检验相关法律、行政法规的规定检验合格。

进口的食品、食品添加剂应当按照国家出入境检验检疫部门的要求随附合格证明材料。

第九十三条 进口尚无食品安全国家标准的食品，由境外出口商、境外生产企业或者其委托的进口商向国务院卫生行政部门提交所执行的相关国家（地区）标准或者国际标准。国务院卫生行政部门对相关标准进行审查，认为符合食品安全要求的，决定暂予适用，并及时制定相应的食品安全国家标准。进口利用新的食品原料生产的食品或者进口食品添加剂新品种、食品相关产品新品种，依照本法第三十七条的规定办理。

出入境检验检疫机构按照国务院卫生行政部门的要求，对前款规定的食品、食品添加剂、食品相关产品进行检验。检验结果应当公开。

第九十四条 境外出口商、境外生产企业应当保证向我国出口的食品、食品添加剂、食品相关产品符合本法以及我国其他有关法律、行政法规的规定和食品安全国家标准的要求，并对标签、说明书的内容负责。

进口商应当建立境外出口商、境外生产企业审核制度，重点审核前款规定的内容；审核不合格的，不得进口。

发现进口食品不符合我国食品安全国家标准或者有证据证明可能危害人体健康的，进口商应当立即停止进口，并依照本法第六十三条的规定召回。

第九十五条 境外发生的食品安全事件可能对我国境内造成影响，或者在进口食品、食品添加剂、食品相关产品中发现严重食品安全问题的，国家出入境检验检疫部门应当及时采取风险预警或者控制措施，并向国务院食品安全监督管理、卫生行政、农业行政部门通报。接到通报的部门应当及时采取相应措施。

县级以上人民政府食品安全监督管理部门对国内市场上销售的进口食品、食品添加剂实施监督管理。发现存在严重食品安全问题的，国务院食品安全监督管理部门应当及时向国家出入境检验检疫部门通报。国家出入境检验检疫部门应当及时采取相应措施。

第九十六条 向我国境内出口食品的境外出口商或者代理商、进口食品的进口商应当向国家出入境检验检疫部门备案。向我国境内出口食品的境外食品生产企业应当经国家出入境检验检疫部门注册。已经注册的境外食品生产企业提供虚假材料，或者因其自身的原因致使进口食品发生重大食品安全事故的，国家出入境检验检疫部门应当撤销注册并公告。

国家出入境检验检疫部门应当定期公布已经备案的境外出口商、代理商、进口商和已经注册的境外食品生产企业名单。

第九十七条 进口的预包装食品、食品添加剂应当有中文标签；依法应当有说明书的，还应当有中文说明书。标签、说明书应当符合本法以及我国其他有关法律、行政法规的规定和食品安全国家标准的要求，并载明食品的原产地以及境内代理商的名称、地址、联系方式。预包装食品没有中文标签、中文说明书或者标签、说明书不符合本条规定的，不得进口。

第九十八条 进口商应当建立食品、食品添加剂进口和销售记录制度，如实记录食品、食品添加剂的名称、规格、数量、生产日期、生产或者进口批号、保质期、境外出口商和购货者名称、地址及联系方式、交货日期等内容，并保存相关凭证。记录和凭证保存期限应当符合本法第五十条第二款的规定。

第九十九条 出口食品生产企业应当保证其出口食品符合进口国（地区）的标准或者合同要求。

出口食品生产企业和出口食品原料种植、养殖场应当向国家出入境检验检疫部门备案。

第一百条 国家出入境检验检疫部门应当收集、汇总下列进出口食品安全信息，并及时通报相关部门、机构和企业：

（一）出入境检验检疫机构对进出口食品实施检验检疫发现的食品安全信息；

（二）食品行业协会和消费者协会等组织、消费者反映的进口食品安全信息；

（三）国际组织、境外政府机构发布的风险预警信息及其他食品安全信息，以及境外食品行业协会等组织、消费者反映的食品安全信息；

（四）其他食品安全信息。

国家出入境检验检疫部门应当对进出口食品的进口商、出口商和出口食品生产企业实施信用管理，建立信用记录，并依法向社会公布。对有不良记录的进口商、出口商和出口食品生产企业，应当加强对其进出口食品的检验检疫。

第一百零一条 国家出入境检验检疫部门可以对向我国境内出口食品的国家（地区）的食品安全管理体系和食品安全状况进行评估和审查，并根据评估和审查结果，确定相应检验检疫要求。

第七章 食品安全事故处置

第一百零二条 国务院组织制定国家食品安全事故应急预案。

县级以上地方人民政府应当根据有关法律、法规的规定和上级人民政府的食品安全事故应急预案以及本行政区域的实际情况，制定本行政区域的食品安全事故应急预案，并报上一级人民政府备案。

食品安全事故应急预案应当对食品安全事故分级、事故处置组织指挥体系与职责、预防预警机制、处置程序、应急保障措施等作出规定。

食品生产经营企业应当制定食品安全事故处置方案，定期检查本企业各项食品安全防范措施的落实情况，及时消除事故隐患。

第一百零三条 发生食品安全事故的单位应当立即采取措施，防止事故扩大。事故单位和接收病人进行治疗的单位应当及时向事故发生地县级人民政府食品安全监督管理、卫生行政部门报告。

县级以上人民政府农业行政等部门在日常监督管理中发现食品安全事故或者接到事故举报，应当立即向同级食品安全监督管理部门通报。

发生食品安全事故，接到报告的县级人民政府食品安全监督管理部门应当按照应急预案的规定向本级人民政府和上级人民政府食品安全监督管理部门报告。县级人民政府和上级人民政府食品安全监督管理部门应当按照应急预案的规定上报。

任何单位和个人不得对食品安全事故隐瞒、谎报、缓报，不得隐匿、伪造、毁灭有关证据。

第一百零四条 医疗机构发现其接收的病人属于食源性疾病病人或者疑似病人的，应当按照规定及时将相关信息向所在地县级人民政府卫生行政部门报告。县级人民政府卫生行政部门认为与食品安全有关的，应当及时通报同级食品安全监督管理部门。

县级以上人民政府卫生行政部门在调查处理传染病或者其他突发公共卫生事件中发现与食品安全相关的信息，应当及时通报同级食品安全监督管理部门。

第一百零五条 县级以上人民政府食品安全监督管理部门接到食品安全事故的报告后，应当立即会同同级卫生行政、农业行政等部门进行调查处理，并采取下列措施，防止或者减轻社会危害：

（一）开展应急救援工作，组织救治因食品安全事故导致人身伤害的人员；

（二）封存可能导致食品安全事故的食品及其原料，并立即进行检验；对确认属于被污染的食品及其原料，责令食品生产经营者依照本法第六十三条的规定召回或者停止经营；

（三）封存被污染的食品相关产品，并责令进行清洗消毒；

（四）做好信息发布工作，依法对食品安全事故及其处理情况进行发布，并对可能产生的危害加以解释、说明。

发生食品安全事故需要启动应急预案的，县级以上人民政府应当立即成立事故处置指挥机构，启动应急预案，依照前款和应急预案的规定进行处置。

发生食品安全事故，县级以上疾病预防控制机构应当对事故现场进行卫生处理，并对与事故有关的因素开展流行病学调查，有关部门应当予以协助。县级以上疾病预防控制机构应当向同级食品安全监督管理、卫生行政部门提交流行病学调查报告。

第一百零六条　发生食品安全事故，设区的市级以上人民政府食品安全监督管理部门应当立即会同有关部门进行事故责任调查，督促有关部门履行职责，向本级人民政府和上一级人民政府食品安全监督管理部门提出事故责任调查处理报告。

涉及两个以上省、自治区、直辖市的重大食品安全事故由国务院食品安全监督管理部门依照前款规定组织事故责任调查。

第一百零七条　调查食品安全事故，应当坚持实事求是、尊重科学的原则，及时、准确查清事故性质和原因，认定事故责任，提出整改措施。

调查食品安全事故，除了查明事故单位的责任，还应当查明有关监督管理部门、食品检验机构、认证机构及其工作人员的责任。

第一百零八条　食品安全事故调查部门有权向有关单位和个人了解与事故有关的情况，并要求提供相关资料和样品。有关单位和个人应当予以配合，按照要求提供相关资料和样品，不得拒绝。

任何单位和个人不得阻挠、干涉食品安全事故的调查处理。

第八章　监督管理

第一百零九条　县级以上人民政府食品安全监督管理部门根据食品安全风险监测、风险评估结果和食品安全状况等，确定监督管理的重点、方式和频次，实施风险分级管理。

县级以上地方人民政府组织本级食品安全监督管理、农业行政等部门制定本行政区域的食品安全年度监督管理计划，向社会公布并组织实施。

食品安全年度监督管理计划应当将下列事项作为监督管理的重点：

（一）专供婴幼儿和其他特定人群的主辅食品；

（二）保健食品生产过程中的添加行为和按照注册或者备案的技术要求组织生产的情况，保健食品标签、说明书以及宣传材料中有关功能宣传的情况；

（三）发生食品安全事故风险较高的食品生产经营者；

（四）食品安全风险监测结果表明可能存在食品安全隐患的事项。

第一百一十条　县级以上人民政府食品安全监督管理部门履行食品安全

监督管理职责，有权采取下列措施，对生产经营者遵守本法的情况进行监督检查：

（一）进入生产经营场所实施现场检查；

（二）对生产经营的食品、食品添加剂、食品相关产品进行抽样检验；

（三）查阅、复制有关合同、票据、账簿以及其他有关资料；

（四）查封、扣押有证据证明不符合食品安全标准或者有证据证明存在安全隐患以及用于违法生产经营的食品、食品添加剂、食品相关产品；

（五）查封违法从事生产经营活动的场所。

第一百一十一条 对食品安全风险评估结果证明食品存在安全隐患，需要制定、修订食品安全标准的，在制定、修订食品安全标准前，国务院卫生行政部门应当及时会同国务院有关部门规定食品中有害物质的临时限量值和临时检验方法，作为生产经营和监督管理的依据。

第一百一十二条 县级以上人民政府食品安全监督管理部门在食品安全监督管理工作中可以采用国家规定的快速检测方法对食品进行抽查检测。

对抽查检测结果表明可能不符合食品安全标准的食品，应当依照本法第八十七条的规定进行检验。抽查检测结果确定有关食品不符合食品安全标准的，可以作为行政处罚的依据。

第一百一十三条 县级以上人民政府食品安全监督管理部门应当建立食品生产经营者食品安全信用档案，记录许可颁发、日常监督检查结果、违法行为查处等情况，依法向社会公布并实时更新；对有不良信用记录的食品生产经营者增加监督检查频次，对违法行为情节严重的食品生产经营者，可以通报投资主管部门、证券监督管理机构和有关的金融机构。

第一百一十四条 食品生产经营过程中存在食品安全隐患，未及时采取措施消除的，县级以上人民政府食品安全监督管理部门可以对食品生产经营者的法定代表人或者主要负责人进行责任约谈。食品生产经营者应当立即采取措施，进行整改，消除隐患。责任约谈情况和整改情况应当纳入食品生产经营者食品安全信用档案。

第一百一十五条 县级以上人民政府食品安全监督管理等部门应当公布本部门的电子邮件地址或者电话，接受咨询、投诉、举报。接到咨询、投诉、举报，对属于本部门职责的，应当受理并在法定期限内及时答复、核实、处理；对不属于本部门职责的，应当移交有权处理的部门并书面通知咨询、投诉、举报人。有权处理的部门应当在法定期限内及时处理，不得推诿。对查证属实的举报，给予举报人奖励。

有关部门应当对举报人的信息予以保密，保护举报人的合法权益。举报人举报所在企业的，该企业不得以解除、变更劳动合同或者其他方式对举报人进行打击报复。

第一百一十六条 县级以上人民政府食品安全监督管理等部门应当加强对执法人员食品安全法律、法规、标准和专业知识与执法能力等的培训，并组织考核。不具备相应知识和能力的，不得从事食品安全执法工作。

食品生产经营者、食品行业协会、消费者协会等发现食品安全执法人员在执法过程中有违反法律、法规规定的行为以及不规范执法行为的，可以向本级或者上级人民政府食品安全监督管理等部门或者监察机关投诉、举报。接到投诉、举报的部门或者机关应当进行核实，并将经核实的情况向食品安全执法人员所在部门通报；涉嫌违法违纪的，按照本法和有关规定处理。

第一百一十七条 县级以上人民政府食品安全监督管理等部门未及时发现食品安全系统性风险，未及时消除监督管理区域内的食品安全隐患的，本级人民政府可以对其主要负责人进行责任约谈。

地方人民政府未履行食品安全职责，未及时消除区域性重大食品安全隐患的，上级人民政府可以对其主要负责人进行责任约谈。

被约谈的食品安全监督管理等部门、地方人民政府应当立即采取措施，对食品安全监督管理工作进行整改。

责任约谈情况和整改情况应当纳入地方人民政府和有关部门食品安全监督管理工作评议、考核记录。

第一百一十八条 国家建立统一的食品安全信息平台，实行食品安全信息统一公布制度。国家食品安全总体情况、食品安全风险警示信息、重大食品安全事故及其调查处理信息和国务院确定需要统一公布的其他信息由国务院食品安全监督管理部门统一公布。食品安全风险警示信息和重大食品安全事故及其调查处理信息的影响限于特定区域的，也可以由有关省、自治区、直辖市人民政府食品安全监督管理部门公布。未经授权不得发布上述信息。

县级以上人民政府食品安全监督管理、农业行政部门依据各自职责公布食品安全日常监督管理信息。

公布食品安全信息，应当做到准确、及时，并进行必要的解释说明，避免误导消费者和社会舆论。

第一百一十九条 县级以上地方人民政府食品安全监督管理、卫生行政、农业行政部门获知本法规定需要统一公布的信息，应当向上级主管部门报告，由上级主管部门立即报告国务院食品安全监督管理部门；必要时，可以直接向国务院食品安全监督管理部门报告。

县级以上人民政府食品安全监督管理、卫生行政、农业行政部门应当相互通报获知的食品安全信息。

第一百二十条 任何单位和个人不得编造、散布虚假食品安全信息。

县级以上人民政府食品安全监督管理部门发现可能误导消费者和社会舆论的食品安全信息，应当立即组织有关部门、专业机构、相关食品生产经营者等进行核实、分析，并及时公布结果。

第一百二十一条 县级以上人民政府食品安全监督管理等部门发现涉嫌食品安全犯罪的，应当按照有关规定及时将案件移送公安机关。对移送的案件，公安机关应当及时审查；认为有犯罪事实需要追究刑事责任的，应当立案侦查。

公安机关在食品安全犯罪案件侦查过程中认为没有犯罪事实，或者犯罪事实显著轻微，不需要追究刑事责任，但依法应当追究行政责任的，应当及时将案件移送食品安全监督管理等部门和监察机关，有关部门应当依法处理。

公安机关商请食品安全监督管理、生态环境等部门提供检验结论、认定意见以及对涉案物品进行无害化处理等协助的，有关部门应当及时提供，予以协助。

第九章　法律责任

第一百二十二条 违反本法规定，未取得食品生产经营许可从事食品生产经营活动，或者未取得食品添加剂生产许可从事食品添加剂生产活动的，由县级以上人民政府食品安全监督管理部门没收违法所得和违法生产经营的食品、食品添加剂以及用于违法生产经营的工具、设备、原料等物品；违法生产经营的食品、食品添加剂货值金额不足一万元的，并处五万元以上十万元以下罚款；货值金额一万元以上的，并处货值金额十倍以上二十倍以下罚款。

明知从事前款规定的违法行为，仍为其提供生产经营场所或者其他条件的，由县级以上人民政府食品安全监督管理部门责令停止违法行为，没收违法所得，并处五万元以上十万元以下罚款；使消费者的合法权益受到损害的，应当与食品、食品添加剂生产经营者承担连带责任。

第一百二十三条 违反本法规定，有下列情形之一，尚不构成犯罪的，由县级以上人民政府食品安全监督管理部门没收违法所得和违法生产经营的食品，并可以没收用于违法生产经营的工具、设备、原料等物品；违法生产经营的食品货值金额不足一万元的，并处十万元以上十五万元以下罚款；货值金额一万元以上的，并处货值金额十五倍以上三十倍以下罚款；情节严重的，吊销许可证，并可以由公安机关对其直接负责的主管人员和其他直接责任人员处五日以上十五日以下拘留：

（一）用非食品原料生产食品、在食品中添加食品添加剂以外的化学物质和其他可能危害人体健康的物质，或者用回收食品作为原料生产食品，或者经营上述食品；

（二）生产经营营养成分不符合食品安全标准的专供婴幼儿和其他特定人群的主辅食品；

（三）经营病死、毒死或者死因不明的禽、畜、兽、水产动物肉类，或者生产经营其制品；

（四）经营未按规定进行检疫或者检疫不合格的肉类，或者生产经营未经检验或者检验不合格的肉类制品；

（五）生产经营国家为防病等特殊需要明令禁止生产经营的食品；

（六）生产经营添加药品的食品。

明知从事前款规定的违法行为，仍为其提供生产经营场所或者其他条件的，由县级以上人民政府食品安全监督管理部门责令停止违法行为，没收违法所得，并处十万元以上二十万元以下罚款；使消费者的合法权益受到损害的，应当与食品生产经营者承担连带责任。

违法使用剧毒、高毒农药的，除依照有关法律、法规规定给予处罚外，可以由公安机关依照第一款规定给予拘留。

第一百二十四条　违反本法规定，有下列情形之一，尚不构成犯罪的，由县级以上人民政府食品安全监督管理部门没收违法所得和违法生产经营的食品、食品添加剂，并可以没收用于违法生产经营的工具、设备、原料等物品；违法生产经营的食品、食品添加剂货值金额不足一万元的，并处五万元以上十万元以下罚款；货值金额一万元以上的，并处货值金额十倍以上二十倍以下罚款；情节严重的，吊销许可证：

（一）生产经营致病性微生物，农药残留、兽药残留、生物毒素、重金属等污染物质以及其他危害人体健康的物质含量超过食品安全标准限量的食品、食品添加剂；

（二）用超过保质期的食品原料、食品添加剂生产食品、食品添加剂，或者经营上述食品、食品添加剂；

（三）生产经营超范围、超限量使用食品添加剂的食品；

（四）生产经营腐败变质、油脂酸败、霉变生虫、污秽不洁、混有异物、掺假掺杂或者感官性状异常的食品、食品添加剂；

（五）生产经营标注虚假生产日期、保质期或者超过保质期的食品、食品添加剂；

（六）生产经营未按规定注册的保健食品、特殊医学用途配方食品、婴幼儿配方乳粉，或者未按注册的产品配方、生产工艺等技术要求组织生产；

（七）以分装方式生产婴幼儿配方乳粉，或者同一企业以同一配方生产不同品牌的婴幼儿配方乳粉；

（八）利用新的食品原料生产食品，或者生产食品添加剂新品种，未通过安全性评估；

（九）食品生产经营者在食品安全监督管理部门责令其召回或者停止经营后，仍拒不召回或者停止经营。

除前款和本法第一百二十三条、第一百二十五条规定的情形外，生产经营不符合法律、法规或者食品安全标准的食品、食品添加剂的，依照前款规定给予处罚。

生产食品相关产品新品种，未通过安全性评估，或者生产不符合食品安全标准的食品相关产品的，由县级以上人民政府食品安全监督管理部门依照第一款规定给予处罚。

第一百二十五条 违反本法规定，有下列情形之一的，由县级以上人民政府食品安全监督管理部门没收违法所得和违法生产经营的食品、食品添加剂，并可以没收用于违法生产经营的工具、设备、原料等物品；违法生产经营的食品、食品添加剂货值金额不足一万元的，并处五千元以上五万元以下罚款；货值金额一万元以上的，并处货值金额五倍以上十倍以下罚款；情节严重的，责令停产停业，直至吊销许可证：

（一）生产经营被包装材料、容器、运输工具等污染的食品、食品添加剂；

（二）生产经营无标签的预包装食品、食品添加剂或者标签、说明书不符合本法规定的食品、食品添加剂；

（三）生产经营转基因食品未按规定进行标示；

（四）食品生产经营者采购或者使用不符合食品安全标准的食品原料、食品添加剂、食品相关产品。

生产经营的食品、食品添加剂的标签、说明书存在瑕疵但不影响食品安全且不会对消费者造成误导的，由县级以上人民政府食品安全监督管理部门责令改正；拒不改正的，处二千元以下罚款。

第一百二十六条 违反本法规定，有下列情形之一的，由县级以上人民政府食品安全监督管理部门责令改正，给予警告；拒不改正的，处五千元以上五万元以下罚款；情节严重的，责令停产停业，直至吊销许可证：

（一）食品、食品添加剂生产者未按规定对采购的食品原料和生产的食品、食品添加剂进行检验；

（二）食品生产经营企业未按规定建立食品安全管理制度，或者未按规定配备或者培训、考核食品安全管理人员；

（三）食品、食品添加剂生产经营者进货时未查验许可证和相关证明文件，或者未按规定建立并遵守进货查验记录、出厂检验记录和销售记录制度；

（四）食品生产经营企业未制定食品安全事故处置方案；

（五）餐具、饮具和盛放直接入口食品的容器，使用前未经洗净、消毒或者清洗消毒不合格，或者餐饮服务设施、设备未按规定定期维护、清洗、校验；

（六）食品生产经营者安排未取得健康证明或者患有国务院卫生行政部门规定的有碍食品安全疾病的人员从事接触直接入口食品的工作；

（七）食品经营者未按规定要求销售食品；

（八）保健食品生产企业未按规定向食品安全监督管理部门备案，或者未按备案的产品配方、生产工艺等技术要求组织生产；

（九）婴幼儿配方食品生产企业未将食品原料、食品添加剂、产品配方、标签等向食品安全监督管理部门备案；

（十）特殊食品生产企业未按规定建立生产质量管理体系并有效运行，或者未定期提交自查报告；

（十一）食品生产经营者未定期对食品安全状况进行检查评价，或者生产经营条件发生变化，未按规定处理；

（十二）学校、托幼机构、养老机构、建筑工地等集中用餐单位未按规定履行食品安全管理责任；

（十三）食品生产企业、餐饮服务提供者未按规定制定、实施生产经营过程控制要求。

餐具、饮具集中消毒服务单位违反本法规定用水，使用洗涤剂、消毒剂，或者出厂的餐具、饮具未按规定检验合格并随附消毒合格证明，或者未按规定在独立包装上标注相关内容的，由县级以上人民政府卫生行政部门依照前款规定给予处罚。

食品相关产品生产者未按规定对生产的食品相关产品进行检验的，由县级以上人民政府食品安全监督管理部门依照第一款规定给予处罚。

食用农产品销售者违反本法第六十五条规定的，由县级以上人民政府食品安全监督管理部门依照第一款规定给予处罚。

第一百二十七条 对食品生产加工小作坊、食品摊贩等的违法行为的处罚，依照省、自治区、直辖市制定的具体管理办法执行。

第一百二十八条 违反本法规定，事故单位在发生食品安全事故后未进行处置、报告的，由有关主管部门按照各自职责分工责令改正，给予警告；隐匿、伪造、毁灭有关证据的，责令停产停业，没收违法所得，并处十万元以上五十万元以下罚款；造成严重后果的，吊销许可证。

第一百二十九条 违反本法规定，有下列情形之一的，由出入境检验检疫机构依照本法第一百二十四条的规定给予处罚：

（一）提供虚假材料，进口不符合我国食品安全国家标准的食品、食品添加剂、食品相关产品；

（二）进口尚无食品安全国家标准的食品，未提交所执行的标准并经国务院卫生行政部门审查，或者进口利用新的食品原料生产的食品或者进口食品添加剂新品种、食品相关产品新品种，未通过安全性评估；

（三）未遵守本法的规定出口食品；

（四）进口商在有关主管部门责令其依照本法规定召回进口的食品后，仍拒不召回。

违反本法规定，进口商未建立并遵守食品、食品添加剂进口和销售记录制度、境外出口商或者生产企业审核制度的，由出入境检验检疫机构依照本法第一百二十六条的规定给予处罚。

第一百三十条 违反本法规定，集中交易市场的开办者、柜台出租者、展销会的举办者允许未依法取得许可的食品经营者进入市场销售食品，或者未履行检查、报告等义务的，由县级以上人民政府食品安全监督管理部门责令改正，没收违法所得，并处五万元以上二十万元以下罚款；造成严重后果的，责令停业，直至由原发证部门吊销许可证；使消费者的合法权益受到损害的，应当与食品经营者承担连带责任。

食用农产品批发市场违反本法第六十四条规定的，依照前款规定承担责任。

第一百三十一条 违反本法规定，网络食品交易第三方平台提供者未对入网食品经营者进行实名登记、审查许可证，或者未履行报告、停止提供网络交易平台服务等义务的，由县级以上人民政府食品安全监督管理部门责令改正，没收违法所得，并处五万元以上二十万元以下罚款；造成严重后果的，责令停业，直至由原发证部门吊销许可证；使消费者的合法权益受到损害的，应当与食品经营者承担连带责任。

消费者通过网络食品交易第三方平台购买食品，其合法权益受到损害的，可以向入网食品经营者或者食品生产者要求赔偿。网络食品交易第三方平台提供者不能提供入网食品经营者的真实名称、地址和有效联系方式的，由网络食品交易第三方平台提供者赔偿。网络食品交易第三方平台提供者赔偿后，有权向入网食品经营者或者食品生产者追偿。网络食品交易第三方平台提供者作出更有利于消费者承诺的，应当履行其承诺。

第一百三十二条 违反本法规定，未按要求进行食品贮存、运输和装卸的，由县级以上人民政府食品安全监督管理等部门按照各自职责分工责令改正，给予警告；拒不改正的，责令停产停业，并处一万元以上五万元以下罚款；情节严重的，吊销许可证。

第一百三十三条 违反本法规定，拒绝、阻挠、干涉有关部门、机构及其工作人员依法开展食品安全监督检查、事故调查处理、风险监测和风险评估的，由有关主管部门按照各自职责分工责令停产停业，并处二千元以上五万元以下罚款；情节严重的，吊销许可证；构成违反治安管理行为的，由公安机关依法给予治安管理处罚。

违反本法规定，对举报人以解除、变更劳动合同或者其他方式打击报复的，应当依照有关法律的规定承担责任。

第一百三十四条 食品生产经营者在一年内累计三次因违反本法规定受到责令停产停业、吊销许可证以外处罚的，由食品安全监督管理部门责令停产停业，直至吊销许可证。

第一百三十五条 被吊销许可证的食品生产经营者及其法定代表人、直接负责的主管人员和其他直接责任人员自处罚决定作出之日起五年内不得申请食品生产经营许可，或者从事食品生产经营管理工作、担任食品生产经营企业食品安全管理人员。

因食品安全犯罪被判处有期徒刑以上刑罚的，终身不得从事食品生产经营管理工作，也不得担任食品生产经营企业食品安全管理人员。

食品生产经营者聘用人员违反前两款规定的，由县级以上人民政府食品安全监督管理部门吊销许可证。

第一百三十六条 食品经营者履行了本法规定的进货查验等义务，有充分证据证明其不知道所采购的食品不符合食品安全标准，并能如实说明其进货来源的，可以免予处罚，但应当依法没收其不符合食品安全标准的食品；造成人身、财产或者其他损害的，依法承担赔偿责任。

第一百三十七条 违反本法规定，承担食品安全风险监测、风险评估工作的技术机构、技术人员提供虚假监测、评估信息的，依法对技术机构直接负责的主管人员和技术人员给予撤职、开除处分；有执业资格的，由授予其资格的主管部门吊销执业证书。

第一百三十八条 违反本法规定，食品检验机构、食品检验人员出具虚假检验报告的，由授予其资质的主管部门或者机构撤销该食品检验机构的检验资质，没收所收取的检验费用，并处检验费用五倍以上十倍以下罚款，检验费用不足一万元的，并处五万元以上十万元以下罚款；依法对食品检验机构直接负责的主管人员和食品检验人员给予撤职或者开除处分；导致发生重大食品安全事故的，对直接负责的主管人员和食品检验人员给予开除处分。

违反本法规定，受到开除处分的食品检验机构人员，自处分决定作出之日起十年内不得从事食品检验工作；因食品安全违法行为受到刑事处罚或者因出具虚假检验报告导致发生重大食品安全事故受到开除处分的食品检验机构人员，终身不得从事食品检验工作。食品检验机构聘用不得从事食品检验工作的人员的，由授予其资质的主管部门或者机构撤销该食品检验机构的检验资质。

食品检验机构出具虚假检验报告，使消费者的合法权益受到损害的，应当与食品生产经营者承担连带责任。

第一百三十九条 违反本法规定，认证机构出具虚假认证结论，由认证认可监督管理部门没收所收取的认证费用，并处认证费用五倍以上十倍以下罚款，认证费用不足一万元的，并处五万元以上十万元以下罚款；情节严重的，责令停业，直至撤销认证机构批准文件，并向社会公布；对直接负责的主管人员和负有直接责任的认证人员，撤销其执业资格。

认证机构出具虚假认证结论，使消费者的合法权益受到损害的，应当与食品生产经营者承担连带责任。

第一百四十条 违反本法规定，在广告中对食品作虚假宣传，欺骗消费者，或者发布未取得批准文件、广告内容与批准文件不一致的保健食品广告的，依照《中华人民共和国广告法》的规定给予处罚。

广告经营者、发布者设计、制作、发布虚假食品广告，使消费者的合法权益受到损害的，应当与食品生产经营者承担连带责任。

社会团体或者其他组织、个人在虚假广告或者其他虚假宣传中向消费者推荐食品，使消费者的合法权益受到损害的，应当与食品生产经营者承担连带责任。

违反本法规定，食品安全监督管理等部门、食品检验机构、食品行业协会以广告或者其他形式向消费者推荐食品，消费者组织以收取费用或者其他牟取利益的方式向消费者推荐食品的，由有关主管部门没收违法所得，依法对直接负责的主管人员和其他直接责任人员给予记大过、降级或者撤职处分；情节严重的，给予开除处分。

对食品作虚假宣传且情节严重的，由省级以上人民政府食品安全监督管理部门决定暂停销售该食品，并向社会公布；仍然销售该食品的，由县级以上人民政府食品安全监督管理部门没收违法所得和违法销售的食品，并处二万元以上五万元以下罚款。

第一百四十一条 违反本法规定，编造、散布虚假食品安全信息，构成违反治安管理行为的，由公安机关依法给予治安管理处罚。

媒体编造、散布虚假食品安全信息的，由有关主管部门依法给予处罚，并对直接负责的主管人员和其他直接责任人员给予处分；使公民、法人或者其他组织的合法权益受到损害的，依法承担消除影响、恢复名誉、赔偿损失、赔礼道歉等民事责任。

第一百四十二条 违反本法规定，县级以上地方人民政府有下列行为之一的，对直接负责的主管人员和其他直接责任人员给予记大过处分；情节较重的，给予降级或者撤职处分；情节严重的，给予开除处分；造成严重后果的，其主要负责人还应当引咎辞职：

（一）对发生在本行政区域内的食品安全事故，未及时组织协调有关部门开展有效处置，造成不良影响或者损失；

（二）对本行政区域内涉及多环节的区域性食品安全问题，未及时组织整治，造成不良影响或者损失；

（三）隐瞒、谎报、缓报食品安全事故；

（四）本行政区域内发生特别重大食品安全事故，或者连续发生重大食品安全事故。

第一百四十三条 违反本法规定，县级以上地方人民政府有下列行为之一的，对直接负责的主管人员和其他直接责任人员给予警告、记过或者记大过处分；造成严重后果的，给予降级或者撤职处分：

（一）未确定有关部门的食品安全监督管理职责，未建立健全食品安全全程监督管理工作机制和信息共享机制，未落实食品安全监督管理责任制；

（二）未制定本行政区域的食品安全事故应急预案，或者发生食品安全事故后未按规定立即成立事故处置指挥机构、启动应急预案。

第一百四十四条 违反本法规定，县级以上人民政府食品安全监督管理、卫生行政、农业行政等部门有下列行为之一的，对直接负责的主管人员和其他直接责任人员给予记大过处分；情节较重的，给予降级或者撤职处分；情节严重的，给予开除处分；造成严重后果的，其主要负责人还应当引咎辞职：

（一）隐瞒、谎报、缓报食品安全事故；

（二）未按规定查处食品安全事故，或者接到食品安全事故报告未及时处理，造成事故扩大或者蔓延；

（三）经食品安全风险评估得出食品、食品添加剂、食品相关产品不安全结论后，未及时采取相应措施，造成食品安全事故或者不良社会影响；

（四）对不符合条件的申请人准予许可，或者超越法定职权准予许可；

（五）不履行食品安全监督管理职责，导致发生食品安全事故。

第一百四十五条 违反本法规定，县级以上人民政府食品安全监督管理、卫生行政、农业行政等部门有下列行为之一，造成不良后果的，对直接负责的主管人员和其他直接责任人员给予警告、记过或者记大过处分；情节较重的，给予降级或者撤职处分；情节严重的，给予开除处分：

（一）在获知有关食品安全信息后，未按规定向上级主管部门和本级人民政府报告，或者未按规定相互通报；

（二）未按规定公布食品安全信息；

（三）不履行法定职责，对查处食品安全违法行为不配合，或者滥用职权、玩忽职守、徇私舞弊。

第一百四十六条 食品安全监督管理等部门在履行食品安全监督管理职责过程中，违法实施检查、强制等执法措施，给生产经营者造成损失的，应当依法予以赔偿，对直接负责的主管人员和其他直接责任人员依法给予处分。

第一百四十七条 违反本法规定，造成人身、财产或者其他损害的，依法承担赔偿责任。生产经营者财产不足以同时承担民事赔偿责任和缴纳罚款、罚金时，先承担民事赔偿责任。

第一百四十八条 消费者因不符合食品安全标准的食品受到损害的，可以向经营者要求赔偿损失，也可以向生产者要求赔偿损失。接到消费者赔偿要求的生产经营者，应当实行首负责任制，先行赔付，不得推诿；属于生产者责任的，经营者赔偿后有权向生产者追偿；属于经营者责任的，生产者赔偿后有权向经营者追偿。

生产不符合食品安全标准的食品或者经营明知是不符合食品安全标准的食品，消费者除要求赔偿损失外，还可以向生产者或者经营者要求支付价款十倍或者损失三倍的赔偿金；增加赔偿的金额不足一千元的，为一千元。但是，食品的标签、说明书存在不影响食品安全且不会对消费者造成误导的瑕疵的除外。

第一百四十九条 违反本法规定，构成犯罪的，依法追究刑事责任。

第十章　附　则

第一百五十条 本法下列用语的含义：

食品，指各种供人食用或者饮用的成品和原料以及按照传统既是食品又是中药材的物品，但是不包括以治疗为目的的物品。

食品安全，指食品无毒、无害，符合应当有的营养要求，对人体健康不造成任何急性、亚急性或者慢性危害。

预包装食品，指预先定量包装或者制作在包装材料、容器中的食品。

食品添加剂，指为改善食品品质和色、香、味，以及为防腐、保鲜和加工工艺的需要而加入食品中的人工合成或者天然物质，包括营养强化剂。

用于食品的包装材料和容器，指包装、盛放食品或者食品添加剂用的纸、竹、木、金属、搪瓷、陶瓷、塑料、橡胶、天然纤维、化学纤维、玻璃等制品和直接接触食品或者食品添加剂的涂料。

用于食品生产经营的工具、设备，指在食品或者食品添加剂生产、销售、使用过程中直接接触食品或者食品添加剂的机械、管道、传送带、容器、用具、餐具等。

用于食品的洗涤剂、消毒剂，指直接用于洗涤或者消毒食品、餐具、饮具以及直接接触食品的工具、设备或者食品包装材料和容器的物质。

食品保质期，指食品在标明的贮存条件下保持品质的期限。

食源性疾病，指食品中致病因素进入人体引起的感染性、中毒性等疾病，包括食物中毒。

食品安全事故，指食源性疾病、食品污染等源于食品，对人体健康有危害或者可能有危害的事故。

第一百五十一条　转基因食品和食盐的食品安全管理，本法未作规定的，适用其他法律、行政法规的规定。

第一百五十二条　铁路、民航运营中食品安全的管理办法由国务院食品安全监督管理部门会同国务院有关部门依照本法制定。

保健食品的具体管理办法由国务院食品安全监督管理部门依照本法制定。

食品相关产品生产活动的具体管理办法由国务院食品安全监督管理部门依照本法制定。

国境口岸食品的监督管理由出入境检验检疫机构依照本法以及有关法律、行政法规的规定实施。

军队专用食品和自供食品的食品安全管理办法由中央军事委员会依照本法制定。

第一百五十三条　国务院根据实际需要，可以对食品安全监督管理体制作出调整。

第一百五十四条　本法自 2015 年 10 月 1 日起施行。

中华人民共和国非物质文化遗产法

（2011 年 2 月 25 日第十一届全国人民代表大会常务委员会第十九次会议通过）

目录

第一章　总　　则

第一条　为了继承和弘扬中华民族优秀传统文化，促进社会主义精神文明建设，加强非物质文化遗产保护、保存工作，制定本法。

第二条　本法所称非物质文化遗产，是指各族人民世代相传并视为其文化遗产组成部分的各种传统文化表现形式，以及与传统文化表现形式相关的实物和场所。包括：

（一）传统口头文学以及作为其载体的语言；

（二）传统美术、书法、音乐、舞蹈、戏剧、曲艺和杂技；

（三）传统技艺、医药和历法；

（四）传统礼仪、节庆等民俗；

（五）传统体育和游艺；

（六）其他非物质文化遗产。

属于非物质文化遗产组成部分的实物和场所，凡属文物的，适用《中华人民共和国文物保护法》的有关规定。

第三条　国家对非物质文化遗产采取认定、记录、建档等措施予以保存，对体现中华民族优秀传统文化，具有历史、文学、艺术、科学价值的非物质文化遗产采取传承、传播等措施予以保护。

第四条　保护非物质文化遗产，应当注重其真实性、整体性和传承性，有利于增强中华民族的文化认同，有利于维护国家统一和民族团结，有利于促进社会和谐和可持续发展。

第五条　使用非物质文化遗产，应当尊重其形式和内涵。

禁止以歪曲、贬损等方式使用非物质文化遗产。

第六条　县级以上人民政府应当将非物质文化遗产保护、保存工作纳入本级国民经济和社会发展规划，并将保护、保存经费列入本级财政预算。

国家扶持民族地区、边远地区、贫困地区的非物质文化遗产保护、保存工作。

第七条　国务院文化主管部门负责全国非物质文化遗产的保护、保存工作；县级以上地方人民政府文化主管部门负责本行政区域内非物质文化遗产的保护、保存工作。

县级以上人民政府其他有关部门在各自职责范围内，负责有关非物质文化遗产的保护、保存工作。

第八条　县级以上人民政府应当加强对非物质文化遗产保护工作的宣传，提高全社会保护非物质文化遗产的意识。

第九条　国家鼓励和支持公民、法人和其他组织参与非物质文化遗产保护工作。

第十条　对在非物质文化遗产保护工作中做出显著贡献的组织和个人，按照国家有关规定予以表彰、奖励。

第二章　非物质文化遗产的调查

第十一条　县级以上人民政府根据非物质文化遗产保护、保存工作需要，组织非物质文化遗产调查。非物质文化遗产调查由文化主管部门负责进行。

县级以上人民政府其他有关部门可以对其工作领域内的非物质文化遗产进行调查。

第十二条　文化主管部门和其他有关部门进行非物质文化遗产调查，应当对非物质文化遗产予以认定、记录、建档，建立健全调查信息共享机制。

文化主管部门和其他有关部门进行非物质文化遗产调查，应当收集属于非物质文化遗产组成部分的代表性实物，整理调查工作中取得的资料，并妥善保存，防止损毁、流失。其他有关部门取得的实物图片、资料复制件，应当汇交给同级文化主管部门。

第十三条　文化主管部门应当全面了解非物质文化遗产有关情况，建立非物质文化遗产档案及相关数据库。除依法应当保密的外，非物质文化遗产档案及相关数据信息应当公开，便于公众查阅。

第十四条 公民、法人和其他组织可以依法进行非物质文化遗产调查。

第十五条 境外组织或者个人在中华人民共和国境内进行非物质文化遗产调查，应当报经省、自治区、直辖市人民政府文化主管部门批准；调查在两个以上省、自治区、直辖市行政区域进行的，应当报经国务院文化主管部门批准；调查结束后，应当向批准调查的文化主管部门提交调查报告和调查中取得的实物图片、资料复制件。

境外组织在中华人民共和国境内进行非物质文化遗产调查，应当与境内非物质文化遗产学术研究机构合作进行。

第十六条 进行非物质文化遗产调查，应当征得调查对象的同意，尊重其风俗习惯，不得损害其合法权益。

第十七条 对通过调查或者其他途径发现的濒临消失的非物质文化遗产项目，县级人民政府文化主管部门应当立即予以记录并收集有关实物，或者采取其他抢救性保存措施；对需要传承的，应当采取有效措施支持传承。

第三章　非物质文化遗产代表性项目名录

第十八条 国务院建立国家级非物质文化遗产代表性项目名录，将体现中华民族优秀传统文化，具有重大历史、文学、艺术、科学价值的非物质文化遗产项目列入名录予以保护。

省、自治区、直辖市人民政府建立地方非物质文化遗产代表性项目名录，将本行政区域内体现中华民族优秀传统文化，具有历史、文学、艺术、科学价值的非物质文化遗产项目列入名录予以保护。

第十九条 省、自治区、直辖市人民政府可以从本省、自治区、直辖市非物质文化遗产代表性项目名录中向国务院文化主管部门推荐列入国家级非物质文化遗产代表性项目名录的项目。推荐时应当提交下列材料：

（一）项目介绍，包括项目的名称、历史、现状和价值；

（二）传承情况介绍，包括传承范围、传承谱系、传承人的技艺水平、传承活动的社会影响；

（三）保护要求，包括保护应当达到的目标和应当采取的措施、步骤、管理制度；

（四）有助于说明项目的视听资料等材料。

第二十条 公民、法人和其他组织认为某项非物质文化遗产体现中华民族优秀传统文化，具有重大历史、文学、艺术、科学价值的，可以向省、自治区、直辖市人民政府或者国务院文化主管部门提出列入国家级非物质文化遗产代表性项目名录的建议。

第二十一条　相同的非物质文化遗产项目，其形式和内涵在两个以上地区均保持完整的，可以同时列入国家级非物质文化遗产代表性项目名录。

第二十二条　国务院文化主管部门应当组织专家评审小组和专家评审委员会，对推荐或者建议列入国家级非物质文化遗产代表性项目名录的非物质文化遗产项目进行初评和审议。

初评意见应当经专家评审小组成员过半数通过。专家评审委员会对初评意见进行审议，提出审议意见。

评审工作应当遵循公开、公平、公正的原则。

第二十三条　国务院文化主管部门应当将拟列入国家级非物质文化遗产代表性项目名录的项目予以公示，征求公众意见。公示时间不得少于二十日。

第二十四条　国务院文化主管部门根据专家评审委员会的审议意见和公示结果，拟订国家级非物质文化遗产代表性项目名录，报国务院批准、公布。

第二十五条　国务院文化主管部门应当组织制定保护规划，对国家级非物质文化遗产代表性项目予以保护。

省、自治区、直辖市人民政府文化主管部门应当组织制定保护规划，对本级人民政府批准公布的地方非物质文化遗产代表性项目予以保护。

制定非物质文化遗产代表性项目保护规划，应当对濒临消失的非物质文化遗产代表性项目予以重点保护。

第二十六条　对非物质文化遗产代表性项目集中、特色鲜明、形式和内涵保持完整的特定区域，当地文化主管部门可以制定专项保护规划，报经本级人民政府批准后，实行区域性整体保护。确定对非物质文化遗产实行区域性整体保护，应当尊重当地居民的意愿，并保护属于非物质文化遗产组成部分的实物和场所，避免遭受破坏。

实行区域性整体保护涉及非物质文化遗产集中地村镇或者街区空间规划的，应当由当地城乡规划主管部门依据相关法规制定专项保护规划。

第二十七条　国务院文化主管部门和省、自治区、直辖市人民政府文化主管部门应当对非物质文化遗产代表性项目保护规划的实施情况进行监督检查；发现保护规划未能有效实施的，应当及时纠正、处理。

第四章　非物质文化遗产的传承与传播

第二十八条　国家鼓励和支持开展非物质文化遗产代表性项目的传承、传播。

第二十九条　国务院文化主管部门和省、自治区、直辖市人民政府文化主管部门对本级人民政府批准公布的非物质文化遗产代表性项目，可以认定代表性传承人。

非物质文化遗产代表性项目的代表性传承人应当符合下列条件：

（一）熟练掌握其传承的非物质文化遗产；

（二）在特定领域内具有代表性，并在一定区域内具有较大影响；

（三）积极开展传承活动。

认定非物质文化遗产代表性项目的代表性传承人，应当参照执行本法有关非物质文化遗产代表性项目评审的规定，并将所认定的代表性传承人名单予以公布。

第三十条 县级以上人民政府文化主管部门根据需要，采取下列措施，支持非物质文化遗产代表性项目的代表性传承人开展传承、传播活动：

（一）提供必要的传承场所；

（二）提供必要的经费资助其开展授徒、传艺、交流等活动；

（三）支持其参与社会公益性活动；

（四）支持其开展传承、传播活动的其他措施。

第三十一条 非物质文化遗产代表性项目的代表性传承人应当履行下列义务：

（一）开展传承活动，培养后继人才；

（二）妥善保存相关的实物、资料；

（三）配合文化主管部门和其他有关部门进行非物质文化遗产调查；

（四）参与非物质文化遗产公益性宣传。

非物质文化遗产代表性项目的代表性传承人无正当理由不履行前款规定义务的，文化主管部门可以取消其代表性传承人资格，重新认定该项目的代表性传承人；丧失传承能力的，文化主管部门可以重新认定该项目的代表性传承人。

第三十二条 县级以上人民政府应当结合实际情况，采取有效措施，组织文化主管部门和其他有关部门宣传、展示非物质文化遗产代表性项目。

第三十三条 国家鼓励开展与非物质文化遗产有关的科学技术研究和非物质文化遗产保护、保存方法研究，鼓励开展非物质文化遗产的记录和非物质文化遗产代表性项目的整理、出版等活动。

第三十四条 学校应当按照国务院教育主管部门的规定，开展相关的非物质文化遗产教育。

新闻媒体应当开展非物质文化遗产代表性项目的宣传，普及非物质文化遗产知识。

第三十五条 图书馆、文化馆、博物馆、科技馆等公共文化机构和非物质文化遗产学术研究机构、保护机构以及利用财政性资金举办的文艺表演团体、演出场所经营单位等，应当根据各自业务范围，开展非物质文化遗产的整理、研究、学术交流和非物质文化遗产代表性项目的宣传、展示。

第三十六条　国家鼓励和支持公民、法人和其他组织依法设立非物质文化遗产展示场所和传承场所，展示和传承非物质文化遗产代表性项目。

第三十七条　国家鼓励和支持发挥非物质文化遗产资源的特殊优势，在有效保护的基础上，合理利用非物质文化遗产代表性项目开发具有地方、民族特色和市场潜力的文化产品和文化服务。

开发利用非物质文化遗产代表性项目的，应当支持代表性传承人开展传承活动，保护属于该项目组成部分的实物和场所。

县级以上地方人民政府应当对合理利用非物质文化遗产代表性项目的单位予以扶持。单位合理利用非物质文化遗产代表性项目的，依法享受国家规定的税收优惠。

第五章　法律责任

第三十八条　文化主管部门和其他有关部门的工作人员在非物质文化遗产保护、保存工作中玩忽职守、滥用职权、徇私舞弊的，依法给予处分。

第三十九条　文化主管部门和其他有关部门的工作人员进行非物质文化遗产调查时侵犯调查对象风俗习惯，造成严重后果的，依法给予处分。

第四十条　违反本法规定，破坏属于非物质文化遗产组成部分的实物和场所的，依法承担民事责任；构成违反治安管理行为的，依法给予治安管理处罚。

第四十一条　境外组织违反本法第十五条规定的，由文化主管部门责令改正，给予警告，没收违法所得及调查中取得的实物、资料；情节严重的，并处十万元以上五十万元以下的罚款。

境外个人违反本法第十五条第一款规定的，由文化主管部门责令改正，给予警告，没收违法所得及调查中取得的实物、资料；情节严重的，并处一万元以上五万元以下的罚款。

第四十二条　违反本法规定，构成犯罪的，依法追究刑事责任。

第六章　附　则

第四十三条　建立地方非物质文化遗产代表性项目名录的办法，由省、自治区、直辖市参照本法有关规定制定。

第四十四条　使用非物质文化遗产涉及知识产权的，适用有关法律、行政法规的规定。

对传统医药、传统工艺美术等的保护，其他法律、行政法规另有规定的，依照其规定。

第四十五条 本法自 2011 年 6 月 1 日起施行。

中华人民共和国中医药法

（2016 年 12 月 25 日第十二届全国人民代表大会常务委员会第二十五次会议通过）

目录

第一章　总　则

第一条　为了继承和弘扬中医药，保障和促进中医药事业发展，保护人民健康，制定本法。

第二条　本法所称中医药，是包括汉族和少数民族医药在内的我国各民族医药的统称，是反映中华民族对生命、健康和疾病的认识，具有悠久历史传统和独特理论及技术方法的医药学体系。

第三条　中医药事业是我国医药卫生事业的重要组成部分。国家大力发展中医药事业，实行中西医并重的方针，建立符合中医药特点的管理制度，充分发挥中医药在我国医药卫生事业中的作用。

发展中医药事业应当遵循中医药发展规律，坚持继承和创新相结合，保持和发挥中医药特色和优势，运用现代科学技术，促进中医药理论和实践的发展。

国家鼓励中医西医相互学习，相互补充，协调发展，发挥各自优势，促进中西医结合。

第四条 县级以上人民政府应当将中医药事业纳入国民经济和社会发展规划，建立健全中医药管理体系，统筹推进中医药事业发展。

第五条 国务院中医药主管部门负责全国的中医药管理工作。国务院其他有关部门在各自职责范围内负责与中医药管理有关的工作。

县级以上地方人民政府中医药主管部门负责本行政区域的中医药管理工作。县级以上地方人民政府其他有关部门在各自职责范围内负责与中医药管理有关的工作。

第六条 国家加强中医药服务体系建设，合理规划和配置中医药服务资源，为公民获得中医药服务提供保障。

国家支持社会力量投资中医药事业，支持组织和个人捐赠、资助中医药事业。

第七条 国家发展中医药教育，建立适应中医药事业发展需要、规模适宜、结构合理、形式多样的中医药教育体系，培养中医药人才。

第八条 国家支持中医药科学研究和技术开发，鼓励中医药科学技术创新，推广应用中医药科学技术成果，保护中医药知识产权，提高中医药科学技术水平。

第九条 国家支持中医药对外交流与合作，促进中医药的国际传播和应用。

第十条 对在中医药事业中做出突出贡献的组织和个人，按照国家有关规定给予表彰、奖励。

第二章　中医药服务

第十一条 县级以上人民政府应当将中医医疗机构建设纳入医疗机构设置规划，举办规模适宜的中医医疗机构，扶持有中医药特色和优势的医疗机构发展。

合并、撤销政府举办的中医医疗机构或者改变其中医医疗性质，应当征求上一级人民政府中医药主管部门的意见。

第十二条 政府举办的综合医院、妇幼保健机构和有条件的专科医院、社区卫生服务中心、乡镇卫生院，应当设置中医药科室。

县级以上人民政府应当采取措施，增强社区卫生服务站和村卫生室提供中医药服务的能力。

第十三条 国家支持社会力量举办中医医疗机构。

社会力量举办的中医医疗机构在准入、执业、基本医疗保险、科研教学、医务人员职称评定等方面享有与政府举办的中医医疗机构同等的权利。

第十四条 举办中医医疗机构应当按照国家有关医疗机构管理的规定办

理审批手续，并遵守医疗机构管理的有关规定。

举办中医诊所的，将诊所的名称、地址、诊疗范围、人员配备情况等报所在地县级人民政府中医药主管部门备案后即可开展执业活动。中医诊所应当将本诊所的诊疗范围、中医医师的姓名及其执业范围在诊所的明显位置公示，不得超出备案范围开展医疗活动。具体办法由国务院中医药主管部门拟订，报国务院卫生行政部门审核、发布。

第十五条　从事中医医疗活动的人员应当依照《中华人民共和国执业医师法》的规定，通过中医医师资格考试取得中医医师资格，并进行执业注册。中医医师资格考试的内容应当体现中医药特点。

以师承方式学习中医或者经多年实践，医术确有专长的人员，由至少两名中医医师推荐，经省、自治区、直辖市人民政府中医药主管部门组织实践技能和效果考核合格后，即可取得中医医师资格；按照考核内容进行执业注册后，即可在注册的执业范围内，以个人开业的方式或者在医疗机构内从事中医医疗活动。国务院中医药主管部门应当根据中医药技术方法的安全风险拟订本款规定人员的分类考核办法，报国务院卫生行政部门审核、发布。

第十六条　中医医疗机构配备医务人员应当以中医药专业技术人员为主，主要提供中医药服务；经考试取得医师资格的中医医师按照国家有关规定，经培训、考核合格后，可以在执业活动中采用与其专业相关的现代科学技术方法。在医疗活动中采用现代科学技术方法的，应当有利于保持和发挥中医药特色和优势。

社区卫生服务中心、乡镇卫生院、社区卫生服务站以及有条件的村卫生室应当合理配备中医药专业技术人员，并运用和推广适宜的中医药技术方法。

第十七条　开展中医药服务，应当以中医药理论为指导，运用中医药技术方法，并符合国务院中医药主管部门制定的中医药服务基本要求。

第十八条　县级以上人民政府应当发展中医药预防、保健服务，并按照国家有关规定将其纳入基本公共卫生服务项目统筹实施。

县级以上人民政府应当发挥中医药在突发公共卫生事件应急工作中的作用，加强中医药应急物资、设备、设施、技术与人才资源储备。

医疗卫生机构应当在疾病预防与控制中积极运用中医药理论和技术方法。

第十九条　医疗机构发布中医医疗广告，应当经所在地省、自治区、直辖市人民政府中医药主管部门审查批准；未经审查批准，不得发布。发布的中医医疗广告内容应当与经审查批准的内容相符合，并符合《中华人民共和国广告法》的有关规定。

第二十条 县级以上人民政府中医药主管部门应当加强对中医药服务的监督检查，并将下列事项作为监督检查的重点：

（一）中医医疗机构、中医医师是否超出规定的范围开展医疗活动；

（二）开展中医药服务是否符合国务院中医药主管部门制定的中医药服务基本要求；

（三）中医医疗广告发布行为是否符合本法的规定。

中医药主管部门依法开展监督检查，有关单位和个人应当予以配合，不得拒绝或者阻挠。

第三章　中药保护与发展

第二十一条 国家制定中药材种植养殖、采集、贮存和初加工的技术规范、标准，加强对中药材生产流通全过程的质量监督管理，保障中药材质量安全。

第二十二条 国家鼓励发展中药材规范化种植养殖，严格管理农药、肥料等农业投入品的使用，禁止在中药材种植过程中使用剧毒、高毒农药，支持中药材良种繁育，提高中药材质量。

第二十三条 国家建立道地中药材评价体系，支持道地中药材品种选育，扶持道地中药材生产基地建设，加强道地中药材生产基地生态环境保护，鼓励采取地理标志产品保护等措施保护道地中药材。

前款所称道地中药材，是指经过中医临床长期应用优选出来的，产在特定地域，与其他地区所产同种中药材相比，品质和疗效更好，且质量稳定，具有较高知名度的中药材。

第二十四条 国务院药品监督管理部门应当组织并加强对中药材质量的监测，定期向社会公布监测结果。国务院有关部门应当协助做好中药材质量监测有关工作。

采集、贮存中药材以及对中药材进行初加工，应当符合国家有关技术规范、标准和管理规定。

国家鼓励发展中药材现代流通体系，提高中药材包装、仓储等技术水平，建立中药材流通追溯体系。药品生产企业购进中药材应当建立进货查验记录制度。中药材经营者应当建立进货查验和购销记录制度，并标明中药材产地。

第二十五条 国家保护药用野生动植物资源，对药用野生动植物资源实行动态监测和定期普查，建立药用野生动植物资源种质基因库，鼓励发展人工种植养殖，支持依法开展珍贵、濒危药用野生动植物的保护、繁育及其相关研究。

第二十六条　在村医疗机构执业的中医医师、具备中药材知识和识别能力的乡村医生，按照国家有关规定可以自种、自采地产中药材并在其执业活动中使用。

第二十七条　国家保护中药饮片传统炮制技术和工艺，支持应用传统工艺炮制中药饮片，鼓励运用现代科学技术开展中药饮片炮制技术研究。

第二十八条　对市场上没有供应的中药饮片，医疗机构可以根据本医疗机构医师处方的需要，在本医疗机构内炮制、使用。医疗机构应当遵守中药饮片炮制的有关规定，对其炮制的中药饮片的质量负责，保证药品安全。医疗机构炮制中药饮片，应当向所在地设区的市级人民政府药品监督管理部门备案。

根据临床用药需要，医疗机构可以凭本医疗机构医师的处方对中药饮片进行再加工。

第二十九条　国家鼓励和支持中药新药的研制和生产。

国家保护传统中药加工技术和工艺，支持传统剂型中成药的生产，鼓励运用现代科学技术研究开发传统中成药。

第三十条　生产符合国家规定条件的来源于古代经典名方的中药复方制剂，在申请药品批准文号时，可以仅提供非临床安全性研究资料。具体管理办法由国务院药品监督管理部门会同中医药主管部门制定。

前款所称古代经典名方，是指至今仍广泛应用、疗效确切、具有明显特色与优势的古代中医典籍所记载的方剂。具体目录由国务院中医药主管部门会同药品监督管理部门制定。

第三十一条　国家鼓励医疗机构根据本医疗机构临床用药需要配制和使用中药制剂，支持应用传统工艺配制中药制剂，支持以中药制剂为基础研制中药新药。

医疗机构配制中药制剂，应当依照《中华人民共和国药品管理法》的规定取得医疗机构制剂许可证，或者委托取得药品生产许可证的药品生产企业、取得医疗机构制剂许可证的其他医疗机构配制中药制剂。委托配制中药制剂，应当向委托方所在地省、自治区、直辖市人民政府药品监督管理部门备案。

医疗机构对其配制的中药制剂的质量负责；委托配制中药制剂的，委托方和受托方对所配制的中药制剂的质量分别承担相应责任。

第三十二条　医疗机构配制的中药制剂品种，应当依法取得制剂批准文号。但是，仅应用传统工艺配制的中药制剂品种，向医疗机构所在地省、自治区、直辖市人民政府药品监督管理部门备案后即可配制，不需要取得制剂批准文号。

医疗机构应当加强对备案的中药制剂品种的不良反应监测，并按照国家有关规定进行报告。药品监督管理部门应当加强对备案的中药制剂品种配制、使用的监督检查。

第四章　中医药人才培养

第三十三条　中医药教育应当遵循中医药人才成长规律，以中医药内容为主，体现中医药文化特色，注重中医药经典理论和中医药临床实践、现代教育方式和传统教育方式相结合。

第三十四条　国家完善中医药学校教育体系，支持专门实施中医药教育的高等学校、中等职业学校和其他教育机构的发展。

中医药学校教育的培养目标、修业年限、教学形式、教学内容、教学评价及学术水平评价标准等，应当体现中医药学科特色，符合中医药学科发展规律。

第三十五条　国家发展中医药师承教育，支持有丰富临床经验和技术专长的中医医师、中药专业技术人员在执业、业务活动中带徒授业，传授中医药理论和技术方法，培养中医药专业技术人员。

第三十六条　国家加强对中医医师和城乡基层中医药专业技术人员的培养和培训。

国家发展中西医结合教育，培养高层次的中西医结合人才。

第三十七条　县级以上地方人民政府中医药主管部门应当组织开展中医药继续教育，加强对医务人员，特别是城乡基层医务人员中医药基本知识和技能的培训。

中医药专业技术人员应当按照规定参加继续教育，所在机构应当为其接受继续教育创造条件。

第五章　中医药科学研究

第三十八条　国家鼓励科研机构、高等学校、医疗机构和药品生产企业等，运用现代科学技术和传统中医药研究方法，开展中医药科学研究，加强中西医结合研究，促进中医药理论和技术方法的继承和创新。

第三十九条　国家采取措施支持对中医药古籍文献、著名中医药专家的学术思想和诊疗经验以及民间中医药技术方法的整理、研究和利用。

国家鼓励组织和个人捐献有科学研究和临床应用价值的中医药文献、秘方、验方、诊疗方法和技术。

第四十条　国家建立和完善符合中医药特点的科学技术创新体系、评价体系和管理体制，推动中医药科学技术进步与创新。

第四十一条　国家采取措施，加强对中医药基础理论和辨证论治方法、常见病、多发病、慢性病和重大疑难疾病、重大传染病的中医药防治，以及其他对中医药理论和实践发展有重大促进作用的项目的科学研究。

第六章　中医药传承与文化传播

第四十二条　对具有重要学术价值的中医药理论和技术方法，省级以上人民政府中医药主管部门应当组织遴选本行政区域内的中医药学术传承项目和传承人，并为传承活动提供必要的条件。传承人应当开展传承活动，培养后继人才，收集整理并妥善保存相关的学术资料。属于非物质文化遗产代表性项目的，依照《中华人民共和国非物质文化遗产法》的有关规定开展传承活动。

第四十三条　国家建立中医药传统知识保护数据库、保护名录和保护制度。

中医药传统知识持有人对其持有的中医药传统知识享有传承使用的权利，对他人获取、利用其持有的中医药传统知识享有知情同意和利益分享等权利。

国家对经依法认定属于国家秘密的传统中药处方组成和生产工艺实行特殊保护。

第四十四条　国家发展中医养生保健服务，支持社会力量举办规范的中医养生保健机构。中医养生保健服务规范、标准由国务院中医药主管部门制定。

第四十五条　县级以上人民政府应当加强中医药文化宣传，普及中医药知识，鼓励组织和个人创作中医药文化和科普作品。

第四十六条　开展中医药文化宣传和知识普及活动，应当遵守国家有关规定。任何组织或者个人不得对中医药作虚假、夸大宣传，不得冒用中医药名义牟取不正当利益。

广播、电视、报刊、互联网等媒体开展中医药知识宣传，应当聘请中医药专业技术人员进行。

第七章　保障措施

第四十七条　县级以上人民政府应当为中医药事业发展提供政策支持和条件保障，将中医药事业发展经费纳入本级财政预算。

县级以上人民政府及其有关部门制定基本医疗保险支付政策、药物政策等医药卫生政策，应当有中医药主管部门参加，注重发挥中医药的优势，支持提供和利用中医药服务。

第四十八条　县级以上人民政府及其有关部门应当按照法定价格管理权限，合理确定中医医疗服务的收费项目和标准，体现中医医疗服务成本和专业技术价值。

第四十九条　县级以上地方人民政府有关部门应当按照国家规定，将符合条件的中医医疗机构纳入基本医疗保险定点医疗机构范围，将符合条件的中医诊疗项目、中药饮片、中成药和医疗机构中药制剂纳入基本医疗保险基金支付范围。

第五十条　国家加强中医药标准体系建设，根据中医药特点对需要统一的技术要求制定标准并及时修订。

中医药国家标准、行业标准由国务院有关部门依据职责制定或者修订，并在其网站上公布，供公众免费查阅。

国家推动建立中医药国际标准体系。

第五十一条　开展法律、行政法规规定的与中医药有关的评审、评估、鉴定活动，应当成立中医药评审、评估、鉴定的专门组织，或者有中医药专家参加。

第五十二条　国家采取措施，加大对少数民族医药传承创新、应用发展和人才培养的扶持力度，加强少数民族医疗机构和医师队伍建设，促进和规范少数民族医药事业发展。

第八章　法律责任

第五十三条　县级以上人民政府中医药主管部门及其他有关部门未履行本法规定的职责的，由本级人民政府或者上级人民政府有关部门责令改正；情节严重的，对直接负责的主管人员和其他直接责任人员，依法给予处分。

第五十四条　违反本法规定，中医诊所超出备案范围开展医疗活动的，由所在地县级人民政府中医药主管部门责令改正，没收违法所得，并处一万元以上三万元以下罚款；情节严重的，责令停止执业活动。

中医诊所被责令停止执业活动的，其直接负责的主管人员自处罚决定作出之日起五年内不得在医疗机构内从事管理工作。医疗机构聘用上述不得从事管理工作的人员从事管理工作的，由原发证部门吊销执业许可证或者由原备案部门责令停止执业活动。

第五十五条　违反本法规定，经考核取得医师资格的中医医师超出注册的执业范围从事医疗活动的，由县级以上人民政府中医药主管部门责令暂停六个月以上一年以下执业活动，并处一万元以上三万元以下罚款；情节严重的，吊销执业证书。

第五十六条　违反本法规定，举办中医诊所、炮制中药饮片、委托配制中药制剂应当备案而未备案，或者备案时提供虚假材料的，由中医药主管部门和药品监督管理部门按照各自职责分工责令改正，没收违法所得，并处三万元以下罚款，向社会公告相关信息；拒不改正的，责令停止执业活动或者责令停止炮制中药饮片、委托配制中药制剂活动，其直接责任人员五年内不得从事中医药相关活动。

医疗机构应用传统工艺配制中药制剂未依照本法规定备案，或者未按照备案材料载明的要求配制中药制剂的，按生产假药给予处罚。

第五十七条　违反本法规定，发布的中医医疗广告内容与经审查批准的内容不相符的，由原审查部门撤销该广告的审查批准文件，一年内不受理该医疗机构的广告审查申请。

违反本法规定，发布中医医疗广告有前款规定以外违法行为的，依照《中华人民共和国广告法》的规定给予处罚。

第五十八条　违反本法规定，在中药材种植过程中使用剧毒、高毒农药的，依照有关法律、法规规定给予处罚；情节严重的，可以由公安机关对其直接负责的主管人员和其他直接责任人员处五日以上十五日以下拘留。

第五十九条　违反本法规定，造成人身、财产损害的，依法承担民事责任；构成犯罪的，依法追究刑事责任。

第九章　附　则

第六十条　中医药的管理，本法未作规定的，适用《中华人民共和国执业医师法》《中华人民共和国药品管理法》等相关法律、行政法规的规定。

军队的中医药管理，由军队卫生主管部门依照本法和军队有关规定组织实施。

第六十一条　民族自治地方可以根据《中华人民共和国民族区域自治法》和本法的有关规定，结合实际，制定促进和规范本地方少数民族医药事业发展的办法。

第六十二条　盲人按照国家有关规定取得盲人医疗按摩人员资格的，可以以个人开业的方式或者在医疗机构内提供医疗按摩服务。

第六十三条　本法自 2017 年 7 月 1 日起施行。

中华人民共和国基本医疗卫生与健康促进法

（2019 年 12 月 28 日第十三届全国人民代表大会常务委员会第十五次会议通过）

目录

第一章　总　则

第一条　为了发展医疗卫生与健康事业，保障公民享有基本医疗卫生服务，提高公民健康水平，推进健康中国建设，根据宪法，制定本法。

第二条　从事医疗卫生、健康促进及其监督管理活动，适用本法。

第三条　医疗卫生与健康事业应当坚持以人民为中心，为人民健康服务。

医疗卫生事业应当坚持公益性原则。

第四条　国家和社会尊重、保护公民的健康权。

国家实施健康中国战略，普及健康生活，优化健康服务，完善健康保障，建设健康环境，发展健康产业，提升公民全生命周期健康水平。

国家建立健康教育制度，保障公民获得健康教育的权利，提高公民的健康素养。

第五条　公民依法享有从国家和社会获得基本医疗卫生服务的权利。

国家建立基本医疗卫生制度，建立健全医疗卫生服务体系，保护和实现公民获得基本医疗卫生服务的权利。

第六条　各级人民政府应当把人民健康放在优先发展的战略地位，将健康理念融入各项政策，坚持预防为主，完善健康促进工作体系，组织实施健康促进的规划和行动，推进全民健身，建立健康影响评估制度，将公民主要健康指标改善情况纳入政府目标责任考核。

全社会应当共同关心和支持医疗卫生与健康事业的发展。

第七条　国务院和地方各级人民政府领导医疗卫生与健康促进工作。

国务院卫生健康主管部门负责统筹协调全国医疗卫生与健康促进工作。国务院其他有关部门在各自职责范围内负责有关的医疗卫生与健康促进工作。

县级以上地方人民政府卫生健康主管部门负责统筹协调本行政区域医疗卫生与健康促进工作。县级以上地方人民政府其他有关部门在各自职责范围内负责有关的医疗卫生与健康促进工作。

第八条　国家加强医学基础科学研究，鼓励医学科学技术创新，支持临床医学发展，促进医学科技成果的转化和应用，推进医疗卫生与信息技术融合发展，推广医疗卫生适宜技术，提高医疗卫生服务质量。

国家发展医学教育，完善适应医疗卫生事业发展需要的医学教育体系，大力培养医疗卫生人才。

第九条　国家大力发展中医药事业，坚持中西医并重、传承与创新相结合，发挥中医药在医疗卫生与健康事业中的独特作用。

第十条　国家合理规划和配置医疗卫生资源，以基层为重点，采取多种措施优先支持县级以下医疗卫生机构发展，提高其医疗卫生服务能力。

第十一条　国家加大对医疗卫生与健康事业的财政投入，通过增加转移支付等方式重点扶持革命老区、民族地区、边疆地区和经济欠发达地区发展医疗卫生与健康事业。

第十二条　国家鼓励和支持公民、法人和其他组织通过依法举办机构和捐赠、资助等方式，参与医疗卫生与健康事业，满足公民多样化、差异化、个性化健康需求。

公民、法人和其他组织捐赠财产用于医疗卫生与健康事业的，依法享受税收优惠。

第十三条　对在医疗卫生与健康事业中做出突出贡献的组织和个人，按照国家规定给予表彰、奖励。

第十四条　国家鼓励和支持医疗卫生与健康促进领域的对外交流合作。

开展医疗卫生与健康促进对外交流合作活动，应当遵守法律、法规，维护国家主权、安全和社会公共利益。

第二章 基本医疗卫生服务

第十五条 基本医疗卫生服务，是指维护人体健康所必需、与经济社会发展水平相适应、公民可公平获得的，采用适宜药物、适宜技术、适宜设备提供的疾病预防、诊断、治疗、护理和康复等服务。

基本医疗卫生服务包括基本公共卫生服务和基本医疗服务。基本公共卫生服务由国家免费提供。

第十六条 国家采取措施，保障公民享有安全有效的基本公共卫生服务，控制影响健康的危险因素，提高疾病的预防控制水平。

国家基本公共卫生服务项目由国务院卫生健康主管部门会同国务院财政部门、中医药主管部门等共同确定。

省、自治区、直辖市人民政府可以在国家基本公共卫生服务项目基础上，补充确定本行政区域的基本公共卫生服务项目，并报国务院卫生健康主管部门备案。

第十七条 国务院和省、自治区、直辖市人民政府可以将针对重点地区、重点疾病和特定人群的服务内容纳入基本公共卫生服务项目并组织实施。

县级以上地方人民政府针对本行政区域重大疾病和主要健康危险因素，开展专项防控工作。

第十八条 县级以上人民政府通过举办专业公共卫生机构、基层医疗卫生机构和医院，或者从其他医疗卫生机构购买服务的方式提供基本公共卫生服务。

第十九条 国家建立健全突发事件卫生应急体系，制定和完善应急预案，组织开展突发事件的医疗救治、卫生学调查处置和心理援助等卫生应急工作，有效控制和消除危害。

第二十条 国家建立传染病防控制度，制定传染病防治规划并组织实施，加强传染病监测预警，坚持预防为主、防治结合、联防联控、群防群控、源头防控、综合治理，阻断传播途径，保护易感人群，降低传染病的危害。

任何组织和个人应当接受、配合医疗卫生机构为预防、控制、消除传染病危害依法采取的调查、检验、采集样本、隔离治疗、医学观察等措施。

第二十一条 国家实行预防接种制度，加强免疫规划工作。居民有依法接种免疫规划疫苗的权利和义务。政府向居民免费提供免疫规划疫苗。

第二十二条 国家建立慢性非传染性疾病防控与管理制度，对慢性非传染性疾病及其致病危险因素开展监测、调查和综合防控干预，及时发现高危人群，为患者和高危人群提供诊疗、早期干预、随访管理和健康教育等服务。

第二十三条 国家加强职业健康保护。县级以上人民政府应当制定职业病防治规划，建立健全职业健康工作机制，加强职业健康监督管理，提高职业病综合防治能力和水平。

用人单位应当控制职业病危害因素，采取工程技术、个体防护和健康管理等综合治理措施，改善工作环境和劳动条件。

第二十四条 国家发展妇幼保健事业，建立健全妇幼健康服务体系，为妇女、儿童提供保健及常见病防治服务，保障妇女、儿童健康。

国家采取措施，为公民提供婚前保健、孕产期保健等服务，促进生殖健康，预防出生缺陷。

第二十五条 国家发展老年人保健事业。国务院和省、自治区、直辖市人民政府应当将老年人健康管理和常见病预防等纳入基本公共卫生服务项目。

第二十六条 国家发展残疾预防和残疾人康复事业，完善残疾预防和残疾人康复及其保障体系，采取措施为残疾人提供基本康复服务。

县级以上人民政府应当优先开展残疾儿童康复工作，实行康复与教育相结合。

第二十七条 国家建立健全院前急救体系，为急危重症患者提供及时、规范、有效的急救服务。

卫生健康主管部门、红十字会等有关部门、组织应当积极开展急救培训，普及急救知识，鼓励医疗卫生人员、经过急救培训的人员积极参与公共场所急救服务。公共场所应当按照规定配备必要的急救设备、设施。

急救中心（站）不得以未付费为由拒绝或者拖延为急危重症患者提供急救服务。

第二十八条 国家发展精神卫生事业，建设完善精神卫生服务体系，维护和增进公民心理健康，预防、治疗精神障碍。

国家采取措施，加强心理健康服务体系和人才队伍建设，促进心理健康教育、心理评估、心理咨询与心理治疗服务的有效衔接，设立为公众提供公益服务的心理援助热线，加强未成年人、残疾人和老年人等重点人群心理健康服务。

第二十九条 基本医疗服务主要由政府举办的医疗卫生机构提供。鼓励社会力量举办的医疗卫生机构提供基本医疗服务。

第三十条 国家推进基本医疗服务实行分级诊疗制度，引导非急诊患者首先到基层医疗卫生机构就诊，实行首诊负责制和转诊审核责任制，逐步建立基层首诊、双向转诊、急慢分治、上下联动的机制，并与基本医疗保险制度相衔接。

县级以上地方人民政府根据本行政区域医疗卫生需求，整合区域内政府举办的医疗卫生资源，因地制宜建立医疗联合体等协同联动的医疗服务合作机制。鼓励社会力量举办的医疗卫生机构参与医疗服务合作机制。

第三十一条 国家推进基层医疗卫生机构实行家庭医生签约服务，建立家庭医生服务团队，与居民签订协议，根据居民健康状况和医疗需求提供基本医疗卫生服务。

第三十二条 公民接受医疗卫生服务，对病情、诊疗方案、医疗风险、医疗费用等事项依法享有知情同意的权利。

需要实施手术、特殊检查、特殊治疗的，医疗卫生人员应当及时向患者说明医疗风险、替代医疗方案等情况，并取得其同意；不能或者不宜向患者说明的，应当向患者的近亲属说明，并取得其同意。法律另有规定的，依照其规定。

开展药物、医疗器械临床试验和其他医学研究应当遵守医学伦理规范，依法通过伦理审查，取得知情同意。

第三十三条 公民接受医疗卫生服务，应当受到尊重。医疗卫生机构、医疗卫生人员应当关心爱护、平等对待患者，尊重患者人格尊严，保护患者隐私。

公民接受医疗卫生服务，应当遵守诊疗制度和医疗卫生服务秩序，尊重医疗卫生人员。

第三章　医疗卫生机构

第三十四条 国家建立健全由基层医疗卫生机构、医院、专业公共卫生机构等组成的城乡全覆盖、功能互补、连续协同的医疗卫生服务体系。

国家加强县级医院、乡镇卫生院、村卫生室、社区卫生服务中心（站）和专业公共卫生机构等的建设，建立健全农村医疗卫生服务网络和城市社区卫生服务网络。

第三十五条 基层医疗卫生机构主要提供预防、保健、健康教育、疾病管理，为居民建立健康档案，常见病、多发病的诊疗以及部分疾病的康复、护理，接收医院转诊患者，向医院转诊超出自身服务能力的患者等基本医疗卫生服务。

医院主要提供疾病诊治，特别是急危重症和疑难病症的诊疗，突发事件医疗处置和救援以及健康教育等医疗卫生服务，并开展医学教育、医疗卫生人员培训、医学科学研究和对基层医疗卫生机构的业务指导等工作。

专业公共卫生机构主要提供传染病、慢性非传染性疾病、职业病、地方病等疾病预防控制和健康教育、妇幼保健、精神卫生、院前急救、采供血、食品安全风险监测评估、出生缺陷防治等公共卫生服务。

第三十六条 各级各类医疗卫生机构应当分工合作，为公民提供预防、保健、治疗、护理、康复、安宁疗护等全方位全周期的医疗卫生服务。

各级人民政府采取措施支持医疗卫生机构与养老机构、儿童福利机构、社区组织建立协作机制，为老年人、孤残儿童提供安全、便捷的医疗和健康服务。

第三十七条 县级以上人民政府应当制定并落实医疗卫生服务体系规划，科学配置医疗卫生资源，举办医疗卫生机构，为公民获得基本医疗卫生服务提供保障。

政府举办医疗卫生机构，应当考虑本行政区域人口、经济社会发展状况、医疗卫生资源、健康危险因素、发病率、患病率及紧急救治需求等情况。

第三十八条 举办医疗机构，应当具备下列条件，按照国家有关规定办理审批或者备案手续：

（一）有符合规定的名称、组织机构和场所；

（二）有与其开展的业务相适应的经费、设施、设备和医疗卫生人员；

（三）有相应的规章制度；

（四）能够独立承担民事责任；

（五）法律、行政法规规定的其他条件。

医疗机构依法取得执业许可证。禁止伪造、变造、买卖、出租、出借医疗机构执业许可证。

各级各类医疗卫生机构的具体条件和配置应当符合国务院卫生健康主管部门制定的医疗卫生机构标准。

第三十九条 国家对医疗卫生机构实行分类管理。

医疗卫生服务体系坚持以非营利性医疗卫生机构为主体、营利性医疗卫生机构为补充。政府举办非营利性医疗卫生机构，在基本医疗卫生事业中发挥主导作用，保障基本医疗卫生服务公平可及。

以政府资金、捐赠资产举办或者参与举办的医疗卫生机构不得设立为营利性医疗卫生机构。

医疗卫生机构不得对外出租、承包医疗科室。非营利性医疗卫生机构不得向出资人、举办者分配或者变相分配收益。

第四十条 政府举办的医疗卫生机构应当坚持公益性质，所有收支均纳入预算管理，按照医疗卫生服务体系规划合理设置并控制规模。

国家鼓励政府举办的医疗卫生机构与社会力量合作举办非营利性医疗卫生机构。

政府举办的医疗卫生机构不得与其他组织投资设立非独立法人资格的医疗卫生机构，不得与社会资本合作举办营利性医疗卫生机构。

第四十一条 国家采取多种措施，鼓励和引导社会力量依法举办医疗卫生机构，支持和规范社会力量举办的医疗卫生机构与政府举办的医疗卫生机构开展多种类型的医疗业务、学科建设、人才培养等合作。

社会力量举办的医疗卫生机构在基本医疗保险定点、重点专科建设、科研教学、等级评审、特定医疗技术准入、医疗卫生人员职称评定等方面享有与政府举办的医疗卫生机构同等的权利。

社会力量可以选择设立非营利性或者营利性医疗卫生机构。社会力量举办的非营利性医疗卫生机构按照规定享受与政府举办的医疗卫生机构同等的税收、财政补助、用地、用水、用电、用气、用热等政策，并依法接受监督管理。

第四十二条 国家以建成的医疗卫生机构为基础，合理规划与设置国家医学中心和国家、省级区域性医疗中心，诊治疑难重症，研究攻克重大医学难题，培养高层次医疗卫生人才。

第四十三条 医疗卫生机构应当遵守法律、法规、规章，建立健全内部质量管理和控制制度，对医疗卫生服务质量负责。

医疗卫生机构应当按照临床诊疗指南、临床技术操作规范和行业标准以及医学伦理规范等有关要求，合理进行检查、用药、诊疗，加强医疗卫生安全风险防范，优化服务流程，持续改进医疗卫生服务质量。

第四十四条 国家对医疗卫生技术的临床应用进行分类管理，对技术难度大、医疗风险高，服务能力、人员专业技术水平要求较高的医疗卫生技术实行严格管理。

医疗卫生机构开展医疗卫生技术临床应用，应当与其功能任务相适应，遵循科学、安全、规范、有效、经济的原则，并符合伦理。

第四十五条 国家建立权责清晰、管理科学、治理完善、运行高效、监督有力的现代医院管理制度。

医院应当制定章程，建立和完善法人治理结构，提高医疗卫生服务能力和运行效率。

第四十六条 医疗卫生机构执业场所是提供医疗卫生服务的公共场所，任何组织或者个人不得扰乱其秩序。

第四十七条 国家完善医疗风险分担机制，鼓励医疗机构参加医疗责任保险或者建立医疗风险基金，鼓励患者参加医疗意外保险。

第四十八条 国家鼓励医疗卫生机构不断改进预防、保健、诊断、治疗、护理和康复的技术、设备与服务，支持开发适合基层和边远地区应用的医疗卫生技术。

第四十九条 国家推进全民健康信息化，推动健康医疗大数据、人工智能等的应用发展，加快医疗卫生信息基础设施建设，制定健康医疗数据采集、存储、分析和应用的技术标准，运用信息技术促进优质医疗卫生资源的普及与共享。

县级以上人民政府及其有关部门应当采取措施，推进信息技术在医疗卫生领域和医学教育中的应用，支持探索发展医疗卫生服务新模式、新业态。

国家采取措施，推进医疗卫生机构建立健全医疗卫生信息交流和信息安全制度，应用信息技术开展远程医疗服务，构建线上线下一体化医疗服务模式。

第五十条 发生自然灾害、事故灾难、公共卫生事件和社会安全事件等严重威胁人民群众生命健康的突发事件时，医疗卫生机构、医疗卫生人员应当服从政府部门的调遣，参与卫生应急处置和医疗救治。对致病、致残、死亡的参与人员，按照规定给予工伤或者抚恤、烈士褒扬等相关待遇。

第四章　医疗卫生人员

第五十一条 医疗卫生人员应当弘扬敬佑生命、救死扶伤、甘于奉献、大爱无疆的崇高职业精神，遵守行业规范，恪守医德，努力提高专业水平和服务质量。

医疗卫生行业组织、医疗卫生机构、医学院校应当加强对医疗卫生人员的医德医风教育。

第五十二条 国家制定医疗卫生人员培养规划，建立适应行业特点和社会需求的医疗卫生人员培养机制和供需平衡机制，完善医学院校教育、毕业后教育和继续教育体系，建立健全住院医师、专科医师规范化培训制度，建立规模适宜、结构合理、分布均衡的医疗卫生队伍。

国家加强全科医生的培养和使用。全科医生主要提供常见病、多发病的诊疗和转诊、预防、保健、康复，以及慢性病管理、健康管理等服务。

第五十三条 国家对医师、护士等医疗卫生人员依法实行执业注册制度。医疗卫生人员应当依法取得相应的职业资格。

第五十四条 医疗卫生人员应当遵循医学科学规律，遵守有关临床诊疗技术规范和各项操作规范以及医学伦理规范，使用适宜技术和药物，合理诊疗，因病施治，不得对患者实施过度医疗。

医疗卫生人员不得利用职务之便索要、非法收受财物或者牟取其他不正当利益。

第五十五条 国家建立健全符合医疗卫生行业特点的人事、薪酬、奖励制度，体现医疗卫生人员职业特点和技术劳动价值。

对从事传染病防治、放射医学和精神卫生工作以及其他在特殊岗位工作的医疗卫生人员，应当按照国家规定给予适当的津贴。津贴标准应当定期调整。

第五十六条 国家建立医疗卫生人员定期到基层和艰苦边远地区从事医疗卫生工作制度。

国家采取定向免费培养、对口支援、退休返聘等措施，加强基层和艰苦边远地区医疗卫生队伍建设。

执业医师晋升为副高级技术职称的，应当有累计一年以上在县级以下或者对口支援的医疗卫生机构提供医疗卫生服务的经历。

对在基层和艰苦边远地区工作的医疗卫生人员，在薪酬津贴、职称评定、职业发展、教育培训和表彰奖励等方面实行优惠待遇。

国家加强乡村医疗卫生队伍建设，建立县乡村上下贯通的职业发展机制，完善对乡村医疗卫生人员的服务收入多渠道补助机制和养老政策。

第五十七条 全社会应当关心、尊重医疗卫生人员，维护良好安全的医疗卫生服务秩序，共同构建和谐医患关系。

医疗卫生人员的人身安全、人格尊严不受侵犯，其合法权益受法律保护。禁止任何组织或者个人威胁、危害医疗卫生人员人身安全，侵犯医疗卫生人员人格尊严。

国家采取措施，保障医疗卫生人员执业环境。

第五章 药品供应保障

第五十八条 国家完善药品供应保障制度，建立工作协调机制，保障药品的安全、有效、可及。

第五十九条 国家实施基本药物制度，遴选适当数量的基本药物品种，满足疾病防治基本用药需求。

国家公布基本药物目录，根据药品临床应用实践、药品标准变化、药品新上市情况等，对基本药物目录进行动态调整。

基本药物按照规定优先纳入基本医疗保险药品目录。

国家提高基本药物的供给能力，强化基本药物质量监管，确保基本药物公平可及、合理使用。

第六十条 国家建立健全以临床需求为导向的药品审评审批制度，支持临床急需药品、儿童用药品和防治罕见病、重大疾病等药品的研制、生产，满足疾病防治需求。

第六十一条 国家建立健全药品研制、生产、流通、使用全过程追溯制度，加强药品管理，保证药品质量。

第六十二条 国家建立健全药品价格监测体系，开展成本价格调查，加强药品价格监督检查，依法查处价格垄断、价格欺诈、不正当竞争等违法行为，维护药品价格秩序。

国家加强药品分类采购管理和指导。参加药品采购投标的投标人不得以低于成本的报价竞标，不得以欺诈、串通投标、滥用市场支配地位等方式竞标。

第六十三条 国家建立中央与地方两级医药储备，用于保障重大灾情、疫情及其他突发事件等应急需要。

第六十四条 国家建立健全药品供求监测体系，及时收集和汇总分析药品供求信息，定期公布药品生产、流通、使用等情况。

第六十五条 国家加强对医疗器械的管理，完善医疗器械的标准和规范，提高医疗器械的安全有效水平。

国务院卫生健康主管部门和省、自治区、直辖市人民政府卫生健康主管部门应当根据技术的先进性、适宜性和可及性，编制大型医用设备配置规划，促进区域内医用设备合理配置、充分共享。

第六十六条 国家加强中药的保护与发展，充分体现中药的特色和优势，发挥其在预防、保健、医疗、康复中的作用。

第六章 健康促进

第六十七条 各级人民政府应当加强健康教育工作及其专业人才培养，建立健康知识和技能核心信息发布制度，普及健康科学知识，向公众提供科学、准确的健康信息。

医疗卫生、教育、体育、宣传等机构、基层群众性自治组织和社会组织应当开展健康知识的宣传和普及。医疗卫生人员在提供医疗卫生服务时，应当对患者开展健康教育。新闻媒体应当开展健康知识的公益宣传。健康知识的宣传应当科学、准确。

第六十八条 国家将健康教育纳入国民教育体系。学校应当利用多种形式实施健康教育，普及健康知识、科学健身知识、急救知识和技能，提高学生主动防病的意识，培养学生良好的卫生习惯和健康的行为习惯，减少、改善学生近视、肥胖等不良健康状况。

学校应当按照规定开设体育与健康课程，组织学生开展广播体操、眼保健操、体能锻炼等活动。

学校按照规定配备校医，建立和完善卫生室、保健室等。

县级以上人民政府教育主管部门应当按照规定将学生体质健康水平纳入学校考核体系。

第六十九条 公民是自己健康的第一责任人，树立和践行对自己健康负责的健康管理理念，主动学习健康知识，提高健康素养，加强健康管理。倡导家庭成员相互关爱，形成符合自身和家庭特点的健康生活方式。

公民应当尊重他人的健康权利和利益，不得损害他人健康和社会公共利益。

第七十条 国家组织居民健康状况调查和统计，开展体质监测，对健康绩效进行评估，并根据评估结果制定、完善与健康相关的法律、法规、政策和规划。

第七十一条 国家建立疾病和健康危险因素监测、调查和风险评估制度。县级以上人民政府及其有关部门针对影响健康的主要问题，组织开展健康危险因素研究，制定综合防治措施。

国家加强影响健康的环境问题预防和治理，组织开展环境质量对健康影响的研究，采取措施预防和控制与环境问题有关的疾病。

第七十二条 国家大力开展爱国卫生运动，鼓励和支持开展爱国卫生月等群众性卫生与健康活动，依靠和动员群众控制和消除健康危险因素，改善环境卫生状况，建设健康城市、健康村镇、健康社区。

第七十三条 国家建立科学、严格的食品、饮用水安全监督管理制度，提高安全水平。

第七十四条 国家建立营养状况监测制度，实施经济欠发达地区、重点人群营养干预计划，开展未成年人和老年人营养改善行动，倡导健康饮食习惯，减少不健康饮食引起的疾病风险。

第七十五条 国家发展全民健身事业，完善覆盖城乡的全民健身公共服务体系，加强公共体育设施建设，组织开展和支持全民健身活动，加强全民健身指导服务，普及科学健身知识和方法。

国家鼓励单位的体育场地设施向公众开放。

第七十六条 国家制定并实施未成年人、妇女、老年人、残疾人等的健康工作计划，加强重点人群健康服务。

国家推动长期护理保障工作，鼓励发展长期护理保险。

第七十七条 国家完善公共场所卫生管理制度。县级以上人民政府卫生健康等主管部门应当加强对公共场所的卫生监督。公共场所卫生监督信息应当依法向社会公开。

公共场所经营单位应当建立健全并严格实施卫生管理制度，保证其经营活动持续符合国家对公共场所的卫生要求。

第七十八条　国家采取措施，减少吸烟对公民健康的危害。

公共场所控制吸烟，强化监督执法。

烟草制品包装应当印制带有说明吸烟危害的警示。

禁止向未成年人出售烟酒。

第七十九条　用人单位应当为职工创造有益于健康的环境和条件，严格执行劳动安全卫生等相关规定，积极组织职工开展健身活动，保护职工健康。

国家鼓励用人单位开展职工健康指导工作。

国家提倡用人单位为职工定期开展健康检查。法律、法规对健康检查有规定的，依照其规定。

第七章　资金保障

第八十条　各级人民政府应当切实履行发展医疗卫生与健康事业的职责，建立与经济社会发展、财政状况和健康指标相适应的医疗卫生与健康事业投入机制，将医疗卫生与健康促进经费纳入本级政府预算，按照规定主要用于保障基本医疗服务、公共卫生服务、基本医疗保障和政府举办的医疗卫生机构建设和运行发展。

第八十一条　县级以上人民政府通过预算、审计、监督执法、社会监督等方式，加强资金的监督管理。

第八十二条　基本医疗服务费用主要由基本医疗保险基金和个人支付。国家依法多渠道筹集基本医疗保险基金，逐步完善基本医疗保险可持续筹资和保障水平调整机制。

公民有依法参加基本医疗保险的权利和义务。用人单位和职工按照国家规定缴纳职工基本医疗保险费。城乡居民按照规定缴纳城乡居民基本医疗保险费。

第八十三条　国家建立以基本医疗保险为主体，商业健康保险、医疗救助、职工互助医疗和医疗慈善服务等为补充的、多层次的医疗保障体系。

国家鼓励发展商业健康保险，满足人民群众多样化健康保障需求。

国家完善医疗救助制度，保障符合条件的困难群众获得基本医疗服务。

第八十四条　国家建立健全基本医疗保险经办机构与协议定点医疗卫生机构之间的协商谈判机制，科学合理确定基本医疗保险基金支付标准和支付方式，引导医疗卫生机构合理诊疗，促进患者有序流动，提高基本医疗保险基金使用效益。

第八十五条 基本医疗保险基金支付范围由国务院医疗保障主管部门组织制定，并应当听取国务院卫生健康主管部门、中医药主管部门、药品监督管理部门、财政部门等的意见。

省、自治区、直辖市人民政府可以按照国家有关规定，补充确定本行政区域基本医疗保险基金支付的具体项目和标准，并报国务院医疗保障主管部门备案。

国务院医疗保障主管部门应当对纳入支付范围的基本医疗保险药品目录、诊疗项目、医疗服务设施标准等组织开展循证医学和经济性评价，并应当听取国务院卫生健康主管部门、中医药主管部门、药品监督管理部门、财政部门等有关方面的意见。评价结果应当作为调整基本医疗保险基金支付范围的依据。

第八章　监督管理

第八十六条 国家建立健全机构自治、行业自律、政府监管、社会监督相结合的医疗卫生综合监督管理体系。

县级以上人民政府卫生健康主管部门对医疗卫生行业实行属地化、全行业监督管理。

第八十七条 县级以上人民政府医疗保障主管部门应当提高医疗保障监管能力和水平，对纳入基本医疗保险基金支付范围的医疗服务行为和医疗费用加强监督管理，确保基本医疗保险基金合理使用、安全可控。

第八十八条 县级以上人民政府应当组织卫生健康、医疗保障、药品监督管理、发展改革、财政等部门建立沟通协商机制，加强制度衔接和工作配合，提高医疗卫生资源使用效率和保障水平。

第八十九条 县级以上人民政府应当定期向本级人民代表大会或者其常务委员会报告基本医疗卫生与健康促进工作，依法接受监督。

第九十条 县级以上人民政府有关部门未履行医疗卫生与健康促进工作相关职责的，本级人民政府或者上级人民政府有关部门应当对其主要负责人进行约谈。

地方人民政府未履行医疗卫生与健康促进工作相关职责的，上级人民政府应当对其主要负责人进行约谈。

被约谈的部门和地方人民政府应当立即采取措施，进行整改。

约谈情况和整改情况应当纳入有关部门和地方人民政府工作评议、考核记录。

第九十一条 县级以上地方人民政府卫生健康主管部门应当建立医疗卫生机构绩效评估制度，组织对医疗卫生机构的服务质量、医疗技术、药品和医用设备使用等情况进行评估。评估应当吸收行业组织和公众参与。评估结果应当以适当方式向社会公开，作为评价医疗卫生机构和卫生监管的重要依据。

第九十二条 国家保护公民个人健康信息，确保公民个人健康信息安全。任何组织或者个人不得非法收集、使用、加工、传输公民个人健康信息，不得非法买卖、提供或者公开公民个人健康信息。

第九十三条 县级以上人民政府卫生健康主管部门、医疗保障主管部门应当建立医疗卫生机构、人员等信用记录制度，纳入全国信用信息共享平台，按照国家规定实施联合惩戒。

第九十四条 县级以上地方人民政府卫生健康主管部门及其委托的卫生健康监督机构，依法开展本行政区域医疗卫生等行政执法工作。

第九十五条 县级以上人民政府卫生健康主管部门应当积极培育医疗卫生行业组织，发挥其在医疗卫生与健康促进工作中的作用，支持其参与行业管理规范、技术标准制定和医疗卫生评价、评估、评审等工作。

第九十六条 国家建立医疗纠纷预防和处理机制，妥善处理医疗纠纷，维护医疗秩序。

第九十七条 国家鼓励公民、法人和其他组织对医疗卫生与健康促进工作进行社会监督。

任何组织和个人对违反本法规定的行为，有权向县级以上人民政府卫生健康主管部门和其他有关部门投诉、举报。

第九章 法律责任

第九十八条 违反本法规定，地方各级人民政府、县级以上人民政府卫生健康主管部门和其他有关部门，滥用职权、玩忽职守、徇私舞弊的，对直接负责的主管人员和其他直接责任人员依法给予处分。

第九十九条 违反本法规定，未取得医疗机构执业许可证擅自执业的，由县级以上人民政府卫生健康主管部门责令停止执业活动，没收违法所得和药品、医疗器械，并处违法所得五倍以上二十倍以下的罚款，违法所得不足一万元的，按一万元计算。

违反本法规定，伪造、变造、买卖、出租、出借医疗机构执业许可证的，由县级以上人民政府卫生健康主管部门责令改正，没收违法所得，并处违法所得五倍以上十五倍以下的罚款，违法所得不足一万元的，按一万元计算；情节严重的，吊销医疗机构执业许可证。

第一百条 违反本法规定，有下列行为之一的，由县级以上人民政府卫生健康主管部门责令改正，没收违法所得，并处违法所得二倍以上十倍以下的罚款，违法所得不足一万元的，按一万元计算；对直接负责的主管人员和其他直接责任人员依法给予处分：

（一）政府举办的医疗卫生机构与其他组织投资设立非独立法人资格的医疗卫生机构；

（二）医疗卫生机构对外出租、承包医疗科室；

（三）非营利性医疗卫生机构向出资人、举办者分配或者变相分配收益。

第一百零一条 违反本法规定，医疗卫生机构等的医疗信息安全制度、保障措施不健全，导致医疗信息泄露，或者医疗质量管理和医疗技术管理制度、安全措施不健全的，由县级以上人民政府卫生健康等主管部门责令改正，给予警告，并处一万元以上五万元以下的罚款；情节严重的，可以责令停止相应执业活动，对直接负责的主管人员和其他直接责任人员依法追究法律责任。

第一百零二条 违反本法规定，医疗卫生人员有下列行为之一的，由县级以上人民政府卫生健康主管部门依照有关执业医师、护士管理和医疗纠纷预防处理等法律、行政法规的规定给予行政处罚：

（一）利用职务之便索要、非法收受财物或者牟取其他不正当利益；

（二）泄露公民个人健康信息；

（三）在开展医学研究或提供医疗卫生服务过程中未按照规定履行告知义务或者违反医学伦理规范。

前款规定的人员属于政府举办的医疗卫生机构中的人员的，依法给予处分。

第一百零三条 违反本法规定，参加药品采购投标的投标人以低于成本的报价竞标，或者以欺诈、串通投标、滥用市场支配地位等方式竞标的，由县级以上人民政府医疗保障主管部门责令改正，没收违法所得；中标的，中标无效，处中标项目金额千分之五以上千分之十以下的罚款，对法定代表人、主要负责人、直接负责的主管人员和其他责任人员处对单位罚款数额百分之五以上百分之十以下的罚款；情节严重的，取消其二年至五年内参加药品采购投标的资格并予以公告。

第一百零四条 违反本法规定，以欺诈、伪造证明材料或者其他手段骗取基本医疗保险待遇，或者基本医疗保险经办机构以及医疗机构、药品经营单位等以欺诈、伪造证明材料或者其他手段骗取基本医疗保险基金支出的，由县级以上人民政府医疗保障主管部门依照有关社会保险的法律、行政法规规定给予行政处罚。

第一百零五条 违反本法规定，扰乱医疗卫生机构执业场所秩序，威胁、危害医疗卫生人员人身安全，侵犯医疗卫生人员人格尊严，非法收集、使用、加工、传输公民个人健康信息，非法买卖、提供或者公开公民个人健康信息等，构成违反治安管理行为的，依法给予治安管理处罚。

第一百零六条 违反本法规定，构成犯罪的，依法追究刑事责任；造成人身、财产损害的，依法承担民事责任。

第十章 附 则

第一百零七条 本法中下列用语的含义：

（一）主要健康指标，是指人均预期寿命、孕产妇死亡率、婴儿死亡率、五岁以下儿童死亡率等。

（二）医疗卫生机构，是指基层医疗卫生机构、医院和专业公共卫生机构等。

（三）基层医疗卫生机构，是指乡镇卫生院、社区卫生服务中心（站）、村卫生室、医务室、门诊部和诊所等。

（四）专业公共卫生机构，是指疾病预防控制中心、专科疾病防治机构、健康教育机构、急救中心（站）和血站等。

（五）医疗卫生人员，是指执业医师、执业助理医师、注册护士、药师（士）、检验技师（士）、影像技师（士）和乡村医生等卫生专业人员。

（六）基本药物，是指满足疾病防治基本用药需求，适应现阶段基本国情和保障能力，剂型适宜，价格合理，能够保障供应，可公平获得的药品。

第一百零八条 省、自治区、直辖市和设区的市、自治州可以结合实际，制定本地方发展医疗卫生与健康事业的具体办法。

第一百零九条 中国人民解放军和中国人民武装警察部队的医疗卫生与健康促进工作，由国务院和中央军事委员会依照本法制定管理办法。

第一百一十条 本法自 2020 年 6 月 1 日起施行。

中华人民共和国野生动物保护法

（1988 年 11 月 8 日第七届全国人民代表大会常务委员会第四次会议通过，根据 2004 年 8 月 28 日第十届全国人民代表大会常务委员会第十一次会议《关于修改〈中华人民共和国野生动物保护法〉的决定》第一次修正，根据 2009 年 8 月 27 日第十一届全国人民代表大会常务委员会第十次会议《关于修改部分法律的决定》第二次修正，2016 年 7 月 2 日第十二届全国人民代表大会常务委员会第二十一次会议修订，根据 2018 年 10 月 26 日第十三届全国人民代表大会常务委员会第六次会议《关于修改〈中华人民共和国野生动物保护法〉等十五部法律的决定》第三次修正）

第一章　总　则

第一条　为了保护野生动物，拯救珍贵、濒危野生动物，维护生物多样性和生态平衡，推进生态文明建设，制定本法。

第二条　在中华人民共和国领域及管辖的其他海域，从事野生动物保护及相关活动，适用本法。

本法规定保护的野生动物，是指珍贵、濒危的陆生、水生野生动物和有重要生态、科学、社会价值的陆生野生动物。

本法规定的野生动物及其制品，是指野生动物的整体（含卵、蛋）、部分及其衍生物。珍贵、濒危的水生野生动物以外的其他水生野生动物的保护，适用《中华人民共和国渔业法》等有关法律的规定。

第三条　野生动物资源属于国家所有。

国家保障依法从事野生动物科学研究、人工繁育等保护及相关活动的组织和个人的合法权益。

第四条　国家对野生动物实行保护优先、规范利用、严格监管的原则，鼓励开展野生动物科学研究，培育公民保护野生动物的意识，促进人与自然和谐发展。

第五条　国家保护野生动物及其栖息地。县级以上人民政府应当制定野生动物及其栖息地相关保护规划和措施，并将野生动物保护经费纳入预算。

国家鼓励公民、法人和其他组织依法通过捐赠、资助、志愿服务等方式参与野生动物保护活动，支持野生动物保护公益事业。

本法规定的野生动物栖息地，是指野生动物野外种群生息繁衍的重要区域。

第六条　任何组织和个人都有保护野生动物及其栖息地的义务。禁止违法猎捕野生动物、破坏野生动物栖息地。

任何组织和个人都有权向有关部门和机关举报或者控告违反本法的行为。野生动物保护主管部门和其他有关部门、机关对举报或者控告，应当及时依法处理。

第七条　国务院林业草原、渔业主管部门分别主管全国陆生、水生野生动物保护工作。

县级以上地方人民政府林业草原、渔业主管部门分别主管本行政区域内陆生、水生野生动物保护工作。

第八条　各级人民政府应当加强野生动物保护的宣传教育和科学知识普及工作，鼓励和支持基层群众性自治组织、社会组织、企业事业单位、志愿者开展野生动物保护法律法规和保护知识的宣传活动。

教育行政部门、学校应当对学生进行野生动物保护知识教育。

新闻媒体应当开展野生动物保护法律法规和保护知识的宣传，对违法行为进行舆论监督。

第九条　在野生动物保护和科学研究方面成绩显著的组织和个人，由县级以上人民政府给予奖励。

第二章　野生动物及其栖息地保护

第十条　国家对野生动物实行分类分级保护。

国家对珍贵、濒危的野生动物实行重点保护。国家重点保护的野生动物分为一级保护野生动物和二级保护野生动物。国家重点保护野生动物名录，由国务院野生动物保护主管部门组织科学评估后制定，并每五年根据评估情况确定对名录进行调整。国家重点保护野生动物名录报国务院批准公布。

地方重点保护野生动物，是指国家重点保护野生动物以外，由省、自治区、直辖市重点保护的野生动物。地方重点保护野生动物名录，由省、自治区、直辖市人民政府组织科学评估后制定、调整并公布。

有重要生态、科学、社会价值的陆生野生动物名录，由国务院野生动物保护主管部门组织科学评估后制定、调整并公布。

第十一条 县级以上人民政府野生动物保护主管部门，应当定期组织或者委托有关科学研究机构对野生动物及其栖息地状况进行调查、监测和评估，建立健全野生动物及其栖息地档案。

对野生动物及其栖息地状况的调查、监测和评估应当包括下列内容：

（一）野生动物野外分布区域、种群数量及结构；

（二）野生动物栖息地的面积、生态状况；

（三）野生动物及其栖息地的主要威胁因素；

（四）野生动物人工繁育情况等其他需要调查、监测和评估的内容。

第十二条 国务院野生动物保护主管部门应当会同国务院有关部门，根据野生动物及其栖息地状况的调查、监测和评估结果，确定并发布野生动物重要栖息地名录。

省级以上人民政府依法划定相关自然保护区域，保护野生动物及其重要栖息地，保护、恢复和改善野生动物生存环境。对不具备划定相关自然保护区域条件的，县级以上人民政府可以采取划定禁猎（渔）区、规定禁猎（渔）期等其他形式予以保护。

禁止或者限制在相关自然保护区域内引入外来物种、营造单一纯林、过量施洒农药等人为干扰、威胁野生动物生息繁衍的行为。

相关自然保护区域，依照有关法律法规的规定划定和管理。

第十三条 县级以上人民政府及其有关部门在编制有关开发利用规划时，应当充分考虑野生动物及其栖息地保护的需要，分析、预测和评估规划实施可能对野生动物及其栖息地保护产生的整体影响，避免或者减少规划实施可能造成的不利后果。

禁止在相关自然保护区域建设法律法规规定不得建设的项目。机场、铁路、公路、水利水电、围堰、围填海等建设项目的选址选线，应当避让相关自然保护区域、野生动物迁徙洄游通道；无法避让的，应当采取修建野生动物通道、过鱼设施等措施，消除或者减少对野生动物的不利影响。

建设项目可能对相关自然保护区域、野生动物迁徙洄游通道产生影响的，环境影响评价文件的审批部门在审批环境影响评价文件时，涉及国家重点保护野生动物的，应当征求国务院野生动物保护主管部门意见；涉及地方重点保护野生动物的，应当征求省、自治区、直辖市人民政府野生动物保护主管部门意见。

第十四条　各级野生动物保护主管部门应当监视、监测环境对野生动物的影响。由于环境影响对野生动物造成危害时，野生动物保护主管部门应当会同有关部门进行调查处理。

第十五条　国家或者地方重点保护野生动物受到自然灾害、重大环境污染事故等突发事件威胁时，当地人民政府应当及时采取应急救助措施。

县级以上人民政府野生动物保护主管部门应当按照国家有关规定组织开展野生动物收容救护工作。

禁止以野生动物收容救护为名买卖野生动物及其制品。

第十六条　县级以上人民政府野生动物保护主管部门、兽医主管部门，应当按照职责分工对野生动物疫源疫病进行监测，组织开展预测、预报等工作，并按照规定制定野生动物疫情应急预案，报同级人民政府批准或者备案。

县级以上人民政府野生动物保护主管部门、兽医主管部门、卫生主管部门，应当按照职责分工负责与人畜共患传染病有关的动物传染病的防治管理工作。

第十七条　国家加强对野生动物遗传资源的保护，对濒危野生动物实施抢救性保护。

国务院野生动物保护主管部门应当会同国务院有关部门制定有关野生动物遗传资源保护和利用规划，建立国家野生动物遗传资源基因库，对原产我国的珍贵、濒危野生动物遗传资源实行重点保护。

第十八条　有关地方人民政府应当采取措施，预防、控制野生动物可能造成的危害，保障人畜安全和农业、林业生产。

第十九条　因保护本法规定保护的野生动物，造成人员伤亡、农作物或者其他财产损失的，由当地人民政府给予补偿。具体办法由省、自治区、直辖市人民政府制定。有关地方人民政府可以推动保险机构开展野生动物致害赔偿保险业务。

有关地方人民政府采取预防、控制国家重点保护野生动物造成危害的措施以及实行补偿所需经费，由中央财政按照国家有关规定予以补助。

第三章　野生动物管理

第二十条　在相关自然保护区域和禁猎（渔）区、禁猎（渔）期内，禁止猎捕以及其他妨碍野生动物生息繁衍的活动，但法律法规另有规定的除外。

野生动物迁徙洄游期间，在前款规定区域外的迁徙洄游通道内，禁止猎捕并严格限制其他妨碍野生动物生息繁衍的活动。迁徙洄游通道的范围以及妨碍野生动物生息繁衍活动的内容，由县级以上人民政府或者其野生动物保护主管部门规定并公布。

第二十一条　禁止猎捕、杀害国家重点保护野生动物。

因科学研究、种群调控、疫源疫病监测或者其他特殊情况，需要猎捕国家一级保护野生动物的，应当向国务院野生动物保护主管部门申请特许猎捕证；需要猎捕国家二级保护野生动物的，应当向省、自治区、直辖市人民政府野生动物保护主管部门申请特许猎捕证。

第二十二条　猎捕非国家重点保护野生动物的，应当依法取得县级以上地方人民政府野生动物保护主管部门核发的狩猎证，并且服从猎捕量限额管理。

第二十三条　猎捕者应当按照特许猎捕证、狩猎证规定的种类、数量、地点、工具、方法和期限进行猎捕。

持枪猎捕的，应当依法取得公安机关核发的持枪证。

第二十四条　禁止使用毒药、爆炸物、电击或者电子诱捕装置以及猎套、猎夹、地枪、排铳等工具进行猎捕，禁止使用夜间照明行猎、歼灭性围猎、捣毁巢穴、火攻、烟熏、网捕等方法进行猎捕，但因科学研究确需网捕、电子诱捕的除外。

前款规定以外的禁止使用的猎捕工具和方法，由县级以上地方人民政府规定并公布。

第二十五条　国家支持有关科学研究机构因物种保护目的人工繁育国家重点保护野生动物。

前款规定以外的人工繁育国家重点保护野生动物实行许可制度。人工繁育国家重点保护野生动物的，应当经省、自治区、直辖市人民政府野生动物保护主管部门批准，取得人工繁育许可证，但国务院对批准机关另有规定的除外。

人工繁育国家重点保护野生动物应当使用人工繁育子代种源，建立物种系谱、繁育档案和个体数据。因物种保护目的确需采用野外种源的，适用本法第二十一条和第二十三条的规定。

本法所称人工繁育子代，是指人工控制条件下繁殖出生的子代个体且其亲本也在人工控制条件下出生。

第二十六条　人工繁育国家重点保护野生动物应当有利于物种保护及其科学研究，不得破坏野外种群资源，并根据野生动物习性确保其具有必要的活动空间和生息繁衍、卫生健康条件，具备与其繁育目的、种类、发展规模相适应的场所、设施、技术，符合有关技术标准和防疫要求，不得虐待野生动物。

省级以上人民政府野生动物保护主管部门可以根据保护国家重点保护野生动物的需要，组织开展国家重点保护野生动物放归野外环境工作。

第二十七条 禁止出售、购买、利用国家重点保护野生动物及其制品。

因科学研究、人工繁育、公众展示展演、文物保护或者其他特殊情况，需要出售、购买、利用国家重点保护野生动物及其制品的，应当经省、自治区、直辖市人民政府野生动物保护主管部门批准，并按照规定取得和使用专用标识，保证可追溯，但国务院对批准机关另有规定的除外。

实行国家重点保护野生动物及其制品专用标识的范围和管理办法，由国务院野生动物保护主管部门规定。

出售、利用非国家重点保护野生动物的，应当提供狩猎、进出口等合法来源证明。

出售本条第二款、第四款规定的野生动物的，还应当依法附有检疫证明。

第二十八条 对人工繁育技术成熟稳定的国家重点保护野生动物，经科学论证，纳入国务院野生动物保护主管部门制定的人工繁育国家重点保护野生动物名录。对列入名录的野生动物及其制品，可以凭人工繁育许可证，按照省、自治区、直辖市人民政府野生动物保护主管部门核验的年度生产数量直接取得专用标识，凭专用标识出售和利用，保证可追溯。

对本法第十条规定的国家重点保护野生动物名录进行调整时，根据有关野外种群保护情况，可以对前款规定的有关人工繁育技术成熟稳定野生动物的人工种群，不再列入国家重点保护野生动物名录，实行与野外种群不同的管理措施，但应当依照本法第二十五条第二款和本条第一款的规定取得人工繁育许可证和专用标识。

第二十九条 利用野生动物及其制品的，应当以人工繁育种群为主，有利于野外种群养护，符合生态文明建设的要求，尊重社会公德，遵守法律法规和国家有关规定。

野生动物及其制品作为药品经营和利用的，还应当遵守有关药品管理的法律法规。

第三十条 禁止生产、经营使用国家重点保护野生动物及其制品制作的食品，或者使用没有合法来源证明的非国家重点保护野生动物及其制品制作的食品。

禁止为食用非法购买国家重点保护的野生动物及其制品。

第三十一条 禁止为出售、购买、利用野生动物或者禁止使用的猎捕工具发布广告。禁止为违法出售、购买、利用野生动物制品发布广告。

第三十二条 禁止网络交易平台、商品交易市场等交易场所，为违法出售、购买、利用野生动物及其制品或者禁止使用的猎捕工具提供交易服务。

第三十三条 运输、携带、寄递国家重点保护野生动物及其制品、本法第二十八条第二款规定的野生动物及其制品出县境的，应当持有或者附有本法第二十一条、第二十五条、第二十七条或者第二十八条规定的许可证、批准文件的副本或者专用标识，以及检疫证明。

运输非国家重点保护野生动物出县境的，应当持有狩猎、进出口等合法来源证明，以及检疫证明。

第三十四条 县级以上人民政府野生动物保护主管部门应当对科学研究、人工繁育、公众展示展演等利用野生动物及其制品的活动进行监督管理。

县级以上人民政府其他有关部门，应当按照职责分工对野生动物及其制品出售、购买、利用、运输、寄递等活动进行监督检查。

第三十五条 中华人民共和国缔结或者参加的国际公约禁止或者限制贸易的野生动物或者其制品名录，由国家濒危物种进出口管理机构制定、调整并公布。

进出口列入前款名录的野生动物或者其制品的，出口国家重点保护野生动物或者其制品的，应当经国务院野生动物保护主管部门或者国务院批准，并取得国家濒危物种进出口管理机构核发的允许进出口证明书。海关依法实施进出境检疫，凭允许进出口证明书、检疫证明按照规定办理通关手续。

涉及科学技术保密的野生动物物种的出口，按照国务院有关规定办理。

列入本条第一款名录的野生动物，经国务院野生动物保护主管部门核准，在本法适用范围内可以按照国家重点保护的野生动物管理。

第三十六条 国家组织开展野生动物保护及相关执法活动的国际合作与交流；建立防范、打击野生动物及其制品的走私和非法贸易的部门协调机制，开展防范、打击走私和非法贸易行动。

第三十七条 从境外引进野生动物物种的，应当经国务院野生动物保护主管部门批准。从境外引进列入本法第三十五条第一款名录的野生动物，还应当依法取得允许进出口证明书。海关依法实施进境检疫，凭进口批准文件或者允许进出口证明书以及检疫证明按照规定办理通关手续。

从境外引进野生动物物种的，应当采取安全可靠的防范措施，防止其进入野外环境，避免对生态系统造成危害。确需将其放归野外的，按照国家有关规定执行。

第三十八条 任何组织和个人将野生动物放生至野外环境，应当选择适合放生地野外生存的当地物种，不得干扰当地居民的正常生活、生产，避免对生态系统造成危害。随意放生野生动物，造成他人人身、财产损害或者危害生态系统的，依法承担法律责任。

第三十九条 禁止伪造、变造、买卖、转让、租借特许猎捕证、狩猎证、人工繁育许可证及专用标识，出售、购买、利用国家重点保护野生动物及其制品的批准文件，或者允许进出口证明书、进出口等批准文件。前款规定的有关许可证书、专用标识、批准文件的发放情况，应当依法公开。

第四十条 外国人在我国对国家重点保护野生动物进行野外考察或者在野外拍摄电影、录像，应当经省、自治区、直辖市人民政府野生动物保护主管部门或者其授权的单位批准，并遵守有关法律法规规定。

第四十一条 地方重点保护野生动物和其他非国家重点保护野生动物的管理办法，由省、自治区、直辖市人民代表大会或者其常务委员会制定。

第四章　法律责任

第四十二条 野生动物保护主管部门或者其他有关部门、机关不依法作出行政许可决定，发现违法行为或者接到对违法行为的举报不予查处或者不依法查处，或者有滥用职权等其他不依法履行职责的行为的，由本级人民政府或者上级人民政府有关部门、机关责令改正，对负有责任的主管人员和其他直接责任人员依法给予记过、记大过或者降级处分；造成严重后果的，给予撤职或者开除处分，其主要负责人应当引咎辞职；构成犯罪的，依法追究刑事责任。

第四十三条 违反本法第十二条第三款、第十三条第二款规定的，依照有关法律法规的规定处罚。

第四十四条 违反本法第十五条第三款规定，以收容救护为名买卖野生动物及其制品的，由县级以上人民政府野生动物保护主管部门没收野生动物及其制品、违法所得，并处野生动物及其制品价值二倍以上十倍以下的罚款，将有关违法信息记入社会诚信档案，向社会公布；构成犯罪的，依法追究刑事责任。

第四十五条 违反本法第二十条、第二十一条、第二十三条第一款、第二十四条第一款规定，在相关自然保护区域、禁猎（渔）区、禁猎（渔）期猎捕国家重点保护野生动物，未取得特许猎捕证、未按照特许猎捕证规定猎捕、杀害国家重点保护野生动物，或者使用禁用的工具、方法猎捕国家重点保护野生动物的，由县级以上人民政府野生动物保护主管部门、海洋执法部门或者有关保护区域管理机构按照职责分工没收猎获物、猎捕工具和违法所得，吊销特许猎捕证，并处猎获物价值二倍以上十倍以下的罚款；没有猎获物的，并处一万元以上五万元以下的罚款；构成犯罪的，依法追究刑事责任。

第四十六条　违反本法第二十条、第二十二条、第二十三条第一款、第二十四条第一款规定，在相关自然保护区域、禁猎（渔）区、禁猎（渔）期猎捕非国家重点保护野生动物，未取得狩猎证、未按照狩猎证规定猎捕非国家重点保护野生动物，或者使用禁用的工具、方法猎捕非国家重点保护野生动物的，由县级以上地方人民政府野生动物保护主管部门或者有关保护区域管理机构按照职责分工没收猎获物、猎捕工具和违法所得，吊销狩猎证，并处猎获物价值一倍以上五倍以下的罚款；没有猎获物的，并处二千元以上一万元以下的罚款；构成犯罪的，依法追究刑事责任。

违反本法第二十三条第二款规定，未取得持枪证持枪猎捕野生动物，构成违反治安管理行为的，由公安机关依法给予治安管理处罚；构成犯罪的，依法追究刑事责任。

第四十七条　违反本法第二十五条第二款规定，未取得人工繁育许可证繁育国家重点保护野生动物或者本法第二十八条第二款规定的野生动物的，由县级以上人民政府野生动物保护主管部门没收野生动物及其制品，并处野生动物及其制品价值一倍以上五倍以下的罚款。

第四十八条　违反本法第二十七条第一款和第二款、第二十八条第一款、第三十三条第一款规定，未经批准、未取得或者未按照规定使用专用标识，或者未持有、未附有人工繁育许可证、批准文件的副本或者专用标识出售、购买、利用、运输、携带、寄递国家重点保护野生动物及其制品或者本法第二十八条第二款规定的野生动物及其制品的，由县级以上人民政府野生动物保护主管部门或者市场监督管理部门按照职责分工没收野生动物及其制品和违法所得，并处野生动物及其制品价值二倍以上十倍以下的罚款；情节严重的，吊销人工繁育许可证、撤销批准文件、收回专用标识；构成犯罪的，依法追究刑事责任。

违反本法第二十七条第四款、第三十三条第二款规定，未持有合法来源证明出售、利用、运输非国家重点保护野生动物的，由县级以上地方人民政府野生动物保护主管部门或者市场监督管理部门按照职责分工没收野生动物，并处野生动物价值一倍以上五倍以下的罚款。

违反本法第二十七条第五款、第三十三条规定，出售、运输、携带、寄递有关野生动物及其制品未持有或者未附有检疫证明的，依照《中华人民共和国动物防疫法》的规定处罚。

第四十九条　违反本法第三十条规定，生产、经营使用国家重点保护野生动物及其制品或者没有合法来源证明的非国家重点保护野生动物及其制品制作食品，或者为食用非法购买国家重点保护的野生动物及其制品的，由县级以上人民政府野生动物保护主管部门或者市场监督管理部门按照职责分工责令停止违法行为，没收野生动物及其制品和违法所得，并处野生动物及其制品价值二倍以上十倍以下的罚款；构成犯罪的，依法追究刑事责任。

第五十条 违反本法第三十一条规定，为出售、购买、利用野生动物及其制品或者禁止使用的猎捕工具发布广告的，依照《中华人民共和国广告法》的规定处罚。

第五十一条 违反本法第三十二条规定，为违法出售、购买、利用野生动物及其制品或者禁止使用的猎捕工具提供交易服务的，由县级以上人民政府市场监督管理部门责令停止违法行为，限期改正，没收违法所得，并处违法所得二倍以上五倍以下的罚款；没有违法所得的，处一万元以上五万元以下的罚款；构成犯罪的，依法追究刑事责任。

第五十二条 违反本法第三十五条规定，进出口野生动物或者其制品的，由海关、公安机关、海洋执法部门依照法律、行政法规和国家有关规定处罚；构成犯罪的，依法追究刑事责任。

第五十三条 违反本法第三十七条第一款规定，从境外引进野生动物物种的，由县级以上人民政府野生动物保护主管部门没收所引进的野生动物，并处五万元以上二十五万元以下的罚款；未依法实施进境检疫的，依照《中华人民共和国进出境动植物检疫法》的规定处罚；构成犯罪的，依法追究刑事责任。

第五十四条 违反本法第三十七条第二款规定，将从境外引进的野生动物放归野外环境的，由县级以上人民政府野生动物保护主管部门责令限期捕回，处一万元以上五万元以下的罚款；逾期不捕回的，由有关野生动物保护主管部门代为捕回或者采取降低影响的措施，所需费用由被责令限期捕回者承担。

第五十五条 违反本法第三十九条第一款规定，伪造、变造、买卖、转让、租借有关证件、专用标识或者有关批准文件的，由县级以上人民政府野生动物保护主管部门没收违法证件、专用标识、有关批准文件和违法所得，并处五万元以上二十五万元以下的罚款；构成违反治安管理行为的，由公安机关依法给予治安管理处罚；构成犯罪的，依法追究刑事责任。

第五十六条 依照本法规定没收的实物，由县级以上人民政府野生动物保护主管部门或者其授权的单位按照规定处理。

第五十七条 本法规定的猎获物价值、野生动物及其制品价值的评估标准和方法，由国务院野生动物保护主管部门制定。

第五章　附　则

第五十八条 本法自 2017 年 1 月 1 日起施行。

全国人民代表大会常务委员会关于全面禁止非法野生动物交易、革除滥食野生动物陋习、切实保障人民群众生命健康安全的决定

（2020年2月24日第十三届全国人民代表大会常务委员会第十六次会议通过）

为了全面禁止和惩治非法野生动物交易行为，革除滥食野生动物的陋习，维护生物安全和生态安全，有效防范重大公共卫生风险，切实保障人民群众生命健康安全，加强生态文明建设，促进人与自然和谐共生，全国人民代表大会常务委员会作出如下决定：

一、凡《中华人民共和国野生动物保护法》和其他有关法律禁止猎捕、交易、运输、食用野生动物的，必须严格禁止。

对违反前款规定的行为，在现行法律规定基础上加重处罚。

二、全面禁止食用国家保护的"有重要生态、科学、社会价值的陆生野生动物"以及其他陆生野生动物，包括人工繁育、人工饲养的陆生野生动物。

全面禁止以食用为目的猎捕、交易、运输在野外环境自然生长繁殖的陆生野生动物。

对违反前两款规定的行为，参照适用现行法律有关规定处罚。

三、列入畜禽遗传资源目录的动物，属于家畜家禽，适用《中华人民共和国畜牧法》的规定。

国务院畜牧兽医行政主管部门依法制定并公布畜禽遗传资源目录。

四、因科研、药用、展示等特殊情况，需要对野生动物进行非食用性利用的，应当按照国家有关规定实行严格审批和检疫检验。

国务院及其有关主管部门应当及时制定、完善野生动物非食用性利用的审批和检疫检验等规定，并严格执行。

五、各级人民政府和人民团体、社会组织、学校、新闻媒体等社会各方面，都应当积极开展生态环境保护和公共卫生安全的宣传教育和引导，全社会成员要自觉增强生态保护和公共卫生安全意识，移风易俗，革除滥食野生

动物陋习，养成科学健康文明的生活方式。

六、各级人民政府及其有关部门应当健全执法管理体制，明确执法责任主体，落实执法管理责任，加强协调配合，加大监督检查和责任追究力度，严格查处违反本决定和有关法律法规的行为；对违法经营场所和违法经营者，依法予以取缔或者查封、关闭。

七、国务院及其有关部门和省、自治区、直辖市应当依据本决定和有关法律，制定、调整相关名录和配套规定。

国务院和地方人民政府应当采取必要措施，为本决定的实施提供相应保障。有关地方人民政府应当支持、指导、帮助受影响的农户调整、转变生产经营活动，根据实际情况给予一定补偿。

八、本决定自公布之日起施行。

第二部分：行政法规

中华人民共和国药品管理法实施条例

（2002年8月4日中华人民共和国国务院令第360号公布，根据2016年2月6日《国务院关于修改部分行政法规的决定》修订）

目录

第一章　总　则

第一条　根据《中华人民共和国药品管理法》（以下简称《药品管理法》），制定本条例。

第二条　国务院药品监督管理部门设置国家药品检验机构。

省、自治区、直辖市人民政府药品监督管理部门可以在本行政区域内设置药品检验机构。地方药品检验机构的设置规划由省、自治区、直辖市人民政府药品监督管理部门提出，报省、自治区、直辖市人民政府批准。

国务院和省、自治区、直辖市人民政府的药品监督管理部门可以根据需要，确定符合药品检验条件的检验机构承担药品检验工作。

第二章　药品生产企业管理

第三条　开办药品生产企业，申办人应当向拟办企业所在地省、自治区、直辖市人民政府药品监督管理部门提出申请。省、自治区、直辖市人民政府药品监督管理部门应当自收到申请之日起 30 个工作日内，依据《药品管理法》第八条规定的开办条件组织验收；验收合格的，发给《药品生产许可证》。

第四条　药品生产企业变更《药品生产许可证》许可事项的，应当在许可事项发生变更 30 日前，向原发证机关申请《药品生产许可证》变更登记；未经批准，不得变更许可事项。原发证机关应当自收到申请之日起 15 个工作日内作出决定。

第五条　省级以上人民政府药品监督管理部门应当按照《药品生产质量管理规范》和国务院药品监督管理部门规定的实施办法和实施步骤，组织对药品生产企业的认证工作；符合《药品生产质量管理规范》的，发给认证证书。其中，生产注射剂、放射性药品和国务院药品监督管理部门规定的生物制品的药品生产企业的认证工作，由国务院药品监督管理部门负责。

《药品生产质量管理规范》认证证书的格式由国务院药品监督管理部门统一规定。

第六条　新开办药品生产企业、药品生产企业新建药品生产车间或者新增生产剂型的，应当自取得药品生产证明文件或者经批准正式生产之日起 30 日内，按照规定向药品监督管理部门申请《药品生产质量管理规范》认证。受理申请的药品监督管理部门应当自收到企业申请之日起 6 个月内，组织对申请企业是否符合《药品生产质量管理规范》进行认证；认证合格的，发给认证证书。

第七条　国务院药品监督管理部门应当设立《药品生产质量管理规范》认证检查员库。《药品生产质量管理规范》认证检查员必须符合国务院药品监督管理部门规定的条件。进行《药品生产质量管理规范》认证，必须按照国务院药品监督管理部门的规定，从《药品生产质量管理规范》认证检查员库中随机抽取认证检查员组成认证检查组进行认证检查。

第八条　《药品生产许可证》有效期为 5 年。有效期届满，需要继续生产药品的，持证企业应当在许可证有效期届满前 6 个月，按照国务院药品监督管理部门的规定申请换发《药品生产许可证》。

药品生产企业终止生产药品或者关闭的，《药品生产许可证》由原发证部门缴销。

第九条　药品生产企业生产药品所使用的原料药，必须具有国务院药品监督管理部门核发的药品批准文号或者进口药品注册证书、医药产品注册证书；但是，未实施批准文号管理的中药材、中药饮片除外。

第十条　依据《药品管理法》第十三条规定，接受委托生产药品的，受托方必须是持有与其受托生产的药品相适应的《药品生产质量管理规范》认证证书的药品生产企业。

疫苗、血液制品和国务院药品监督管理部门规定的其他药品，不得委托生产。

第三章　药品经营企业管理

第十一条　开办药品批发企业，申办人应当向拟办企业所在地省、自治区、直辖市人民政府药品监督管理部门提出申请。省、自治区、直辖市人民政府药品监督管理部门应当自收到申请之日起 30 个工作日内，依据国务院药品监督管理部门规定的设置标准作出是否同意筹建的决定。申办人完成拟办企业筹建后，应当向原审批部门申请验收。原审批部门应当自收到申请之日起 30 个工作日内，依据《药品管理法》第十五条规定的开办条件组织验收；符合条件的，发给《药品经营许可证》。

第十二条　开办药品零售企业，申办人应当向拟办企业所在地设区的市级药品监督管理机构或者省、自治区、直辖市人民政府药品监督管理部门直接设置的县级药品监督管理机构提出申请。受理申请的药品监督管理机构应当自收到申请之日起 30 个工作日内，依据国务院药品监督管理部门的规定，结合当地常住人口数量、地域、交通状况和实际需要进行审查，作出是否同意筹建的决定。申办人完成拟办企业筹建后，应当向原审批机构申请验收。原审批机构应当自收到申请之日起 15 个工作日内，依据《药品管理法》第十五条规定的开办条件组织验收；符合条件的，发给《药品经营许可证》。

第十三条　省、自治区、直辖市人民政府药品监督管理部门和设区的市级药品监督管理机构负责组织药品经营企业的认证工作。药品经营企业应当按照国务院药品监督管理部门规定的实施办法和实施步骤，通过省、自治区、直辖市人民政府药品监督管理部门或者设区的市级药品监督管理机构组织的《药品经营质量管理规范》的认证，取得认证证书。《药品经营质量管理规范》认证证书的格式由国务院药品监督管理部门统一规定。

新开办药品批发企业和药品零售企业，应当自取得《药品经营许可证》之日起 30 日内，向发给其《药品经营许可证》的药品监督管理部门或者药品监督管理机构申请《药品经营质量管理规范》认证。受理申请的药品监督管理部门或者药品监督管理机构应当自收到申请之日起 3 个月内，按照国务院药品监督管理部门的规定，组织对申请认证的药品批发企业或者药品零售企业是否符合《药品经营质量管理规范》进行认证；认证合格的，发给认证证书。

第十四条 省、自治区、直辖市人民政府药品监督管理部门应当设立《药品经营质量管理规范》认证检查员库。《药品经营质量管理规范》认证检查员必须符合国务院药品监督管理部门规定的条件。进行《药品经营质量管理规范》认证，必须按照国务院药品监督管理部门的规定，从《药品经营质量管理规范》认证检查员库中随机抽取认证检查员组成认证检查组进行认证检查。

第十五条 国家实行处方药和非处方药分类管理制度。国家根据非处方药品的安全性，将非处方药分为甲类非处方药和乙类非处方药。

经营处方药、甲类非处方药的药品零售企业，应当配备执业药师或者其他依法经资格认定的药学技术人员。经营乙类非处方药的药品零售企业，应当配备经设区的市级药品监督管理机构或者省、自治区、直辖市人民政府药品监督管理部门直接设置的县级药品监督管理机构组织考核合格的业务人员。

第十六条 药品经营企业变更《药品经营许可证》许可事项的，应当在许可事项发生变更30日前，向原发证机关申请《药品经营许可证》变更登记；未经批准，不得变更许可事项。原发证机关应当自收到企业申请之日起15个工作日内作出决定。

第十七条 《药品经营许可证》有效期为5年。有效期届满，需要继续经营药品的，持证企业应当在许可证有效期届满前6个月，按照国务院药品监督管理部门的规定申请换发《药品经营许可证》。

药品经营企业终止经营药品或者关闭的，《药品经营许可证》由原发证机关缴销。

第十八条 交通不便的边远地区城乡集市贸易市场没有药品零售企业的，当地药品零售企业经所在地县（市）药品监督管理机构批准并到工商行政管理部门办理登记注册后，可以在该城乡集市贸易市场内设点并在批准经营的药品范围内销售非处方药品。

第十九条 通过互联网进行药品交易的药品生产企业、药品经营企业、医疗机构及其交易的药品，必须符合《药品管理法》和本条例的规定。互联网药品交易服务的管理办法，由国务院药品监督管理部门会同国务院有关部门制定。

第四章　医疗机构的药剂管理

第二十条 医疗机构设立制剂室，应当向所在地省、自治区、直辖市人民政府卫生行政部门提出申请，经审核同意后，报同级人民政府药品监督管理部门审批；省、自治区、直辖市人民政府药品监督管理部门验收合格的，予以批准，发给《医疗机构制剂许可证》。

省、自治区、直辖市人民政府卫生行政部门和药品监督管理部门应当在各自收到申请之日起 30 个工作日内，作出是否同意或者批准的决定。

第二十一条 医疗机构变更《医疗机构制剂许可证》许可事项的，应当在许可事项发生变更 30 日前，依照本条例第二十条的规定向原审核、批准机关申请《医疗机构制剂许可证》变更登记；未经批准，不得变更许可事项。原审核、批准机关应当在各自收到申请之日起 15 个工作日内作出决定。

医疗机构新增配制剂型或者改变配制场所的，应当经所在地省、自治区、直辖市人民政府药品监督管理部门验收合格后，依照前款规定办理《医疗机构制剂许可证》变更登记。

第二十二条 《医疗机构制剂许可证》有效期为 5 年。有效期届满，需要继续配制制剂的，医疗机构应当在许可证有效期届满前 6 个月，按照国务院药品监督管理部门的规定申请换发《医疗机构制剂许可证》。

医疗机构终止配制制剂或者关闭的，《医疗机构制剂许可证》由原发证机关缴销。

第二十三条 医疗机构配制制剂，必须按照国务院药品监督管理部门的规定报送有关资料和样品，经所在地省、自治区、直辖市人民政府药品监督管理部门批准，并发给制剂批准文号后，方可配制。

第二十四条 医疗机构配制的制剂不得在市场上销售或者变相销售，不得发布医疗机构制剂广告。

发生灾情、疫情、突发事件或者临床急需而市场没有供应时，经国务院或者省、自治区、直辖市人民政府的药品监督管理部门批准，在规定期限内，医疗机构配制的制剂可以在指定的医疗机构之间调剂使用。

国务院药品监督管理部门规定的特殊制剂的调剂使用以及省、自治区、直辖市之间医疗机构制剂的调剂使用，必须经国务院药品监督管理部门批准。

第二十五条 医疗机构审核和调配处方的药剂人员必须是依法经资格认定的药学技术人员。

第二十六条 医疗机构购进药品，必须有真实、完整的药品购进记录。药品购进记录必须注明药品的通用名称、剂型、规格、批号、有效期、生产厂商、供货单位、购货数量、购进价格、购货日期以及国务院药品监督管理部门规定的其他内容。

第二十七条 医疗机构向患者提供的药品应当与诊疗范围相适应，并凭执业医师或者执业助理医师的处方调配。

计划生育技术服务机构采购和向患者提供药品，其范围应当与经批准的服务范围相一致，并凭执业医师或者执业助理医师的处方调配。

个人设置的门诊部、诊所等医疗机构不得配备常用药品和急救药品以外的其他药品。常用药品和急救药品的范围和品种，由所在地的省、自治区、直辖市人民政府卫生行政部门会同同级人民政府药品监督管理部门规定。

第五章　药品管理

第二十八条　药物非临床安全性评价研究机构必须执行《药物非临床研究质量管理规范》，药物临床试验机构必须执行《药物临床试验质量管理规范》。《药物非临床研究质量管理规范》《药物临床试验质量管理规范》由国务院药品监督管理部门分别商国务院科学技术行政部门和国务院卫生行政部门制定。

第二十九条　药物临床试验、生产药品和进口药品，应当符合《药品管理法》及本条例的规定，经国务院药品监督管理部门审查批准；国务院药品监督管理部门可以委托省、自治区、直辖市人民政府药品监督管理部门对申报药物的研制情况及条件进行审查，对申报资料进行形式审查，并对试制的样品进行检验。具体办法由国务院药品监督管理部门制定。

第三十条　研制新药，需要进行临床试验的，应当依照《药品管理法》第二十九条的规定，经国务院药品监督管理部门批准。

药物临床试验申请经国务院药品监督管理部门批准后，申报人应当在经依法认定的具有药物临床试验资格的机构中选择承担药物临床试验的机构，并将该临床试验机构报国务院药品监督管理部门和国务院卫生行政部门备案。

药物临床试验机构进行药物临床试验，应当事先告知受试者或者其监护人真实情况，并取得其书面同意。

第三十一条　生产已有国家标准的药品，应当按照国务院药品监督管理部门的规定，向省、自治区、直辖市人民政府药品监督管理部门或者国务院药品监督管理部门提出申请，报送有关技术资料并提供相关证明文件。省、自治区、直辖市人民政府药品监督管理部门应当自受理申请之日起 30 个工作日内进行审查，提出意见后报送国务院药品监督管理部门审核，并同时将审查意见通知申报方。国务院药品监督管理部门经审核符合规定的，发给药品批准文号。

第三十二条　变更研制新药、生产药品和进口药品已获批准证明文件及其附件中载明事项的，应当向国务院药品监督管理部门提出补充申请；国务院药品监督管理部门经审核符合规定的，应当予以批准。其中，不改变药品内在质量的，应当向省、自治区、直辖市人民政府药品监督管理部门提出补充申请；省、自治区、直辖市人民政府药品监督管理部门经审核符合规定的，应当予以批准，并报国务院药品监督管理部门备案。不改变药品内在质量的补充申请事项由国务院药品监督管理部门制定。

第三十三条 国务院药品监督管理部门根据保护公众健康的要求，可以对药品生产企业生产的新药品种设立不超过 5 年的监测期；在监测期内，不得批准其他企业生产和进口。

第三十四条 国家对获得生产或者销售含有新型化学成分药品许可的生产者或者销售者提交的自行取得且未披露的试验数据和其他数据实施保护，任何人不得对该未披露的试验数据和其他数据进行不正当的商业利用。

自药品生产者或者销售者获得生产、销售新型化学成分药品的许可证明文件之日起 6 年内，对其他申请人未经已获得许可的申请人同意，使用前款数据申请生产、销售新型化学成分药品许可的，药品监督管理部门不予许可；但是，其他申请人提交自行取得数据的除外。

除下列情形外，药品监督管理部门不得披露本条第一款规定的数据：

（一）公共利益需要；

（二）已采取措施确保该类数据不会被不正当地进行商业利用。

第三十五条 申请进口的药品，应当是在生产国家或者地区获得上市许可的药品；未在生产国家或者地区获得上市许可的，经国务院药品监督管理部门确认该药品品种安全、有效而且临床需要的，可以依照《药品管理法》及本条例的规定批准进口。

进口药品，应当按照国务院药品监督管理部门的规定申请注册。国外企业生产的药品取得《进口药品注册证》，中国香港、澳门和台湾地区企业生产的药品取得《医药产品注册证》后，方可进口。

第三十六条 医疗机构因临床急需进口少量药品的，应当持《医疗机构执业许可证》向国务院药品监督管理部门提出申请；经批准后，方可进口。进口的药品应当在指定医疗机构内用于特定医疗目的。

第三十七条 进口药品到岸后，进口单位应当持《进口药品注册证》或者《医药产品注册证》以及产地证明原件、购货合同副本、装箱单、运单、货运发票、出厂检验报告书、说明书等材料，向口岸所在地药品监督管理部门备案。口岸所在地药品监督管理部门经审查，提交的材料符合要求的，发给《进口药品通关单》。进口单位凭《进口药品通关单》向海关办理报关验放手续。

口岸所在地药品监督管理部门应当通知药品检验机构对进口药品逐批进

行抽查检验；但是，有《药品管理法》第四十一条规定情形的除外。

第三十八条　疫苗类制品、血液制品、用于血源筛查的体外诊断试剂以及国务院药品监督管理部门规定的其他生物制品在销售前或者进口时，应当按照国务院药品监督管理部门的规定进行检验或者审核批准；检验不合格或者未获批准的，不得销售或者进口。

第三十九条　国家鼓励培育中药材。对集中规模化栽培养殖、质量可以控制并符合国务院药品监督管理部门规定条件的中药材品种，实行批准文号管理。

第四十条　国务院药品监督管理部门对已批准生产、销售的药品进行再评价，根据药品再评价结果，可以采取责令修改药品说明书，暂停生产、销售和使用的措施；对不良反应大或者其他原因危害人体健康的药品，应当撤销该药品批准证明文件。

第四十一条　国务院药品监督管理部门核发的药品批准文号、《进口药品注册证》《医药产品注册证》的有效期为 5 年。有效期届满，需要继续生产或者进口的，应当在有效期届满前 6 个月申请再注册。药品再注册时，应当按照国务院药品监督管理部门的规定报送相关资料。有效期届满，未申请再注册或者经审查不符合国务院药品监督管理部门关于再注册的规定的，注销其药品批准文号、《进口药品注册证》或者《医药产品注册证》。

药品批准文号的再注册由省、自治区、直辖市人民政府药品监督管理部门审批，并报国务院药品监督管理部门备案；《进口药品注册证》《医药产品注册证》的再注册由国务院药品监督管理部门审批。

第四十二条　非药品不得在其包装、标签、说明书及有关宣传资料上进行含有预防、治疗、诊断人体疾病等有关内容的宣传；但是，法律、行政法规另有规定的除外。

第六章　药品包装的管理

第四十三条　药品生产企业使用的直接接触药品的包装材料和容器，必须符合药用要求和保障人体健康、安全的标准，并经国务院药品监督管理部门批准注册。

直接接触药品的包装材料和容器的管理办法、产品目录和药用要求与标准，由国务院药品监督管理部门组织制定并公布。

第四十四条　生产中药饮片，应当选用与药品性质相适应的包装材料和容器；包装不符合规定的中药饮片，不得销售。中药饮片包装必须印有或者贴有标签。

中药饮片的标签必须注明品名、规格、产地、生产企业、产品批号、生产日期，实施批准文号管理的中药饮片还必须注明药品批准文号。

第四十五条 药品包装、标签、说明书必须依照《药品管理法》第五十四条和国务院药品监督管理部门的规定印制。

药品商品名称应当符合国务院药品监督管理部门的规定。

第四十六条 医疗机构配制制剂所使用的直接接触药品的包装材料和容器、制剂的标签和说明书应当符合《药品管理法》第六章和本条例的有关规定，并经省、自治区、直辖市人民政府药品监督管理部门批准。

第七章 药品价格和广告的管理

第四十七条 政府价格主管部门依照《价格法》第二十八条的规定实行药品价格监测时，为掌握、分析药品价格变动和趋势，可以指定部分药品生产企业、药品经营企业和医疗机构作为价格监测定点单位；定点单位应当给予配合、支持，如实提供有关信息资料。

第四十八条 发布药品广告，应当向药品生产企业所在地省、自治区、直辖市人民政府药品监督管理部门报送有关材料。省、自治区、直辖市人民政府药品监督管理部门应当自收到有关材料之日起 10 个工作日内作出是否核发药品广告批准文号的决定；核发药品广告批准文号的，应当同时报国务院药品监督管理部门备案。具体办法由国务院药品监督管理部门制定。

发布进口药品广告，应当依照前款规定向进口药品代理机构所在地省、自治区、直辖市人民政府药品监督管理部门申请药品广告批准文号。

在药品生产企业所在地和进口药品代理机构所在地以外的省、自治区、直辖市发布药品广告的，发布广告的企业应当在发布前向发布地省、自治区、直辖市人民政府药品监督管理部门备案。接受备案的省、自治区、直辖市人民政府药品监督管理部门发现药品广告批准内容不符合药品广告管理规定的，应当交由原核发部门处理。

第四十九条 经国务院或者省、自治区、直辖市人民政府的药品监督管理部门决定，责令暂停生产、销售和使用的药品，在暂停期间不得发布该品种药品广告；已经发布广告的，必须立即停止。

第五十条 未经省、自治区、直辖市人民政府药品监督管理部门批准的药品广告，使用伪造、冒用、失效的药品广告批准文号的广告，或者因其他广告违法活动被撤销药品广告批准文号的广告，发布广告的企业、广告经营者、广告发布者必须立即停止该药品广告的发布。

对违法发布药品广告，情节严重的，省、自治区、直辖市人民政府药品监督管理部门可以予以公告。

第八章　药品监督

第五十一条　药品监督管理部门（含省级人民政府药品监督管理部门依法设立的药品监督管理机构，下同）依法对药品的研制、生产、经营、使用实施监督检查。

第五十二条　药品抽样必须由两名以上药品监督检查人员实施，并按照国务院药品监督管理部门的规定进行抽样；被抽检方应当提供抽检样品，不得拒绝。

药品被抽检单位没有正当理由，拒绝抽查检验的，国务院药品监督管理部门和被抽检单位所在地省、自治区、直辖市人民政府药品监督管理部门可以宣布停止该单位拒绝抽检的药品上市销售和使用。

第五十三条　对有掺杂、掺假嫌疑的药品，在国家药品标准规定的检验方法和检验项目不能检验时，药品检验机构可以补充检验方法和检验项目进行药品检验；经国务院药品监督管理部门批准后，使用补充检验方法和检验项目所得出的检验结果，可以作为药品监督管理部门认定药品质量的依据。

第五十四条　国务院和省、自治区、直辖市人民政府的药品监督管理部门应当根据药品质量抽查检验结果，定期发布药品质量公告。药品质量公告应当包括抽验药品的品名、检品来源、生产企业、生产批号、药品规格、检验机构、检验依据、检验结果、不合格项目等内容。药品质量公告不当的，发布部门应当自确认公告不当之日起 5 日内，在原公告范围内予以更正。

当事人对药品检验机构的检验结果有异议，申请复验的，应当向负责复验的药品检验机构提交书面申请、原药品检验报告书。复验的样品从原药品检验机构留样中抽取。

第五十五条　药品监督管理部门依法对有证据证明可能危害人体健康的药品及其有关证据材料采取查封、扣押的行政强制措施的，应当自采取行政强制措施之日起 7 日内作出是否立案的决定；需要检验的，应当自检验报告书发出之日起 15 日内作出是否立案的决定；不符合立案条件的，应当解除行政强制措施；需要暂停销售和使用的，应当由国务院或者省、自治区、直辖市人民政府的药品监督管理部门作出决定。

第五十六条　药品抽查检验，不得收取任何费用。

当事人对药品检验结果有异议，申请复验的，应当按照国务院有关部门或者省、自治区、直辖市人民政府有关部门的规定，向复验机构预先支付药品检验费用。复验结论与原检验结论不一致的，复验检验费用由原药品检验机构承担。

第五十七条　依据《药品管理法》和本条例的规定核发证书、进行药注册、药品认证和实施药品审批检验及其强制性检验，可以收取费用。具体收费标准由国务院财政部门、国务院价格主管部门制定。

第九章　法律责任

第五十八条　药品生产企业、药品经营企业有下列情形之一的，由药品监督管理部门依照《药品管理法》第七十九条的规定给予处罚：

（一）开办药品生产企业、药品生产企业新建药品生产车间、新增生产剂型，在国务院药品监督管理部门规定的时间内未通过《药品生产质量管理规范》认证，仍进行药品生产的；

（二）开办药品经营企业，在国务院药品监督管理部门规定的时间内未通过《药品经营质量管理规范》认证，仍进行药品经营的。

第五十九条　违反《药品管理法》第十三条的规定，擅自委托或者接受委托生产药品的，对委托方和受托方均依照《药品管理法》第七十四条的规定给予处罚。

第六十条　未经批准，擅自在城乡集市贸易市场设点销售药品或者在城乡集市贸易市场设点销售的药品超出批准经营的药品范围的，依照《药品管理法》第七十三条的规定给予处罚。

第六十一条　未经批准，医疗机构擅自使用其他医疗机构配制的制剂的，依照《药品管理法》第八十条的规定给予处罚。

第六十二条　个人设置的门诊部、诊所等医疗机构向患者提供的药品超出规定的范围和品种的，依照《药品管理法》第七十三条的规定给予处罚。

第六十三条　医疗机构使用假药、劣药的，依照《药品管理法》第七十四条、第七十五条的规定给予处罚。

第六十四条　违反《药品管理法》第二十九条的规定，擅自进行临床试验的，对承担药物临床试验的机构，依照《药品管理法》第七十九条的规定给予处罚。

第六十五条　药品申报者在申报临床试验时，报送虚假研制方法、质量标准、药理及毒理试验结果等有关资料和样品的，国务院药品监督管理部门对该申报药品的临床试验不予批准，对药品申报者给予警告；情节严重的，3年内不受理该药品申报者申报该品种的临床试验申请。

第六十六条　生产没有国家药品标准的中药饮片，不符合省、自治区、直辖市人民政府药品监督管理部门制定的炮制规范的；医疗机构不按照省、自治区、直辖市人民政府药品监督管理部门批准的标准配制制剂的，依照《药品管理法》第七十五条的规定给予处罚。

第六十七条　药品监督管理部门及其工作人员违反规定，泄露生产者、销售者为获得生产、销售含有新型化学成分药品许可而提交的未披露试验数据或者其他数据，造成申请人损失的，由药品监督管理部门依法承担赔偿责任；药品监督管理部门赔偿损失后，应当责令故意或者有重大过失的工作人员承担部分或者全部赔偿费用，并对直接责任人员依法给予行政处分。

第六十八条　药品生产企业、药品经营企业生产、经营的药品及医疗机构配制的制剂，其包装、标签、说明书违反《药品管理法》及本条例规定的，依照《药品管理法》第八十六条的规定给予处罚。

第六十九条　药品生产企业、药品经营企业和医疗机构变更药品生产经营许可事项，应当办理变更登记手续而未办理的，由原发证部门给予警告，责令限期补办变更登记手续；逾期不补办的，宣布其《药品生产许可证》《药品经营许可证》和《医疗机构制剂许可证》无效；仍从事药品生产经营活动的，依照《药品管理法》第七十三条的规定给予处罚。

第七十条　篡改经批准的药品广告内容的，由药品监督管理部门责令广告主立即停止该药品广告的发布，并由原审批的药品监督管理部门依照《药品管理法》第九十二条的规定给予处罚。

药品监督管理部门撤销药品广告批准文号后，应当自作出行政处理决定之日起 5 个工作日内通知广告监督管理机关。广告监督管理机关应当自收到药品监督管理部门通知之日起 15 个工作日内，依照《中华人民共和国广告法》的有关规定作出行政处理决定。

第七十一条　发布药品广告的企业在药品生产企业所在地或者进口药品代理机构所在地以外的省、自治区、直辖市发布药品广告，未按照规定向发布地省、自治区、直辖市人民政府药品监督管理部门备案的，由发布地的药品监督管理部门责令限期改正；逾期不改正的，停止该药品品种在发布地的广告发布活动。

第七十二条　未经省、自治区、直辖市人民政府药品监督管理部门批准，擅自发布药品广告的，药品监督管理部门发现后，应当通知广告监督管理部门依法查处。

第七十三条　违反《药品管理法》和本条例的规定，有下列行为之一的，由药品监督管理部门在《药品管理法》和本条例规定的处罚幅度内从重处罚：

（一）以麻醉药品、精神药品、医疗用毒性药品、放射性药品冒充其他药品，或者以其他药品冒充上述药品的；

（二）生产、销售以孕产妇、婴幼儿及儿童为主要使用对象的假药、劣药的；

（三）生产、销售的生物制品、血液制品属于假药、劣药的；

（四）生产、销售、使用假药、劣药，造成人员伤害后果的；

（五）生产、销售、使用假药、劣药，经处理后重犯的；

（六）拒绝、逃避监督检查，或者伪造、销毁、隐匿有关证据材料的，或者擅自动用查封、扣押物品的。

第七十四条 药品监督管理部门设置的派出机构，有权作出《药品管理法》和本条例规定的警告、罚款、没收违法生产、销售的药品和违法所得的行政处罚。

第七十五条 药品经营企业、医疗机构未违反《药品管理法》和本条例的有关规定，并有充分证据证明其不知道所销售或者使用的药品是假药、劣药的，应当没收其销售或者使用的假药、劣药和违法所得；但是，可以免除其他行政处罚。

第七十六条 依照《药品管理法》和本条例的规定没收的物品，由药品监督管理部门按照规定监督处理。

第十章　附　则

第七十七条 本条例下列用语的含义：

药品合格证明和其他标识，是指药品生产批准证明文件、药品检验报告书、药品的包装、标签和说明书。

新药，是指未曾在中国境内上市销售的药品。

处方药，是指凭执业医师和执业助理医师处方方可购买、调配和使用的药品。

非处方药，是指由国务院药品监督管理部门公布的，不需要凭执业医师和执业助理医师处方，消费者可以自行判断、购买和使用的药品。

医疗机构制剂，是指医疗机构根据本单位临床需要经批准而配制、自用的固定处方制剂。

药品认证，是指药品监督管理部门对药品研制、生产、经营、使用单位实施相应质量管理规范进行检查、评价并决定是否发给相应认证证书的过程。

药品经营方式，是指药品批发和药品零售。

药品经营范围，是指经药品监督管理部门核准经营药品的品种类别。

药品批发企业，是指将购进的药品销售给药品生产企业、药品经营企业、医疗机构的药品经营企业。

药品零售企业，是指将购进的药品直接销售给消费者的药品经营企业。

第七十八条 《药品管理法》第四十一条中"首次在中国销售的药品"，是指国内或者国外药品生产企业第一次在中国销售的药品，包括不同药品生产企业生产的相同品种。

第七十九条 《药品管理法》第五十九条第二款"禁止药品的生产企业、经营企业或者其代理人以任何名义给予使用其药品的医疗机构的负责人、药品采购人员、医师等有关人员以财物或者其他利益"中的"财物或者其他利益"，是指药品的生产企业、经营企业或者其代理人向医疗机构的负责人、药品采购人员、医师等有关人员提供的目的在于影响其药品采购或者药品处方行为的不正当利益。

第八十条 本条例自 2002 年 9 月 15 日起施行。

医疗机构管理条例

（1994年2月26日国务院令第149号发布，根据2016年2月6日《国务院关于修改部分行政法规的决定》修订）

目录
第一章　总则
第二章　规划布局和设置审批
第三章　登记
第四章　执业
第五章　监督管理
第六章　罚则
第七章　附则

第一章　总　则

第一条　为了加强对医疗机构的管理，促进医疗卫生事业的发展，保障公民健康，制定本条例。

第二条　本条例适用从事疾病诊断、治疗活动的医院、卫生院、疗养院、门诊部、诊所、卫生所（室）以及急救站等医疗机构。

第三条　医疗机构以救死扶伤，防病治病，为公民的健康服务为宗旨。

第四条　国家扶持医疗机构的发展，鼓励多种形式兴办医疗机构。

第五条　国务院卫生行政部门负责全国医疗机构的监督管理工作。

县级以上地方人民政府卫生行政部门负责本行政区域内医疗机构的监督管理工作。

中国人民解放军卫生主管部门依照本条例和国家有关规定，对军队的医疗机构实施监督管理。

第二章　规划布局和设置审批

第六条　县级以上地方人民政府卫生行政部门应当根据本行政区域的人口、医疗资源、医疗需求和现有医疗机构的分布状况，制定本行政区域医疗机构设置规划。

机关、企业和事业单位可以根据需要设置医疗机构，并纳入当地医疗机构的设置规划。

第七条 县级以上地方人民政府应当把医疗机构设置规划纳入当地的区域卫生发展规划和城乡建设发展总体规划。

第八条 设置医疗机构应当符合医疗机构设置规划和医疗机构基本标准。

医疗机构基本标准由国务院卫生行政部门制定。

第九条 单位或者个人设置医疗机构，必须经县级以上地方人民政府卫生行政部门审查批准，并取得设置医疗机构批准书。

第十条 申请设置医疗机构，应当提交下列文件：

（一）设置申请书；

（二）设置可行性研究报告；

（三）选址报告和建筑设计平面图。

第十一条 单位或者个人设置医疗机构，应当按照以下规定提出设置申请：

（一）不设床位或者床位不满 100 张的医疗机构，向所在地的县级人民政府卫生行政部门申请。

（二）床位在 100 张以上的医疗机构和专科医院按照省级人民政府卫生行政部门的规定申请。

第十二条 县级以上地方人民政府卫生行政部门应当自受理设置申请之日起 30 日内，作出批准或者不批准的书面答复；批准设置的，发给设置医疗机构批准书。

第十三条 国家统一规划的医疗机构设置，由国务院卫生行政部门决定。

第十四条 机关、企业和事业单位按照国家医疗机构基本标准设置为内部职工服务的门诊部、诊所、卫生所（室），报所在地的县级人民政府卫生行政部门备案。

第三章 登　记

第十五条 医疗机构执业，必须进行登记，领取《医疗机构执业许可证》。

第十六条 申请医疗机构执业登记，应当具备下列条件：

（一）有设置医疗机构的批准书；

（二）符合医疗机构的基本标准；

（三）有适合的名称、组织机构和场所；

（四）有与其开展的业务相适应的经费、设施、设备和专业卫生技术人员；

（五）有相应的规章制度；

（六）能够独立承担民事责任。

第十七条 医疗机构的执业登记，由批准其设置的人民政府卫生行政部门办理。

按照本条例第十三条规定设置的医疗机构的执业登记，由所在地的省、自治区、直辖市人民政府卫生行政部门办理。

机关、企业和事业单位设置的为内部职工服务的门诊部、诊所、卫生所（室）的执业登记，由所在地的县级人民政府卫生行政部门办理。

第十八条 医疗机构执业登记的主要事项：

（一）名称、地址、主要负责人；

（二）所有制形式；

（三）诊疗科目、床位；

（四）注册资金。

第十九条 县级以上地方人民政府卫生行政部门自受理执业登记申请之日起45日内，根据本条例和医疗机构基本标准进行审核。审核合格的，予以登记，发给《医疗机构执业许可证》；审核不合格的，将审核结果以书面形式通知申请人。

第二十条 医疗机构改变名称、场所、主要负责人、诊疗科目、床位，必须向原登记机关办理变更登记。

第二十一条 医疗机构歇业，必须向原登记机关办理注销登记。经登记机关核准后，收缴《医疗机构执业许可证》。

医疗机构非因改建、扩建、迁建原因停业超过1年的，视为歇业。

第二十二条 床位不满100张的医疗机构，其《医疗机构执业许可证》每年校验1次；床位在100张以上的医疗机构，其《医疗机构执业许可证》每3年校验1次。校验由原登记机关办理。

第二十三条 《医疗机关执业许可证》不得伪造、涂改、出卖、转让、出借。

《医疗机构执业许可证》遗失的，应当及时申明，并向原登记机关申请补发。

第四章 执 业

第二十四条 任何单位或者个人，未取得《医疗机构执业许可证》，不得开展诊疗活动。

第二十五条 医疗机构执业，必须遵守有关法律、法规和医疗技术规范。

第二十六条 医疗机构必须将《医疗机构执业许可证》、诊疗科目、诊疗时间和收费标准悬挂于明显处所。

第二十七条 医疗机构必须按照核准登记的诊疗科目开展诊疗活动。

第二十八条 医疗机构不得使用非卫生技术人员从事医疗卫生技术工作。

第二十九条 医疗机构应当加强对医务人员的医德教育。

第三十条 医疗机构工作人员上岗工作，必须佩带载有本人姓名、职务或者职称的标牌。

第三十一条 医疗机构对危重病人应当立即抢救。对限于设备或者技术条件不能诊治的病人，应当及时转诊。

第三十二条 未经医师（士）亲自诊查病人，医疗机构不得出具疾病诊断书、健康证明书或者死亡证明文件；未经医师（士）、助产人员亲自接产，医疗机构不得出具出生证明书或者死产报告书。

第三十三条 医疗机构施行手术、特殊检查或者特殊治疗时，必须征得患者同意，并应当取得其家属或者关系人同意并签字；无法取得患者意见时，应当取得家属或者关系人同意并签字；无法取得患者意见又无家属或者关系人在场，或者遇到其他特殊情况时，经治医师应当提出医疗处置方案，在取得医疗机构负责人或者被授权负责人员的批准后实施。

第三十四条 医疗机构发生医疗事故，按照国家有关规定处理。

第三十五条 医疗机构对传染病、精神病、职业病等患者的特殊诊治和处理，应当按照国家有关法律、法规的规定办理。

第三十六条 医疗机构必须按照有关药品管理的法律、法规，加强药品管理。

第三十七条 医疗机构必须按照人民政府或者物价部门的有关规定收取医疗费用，详列细项，并出具收据。

第三十八条 医疗机构必须承担相应的预防保健工作，承担县级以上人民政府卫生行政部门委托的支援农村、指导基层医疗卫生工作等任务。

第三十九条 发生重大灾害、事故、疾病流行或者其他意外情况时，医疗机构及其卫生技术人员必须服从县级以上人民政府卫生行政部门的调遣。

第五章　监督管理

第四十条 县级以上人民政府卫生行政部门行使下列监督管理职权：

（一）负责医疗机构的设置审批、执业登记和校验；

（二）对医疗机构的执业活动进行检查指导；

（三）负责组织对医疗机构的评审；

（四）对违反本条例的行为给予处罚。

第四十一条 国家实行医疗机构评审制度，由专家组成的评审委员会按照医疗机构评审办法和评审标准，对医疗机构的执业活动、医疗服务质量等进行综合评价。

医疗机构评审办法和评审标准由国务院卫生行政部门制定。

第四十二条 县级以上地方人民政府卫生行政部门负责组织本行政区域医疗机构评审委员会。

医疗机构评审委员会由医院管理、医学教育、医疗、医技、护理和财务等有关专家组成。评审委员会成员由县级以上地方人民政府卫生行政部门聘任。

第四十三条 县级以上地方人民政府卫生行政部门根据评审委员会的评审意见，对达到评审标准的医疗机构，发给评审合格证书；对未达到评审标准的医疗机构，提出处理意见。

第六章 罚 则

第四十四条 违反本条例第二十四条规定，未取得《医疗机构执业许可证》擅自执业的，由县级以上人民政府卫生行政部门责令其停止执业活动，没收非法所得和药品、器械，并可以根据情节处以1万元以下的罚款。

第四十五条 违反本条例第二十二条规定，逾期不校验《医疗机构执业许可证》仍从事诊疗活动的，由县级以上人民政府卫生行政部门责令其限期补办校验手续；拒不校验的，吊销其《医疗机构执业许可证》。

第四十六条 违反本条例第二十三条规定，出卖、转让、出借《医疗机构执业许可证》的，由县级以上人民政府卫生行政部门没收非法所得，并可以处以5000元以下的罚款；情节严重的，吊销其《医疗机构执业许可证》。

第四十七条 违反本条例第二十七条规定，诊疗活动超出登记范围的，由县级以上人民政府卫生行政部门予以警告，责令其改正，并可以根据情节处以3000元以下的罚款，情节严重的，吊销其《医疗机构执业许可证》。

第四十八条 违反本条例第二十八条规定，使用非卫生技术人员从事医疗卫生技术工作的，由县级以上人民政府卫生行政部门责令其限期改正，并可以处以5000元以下的罚款，情节严重的，吊销其《医疗机构执业许可证》。

第四十九条 违反本条例第三十二条规定，出具虚假证明文件的，由县级以上人民政府卫生行政部门予以警告；对造成危害后果的，可以处以 1000 元以下的罚款；对直接责任人员由所在单位或者上级机关给予行政处分。

第五十条 没收的财物和罚款全部上交国库。

第五十一条 当事人对行政处罚决定不服的，可以依照国家法律、法规的规定申请行政复议或者提起行政诉讼。当事人对罚款及没收药品、器械的处罚决定未在法定期限内申请复议或者提起诉讼又不履行的，县级以上人民政府卫生行政部门可以申请人民法院强制执行。

第七章 附 则

第五十二条 本条例实施前已经执业的医疗机构，应当在条例实施后的 6 个月内，按照本条例第三章的规定，补办登记手续，领取《医疗机构执业许可证》。

第五十三条 外国人中华人民共和国境内开设医疗机构及香港、澳门、台湾居民在内地开设医疗机构的管理办法，由国务院卫生行政部门另行制定。

第五十四条 本条例由国务院卫生行政部门负责解释。

第五十五条 本条例自 1994 年 9 月 1 日起施行。1951 年国务院批准发布的《医疗诊所管理暂行条例》同时废止。

医疗器械监督管理条例

（2000 年 1 月 4 日中华人民共和国国务院令第 276 号公布，2014 年 2 月 12 日国务院第 39 次常务会议修订通过，根据 2017 年 5 月 4 日《国务院关于修改〈医疗器械监督管理条例〉的决定》修订）

目录

第一章　总　则

第一条　为了保证医疗器械的安全、有效，保障人体健康和生命安全，制定本条例。

第二条　在中华人民共和国境内从事医疗器械的研制、生产、经营、使用活动及其监督管理，应当遵守本条例。

第三条　国务院食品药品监督管理部门负责全国医疗器械监督管理工作。国务院有关部门在各自的职责范围内负责与医疗器械有关的监督管理工作。

县级以上地方人民政府食品药品监督管理部门负责本行政区域的医疗器械监督管理工作。县级以上地方人民政府有关部门在各自的职责范围内负责与医疗器械有关的监督管理工作。

国务院食品药品监督管理部门应当配合国务院有关部门，贯彻实施国家医疗器械产业规划和政策。

第四条　国家对医疗器械按照风险程度实行分类管理。

第一类是风险程度低，实行常规管理可以保证其安全、有效的医疗器械。

第二类是具有中度风险，需要严格控制管理以保证其安全、有效的医疗器械。

第三类是具有较高风险，需要采取特别措施严格控制管理以保证其安全、有效的医疗器械。

评价医疗器械风险程度，应当考虑医疗器械的预期目的、结构特征、使用方法等因素。

国务院食品药品监督管理部门负责制定医疗器械的分类规则和分类目录，并根据医疗器械生产、经营、使用情况，及时对医疗器械的风险变化进行分析、评价，对分类目录进行调整。制定、调整分类目录，应当充分听取医疗器械生产经营企业以及使用单位、行业组织的意见，并参考国际医疗器械分类实践。医疗器械分类目录应当向社会公布。

第五条 医疗器械的研制应当遵循安全、有效和节约的原则。国家鼓励医疗器械的研究与创新，发挥市场机制的作用，促进医疗器械新技术的推广和应用，推动医疗器械产业的发展。

第六条 医疗器械产品应当符合医疗器械强制性国家标准；尚无强制性国家标准的，应当符合医疗器械强制性行业标准。

一次性使用的医疗器械目录由国务院食品药品监督管理部门会同国务院卫生计生主管部门制定、调整并公布。重复使用可以保证安全、有效的医疗器械，不列入一次性使用的医疗器械目录。对因设计、生产工艺、消毒灭菌技术等改进后重复使用可以保证安全、有效的医疗器械，应当调整出一次性使用的医疗器械目录。

第七条 医疗器械行业组织应当加强行业自律，推进诚信体系建设，督促企业依法开展生产经营活动，引导企业诚实守信。

第二章 医疗器械产品注册与备案

第八条 第一类医疗器械实行产品备案管理，第二类、第三类医疗器械实行产品注册管理。

第九条 第一类医疗器械产品备案和申请第二类、第三类医疗器械产品注册，应当提交下列资料：

（一）产品风险分析资料；

（二）产品技术要求；

（三）产品检验报告；

（四）临床评价资料；

（五）产品说明书及标签样稿；

（六）与产品研制、生产有关的质量管理体系文件；

（七）证明产品安全、有效所需的其他资料。

医疗器械注册申请人、备案人应当对所提交资料的真实性负责。

第十条 第一类医疗器械产品备案，由备案人向所在地设区的市级人民政府食品药品监督管理部门提交备案资料。其中，产品检验报告可以是备案人的自检报告；临床评价资料不包括临床试验报告，可以是通过文献、同类产品临床使用获得的数据证明该医疗器械安全、有效的资料。

向我国境内出口第一类医疗器械的境外生产企业，由其在我国境内设立的代表机构或者指定我国境内的企业法人作为代理人，向国务院食品药品监督管理部门提交备案资料和备案人所在国（地区）主管部门准许该医疗器械上市销售的证明文件。

备案资料载明的事项发生变化的，应当向原备案部门变更备案。

第十一条 申请第二类医疗器械产品注册，注册申请人应当向所在地省、自治区、直辖市人民政府食品药品监督管理部门提交注册申请资料。申请第三类医疗器械产品注册，注册申请人应当向国务院食品药品监督管理部门提交注册申请资料。

向我国境内出口第二类、第三类医疗器械的境外生产企业，应当由其在我国境内设立的代表机构或者指定我国境内的企业法人作为代理人，向国务院食品药品监督管理部门提交注册申请资料和注册申请人所在国（地区）主管部门准许该医疗器械上市销售的证明文件。

第二类、第三类医疗器械产品注册申请资料中的产品检验报告应当是医疗器械检验机构出具的检验报告；临床评价资料应当包括临床试验报告，但依照本条例第十七条的规定免于进行临床试验的医疗器械除外。

第十二条 受理注册申请的食品药品监督管理部门应当自受理之日起 3 个工作日内将注册申请资料转交技术审评机构。技术审评机构应当在完成技术审评后向食品药品监督管理部门提交审评意见。

第十三条 受理注册申请的食品药品监督管理部门应当自收到审评意见之日起 20 个工作日内作出决定。对符合安全、有效要求的，准予注册并发给医疗器械注册证；对不符合要求的，不予注册并书面说明理由。

国务院食品药品监督管理部门在组织对进口医疗器械的技术审评时认为有必要对质量管理体系进行核查的，应当组织质量管理体系检查技术机构开展质量管理体系核查。

第十四条 已注册的第二类、第三类医疗器械产品，其设计、原材料、生产工艺、适用范围、使用方法等发生实质性变化，有可能影响该医疗器械安全、有效的，注册人应当向原注册部门申请办理变更注册手续；发生非实质性变化，不影响该医疗器械安全、有效的，应当将变化情况向原注册部门备案。

第十五条 医疗器械注册证有效期为 5 年。有效期届满需要延续注册的，应当在有效期届满 6 个月前向原注册部门提出延续注册的申请。

除有本条第三款规定情形外，接到延续注册申请的食品药品监督管理部门应当在医疗器械注册证有效期届满前作出准予延续的决定。逾期未作决定的，视为准予延续。

有下列情形之一的，不予延续注册：

（一）注册人未在规定期限内提出延续注册申请的；

（二）医疗器械强制性标准已经修订，申请延续注册的医疗器械不能达到新要求的；

（三）对用于治疗罕见疾病以及应对突发公共卫生事件急需的医疗器械，未在规定期限内完成医疗器械注册证载明事项的。

第十六条 对新研制的尚未列入分类目录的医疗器械，申请人可以依照本条例有关第三类医疗器械产品注册的规定直接申请产品注册，也可以依据分类规则判断产品类别并向国务院食品药品监督管理部门申请类别确认后依照本条例的规定申请注册或者进行产品备案。

直接申请第三类医疗器械产品注册的，国务院食品药品监督管理部门应当按照风险程度确定类别，对准予注册的医疗器械及时纳入分类目录。申请类别确认的，国务院食品药品监督管理部门应当自受理申请之日起 20 个工作日内对该医疗器械的类别进行判定并告知申请人。

第十七条 第一类医疗器械产品备案，不需要进行临床试验。申请第二类、第三类医疗器械产品注册，应当进行临床试验；但是，有下列情形之一的，可以免于进行临床试验：

（一）工作机理明确、设计定型，生产工艺成熟，已上市的同品种医疗器械临床应用多年且无严重不良事件记录，不改变常规用途的；

（二）通过非临床评价能够证明该医疗器械安全、有效的；

（三）通过对同品种医疗器械临床试验或者临床使用获得的数据进行分析评价，能够证明该医疗器械安全、有效的。

免于进行临床试验的医疗器械目录由国务院食品药品监督管理部门制定、调整并公布。

第十八条 开展医疗器械临床试验，应当按照医疗器械临床试验质量管理规范的要求，在具备相应条件的临床试验机构进行，并向临床试验提出者所在地省、自治区、直辖市人民政府食品药品监督管理部门备案。接受临床试验备案的食品药品监督管理部门应当将备案情况通报临床试验机构所在地的同级食品药品监督管理部门和卫生计生主管部门。

医疗器械临床试验机构实行备案管理。医疗器械临床试验机构应当具备的条件及备案管理办法和临床试验质量管理规范，由国务院食品药品监督管理部门会同国务院卫生计生主管部门制定并公布。

第十九条 第三类医疗器械进行临床试验对人体具有较高风险的，应当经国务院食品药品监督管理部门批准。临床试验对人体具有较高风险的第三类医疗器械目录由国务院食品药品监督管理部门制定、调整并公布。

国务院食品药品监督管理部门审批临床试验，应当对拟承担医疗器械临床试验的机构的设备、专业人员等条件，该医疗器械的风险程度，临床试验实施方案，临床受益与风险对比分析报告等进行综合分析。准予开展临床试验的，应当通报临床试验提出者以及临床试验机构所在地省、自治区、直辖市人民政府食品药品监督管理部门和卫生计生主管部门。

第三章 医疗器械生产

第二十条 从事医疗器械生产活动，应当具备下列条件：

（一）有与生产的医疗器械相适应的生产场地、环境条件、生产设备以及专业技术人员；

（二）有对生产的医疗器械进行质量检验的机构或者专职检验人员以及检验设备；

（三）有保证医疗器械质量的管理制度；

（四）有与生产的医疗器械相适应的售后服务能力；

（五）产品研制、生产工艺文件规定的要求。

第二十一条 从事第一类医疗器械生产的，由生产企业向所在地设区的市级人民政府食品药品监督管理部门备案并提交其符合本条例第二十条规定条件的证明资料。

第二十二条 从事第二类、第三类医疗器械生产的，生产企业应当向所在地省、自治区、直辖市人民政府食品药品监督管理部门申请生产许可并提交其符合本条例第二十条规定条件的证明资料以及所生产医疗器械的注册证。

受理生产许可申请的食品药品监督管理部门应当自受理之日起30个工作日内对申请资料进行审核，按照国务院食品药品监督管理部门制定的医疗器械生产质量管理规范的要求进行核查。对符合规定条件的，准予许可并发给医疗器械生产许可证；对不符合规定条件的，不予许可并书面说明理由。

医疗器械生产许可证有效期为5年。有效期届满需要延续的，依照有关行政许可的法律规定办理延续手续。

第二十三条　医疗器械生产质量管理规范应当对医疗器械的设计开发、生产设备条件、原材料采购、生产过程控制、企业的机构设置和人员配备等影响医疗器械安全、有效的事项作出明确规定。

第二十四条　医疗器械生产企业应当按照医疗器械生产质量管理规范的要求，建立健全与所生产医疗器械相适应的质量管理体系并保证其有效运行；严格按照经注册或者备案的产品技术要求组织生产，保证出厂的医疗器械符合强制性标准以及经注册或者备案的产品技术要求。

医疗器械生产企业应当定期对质量管理体系的运行情况进行自查，并向所在地省、自治区、直辖市人民政府食品药品监督管理部门提交自查报告。

第二十五条　医疗器械生产企业的生产条件发生变化，不再符合医疗器械质量管理体系要求的，医疗器械生产企业应当立即采取整改措施；可能影响医疗器械安全、有效的，应当立即停止生产活动，并向所在地县级人民政府食品药品监督管理部门报告。

第二十六条　医疗器械应当使用通用名称。通用名称应当符合国务院食品药品监督管理部门制定的医疗器械命名规则。

第二十七条　医疗器械应当有说明书、标签。说明书、标签的内容应当与经注册或者备案的相关内容一致。

医疗器械的说明书、标签应当标明下列事项：

（一）通用名称、型号、规格；

（二）生产企业的名称和住所、生产地址及联系方式；

（三）产品技术要求的编号；

（四）生产日期和使用期限或者失效日期；

（五）产品性能、主要结构、适用范围；

（六）禁忌证、注意事项以及其他需要警示或者提示的内容；

（七）安装和使用说明或者图示；

（八）维护和保养方法，特殊储存条件、方法；

（九）产品技术要求规定应当标明的其他内容。

第二类、第三类医疗器械还应当标明医疗器械注册证编号和医疗器械注册人的名称、地址及联系方式。

由消费者个人自行使用的医疗器械还应当具有安全使用的特别说明。

第二十八条　委托生产医疗器械，由委托方对所委托生产的医疗器械质量负责。受托方应当是符合本条例规定、具备相应生产条件的医疗器械生产企业。委托方应当加强对受托方生产行为的管理，保证其按照法定要求进行生产。

具有高风险的植入性医疗器械不得委托生产，具体目录由国务院食品药品监督管理部门制定、调整并公布。

第四章　医疗器械经营与使用

第二十九条　从事医疗器械经营活动，应当有与经营规模和经营范围相适应的经营场所和贮存条件，以及与经营的医疗器械相适应的质量管理制度和质量管理机构或者人员。

第三十条　从事第二类医疗器械经营的，由经营企业向所在地设区的市级人民政府食品药品监督管理部门备案并提交其符合本条例第二十九条规定条件的证明资料。

第三十一条　从事第三类医疗器械经营的，经营企业应当向所在地设区的市级人民政府食品药品监督管理部门申请经营许可并提交其符合本条例第二十九条规定条件的证明资料。

受理经营许可申请的食品药品监督管理部门应当自受理之日起30个工作日内进行审查，必要时组织核查。对符合规定条件的，准予许可并发给医疗器械经营许可证；对不符合规定条件的，不予许可并书面说明理由。

医疗器械经营许可证有效期为5年。有效期届满需要延续的，依照有关行政许可的法律规定办理延续手续。

第三十二条　医疗器械经营企业、使用单位购进医疗器械，应当查验供货者的资质和医疗器械的合格证明文件，建立进货查验记录制度。从事第二类、第三类医疗器械批发业务以及第三类医疗器械零售业务的经营企业，还应当建立销售记录制度。

记录事项包括：

（一）医疗器械的名称、型号、规格、数量；

（二）医疗器械的生产批号、有效期、销售日期；

（三）生产企业的名称；

（四）供货者或者购货者的名称、地址及联系方式；

（五）相关许可证明文件编号等。

进货查验记录和销售记录应当真实，并按照国务院食品药品监督管理部门规定的期限予以保存。国家鼓励采用先进技术手段进行记录。

第三十三条　运输、贮存医疗器械，应当符合医疗器械说明书和标签标示的要求；对温度、湿度等环境条件有特殊要求的，应当采取相应措施，保证医疗器械的安全、有效。

第三十四条　医疗器械使用单位应当有与在用医疗器械品种、数量相适应的贮存场所和条件。医疗器械使用单位应当加强对工作人员的技术培训，按照产品说明书、技术操作规范等要求使用医疗器械。

医疗器械使用单位配置大型医用设备，应当符合国务院卫生计生主管部门制定的大型医用设备配置规划，与其功能定位、临床服务需求相适应，具有相应的技术条件、配套设施和具备相应资质、能力的专业技术人员，并经省级以上人民政府卫生计生主管部门批准，取得大型医用设备配置许可证。

大型医用设备配置管理办法由国务院卫生计生主管部门会同国务院有关部门制定。大型医用设备目录由国务院卫生计生主管部门商国务院有关部门提出，报国务院批准后执行。

第三十五条 医疗器械使用单位对重复使用的医疗器械，应当按照国务院卫生计生主管部门制定的消毒和管理的规定进行处理。

一次性使用的医疗器械不得重复使用，对使用过的应当按照国家有关规定销毁并记录。

第三十六条 医疗器械使用单位对需要定期检查、检验、校准、保养、维护的医疗器械，应当按照产品说明书的要求进行检查、检验、校准、保养、维护并予以记录，及时进行分析、评估，确保医疗器械处于良好状态，保障使用质量；对使用期限长的大型医疗器械，应当逐台建立使用档案，记录其使用、维护、转让、实际使用时间等事项。记录保存期限不得少于医疗器械规定使用期限终止后 5 年。

第三十七条 医疗器械使用单位应当妥善保存购入第三类医疗器械的原始资料，并确保信息具有可追溯性。

使用大型医疗器械以及植入和介入类医疗器械的，应当将医疗器械的名称、关键性技术参数等信息以及与使用质量安全密切相关的必要信息记载到病历等相关记录中。

第三十八条 发现使用的医疗器械存在安全隐患的，医疗器械使用单位应当立即停止使用，并通知生产企业或者其他负责产品质量的机构进行检修；经检修仍不能达到使用安全标准的医疗器械，不得继续使用。

第三十九条 食品药品监督管理部门和卫生计生主管部门依据各自职责，分别对使用环节的医疗器械质量和医疗器械使用行为进行监督管理。

第四十条 医疗器械经营企业、使用单位不得经营、使用未依法注册、无合格证明文件以及过期、失效、淘汰的医疗器械。

第四十一条 医疗器械使用单位之间转让在用医疗器械，转让方应当确保所转让的医疗器械安全、有效，不得转让过期、失效、淘汰以及检验不合格的医疗器械。

第四十二条 进口的医疗器械应当是依照本条例第二章的规定已注册或者已备案的医疗器械。

进口的医疗器械应当有中文说明书、中文标签。说明书、标签应当符合本条例规定以及相关强制性标准的要求，并在说明书中载明医疗器械的原产地以及代理人的名称、地址、联系方式。没有中文说明书、中文标签或者说明书、标签不符合本条规定的，不得进口。

第四十三条　出入境检验检疫机构依法对进口的医疗器械实施检验；检验不合格的，不得进口。

国务院食品药品监督管理部门应当及时向国家出入境检验检疫部门通报进口医疗器械的注册和备案情况。进口口岸所在地出入境检验检疫机构应当及时向所在地设区的市级人民政府食品药品监督管理部门通报进口医疗器械的通关情况。

第四十四条　出口医疗器械的企业应当保证其出口的医疗器械符合进口国（地区）的要求。

第四十五条　医疗器械广告应当真实合法，不得含有虚假、夸大、误导性的内容。

医疗器械广告应当经医疗器械生产企业或者进口医疗器械代理人所在地省、自治区、直辖市人民政府食品药品监督管理部门审查批准，并取得医疗器械广告批准文件。广告发布者发布医疗器械广告，应当事先核查广告的批准文件及其真实性；不得发布未取得批准文件、批准文件的真实性未经核实或者广告内容与批准文件不一致的医疗器械广告。省、自治区、直辖市人民政府食品药品监督管理部门应当公布并及时更新已经批准的医疗器械广告目录以及批准的广告内容。

省级以上人民政府食品药品监督管理部门责令暂停生产、销售、进口和使用的医疗器械，在暂停期间不得发布涉及该医疗器械的广告。

医疗器械广告的审查办法由国务院食品药品监督管理部门会同国务院工商行政管理部门制定。

第五章　不良事件的处理与医疗器械的召回

第四十六条　国家建立医疗器械不良事件监测制度，对医疗器械不良事件及时进行收集、分析、评价、控制。

第四十七条　医疗器械生产经营企业、使用单位应当对所生产经营或者使用的医疗器械开展不良事件监测；发现医疗器械不良事件或者可疑不良事件，应当按照国务院食品药品监督管理部门的规定，向医疗器械不良事件监测技术机构报告。

任何单位和个人发现医疗器械不良事件或者可疑不良事件，有权向食品药品监督管理部门或者医疗器械不良事件监测技术机构报告。

第四十八条 国务院食品药品监督管理部门应当加强医疗器械不良事件监测信息网络建设。

医疗器械不良事件监测技术机构应当加强医疗器械不良事件信息监测，主动收集不良事件信息；发现不良事件或者接到不良事件报告的，应当及时进行核实、调查、分析，对不良事件进行评估，并向食品药品监督管理部门和卫生计生主管部门提出处理建议。

医疗器械不良事件监测技术机构应当公布联系方式，方便医疗器械生产经营企业、使用单位等报告医疗器械不良事件。

第四十九条 食品药品监督管理部门应当根据医疗器械不良事件评估结果及时采取发布警示信息以及责令暂停生产、销售、进口和使用等控制措施。

省级以上人民政府食品药品监督管理部门应当会同同级卫生计生主管部门和相关部门组织对引起突发、群发的严重伤害或者死亡的医疗器械不良事件及时进行调查和处理，并组织对同类医疗器械加强监测。

第五十条 医疗器械生产经营企业、使用单位应当对医疗器械不良事件监测技术机构、食品药品监督管理部门开展的医疗器械不良事件调查予以配合。

第五十一条 有下列情形之一的，省级以上人民政府食品药品监督管理部门应当对已注册的医疗器械组织开展再评价：

（一）根据科学研究的发展，对医疗器械的安全、有效有认识上的改变的；

（二）医疗器械不良事件监测、评估结果表明医疗器械可能存在缺陷的；

（三）国务院食品药品监督管理部门规定的其他需要进行再评价的情形。

再评价结果表明已注册的医疗器械不能保证安全、有效的，由原发证部门注销医疗器械注册证，并向社会公布。被注销医疗器械注册证的医疗器械不得生产、进口、经营、使用。

第五十二条 医疗器械生产企业发现其生产的医疗器械不符合强制性标准、经注册或者备案的产品技术要求或者存在其他缺陷的，应当立即停止生产，通知相关生产经营企业、使用单位和消费者停止经营和使用，召回已经上市销售的医疗器械，采取补救、销毁等措施，记录相关情况，发布相关信息，并将医疗器械召回和处理情况向食品药品监督管理部门和卫生计生主管部门报告。

医疗器械经营企业发现其经营的医疗器械存在前款规定情形的，应当立即停止经营，通知相关生产经营企业、使用单位、消费者，并记录停止经营和通知情况。医疗器械生产企业认为属于依照前款规定需要召回的医疗器械，应当立即召回。

医疗器械生产经营企业未依照本条规定实施召回或者停止经营的，食品药品监督管理部门可以责令其召回或者停止经营。

第六章　监督检查

第五十三条　食品药品监督管理部门应当对医疗器械的注册、备案、生产、经营、使用活动加强监督检查，并对下列事项进行重点监督检查：

（一）医疗器械生产企业是否按照经注册或者备案的产品技术要求组织生产；

（二）医疗器械生产企业的质量管理体系是否保持有效运行；

（三）医疗器械生产经营企业的生产经营条件是否持续符合法定要求。

第五十四条　食品药品监督管理部门在监督检查中有下列职权：

（一）进入现场实施检查、抽取样品；

（二）查阅、复制、查封、扣押有关合同、票据、账簿以及其他有关资料；

（三）查封、扣押不符合法定要求的医疗器械，违法使用的零配件、原材料以及用于违法生产医疗器械的工具、设备；

（四）查封违反本条例规定从事医疗器械生产经营活动的场所。

食品药品监督管理部门进行监督检查，应当出示执法证件，保守被检查单位的商业秘密。

有关单位和个人应当对食品药品监督管理部门的监督检查予以配合，不得隐瞒有关情况。

第五十五条　对人体造成伤害或者有证据证明可能危害人体健康的医疗器械，食品药品监督管理部门可以采取暂停生产、进口、经营、使用的紧急控制措施。

第五十六条　食品药品监督管理部门应当加强对医疗器械生产经营企业和使用单位生产、经营、使用的医疗器械的抽查检验。抽查检验不得收取检验费和其他任何费用，所需费用纳入本级政府预算。省级以上人民政府食品药品监督管理部门应当根据抽查检验结论及时发布医疗器械质量公告。

卫生计生主管部门应当对大型医用设备的使用状况进行监督和评估；发现违规使用以及与大型医用设备相关的过度检查、过度治疗等情形的，应当立即纠正，依法予以处理。

第五十七条　医疗器械检验机构资质认定工作按照国家有关规定实行统一管理。经国务院认证认可监督管理部门会同国务院食品药品监督管理部门认定的检验机构，方可对医疗器械实施检验。

食品药品监督管理部门在执法工作中需要对医疗器械进行检验的，应当委托有资质的医疗器械检验机构进行，并支付相关费用。

当事人对检验结论有异议的，可以自收到检验结论之日起 7 个工作日内选择有资质的医疗器械检验机构进行复检。承担复检工作的医疗器械检验机构应当在国务院食品药品监督管理部门规定的时间内作出复检结论。复检结论为最终检验结论。

第五十八条 对可能存在有害物质或者擅自改变医疗器械设计、原材料和生产工艺并存在安全隐患的医疗器械，按照医疗器械国家标准、行业标准规定的检验项目和检验方法无法检验的，医疗器械检验机构可以补充检验项目和检验方法进行检验；使用补充检验项目、检验方法得出的检验结论，经国务院食品药品监督管理部门批准，可以作为食品药品监督管理部门认定医疗器械质量的依据。

第五十九条 设区的市级和县级人民政府食品药品监督管理部门应当加强对医疗器械广告的监督检查；发现未经批准、篡改经批准的广告内容的医疗器械广告，应当向所在地省、自治区、直辖市人民政府食品药品监督管理部门报告，由其向社会公告。

工商行政管理部门应当依照有关广告管理的法律、行政法规的规定，对医疗器械广告进行监督检查，查处违法行为。食品药品监督管理部门发现医疗器械广告违法发布行为，应当提出处理建议并按照有关程序移交所在地同级工商行政管理部门。

第六十条 国务院食品药品监督管理部门建立统一的医疗器械监督管理信息平台。食品药品监督管理部门应当通过信息平台依法及时公布医疗器械许可、备案、抽查检验、违法行为查处情况等日常监督管理信息。但是，不得泄露当事人的商业秘密。

食品药品监督管理部门对医疗器械注册人和备案人、生产经营企业、使用单位建立信用档案，对有不良信用记录的增加监督检查频次。

第六十一条 食品药品监督管理等部门应当公布本单位的联系方式，接受咨询、投诉、举报。食品药品监督管理等部门接到与医疗器械监督管理有关的咨询，应当及时答复；接到投诉、举报，应当及时核实、处理、答复。对咨询、投诉、举报情况及其答复、核实、处理情况，应当予以记录、保存。

有关医疗器械研制、生产、经营、使用行为的举报经调查属实的，食品药品监督管理等部门对举报人应当给予奖励。

第六十二条 国务院食品药品监督管理部门制定、调整、修改本条例规定的目录以及与医疗器械监督管理有关的规范，应当公开征求意见；采取听证会、论证会等形式，听取专家、医疗器械生产经营企业和使用单位、消费者以及相关组织等方面的意见。

第七章　法律责任

第六十三条　有下列情形之一的，由县级以上人民政府食品药品监督管理部门没收违法所得、违法生产经营的医疗器械和用于违法生产经营的工具、设备、原材料等物品；违法生产经营的医疗器械货值金额不足 1 万元的，并处 5 万元以上 10 万元以下罚款；货值金额 1 万元以上的，并处货值金额 10 倍以上 20 倍以下罚款；情节严重的，5 年内不受理相关责任人及企业提出的医疗器械许可申请：

（一）生产、经营未取得医疗器械注册证的第二类、第三类医疗器械的；

（二）未经许可从事第二类、第三类医疗器械生产活动的；

（三）未经许可从事第三类医疗器械经营活动的。

有前款第一项情形、情节严重的，由原发证部门吊销医疗器械生产许可证或者医疗器械经营许可证。

未经许可擅自配置使用大型医用设备的，由县级以上人民政府卫生计生主管部门责令停止使用，给予警告，没收违法所得；违法所得不足 1 万元的，并处 1 万元以上 5 万元以下罚款；违法所得 1 万元以上的，并处违法所得 5 倍以上 10 倍以下罚款；情节严重的，5 年内不受理相关责任人及单位提出的大型医用设备配置许可申请。

第六十四条　提供虚假资料或者采取其他欺骗手段取得医疗器械注册证、医疗器械生产许可证、医疗器械经营许可证、大型医用设备配置许可证、广告批准文件等许可证件的，由原发证部门撤销已经取得的许可证件，并处 5 万元以上 10 万元以下罚款，5 年内不受理相关责任人及单位提出的医疗器械许可申请。

伪造、变造、买卖、出租、出借相关医疗器械许可证件的，由原发证部门予以收缴或者吊销，没收违法所得；违法所得不足 1 万元的，处 1 万元以上 3 万元以下罚款；违法所得 1 万元以上的，处违法所得 3 倍以上 5 倍以下罚款；构成违反治安管理行为的，由公安机关依法予以治安管理处罚。

第六十五条　未依照本条例规定备案的，由县级以上人民政府食品药品监督管理部门责令限期改正；逾期不改正的，向社会公告未备案单位和产品名称，可以处 1 万元以下罚款。

备案时提供虚假资料的，由县级以上人民政府食品药品监督管理部门向社会公告备案单位和产品名称；情节严重的，直接责任人员 5 年内不得从事医疗器械生产经营活动。

第六十六条 有下列情形之一的，由县级以上人民政府食品药品监督管理部门责令改正，没收违法生产、经营或者使用的医疗器械；违法生产、经营或者使用的医疗器械货值金额不足 1 万元的，并处 2 万元以上 5 万元以下罚款；货值金额 1 万元以上的，并处货值金额 5 倍以上 10 倍以下罚款；情节严重的，责令停产停业，直至由原发证部门吊销医疗器械注册证、医疗器械生产许可证、医疗器械经营许可证：

（一）生产、经营、使用不符合强制性标准或者不符合经注册或者备案的产品技术要求的医疗器械的；

（二）医疗器械生产企业未按照经注册或者备案的产品技术要求组织生产，或者未依照本条例规定建立质量管理体系并保持有效运行的；

（三）经营、使用无合格证明文件、过期、失效、淘汰的医疗器械，或者使用未依法注册的医疗器械的；

（四）食品药品监督管理部门责令其依照本条例规定实施召回或者停止经营后，仍拒不召回或者停止经营医疗器械的；

（五）委托不具备本条例规定条件的企业生产医疗器械，或者未对受托方的生产行为进行管理的。

医疗器械经营企业、使用单位履行了本条例规定的进货查验等义务，有充分证据证明其不知道所经营、使用的医疗器械为前款第一项、第三项规定情形的医疗器械，并能如实说明其进货来源的，可以免予处罚，但应当依法没收其经营、使用的不符合法定要求的医疗器械。

第六十七条 有下列情形之一的，由县级以上人民政府食品药品监督管理部门责令改正，处 1 万元以上 3 万元以下罚款；情节严重的，责令停产停业，直至由原发证部门吊销医疗器械生产许可证、医疗器械经营许可证：

（一）医疗器械生产企业的生产条件发生变化、不再符合医疗器械质量管理体系要求，未依照本条例规定整改、停止生产、报告的；

（二）生产、经营说明书、标签不符合本条例规定的医疗器械的；

（三）未按照医疗器械说明书和标签标示要求运输、贮存医疗器械的；

（四）转让过期、失效、淘汰或者检验不合格的在用医疗器械的。

第六十八条 有下列情形之一的，由县级以上人民政府食品药品监督管理部门和卫生计生主管部门依据各自职责责令改正，给予警告；拒不改正的，处 5000 元以上 2 万元以下罚款；情节严重的，责令停产停业，直至由原发证部门吊销医疗器械生产许可证、医疗器械经营许可证：

（一）医疗器械生产企业未按照要求提交质量管理体系自查报告的；

（二）医疗器械经营企业、使用单位未依照本条例规定建立并执行医疗器械进货查验记录制度的；

（三）从事第二类、第三类医疗器械批发业务以及第三类医疗器械零售业务的经营企业未依照本条例规定建立并执行销售记录制度的；

（四）对重复使用的医疗器械，医疗器械使用单位未按照消毒和管理的规定进行处理的；

（五）医疗器械使用单位重复使用一次性使用的医疗器械，或者未按照规定销毁使用过的一次性使用的医疗器械的；

（六）对需要定期检查、检验、校准、保养、维护的医疗器械，医疗器械使用单位未按照产品说明书要求检查、检验、校准、保养、维护并予以记录，及时进行分析、评估，确保医疗器械处于良好状态的；

（七）医疗器械使用单位未妥善保存购入第三类医疗器械的原始资料，或者未按照规定将大型医疗器械以及植入和介入类医疗器械的信息记载到病历等相关记录中的；

（八）医疗器械使用单位发现使用的医疗器械存在安全隐患未立即停止使用、通知检修，或者继续使用经检修仍不能达到使用安全标准的医疗器械的；

（九）医疗器械使用单位违规使用大型医用设备，不能保障医疗质量安全的；

（十）医疗器械生产经营企业、使用单位未依照本条例规定开展医疗器械不良事件监测，未按照要求报告不良事件，或者对医疗器械不良事件监测技术机构、食品药品监督管理部门开展的不良事件调查不予配合的。

第六十九条 违反本条例规定开展医疗器械临床试验的，由县级以上人民政府食品药品监督管理部门责令改正或者立即停止临床试验，可以处 5 万元以下罚款；造成严重后果的，依法对直接负责的主管人员和其他直接责任人员给予降级、撤职或者开除的处分；该机构 5 年内不得开展相关专业医疗器械临床试验。

医疗器械临床试验机构出具虚假报告的，由县级以上人民政府食品药品监督管理部门处 5 万元以上 10 万元以下罚款；有违法所得的，没收违法所得；对直接负责的主管人员和其他直接责任人员，依法给予撤职或者开除的处分；该机构 10 年内不得开展相关专业医疗器械临床试验。

第七十条 医疗器械检验机构出具虚假检验报告的，由授予其资质的主管部门撤销检验资质，10 年内不受理其资质认定申请；处 5 万元以上 10 万元以下罚款；有违法所得的，没收违法所得；对直接负责的主管人员和其他直接责任人员，依法给予撤职或者开除的处分；受到开除处分的，自处分决定作出之日起 10 年内不得从事医疗器械检验工作。

第七十一条 违反本条例规定，发布未取得批准文件的医疗器械广告，未事先核实批准文件的真实性即发布医疗器械广告，或者发布广告内容与批准文件不一致的医疗器械广告的，由工商行政管理部门依照有关广告管理的法律、行政法规的规定给予处罚。

篡改经批准的医疗器械广告内容的，由原发证部门撤销该医疗器械的广告批准文件，2 年内不受理其广告审批申请。

发布虚假医疗器械广告的，由省级以上人民政府食品药品监督管理部门决定暂停销售该医疗器械，并向社会公布；仍然销售该医疗器械的，由县级以上人民政府食品药品监督管理部门没收违法销售的医疗器械，并处 2 万元以上 5 万元以下罚款。

第七十二条　医疗器械技术审评机构、医疗器械不良事件监测技术机构未依照本条例规定履行职责，致使审评、监测工作出现重大失误的，由县级以上人民政府食品药品监督管理部门责令改正，通报批评，给予警告；造成严重后果的，对直接负责的主管人员和其他直接责任人员，依法给予降级、撤职或者开除的处分。

第七十三条　食品药品监督管理部门、卫生计生主管部门及其工作人员应当严格依照本条例规定的处罚种类和幅度，根据违法行为的性质和具体情节行使行政处罚权，具体办法由国务院食品药品监督管理部门、卫生计生主管部门依据各自职责制定。

第七十四条　违反本条例规定，县级以上人民政府食品药品监督管理部门或者其他有关部门不履行医疗器械监督管理职责或者滥用职权、玩忽职守、徇私舞弊的，由监察机关或者任免机关对直接负责的主管人员和其他直接责任人员依法给予警告、记过或者记大过的处分；造成严重后果的，给予降级、撤职或者开除的处分。

第七十五条　违反本条例规定，构成犯罪的，依法追究刑事责任；造成人身、财产或者其他损害的，依法承担赔偿责任。

第八章　附　则

第七十六条　本条例下列用语的含义：

医疗器械，是指直接或者间接用于人体的仪器、设备、器具、体外诊断试剂及校准物、材料以及其他类似或者相关的物品，包括所需要的计算机软件；其效用主要通过物理等方式获得，不是通过药理学、免疫学或者代谢的方式获得，或者虽然有这些方式参与但是只起辅助作用；其目的是：

（一）疾病的诊断、预防、监护、治疗或者缓解；

（二）损伤的诊断、监护、治疗、缓解或者功能补偿；

（三）生理结构或者生理过程的检验、替代、调节或者支持；

（四）生命的支持或者维持；

（五）妊娠控制；

（六）通过对来自人体的样本进行检查，为医疗或者诊断目的提供信息。

医疗器械使用单位，是指使用医疗器械为他人提供医疗等技术服务的机构，包括取得医疗机构执业许可证的医疗机构，取得计划生育技术服务机构执业许可证的计划生育技术服务机构，以及依法不需要取得医疗机构执业许可证的血站、单采血浆站、康复辅助器具适配机构等。

大型医用设备，是指使用技术复杂、资金投入量大、运行成本高、对医疗费用影响大且纳入目录管理的大型医疗器械。

第七十七条　医疗器械产品注册可以收取费用。具体收费项目、标准分别由国务院财政、价格主管部门按照国家有关规定制定。

第七十八条　非营利的避孕医疗器械管理办法以及医疗卫生机构为应对突发公共卫生事件而研制的医疗器械的管理办法，由国务院食品药品监督管理部门会同国务院卫生计生主管部门制定。

中医医疗器械的管理办法，由国务院食品药品监督管理部门会同国务院中医药管理部门依据本条例的规定制定；康复辅助器具类医疗器械的范围及其管理办法，由国务院食品药品监督管理部门会同国务院民政部门依据本条例的规定制定。

第七十九条　军队医疗器械使用的监督管理，由军队卫生主管部门依据本条例和军队有关规定组织实施。

第八十条　本条例自 2014 年 6 月 1 日起施行。

中药品种保护条例

（1992 年 10 月 14 日中华人民共和国国务院令第 106 号发布，根据 2018 年 9 月 18 日《国务院关于修改部分行政法规的决定》修订）

目录

第一章　总　则

第一条　为了提高中药品种的质量，保护中药生产企业的合法权益，促进中药事业的发展，制定本条例。

第二条　本条例适用于中国境内生产制造的中药品种，包括中成药、天然药物的提取物及其制剂和中药人工制成品。

申请专利的中药品种，依照专利法的规定办理，不适用本条例。

第三条　国家鼓励研制开发临床有效的中药品种，对质量稳定、疗效确切的中药品种实行分级保护制度。

第四条　国务院药品监督管理部门负责全国中药品种保护的监督管理工作。

第二章　中药保护品种等级的划分和审批

第五条　依照本条例受保护的中药品种，必须是列入国家药品标准的品种。经国务院药品监督管理部门认定，列为省、自治区、直辖市药品标准的品种，也可以申请保护。

受保护的中药品种分为一、二级。

第六条　符合下列条件之一的中药品种，可以申请一级保护：

（一）对特定疾病有特殊疗效的；

（二）相当于国家一级保护野生药材物种的人工制成品；

（三）用于预防和治疗特殊疾病的。

第七条 符合下列条件之一的中药品种，可以申请二级保护：

（一）符合本条例第六条规定的品种或者已经解除一级保护的品种；

（二）对特定疾病有显著疗效的；

（三）从天然药物中提取的有效物质及特殊制剂。

第八条 国务院药品监督管理部门批准的新药，按照国务院药品监督管理部门规定的保护期给予保护；其中，符合本条例第六条、第七条规定的，在国务院药品监督管理部门批准的保护期限届满前六个月，可以重新依照本条例的规定申请保护。

第九条 申请办理中药品种保护的程序：

（一）中药生产企业对其生产的符合本条例第五条、第六条、第七条、第八条规定的中药品种，可以向所在地省、自治区、直辖市人民政府药品监督管理部门提出申请，由省、自治区、直辖市人民政府药品监督管理部门初审签署意见后，报国务院药品监督管理部门。特殊情况下，中药生产企业也可以直接向国务院药品监督管理部门提出申请。

（二）国务院药品监督管理部门委托国家中药品种保护审评委员会负责对申请保护的中药品种进行审评。国家中药品种保护审评委员会应当自接到申请报告书之日起六个月内作出审评结论。

（三）根据国家中药品种保护审评委员会的审评结论，由国务院药品监督管理部门决定是否给予保护。批准保护的中药品种，由国务院药品监督管理部门发给《中药保护品种证书》。

国务院药品监督管理部门负责组织国家中药品种保护审评委员会，委员会成员由国务院药品监督管理部门聘请中医药方面的医疗、科研、检验及经营、管理专家担任。

第十条 申请中药品种保护的企业，应当按照国务院药品监督管理部门的规定，向国家中药品种保护审评委员会提交完整的资料。

第十一条 对批准保护的中药品种以及保护期满的中药品种，由国务院药品监督管理部门在指定的专业报刊上予以公告。

第三章 中药保护品种的保护

第十二条 中药保护品种的保护期限：

中药一级保护品种分别为三十年、二十年、十年。

中药二级保护品种为七年。

第十三条 中药一级保护品种的处方组成、工艺制法，在保护期限内由获得《中药保护品种证书》的生产企业和有关的药品监督管理部门及有关单位和个人负责保密，不得公开。

负有保密责任的有关部门、企业和单位应当按照国家有关规定，建立必要的保密制度。

第十四条 向国外转让中药一级保护品种的处方组成、工艺制法的，应当按照国家有关保密的规定办理。

第十五条 中药一级保护品种因特殊情况需要延长保护期限的，由生产企业在该品种保护期满前六个月，依照本条例第九条规定的程序申报。延长的保护期限由国务院药品监督管理部门根据国家中药品种保护审评委员会的审评结果确定；但是，每次延长的保护期限不得超过第一次批准的保护期限。

第十六条 中药二级保护品种在保护期满后可以延长七年。

申请延长保护期的中药二级保护品种，应当在保护期满前六个月，由生产企业依照本条例第九条规定的程序申报。

第十七条 被批准保护的中药品种，在保护期内限于由获得《中药保护品种证书》的企业生产；但是，本条例第十九条另有规定的除外。

第十八条 国务院药品监督管理部门批准保护的中药品种如果在批准前是由多家企业生产的，其中未申请《中药保护品种证书》的企业应当自公告发布之日起六个月内向国务院药品监督管理部门申报，并依照本条例第十条的规定提供有关资料，由国务院药品监督管理部门指定药品检验机构对该申报品种进行同品种的质量检验。国务院药品监督管理部门根据检验结果，可以采取以下措施：

（一）对达到国家药品标准的，补发《中药保护品种证书》。

（二）对未达到国家药品标准的，依照药品管理的法律、行政法规的规定撤销该中药品种的批准文号。

第十九条 对临床用药紧缺的中药保护品种的仿制，须经国务院药品监督管理部门批准并发给批准文号。仿制企业应当付给持有《中药保护品种证书》并转让该中药品种的处方组成、工艺制法的企业合理的使用费，其数额由双方商定；双方不能达成协议的，由国务院药品监督管理部门裁决。

第二十条 生产中药保护品种的企业应当根据省、自治区、直辖市人民政府药品监督管理部门提出的要求，改进生产条件，提高品种质量。

第二十一条 中药保护品种在保护期内向国外申请注册的，须经国务院药品监督管理部门批准。

第四章 罚 则

第二十二条 违反本条例第十三条的规定，造成泄密的责任人员，由其所在单位或者上级机关给予行政处分；构成犯罪的，依法追究刑事责任。

第二十三条 违反本条例第十七条的规定，擅自仿制中药保护品种的，由县级以上人民政府负责药品监督管理的部门以生产假药依法论处。

伪造《中药品种保护证书》及有关证明文件进行生产、销售的，由县级以上人民政府负责药品监督管理的部门没收其全部有关药品及违法所得，并可以处以有关药品正品价格三倍以下罚款。

上述行为构成犯罪的，由司法机关依法追究刑事责任。

第二十四条 当事人对负责药品监督管理的部门的处罚决定不服的，可以依照有关法律、行政法规的规定，申请行政复议或者提起行政诉讼。

第五章 附 则

第二十五条 有关中药保护品种的申报要求、申报表格等，由国务院药品监督管理部门制定。

第二十六条 本条例自一九九三年一月一日起施行。

野生药材资源保护管理条例

（1987 年 10 月 30 日国务院国发〔1987〕第 96 号文件发布，自 1987 年 12 月 1 日起施行）

第一条 为保护和合理利用野生药材资源，适应人民医疗保健事业的需要，特制定本条例。

第二条 在中华人民共和国境内采猎、经营野生药材的任何单位或个人，除国家另有规定外，都必须遵守本条例。

第三条 国家对野生药材资源实行保护、采猎相结合的原则，并创造条件开展人工种养。

第四条 国家重点保护的野生药材物种分为三级：

一级：濒临灭绝状态的稀有珍贵野生药材物种（以下简称一级保护野生药材物种）；

二级：分布区域缩小、资源处于衰竭状态的重要野生药材物种（以下简称二级保护野生药材物种）；

三级：资源严重减少的主要常用野生药材物种（以下简称三级保护野生药材物种）。

第五条 国家重点保护的野生药材物种名录，由国家医药管理部门会同国务院野生动物、植物管理部门制定。

在国家重点保护的野生药材物种名录之外，需要增加的野生药材保护物种，由省、自治区、直辖市人民政府制定并抄送国家医药管理部门备案。

第六条 禁止采猎一级保护野生药材物种。

第七条 采猎、收购二、三级保护野生药材物种的，必须按照批准的计划执行。该计划由县以上（含县，下同）医药管理部门（含当地人民政府授权管理该项工作的有关部门，下同）会同同级野生动物、植物管理部门制定，报上一级医药管理部门批准。

第八条 采猎二、三级保护野生药材物种的，不得在禁止采猎区、禁止采猎期进行采猎，不得使用禁用工具进行采猎。

前款关于禁止采猎区、禁止采猎期和禁止使用的工具，由县以上医药管理部门会同同级野生动物、植物管理部门确定。

第九条 采猎二、三级保护野生药材物种的，必须持有采药证。

取得采药证后，需要进行采伐或狩猎的，必须分别向有关部门申请采伐证或狩猎证。

第十条 采药证的格式由国家医药管理部门确定。采药证由县以上医药管理部门会同同级野生动物、植物管理部门核发。

采伐证或狩猎证的核发，按照国家有关规定办理。

第十一条 建立国家或地方野生药材资源保护区，需经国务院或县以上地方人民政府批准。

在国家或地方自然保护区内建立野生药材资源保护区，必须征得国家或地方自然保护区主管部门的同意。

第十二条 进入野生药材资源保护区从事科研、教学、旅游等活动的，必须经该保护区管理部门批准。进入设在国家或地方自然保护区范围内野生药材资源保护区的，还须征得该自然保护区主管部门的同意。

第十三条 一级保护野生药材物种属于自然淘汰的，其药用部分由各级药材公司负责经营管理，但不得出口。

第十四条 二、三级保护野生药材物种属于国家计划管理的品种，由中国药材公司统一经营管理；其余品种由产地县药材公司或其委托单位按照计划收购。

第十五条 二、三级保护野生药材物种的药用部分，除国家另有规定外，实行限量出口。

实行限量出口和出口许可证制度的品种，由国家医药管理部门会同国务院有关部门确定。

第十六条 野生药材的规格、等级标准，由国家医药管理部门会同国务院有关部门制定。

第十七条 对保护野生药材资源作出显著成绩的单位或个人，由各级医药管理部门会同同级有关部门给予精神鼓励或一次性物质奖励。

第十八条 违反本条例第六条、第七条、第八条、第九条规定的，由当地县以上医药管理部门会同同级有关部门没收其非法采猎的野生药材及使用工具，并处以罚款。

第十九条 违反本条例第十二条规定的，当地县以上医药管理部门和自然保护区主管部门有权制止；造成损失的，必须承担赔偿责任。

第二十条 违反本条例第十三条、第十四条、第十五条规定的，由工商行政管理部门或有关部门没收其野生药材和全部违法所得，并处以罚款。

第二十一条 保护野生药材资源管理部门工作人员徇私舞弊的，由所在单位或上级管理部门给予行政处分；造成野生药材资源损失的，必须承担赔偿责任。

第二十二条 当事人对行政处罚决定不服的，可以在接到处罚决定书之日起十五日内向人民法院起诉；期满不起诉又不执行的，作出行政处罚决定的部门可以申请人民法院强制执行。

第二十三条 破坏野生药材资源情节严重，构成犯罪的，由司法机关依法追究刑事责任。

第二十四条 省、自治区、直辖市人民政府可以根据本条例制定实施细则。

第二十五条 本条例由国家医药管理局负责解释。

第二十六条 本条例自 1987 年 12 月 1 日起施行。

医疗事故处理条例

（《医疗事故处理条例》已经 2002 年 2 月 20 日国务院第 55 次常务会议通过，现予公布，自 2002 年 9 月 1 日起施行）

目录

第一章 总 则

第一条 为了正确处理医疗事故，保护患者和医疗机构及其医务人员的合法权益，维护医疗秩序，保障医疗安全，促进医学科学的发展，制定本条例。

第二条 本条例所称医疗事故，是指医疗机构及其医务人员在医疗活动中，违反医疗卫生管理法律、行政法规、部门规章和诊疗护理规范、常规，过失造成患者人身损害的事故。

第三条 处理医疗事故，应当遵循公开、公平、公正、及时、便民的原则，坚持实事求是的科学态度，做到事实清楚、定性准确、责任明确、处理恰当。

第四条 根据对患者人身造成的损害程度，医疗事故分为四级：

一级医疗事故：造成患者死亡、重度残疾的；

二级医疗事故：造成患者中度残疾、器官组织损伤导致严重功能障碍的；

三级医疗事故：造成患者轻度残疾、器官组织损伤导致一般功能障碍的；

四级医疗事故：造成患者明显人身损害的其他后果的。

具体分级标准由国务院卫生行政部门制定。

第二章　医疗事故的预防与处置

第五条　医疗机构及其医务人员在医疗活动中，必须严格遵守医疗卫生管理法律、行政法规、部门规章和诊疗护理规范、常规，恪守医疗服务职业道德。

第六条　医疗机构应当对其医务人员进行医疗卫生管理法律、行政法规、部门规章和诊疗护理规范、常规的培训和医疗服务职业道德教育。

第七条　医疗机构应当设置医疗服务质量监控部门或者配备专（兼）职人员，具体负责监督本医疗机构的医务人员的医疗服务工作，检查医务人员执业情况，接受患者对医疗服务的投诉，向其提供咨询服务。

第八条　医疗机构应当按照国务院卫生行政部门规定的要求，书写并妥善保管病历资料。

因抢救急危患者，未能及时书写病历的，有关医务人员应当在抢救结束后 6 小时内据实补记，并加以注明。

第九条　严禁涂改、伪造、隐匿、销毁或者抢夺病历资料。

第十条　患者有权复印或者复制其门诊病历、住院志、体温单、医嘱单、化验单（检验报告）、医学影像检查资料、特殊检查同意书、手术同意书、手术及麻醉记录单、病理资料、护理记录以及国务院卫生行政部门规定的其他病历资料。

患者依照前款规定要求复印或者复制病历资料的，医疗机构应当提供复印或者复制服务并在复印或者复制的病历资料上加盖证明印记。复印或者复制病历资料时，应当有患者在场。

医疗机构应患者的要求，为其复印或者复制病历资料，可以按照规定收取工本费。具体收费标准由省、自治区、直辖市人民政府价格主管部门会同同级卫生行政部门规定。

第十一条　在医疗活动中，医疗机构及其医务人员应当将患者的病情、医疗措施、医疗风险等如实告知患者，及时解答其咨询；但是，应当避免对患者产生不利后果。

第十二条　医疗机构应当制定防范、处理医疗事故的预案，预防医疗事故的发生，减轻医疗事故的损害。

第十三条　医务人员在医疗活动中发生或者发现医疗事故、可能引起医疗事故的医疗过失行为或者发生医疗事故争议的，应当立即向所在科室负责人报告，科室负责人应当及时向本医疗机构负责医疗服务质量监控的部门或者专（兼）职人员报告；负责医疗服务质量监控的部门或者专（兼）职人员接到报告后，应当立即进行调查、核实，将有关情况如实向本医疗机构的负责人报告，并向患者通报、解释。

第十四条 发生医疗事故的，医疗机构应当按照规定向所在地卫生行政部门报告。

发生下列重大医疗过失行为的，医疗机构应当在 12 小时内向所在地卫生行政部门报告：

（一）导致患者死亡或者可能为二级以上的医疗事故；

（二）导致 3 人以上人身损害后果；

（三）国务院卫生行政部门和省、自治区、直辖市人民政府卫生行政部门规定的其他情形。

第十五条 发生或者发现医疗过失行为，医疗机构及其医务人员应当立即采取有效措施，避免或者减轻对患者身体健康的损害，防止损害扩大。

第十六条 发生医疗事故争议时，死亡病例讨论记录、疑难病例讨论记录、上级医师查房记录、会诊意见、病程记录应当在医患双方在场的情况下封存和启封。封存的病历资料可以是复印件，由医疗机构保管。

第十七条 疑似输液、输血、注射、药物等引起不良后果的，医患双方应当共同对现场实物进行封存和启封，封存的现场实物由医疗机构保管；需要检验的，应当由双方共同指定的、依法具有检验资格的检验机构进行检验；双方无法共同指定时，由卫生行政部门指定。

疑似输血引起不良后果，需要对血液进行封存保留的，医疗机构应当通知提供该血液的采供血机构派员到场。

第十八条 患者死亡，医患双方当事人不能确定死因或者对死因有异议的，应当在患者死亡后 48 小时内进行尸检；具备尸体冻存条件的，可以延长至 7 日。尸检应当经死者近亲属同意并签字。

尸检应当由按照国家有关规定取得相应资格的机构和病理解剖专业技术人员进行。承担尸检任务的机构和病理解剖专业技术人员有进行尸检的义务。

医疗事故争议双方当事人可以请法医病理学人员参加尸检，也可以委派代表观察尸检过程。拒绝或者拖延尸检，超过规定时间，影响对死因判定的，由拒绝或者拖延的一方承担责任。

第十九条 患者在医疗机构内死亡的，尸体应当立即移放太平间。死者尸体存放时间一般不得超过 2 周。逾期不处理的尸体，经医疗机构所在地卫生行政部门批准，并报经同级公安部门备案后，由医疗机构按照规定进行处理。

第三章　医疗事故的技术鉴定

第二十条　卫生行政部门接到医疗机构关于重大医疗过失行为的报告或者医疗事故争议当事人要求处理医疗事故争议的申请后，对需要进行医疗事故技术鉴定的，应当交由负责医疗事故技术鉴定工作的医学会组织鉴定；医患双方协商解决医疗事故争议，需要进行医疗事故技术鉴定的，由双方当事人共同委托负责医疗事故技术鉴定工作的医学会组织鉴定。

第二十一条　设区的市级地方医学会和省、自治区、直辖市直接管辖的县（市）地方医学会负责组织首次医疗事故技术鉴定工作。省、自治区、直辖市地方医学会负责组织再次鉴定工作。

必要时，中华医学会可以组织疑难、复杂并在全国有重大影响的医疗事故争议的技术鉴定工作。

第二十二条　当事人对首次医疗事故技术鉴定结论不服的，可以自收到首次鉴定结论之日起 15 日内向医疗机构所在地卫生行政部门提出再次鉴定的申请。

第二十三条　负责组织医疗事故技术鉴定工作的医学会应当建立专家库。

专家库由具备下列条件的医疗卫生专业技术人员组成：

（一）有良好的业务素质和执业品德；

（二）受聘于医疗卫生机构或者医学教学、科研机构并担任相应专业高级技术职务 3 年以上。

符合前款第（一）项规定条件并具备高级技术任职资格的法医可以受聘进入专家库。

负责组织医疗事故技术鉴定工作的医学会依照本条例规定聘请医疗卫生专业技术人员和法医进入专家库，可以不受行政区域的限制。

第二十四条　医疗事故技术鉴定，由负责组织医疗事故技术鉴定工作的医学会组织专家鉴定组进行。

参加医疗事故技术鉴定的相关专业的专家，由医患双方在医学会主持下从专家库中随机抽取。在特殊情况下，医学会根据医疗事故技术鉴定工作的需要，可以组织医患双方在其他医学会建立的专家库中随机抽取相关专业的专家参加鉴定或者函件咨询。

符合本条例第二十三条规定条件的医疗卫生专业技术人员和法医有义务受聘进入专家库，并承担医疗事故技术鉴定工作。

第二十五条　专家鉴定组进行医疗事故技术鉴定，实行合议制。专家鉴定组人数为单数，涉及的主要学科的专家一般不得少于鉴定组成员的二分之一；涉及死因、伤残等级鉴定的，并应当从专家库中随机抽取法医参加专家鉴定组。

第二十六条 专家鉴定组成员有下列情形之一的，应当回避，当事人也可以以口头或者书面的方式申请其回避：

（一）是医疗事故争议当事人或者当事人的近亲属的；

（二）与医疗事故争议有利害关系的；

（三）与医疗事故争议当事人有其他关系，可能影响公正鉴定的。

第二十七条 专家鉴定组依照医疗卫生管理法律、行政法规、部门规章和诊疗护理规范、常规，运用医学科学原理和专业知识，独立进行医疗事故技术鉴定，对医疗事故进行鉴别和判定，为处理医疗事故争议提供医学依据。

任何单位或者个人不得干扰医疗事故技术鉴定工作，不得威胁、利诱、辱骂、殴打专家鉴定组成员。

专家鉴定组成员不得接受双方当事人的财物或者其他利益。

第二十八条 负责组织医疗事故技术鉴定工作的医学会应当自受理医疗事故技术鉴定之日起 5 日内通知医疗事故争议双方当事人提交进行医疗事故技术鉴定所需的材料。

当事人应当自收到医学会的通知之日起 10 日内提交有关医疗事故技术鉴定的材料、书面陈述及答辩。医疗机构提交的有关医疗事故技术鉴定的材料应当包括下列内容：

（一）住院患者的病程记录、死亡病例讨论记录、疑难病例讨论记录、会诊意见、上级医师查房记录等病历资料原件；

（二）住院患者的住院志、体温单、医嘱单、化验单（检验报告）、医学影像检查资料、特殊检查同意书、手术同意书、手术及麻醉记录单、病理资料、护理记录等病历资料原件；

（三）抢救急危患者，在规定时间内补记的病历资料原件；

（四）封存保留的输液、注射用物品和血液、药物等实物，或者依法具有检验资格的检验机构对这些物品、实物作出的检验报告；

（五）与医疗事故技术鉴定有关的其他材料。

在医疗机构建有病历档案的门诊、急诊患者，其病历资料由医疗机构提供；没有在医疗机构建立病历档案的，由患者提供。

医患双方应当依照本条例的规定提交相关材料。医疗机构无正当理由未依照本条例的规定如实提供相关材料，导致医疗事故技术鉴定不能进行的，应当承担责任。

第二十九条 负责组织医疗事故技术鉴定工作的医学会应当自接到当事

人提交的有关医疗事故技术鉴定的材料、书面陈述及答辩之日起 45 日内组织鉴定并出具医疗事故技术鉴定书。

负责组织医疗事故技术鉴定工作的医学会可以向双方当事人调查取证。

第三十条 专家鉴定组应当认真审查双方当事人提交的材料，听取双方当事人的陈述及答辩并进行核实。

双方当事人应当按照本条例的规定如实提交进行医疗事故技术鉴定所需要的材料，并积极配合调查。当事人任何一方不予配合，影响医疗事故技术鉴定的，由不予配合的一方承担责任。

第三十一条 专家鉴定组应当在事实清楚、证据确凿的基础上，综合分析患者的病情和个体差异，作出鉴定结论，并制作医疗事故技术鉴定书。鉴定结论以专家鉴定组成员的过半数通过。鉴定过程应当如实记载。

医疗事故技术鉴定书应当包括下列主要内容：

（一）双方当事人的基本情况及要求；

（二）当事人提交的材料和负责组织医疗事故技术鉴定工作的医学会的调查材料；

（三）对鉴定过程的说明；

（四）医疗行为是否违反医疗卫生管理法律、行政法规、部门规章和诊疗护理规范、常规；

（五）医疗过失行为与人身损害后果之间是否存在因果关系；

（六）医疗过失行为在医疗事故损害后果中的责任程度；

（七）医疗事故等级；

（八）对医疗事故患者的医疗护理医学建议。

第三十二条 医疗事故技术鉴定办法由国务院卫生行政部门制定。

第三十三条 有下列情形之一的，不属于医疗事故：

（一）在紧急情况下为抢救垂危患者生命而采取紧急医学措施造成不良后果的；

（二）在医疗活动中由于患者病情异常或者患者体质特殊而发生医疗意外的；

（三）在现有医学科学技术条件下，发生无法预料或者不能防范的不良后果的；

（四）无过错输血感染造成不良后果的；

（五）因患方原因延误诊疗导致不良后果的；

（六）因不可抗力造成不良后果的。

第三十四条 医疗事故技术鉴定，可以收取鉴定费用。经鉴定，属于医疗事故的，鉴定费用由医疗机构支付；不属于医疗事故的，鉴定费用由提出医疗事故处理申请的一方支付。鉴定费用标准由省、自治区、直辖市人民政府价格主管部门会同同级财政部门、卫生行政部门规定。

第四章 医疗事故的行政处理与监督

第三十五条 卫生行政部门应当依照本条例和有关法律、行政法规、部门规章的规定，对发生医疗事故的医疗机构和医务人员作出行政处理。

第三十六条 卫生行政部门接到医疗机构关于重大医疗过失行为的报告后，除责令医疗机构及时采取必要的医疗救治措施，防止损害后果扩大外，应当组织调查，判定是否属于医疗事故；对不能判定是否属于医疗事故的，应当依照本条例的有关规定交由负责医疗事故技术鉴定工作的医学会组织鉴定。

第三十七条 发生医疗事故争议，当事人申请卫生行政部门处理的，应当提出书面申请。申请书应当载明申请人的基本情况、有关事实、具体请求及理由等。

当事人自知道或者应当知道其身体健康受到损害之日起1年内，可以向卫生行政部门提出医疗事故争议处理申请。

第三十八条 发生医疗事故争议，当事人申请卫生行政部门处理的，由医疗机构所在地的县级人民政府卫生行政部门受理。医疗机构所在地是直辖市的，由医疗机构所在地的区、县人民政府卫生行政部门受理。

有下列情形之一的，县级人民政府卫生行政部门应当自接到医疗机构的报告或者当事人提出医疗事故争议处理申请之日起7日内移送上一级人民政府卫生行政部门处理：

（一）患者死亡；

（二）可能为二级以上的医疗事故；

（三）国务院卫生行政部门和省、自治区、直辖市人民政府卫生行政部门规定的其他情形。

第三十九条 卫生行政部门应当自收到医疗事故争议处理申请之日起10日内进行审查，作出是否受理的决定。对符合本条例规定，予以受理，需要进行医疗事故技术鉴定的，应当自作出受理决定之日起5日内将有关材料交由负责医疗事故技术鉴定工作的医学会组织鉴定并书面通知申请人；对不符合本条例规定，不予受理的，应当书面通知申请人并说明理由。

当事人对首次医疗事故技术鉴定结论有异议，申请再次鉴定的，卫生行政部门应当自收到申请之日起7日内交由省、自治区、直辖市地方医学会组织再次鉴定。

第四十条 当事人既向卫生行政部门提出医疗事故争议处理申请，又向人民法院提起诉讼的，卫生行政部门不予受理；卫生行政部门已经受理的，应当终止处理。

第四十一条 卫生行政部门收到负责组织医疗事故技术鉴定工作的医学会出具的医疗事故技术鉴定书后，应当对参加鉴定的人员资格和专业类别、鉴定程序进行审核；必要时，可以组织调查，听取医疗事故争议双方当事人的意见。

第四十二条 卫生行政部门经审核，对符合本条例规定作出的医疗事故技术鉴定结论，应当作为对发生医疗事故的医疗机构和医务人员作出行政处理以及进行医疗事故赔偿调解的依据；经审核，发现医疗事故技术鉴定不符合本条例规定的，应当要求重新鉴定。

第四十三条 医疗事故争议由双方当事人自行协商解决的，医疗机构应当自协商解决之日起 7 日内向所在地卫生行政部门作出书面报告，并附具协议书。

第四十四条 医疗事故争议经人民法院调解或者判决解决的，医疗机构应当自收到生效的人民法院的调解书或者判决书之日起 7 日内向所在地卫生行政部门作出书面报告，并附具调解书或者判决书。

第四十五条 县级以上地方人民政府卫生行政部门应当按照规定逐级将当地发生的医疗事故以及依法对发生医疗事故的医疗机构和医务人员作出行政处理的情况，上报国务院卫生行政部门。

第五章 医疗事故的赔偿

第四十六条 发生医疗事故的赔偿等民事责任争议，医患双方可以协商解决；不愿意协商或者协商不成的，当事人可以向卫生行政部门提出调解申请，也可以直接向人民法院提起民事诉讼。

第四十七条 双方当事人协商解决医疗事故的赔偿等民事责任争议的，应当制作协议书。协议书应当载明双方当事人的基本情况和医疗事故的原因、双方当事人共同认定的医疗事故等级以及协商确定的赔偿数额等，并由双方当事人在协议书上签名。

第四十八条 已确定为医疗事故的，卫生行政部门应医疗事故争议双方当事人请求，可以进行医疗事故赔偿调解。调解时，应当遵循当事人双方自愿原则，并应当依据本条例的规定计算赔偿数额。

经调解，双方当事人就赔偿数额达成协议的，制作调解书，双方当事人应当履行；调解不成或者经调解达成协议后一方反悔的，卫生行政部门不再调解。

第四十九条 医疗事故赔偿，应当考虑下列因素，确定具体赔偿数额：

（一）医疗事故等级；

（二）医疗过失行为在医疗事故损害后果中的责任程度；

（三）医疗事故损害后果与患者原有疾病状况之间的关系。

不属于医疗事故的，医疗机构不承担赔偿责任。

第五十条 医疗事故赔偿，按照下列项目和标准计算：

（一）医疗费：按照医疗事故对患者造成的人身损害进行治疗所发生的医疗费用计算，凭据支付，但不包括原发病医疗费用。结案后确实需要继续治疗的，按照基本医疗费用支付。

（二）误工费：患者有固定收入的，按照本人因误工减少的固定收入计算，对收入高于医疗事故发生地上一年度职工年平均工资3倍以上的，按照3倍计算；无固定收入的，按照医疗事故发生地上一年度职工年平均工资计算。

（三）住院伙食补助费：按照医疗事故发生地国家机关一般工作人员的出差伙食补助标准计算。

（四）陪护费：患者住院期间需要专人陪护的，按照医疗事故发生地上一年度职工年平均工资计算。

（五）残疾生活补助费：根据伤残等级，按照医疗事故发生地居民年平均生活费计算，自定残之月起最长赔偿30年；但是，60周岁以上的，不超过15年；70周岁以上的，不超过5年。

（六）残疾用具费：因残疾需要配置补偿功能器具的，凭医疗机构证明，按照普及型器具的费用计算。

（七）丧葬费：按照医疗事故发生地规定的丧葬费补助标准计算。

（八）被扶养人生活费：以死者生前或者残疾者丧失劳动能力前实际扶养且没有劳动能力的人为限，按照其户籍所在地或者居所地居民最低生活保障标准计算。对不满16周岁的，扶养到16周岁。对年满16周岁但无劳动能力的，扶养20年；但是，60周岁以上的，不超过15年；70周岁以上的，不超过5年。

（九）交通费：按照患者实际必需的交通费用计算，凭据支付。

（十）住宿费：按照医疗事故发生地国家机关一般工作人员的出差住宿补助标准计算，凭据支付。

（十一）精神损害抚慰金：按照医疗事故发生地居民年平均生活费计算。造成患者死亡的，赔偿年限最长不超过6年；造成患者残疾的，赔偿年限最长不超过3年。

第五十一条 参加医疗事故处理的患者近亲属所需交通费、误工费、住宿费，参照本条例第五十条的有关规定计算，计算费用的人数不超过2人。

医疗事故造成患者死亡的，参加丧葬活动的患者的配偶和直系亲属所需交通费、误工费、住宿费，参照本条例第五十条的有关规定计算，计算费用的人数不超过 2 人。

第五十二条　医疗事故赔偿费用，实行一次性结算，由承担医疗事故责任的医疗机构支付。

第六章　罚　则

第五十三条　卫生行政部门的工作人员在处理医疗事故过程中违反本条例的规定，利用职务上的便利收受他人财物或者其他利益，滥用职权，玩忽职守，或者发现违法行为不予查处，造成严重后果的，依照刑法关于受贿罪、滥用职权罪、玩忽职守罪或者其他有关罪的规定，依法追究刑事责任；尚不够刑事处罚的，依法给予降级或者撤职的行政处分。

第五十四条　卫生行政部门违反本条例的规定，有下列情形之一的，由上级卫生行政部门给予警告并责令限期改正；情节严重的，对负有责任的主管人员和其他直接责任人员依法给予行政处分：

（一）接到医疗机构关于重大医疗过失行为的报告后，未及时组织调查的；

（二）接到医疗事故争议处理申请后，未在规定时间内审查或者移送上一级人民政府卫生行政部门处理的；

（三）未将应当进行医疗事故技术鉴定的重大医疗过失行为或者医疗事故争议移交医学会组织鉴定的；

（四）未按照规定逐级将当地发生的医疗事故以及依法对发生医疗事故的医疗机构和医务人员的行政处理情况上报的；

（五）未依照本条例规定审核医疗事故技术鉴定书的。

第五十五条　医疗机构发生医疗事故的，由卫生行政部门根据医疗事故等级和情节，给予警告；情节严重的，责令限期停业整顿直至由原发证部门吊销执业许可证，对负有责任的医务人员依照刑法关于医疗事故罪的规定，依法追究刑事责任；尚不够刑事处罚的，依法给予行政处分或者纪律处分。

对发生医疗事故的有关医务人员，除依照前款处罚外，卫生行政部门并可以责令暂停 6 个月以上 1 年以下执业活动；情节严重的，吊销其执业证书。

第五十六条　医疗机构违反本条例的规定，有下列情形之一的，由卫生行政部门责令改正；情节严重的，对负有责任的主管人员和其他直接责任人员依法给予行政处分或者纪律处分：

（一）未如实告知患者病情、医疗措施和医疗风险的；

（二）没有正当理由，拒绝为患者提供复印或者复制病历资料服务的；

（三）未按照国务院卫生行政部门规定的要求书写和妥善保管病历资料的；

（四）未在规定时间内补记抢救工作病历内容的；

（五）未按照本条例的规定封存、保管和启封病历资料和实物的；

（六）未设置医疗服务质量监控部门或者配备专（兼）职人员的；

（七）未制定有关医疗事故防范和处理预案的；

（八）未在规定时间内向卫生行政部门报告重大医疗过失行为的；

（九）未按照本条例的规定向卫生行政部门报告医疗事故的；

（十）未按照规定进行尸检和保存、处理尸体的。

第五十七条 参加医疗事故技术鉴定工作的人员违反本条例的规定，接受申请鉴定双方或者一方当事人的财物或者其他利益，出具虚假医疗事故技术鉴定书，造成严重后果的，依照刑法关于受贿罪的规定，依法追究刑事责任；尚不够刑事处罚的，由原发证部门吊销其执业证书或者资格证书。

第五十八条 医疗机构或者其他有关机构违反本条例的规定，有下列情形之一的，由卫生行政部门责令改正，给予警告；对负有责任的主管人员和其他直接责任人员依法给予行政处分或者纪律处分；情节严重的，由原发证部门吊销其执业证书或者资格证书：

（一）承担尸检任务的机构没有正当理由，拒绝进行尸检的；

（二）涂改、伪造、隐匿、销毁病历资料的。

第五十九条 以医疗事故为由，寻衅滋事、抢夺病历资料，扰乱医疗机构正常医疗秩序和医疗事故技术鉴定工作，依照刑法关于扰乱社会秩序罪的规定，依法追究刑事责任；尚不够刑事处罚的，依法给予治安管理处罚。

第七章 附 则

第六十条 本条例所称医疗机构，是指依照《医疗机构管理条例》的规定取得《医疗机构执业许可证》的机构。

县级以上城市从事计划生育技术服务的机构依照《计划生育技术服务管理条例》的规定开展与计划生育有关的临床医疗服务，发生的计划生育技术服务事故，依照本条例的有关规定处理；但是，其中不属于医疗机构的县级以上城市从事计划生育技术服务的机构发生的计划生育技术服务事故，由计划生育行政部门行使依照本条例有关规定由卫生行政部门承担的受理、交由负责医疗事故技术鉴定工作的医学会组织鉴定和赔偿调解的职能；对发生计划生育技术服务事故的该机构及其有关责任人员，依法进行处理。

第六十一条 非法行医，造成患者人身损害，不属于医疗事故，触犯刑律的，依法追究刑事责任；有关赔偿，由受害人直接向人民法院提起诉讼。

第六十二条　军队医疗机构的医疗事故处理办法，由中国人民解放军卫生主管部门会同国务院卫生行政部门依据本条例制定。

第六十三条　本条例自 2002 年 9 月 1 日起施行。1987 年 6 月 29 日国务院发布的《医疗事故处理办法》同时废止。本条例施行前已经处理结案的医疗事故争议，不再重新处理。

突发公共卫生事件应急条例

（2003 年 5 月 9 日中华人民共和国国务院令第 376 号公布，根据 2011 年 1 月 8 日《国务院关于废止和修改部分行政法规的决定》修订）

目录
第一章　总则
第二章　预防与应急准备
第三章　报告与信息发布
第四章　应急处理
第五章　法律责任
第六章　附则

第一章　总　则

第一条　为了有效预防、及时控制和消除突发公共卫生事件的危害，保障公众身体健康与生命安全，维护正常的社会秩序，制定本条例。

第二条　本条例所称突发公共卫生事件（以下简称突发事件），是指突然发生，造成或者可能造成社会公众健康严重损害的重大传染病疫情、群体性不明原因疾病、重大食物和职业中毒以及其他严重影响公众健康的事件。

第三条　突发事件发生后，国务院设立全国突发事件应急处理指挥部，由国务院有关部门和军队有关部门组成，国务院主管领导人担任总指挥，负责对全国突发事件应急处理的统一领导、统一指挥。

国务院卫生行政主管部门和其他有关部门，在各自的职责范围内做好突发事件应急处理的有关工作。

第四条　突发事件发生后，省、自治区、直辖市人民政府成立地方突发事件应急处理指挥部，省、自治区、直辖市人民政府主要领导人担任总指挥，负责领导、指挥本行政区域内突发事件应急处理工作。

县级以上地方人民政府卫生行政主管部门，具体负责组织突发事件的调查、控制和医疗救治工作。

县级以上地方人民政府有关部门，在各自的职责范围内做好突发事件应急处理的有关工作。

第五条 突发事件应急工作，应当遵循预防为主、常备不懈的方针，贯彻统一领导、分级负责、反应及时、措施果断、依靠科学、加强合作的原则。

第六条 县级以上各级人民政府应当组织开展防治突发事件相关科学研究，建立突发事件应急流行病学调查、传染源隔离、医疗救护、现场处置、监督检查、监测检验、卫生防护等有关物资、设备、设施、技术与人才资源储备，所需经费列入本级政府财政预算。

国家对边远贫困地区突发事件应急工作给予财政支持。

第七条 国家鼓励、支持开展突发事件监测、预警、反应处理有关技术的国际交流与合作。

第八条 国务院有关部门和县级以上地方人民政府及其有关部门，应当建立严格的突发事件防范和应急处理责任制，切实履行各自的职责，保证突发事件应急处理工作的正常进行。

第九条 县级以上各级人民政府及其卫生行政主管部门，应当对参加突发事件应急处理的医疗卫生人员，给予适当补助和保健津贴；对参加突发事件应急处理作出贡献的人员，给予表彰和奖励；对因参与应急处理工作致病、致残、死亡的人员，按照国家有关规定，给予相应的补助和抚恤。

第二章　预防与应急准备

第十条 国务院卫生行政主管部门按照分类指导、快速反应的要求，制定全国突发事件应急预案，报请国务院批准。

省、自治区、直辖市人民政府根据全国突发事件应急预案，结合本地实际情况，制定本行政区域的突发事件应急预案。

第十一条 全国突发事件应急预案应当包括以下主要内容：

（一）突发事件应急处理指挥部的组成和相关部门的职责；

（二）突发事件的监测与预警；

（三）突发事件信息的收集、分析、报告、通报制度；

（四）突发事件应急处理技术和监测机构及其任务；

（五）突发事件的分级和应急处理工作方案；

（六）突发事件预防、现场控制，应急设施、设备、救治药品和医疗器械以及其他物资和技术的储备与调度；

（七）突发事件应急处理专业队伍的建设和培训。

第十二条 突发事件应急预案应当根据突发事件的变化和实施中发现的问题及时进行修订、补充。

第十三条 地方各级人民政府应当依照法律、行政法规的规定，做好传染病预防和其他公共卫生工作，防范突发事件的发生。

县级以上各级人民政府卫生行政主管部门和其他有关部门，应当对公众开展突发事件应急知识的专门教育，增强全社会对突发事件的防范意识和应对能力。

第十四条 国家建立统一的突发事件预防控制体系。

县级以上地方人民政府应当建立和完善突发事件监测与预警系统。

县级以上各级人民政府卫生行政主管部门，应当指定机构负责开展突发事件的日常监测，并确保监测与预警系统的正常运行。

第十五条 监测与预警工作应当根据突发事件的类别，制定监测计划，科学分析、综合评价监测数据。对早期发现的潜在隐患以及可能发生的突发事件，应当依照本条例规定的报告程序和时限及时报告。

第十六条 国务院有关部门和县级以上地方人民政府及其有关部门，应当根据突发事件应急预案的要求，保证应急设施、设备、救治药品和医疗器械等物资储备。

第十七条 县级以上各级人民政府应当加强急救医疗服务网络的建设，配备相应的医疗救治药物、技术、设备和人员，提高医疗卫生机构应对各类突发事件的救治能力。

设区的市级以上地方人民政府应当设置与传染病防治工作需要相适应的传染病专科医院，或者指定具备传染病防治条件和能力的医疗机构承担传染病防治任务。

第十八条 县级以上地方人民政府卫生行政主管部门，应当定期对医疗卫生机构和人员开展突发事件应急处理相关知识、技能的培训，定期组织医疗卫生机构进行突发事件应急演练，推广最新知识和先进技术。

第三章　报告与信息发布

第十九条 国家建立突发事件应急报告制度。

国务院卫生行政主管部门制定突发事件应急报告规范，建立重大、紧急疫情信息报告系统。

有下列情形之一的，省、自治区、直辖市人民政府应当在接到报告 1 小时内，向国务院卫生行政主管部门报告：

（一）发生或者可能发生传染病暴发、流行的；

（二）发生或者发现不明原因的群体性疾病的；

（三）发生传染病菌种、毒种丢失的；

（四）发生或者可能发生重大食物和职业中毒事件的。

国务院卫生行政主管部门对可能造成重大社会影响的突发事件，应当立即向国务院报告。

第二十条 突发事件监测机构、医疗卫生机构和有关单位发现有本条例第十九条规定情形之一的，应当在 2 小时内向所在地县级人民政府卫生行政主管部门报告；接到报告的卫生行政主管部门应当在 2 小时内向本级人民政府报告，并同时向上级人民政府卫生行政主管部门和国务院卫生行政主管部门报告。

县级人民政府应当在接到报告后 2 小时内向设区的市级人民政府或者上一级人民政府报告；设区的市级人民政府应当在接到报告后 2 小时内向省、自治区、直辖市人民政府报告。

第二十一条 任何单位和个人对突发事件，不得隐瞒、缓报、谎报或者授意他人隐瞒、缓报、谎报。

第二十二条 接到报告的地方人民政府、卫生行政主管部门依照本条例规定报告的同时，应当立即组织力量对报告事项调查核实、确证，采取必要的控制措施，并及时报告调查情况。

第二十三条 国务院卫生行政主管部门应当根据发生突发事件的情况，及时向国务院有关部门和各省、自治区、直辖市人民政府卫生行政主管部门以及军队有关部门通报。

突发事件发生地的省、自治区、直辖市人民政府卫生行政主管部门，应当及时向毗邻省、自治区、直辖市人民政府卫生行政主管部门通报。

接到通报的省、自治区、直辖市人民政府卫生行政主管部门，必要时应当及时通知本行政区域内的医疗卫生机构。

县级以上地方人民政府有关部门，已经发生或者发现可能引起突发事件的情形时，应当及时向同级人民政府卫生行政主管部门通报。

第二十四条 国家建立突发事件举报制度，公布统一的突发事件报告、举报电话。

任何单位和个人有权向人民政府及其有关部门报告突发事件隐患，有权向上级人民政府及其有关部门举报地方人民政府及其有关部门不履行突发事件应急处理职责，或者不按照规定履行职责的情况。接到报告、举报的有关人民政府及其有关部门，应当立即组织对突发事件隐患、不履行或者不按照规定履行突发事件应急处理职责的情况进行调查处理。

对举报突发事件有功的单位和个人，县级以上各级人民政府及其有关部门应当予以奖励。

第二十五条 国家建立突发事件的信息发布制度。

国务院卫生行政主管部门负责向社会发布突发事件的信息。必要时，可以授权省、自治区、直辖市人民政府卫生行政主管部门向社会发布本行政区域内突发事件的信息。

信息发布应当及时、准确、全面。

第四章　应急处理

第二十六条　突发事件发生后，卫生行政主管部门应当组织专家对突发事件进行综合评估，初步判断突发事件的类型，提出是否启动突发事件应急预案的建议。

第二十七条　在全国范围内或者跨省、自治区、直辖市范围内启动全国突发事件应急预案，由国务院卫生行政主管部门报国务院批准后实施。省、自治区、直辖市启动突发事件应急预案，由省、自治区、直辖市人民政府决定，并向国务院报告。

第二十八条　全国突发事件应急处理指挥部对突发事件应急处理工作进行督察和指导，地方各级人民政府及其有关部门应当予以配合。

省、自治区、直辖市突发事件应急处理指挥部对本行政区域内突发事件应急处理工作进行督察和指导。

第二十九条　省级以上人民政府卫生行政主管部门或者其他有关部门指定的突发事件应急处理专业技术机构，负责突发事件的技术调查、确证、处置、控制和评价工作。

第三十条　国务院卫生行政主管部门对新发现的突发传染病，根据危害程度、流行强度，依照《中华人民共和国传染病防治法》的规定及时宣布为法定传染病；宣布为甲类传染病的，由国务院决定。

第三十一条　应急预案启动前，县级以上各级人民政府有关部门应当根据突发事件的实际情况，做好应急处理准备，采取必要的应急措施。

应急预案启动后，突发事件发生地的人民政府有关部门，应当根据预案规定的职责要求，服从突发事件应急处理指挥部的统一指挥，立即到达规定岗位，采取有关的控制措施。

医疗卫生机构、监测机构和科学研究机构，应当服从突发事件应急处理指挥部的统一指挥，相互配合、协作，集中力量开展相关的科学研究工作。

第三十二条　突发事件发生后，国务院有关部门和县级以上地方人民政府及其有关部门，应当保证突发事件应急处理所需的医疗救护设备、救治药品、医疗器械等物资的生产、供应；铁路、交通、民用航空行政主管部门应当保证及时运送。

第三十三条　根据突发事件应急处理的需要，突发事件应急处理指挥部有权紧急调集人员、储备的物资、交通工具以及相关设施、设备；必要时，对人员进行疏散或者隔离，并可以依法对传染病疫区实行封锁。

第三十四条 突发事件应急处理指挥部根据突发事件应急处理的需要，可以对食物和水源采取控制措施。

县级以上地方人民政府卫生行政主管部门应当对突发事件现场等采取控制措施，宣传突发事件防治知识，及时对易受感染的人群和其他易受损害的人群采取应急接种、预防性投药、群体防护等措施。

第三十五条 参加突发事件应急处理的工作人员，应当按照预案的规定，采取卫生防护措施，并在专业人员的指导下进行工作。

第三十六条 国务院卫生行政主管部门或者其他有关部门指定的专业技术机构，有权进入突发事件现场进行调查、采样、技术分析和检验，对地方突发事件的应急处理工作进行技术指导，有关单位和个人应当予以配合；任何单位和个人不得以任何理由予以拒绝。

第三十七条 对新发现的突发传染病、不明原因的群体性疾病、重大食物和职业中毒事件，国务院卫生行政主管部门应当尽快组织力量制定相关的技术标准、规范和控制措施。

第三十八条 交通工具上发现根据国务院卫生行政主管部门的规定需要采取应急控制措施的传染病病人、疑似传染病病人，其负责人应当以最快的方式通知前方停靠点，并向交通工具的营运单位报告。交通工具的前方停靠点和营运单位应当立即向交通工具营运单位行政主管部门和县级以上地方人民政府卫生行政主管部门报告。卫生行政主管部门接到报告后，应当立即组织有关人员采取相应的医学处置措施。

交通工具上的传染病病人密切接触者，由交通工具停靠点的县级以上各级人民政府卫生行政主管部门或者铁路、交通、民用航空行政主管部门，根据各自的职责，依照传染病防治法律、行政法规的规定，采取控制措施。

涉及国境口岸和入出境的人员、交通工具、货物、集装箱、行李、邮包等需要采取传染病应急控制措施的，依照国境卫生检疫法律、行政法规的规定办理。

第三十九条 医疗卫生机构应当对因突发事件致病的人员提供医疗救护和现场救援，对就诊病人必须接诊治疗，并书写详细、完整的病历记录；对需要转送的病人，应当按照规定将病人及其病历记录的复印件转送至接诊的或者指定的医疗机构。

医疗卫生机构内应当采取卫生防护措施，防止交叉感染和污染。

医疗卫生机构应当对传染病病人密切接触者采取医学观察措施，传染病病人密切接触者应当予以配合。

医疗机构收治传染病病人、疑似传染病病人，应当依法报告所在地的疾病预防控制机构。接到报告的疾病预防控制机构应当立即对可能受到危害的人员进行调查，根据需要采取必要的控制措施。

第四十条　传染病暴发、流行时，街道、乡镇以及居民委员会、村民委员会应当组织力量，团结协作，群防群治，协助卫生行政主管部门和其他有关部门、医疗卫生机构做好疫情信息的收集和报告、人员的分散隔离、公共卫生措施的落实工作，向居民、村民宣传传染病防治的相关知识。

第四十一条　对传染病暴发、流行区域内流动人口，突发事件发生地的县级以上地方人民政府应当做好预防工作，落实有关卫生控制措施；对传染病病人和疑似传染病病人，应当采取就地隔离、就地观察、就地治疗的措施。对需要治疗和转诊的，应当依照本条例第三十九条第一款的规定执行。

第四十二条　有关部门、医疗卫生机构应当对传染病做到早发现、早报告、早隔离、早治疗，切断传播途径，防止扩散。

第四十三条　县级以上各级人民政府应当提供必要资金，保障因突发事件致病、致残的人员得到及时、有效的救治。具体办法由国务院财政部门、卫生行政主管部门和劳动保障行政主管部门制定。

第四十四条　在突发事件中需要接受隔离治疗、医学观察措施的病人、疑似病人和传染病病人密切接触者在卫生行政主管部门或者有关机构采取医学措施时应当予以配合；拒绝配合的，由公安机关依法协助强制执行。

第五章　法律责任

第四十五条　县级以上地方人民政府及其卫生行政主管部门未依照本条例的规定履行报告职责，对突发事件隐瞒、缓报、谎报或者授意他人隐瞒、缓报、谎报的，对政府主要领导人及其卫生行政主管部门主要负责人，依法给予降级或者撤职的行政处分；造成传染病传播、流行或者对社会公众健康造成其他严重危害后果的，依法给予开除的行政处分；构成犯罪的，依法追究刑事责任。

第四十六条　国务院有关部门、县级以上地方人民政府及其有关部门未依照本条例的规定，完成突发事件应急处理所需要的设施、设备、药品和医疗器械等物资的生产、供应、运输和储备的，对政府主要领导人和政府部门主要负责人依法给予降级或者撤职的行政处分；造成传染病传播、流行或者对社会公众健康造成其他严重危害后果的，依法给予开除的行政处分；构成犯罪的，依法追究刑事责任。

第四十七条　突发事件发生后，县级以上地方人民政府及其有关部门对上级人民政府有关部门的调查不予配合，或者采取其他方式阻碍、干涉调查的，对政府主要领导人和政府部门主要负责人依法给予降级或者撤职的行政处分；构成犯罪的，依法追究刑事责任。

第四十八条 县级以上各级人民政府卫生行政主管部门和其他有关部门在突发事件调查、控制、医疗救治工作中玩忽职守、失职、渎职的，由本级人民政府或者上级人民政府有关部门责令改正、通报批评、给予警告；对主要负责人、负有责任的主管人员和其他责任人员依法给予降级、撤职的行政处分；造成传染病传播、流行或者对社会公众健康造成其他严重危害后果的，依法给予开除的行政处分；构成犯罪的，依法追究刑事责任。

第四十九条 县级以上各级人民政府有关部门拒不履行应急处理职责的，由同级人民政府或者上级人民政府有关部门责令改正、通报批评、给予警告；对主要负责人、负有责任的主管人员和其他责任人员依法给予降级、撤职的行政处分；造成传染病传播、流行或者对社会公众健康造成其他严重危害后果的，依法给予开除的行政处分；构成犯罪的，依法追究刑事责任。

第五十条 医疗卫生机构有下列行为之一的，由卫生行政主管部门责令改正、通报批评、给予警告；情节严重的，吊销《医疗机构执业许可证》；对主要负责人、负有责任的主管人员和其他直接责任人员依法给予降级或者撤职的纪律处分；造成传染病传播、流行或者对社会公众健康造成其他严重危害后果，构成犯罪的，依法追究刑事责任：

（一）未依照本条例的规定履行报告职责，隐瞒、缓报或者谎报的；

（二）未依照本条例的规定及时采取控制措施的；

（三）未依照本条例的规定履行突发事件监测职责的；

（四）拒绝接诊病人的；

（五）拒不服从突发事件应急处理指挥部调度的。

第五十一条 在突发事件应急处理工作中，有关单位和个人未依照本条例的规定履行报告职责，隐瞒、缓报或者谎报，阻碍突发事件应急处理工作人员执行职务，拒绝国务院卫生行政主管部门或者其他有关部门指定的专业技术机构进入突发事件现场，或者不配合调查、采样、技术分析和检验的，对有关责任人员依法给予行政处分或者纪律处分；触犯《中华人民共和国治安管理处罚法》，构成违反治安管理行为的，由公安机关依法予以处罚；构成犯罪的，依法追究刑事责任。

第五十二条 在突发事件发生期间，散布谣言、哄抬物价、欺骗消费者，扰乱社会秩序、市场秩序的，由公安机关或者工商行政管理部门依法给予行政处罚；构成犯罪的，依法追究刑事责任。

第六章 附 则

第五十三条 中国人民解放军、武装警察部队医疗卫生机构参与突发事件应急处理的，依照本条例的规定和军队的相关规定执行。

第五十四条 本条例自公布之日起施行。

医疗废物管理条例

（2003 年 6 月 16 日中华人民共和国国务院令第 380 号公布，根据 2011 年 1 月 8 日《国务院关于废止和修改部分行政法规的决定》修订）

第一章　总　则

第一条　为了加强医疗废物的安全管理，防止疾病传播，保护环境，保障人体健康，根据《中华人民共和国传染病防治法》和《中华人民共和国固体废物污染环境防治法》，制定本条例。

第二条　本条例所称医疗废物，是指医疗卫生机构在医疗、预防、保健以及其他相关活动中产生的具有直接或者间接感染性、毒性以及其他危害性的废物。

医疗废物分类目录，由国务院卫生行政主管部门和环境保护行政主管部门共同制定、公布。

第三条　本条例适用于医疗废物的收集、运送、贮存、处置以及监督管理等活动。

医疗卫生机构收治的传染病病人或者疑似传染病病人产生的生活垃圾，按照医疗废物进行管理和处置。

医疗卫生机构废弃的麻醉、精神、放射性、毒性等药品及其相关的废物的管理，依照有关法律、行政法规和国家有关规定、标准执行。

第四条　国家推行医疗废物集中无害化处置，鼓励有关医疗废物安全处置技术的研究与开发。

县级以上地方人民政府负责组织建设医疗废物集中处置设施。

国家对边远贫困地区建设医疗废物集中处置设施给予适当的支持。

第五条 县级以上各级人民政府卫生行政主管部门，对医疗废物收集、运送、贮存、处置活动中的疾病防治工作实施统一监督管理；环境保护行政主管部门，对医疗废物收集、运送、贮存、处置活动中的环境污染防治工作实施统一监督管理。

县级以上各级人民政府其他有关部门在各自的职责范围内负责与医疗废物处置有关的监督管理工作。

第六条 任何单位和个人有权对医疗卫生机构、医疗废物集中处置单位和监督管理部门及其工作人员的违法行为进行举报、投诉、检举和控告。

第二章 医疗废物管理的一般规定

第七条 医疗卫生机构和医疗废物集中处置单位，应当建立、健全医疗废物管理责任制，其法定代表人为第一责任人，切实履行职责，防止因医疗废物导致传染病传播和环境污染事故。

第八条 医疗卫生机构和医疗废物集中处置单位，应当制定与医疗废物安全处置有关的规章制度和在发生意外事故时的应急方案；设置监控部门或者专（兼）职人员，负责检查、督促、落实本单位医疗废物的管理工作，防止违反本条例的行为发生。

第九条 医疗卫生机构和医疗废物集中处置单位，应当对本单位从事医疗废物收集、运送、贮存、处置等工作的人员和管理人员，进行相关法律和专业技术、安全防护以及紧急处理等知识的培训。

第十条 医疗卫生机构和医疗废物集中处置单位，应当采取有效的职业卫生防护措施，为从事医疗废物收集、运送、贮存、处置等工作的人员和管理人员，配备必要的防护用品，定期进行健康检查；必要时，对有关人员进行免疫接种，防止其受到健康损害。

第十一条 医疗卫生机构和医疗废物集中处置单位，应当依照《中华人民共和国固体废物污染环境防治法》的规定，执行危险废物转移联单管理制度。

第十二条 医疗卫生机构和医疗废物集中处置单位，应当对医疗废物进行登记，登记内容应当包括医疗废物的来源、种类、重量或者数量、交接时间、处置方法、最终去向以及经办人签名等项目。登记资料至少保存 3 年。

第十三条 医疗卫生机构和医疗废物集中处置单位，应当采取有效措施，防止医疗废物流失、泄漏、扩散。

发生医疗废物流失、泄漏、扩散时，医疗卫生机构和医疗废物集中处置单位应当采取减少危害的紧急处理措施，对致病人员提供医疗救护和现场救援；同时向所在地的县级人民政府卫生行政主管部门、环境保护行政主管部门报告，并向可能受到危害的单位和居民通报。

第十四条 禁止任何单位和个人转让、买卖医疗废物。

禁止在运送过程中丢弃医疗废物；禁止在非贮存地点倾倒、堆放医疗废物或者将医疗废物混入其他废物和生活垃圾。

第十五条 禁止邮寄医疗废物。

禁止通过铁路、航空运输医疗废物。

有陆路通道的，禁止通过水路运输医疗废物；没有陆路通道必需经水路运输医疗废物的，应当经设区的市级以上人民政府环境保护行政主管部门批准，并采取严格的环境保护措施后，方可通过水路运输。

禁止将医疗废物与旅客在同一运输工具上载运。

禁止在饮用水源保护区的水体上运输医疗废物。

第三章 医疗卫生机构对医疗废物的管理

第十六条 医疗卫生机构应当及时收集本单位产生的医疗废物，并按照类别分置于防渗漏、防锐器穿透的专用包装物或者密闭的容器内。

医疗废物专用包装物、容器，应当有明显的警示标识和警示说明。

医疗废物专用包装物、容器的标准和警示标识的规定，由国务院卫生行政主管部门和环境保护行政主管部门共同制定。

第十七条 医疗卫生机构应当建立医疗废物的暂时贮存设施、设备，不得露天存放医疗废物；医疗废物暂时贮存的时间不得超过 2 天。

医疗废物的暂时贮存设施、设备，应当远离医疗区、食品加工区和人员活动区以及生活垃圾存放场所，并设置明显的警示标识和防渗漏、防鼠、防蚊蝇、防蟑螂、防盗以及预防儿童接触等安全措施。

医疗废物的暂时贮存设施、设备应当定期消毒和清洁。

第十八条 医疗卫生机构应当使用防渗漏、防遗撒的专用运送工具，按照本单位确定的内部医疗废物运送时间、路线，将医疗废物收集、运送至暂时贮存地点。

运送工具使用后应当在医疗卫生机构内指定的地点及时消毒和清洁。

第十九条 医疗卫生机构应当根据就近集中处置的原则，及时将医疗废物交由医疗废物集中处置单位处置。

医疗废物中病原体的培养基、标本和菌种、毒种保存液等高危险废物，在交医疗废物集中处置单位处置前应当就地消毒。

第二十条　医疗卫生机构产生的污水、传染病病人或者疑似传染病病人的排泄物，应当按照国家规定严格消毒；达到国家规定的排放标准后，方可排入污水处理系统。

第二十一条　不具备集中处置医疗废物条件的农村，医疗卫生机构应当按照县级人民政府卫生行政主管部门、环境保护行政主管部门的要求，自行就地处置其产生的医疗废物。自行处置医疗废物的，应当符合下列基本要求：

（一）使用后的一次性医疗器具和容易致人损伤的医疗废物，应当消毒并作毁形处理；

（二）能够焚烧的，应当及时焚烧；

（三）不能焚烧的，消毒后集中填埋。

第四章　医疗废物的集中处置

第二十二条　从事医疗废物集中处置活动的单位，应当向县级以上人民政府环境保护行政主管部门申请领取经营许可证；未取得经营许可证的单位，不得从事有关医疗废物集中处置的活动。

第二十三条　医疗废物集中处置单位，应当符合下列条件：

（一）具有符合环境保护和卫生要求的医疗废物贮存、处置设施或者设备；

（二）具有经过培训的技术人员以及相应的技术工人；

（三）具有负责医疗废物处置效果检测、评价工作的机构和人员；

（四）具有保证医疗废物安全处置的规章制度。

第二十四条　医疗废物集中处置单位的贮存、处置设施，应当远离居（村）民居住区、水源保护区和交通干道，与工厂、企业等工作场所有适当的安全防护距离，并符合国务院环境保护行政主管部门的规定。

第二十五条　医疗废物集中处置单位应当至少每2天到医疗卫生机构收集、运送一次医疗废物，并负责医疗废物的贮存、处置。

第二十六条　医疗废物集中处置单位运送医疗废物，应当遵守国家有关危险货物运输管理的规定，使用有明显医疗废物标识的专用车辆。医疗废物专用车辆应当达到防渗漏、防遗撒以及其他环境保护和卫生要求。

运送医疗废物的专用车辆使用后，应当在医疗废物集中处置场所内及时进行消毒和清洁。

运送医疗废物的专用车辆不得运送其他物品。

第二十七条　医疗废物集中处置单位在运送医疗废物过程中应当确保安全，不得丢弃、遗撒医疗废物。

第二十八条　医疗废物集中处置单位应当安装污染物排放在线监控装置，并确保监控装置经常处于正常运行状态。

第二十九条　医疗废物集中处置单位处置医疗废物，应当符合国家规定的环境保护、卫生标准、规范。

第三十条　医疗废物集中处置单位应当按照环境保护行政主管部门和卫生行政主管部门的规定，定期对医疗废物处置设施的环境污染防治和卫生学效果进行检测、评价。检测、评价结果存入医疗废物集中处置单位档案，每半年向所在地环境保护行政主管部门和卫生行政主管部门报告一次。

第三十一条　医疗废物集中处置单位处置医疗废物，按照国家有关规定向医疗卫生机构收取医疗废物处置费用。

医疗卫生机构按照规定支付的医疗废物处置费用，可以纳入医疗成本。

第三十二条　各地区应当利用和改造现有固体废物处置设施和其他设施，对医疗废物集中处置，并达到基本的环境保护和卫生要求。

第三十三条　尚无集中处置设施或者处置能力不足的城市，自本条例施行之日起，设区的市级以上城市应当在 1 年内建成医疗废物集中处置设施；县级市应当在 2 年内建成医疗废物集中处置设施。县（旗）医疗废物集中处置设施的建设，由省、自治区、直辖市人民政府规定。

在尚未建成医疗废物集中处置设施期间，有关地方人民政府应当组织制定符合环境保护和卫生要求的医疗废物过渡性处置方案，确定医疗废物收集、运送、处置方式和处置单位。

第五章　监督管理

第三十四条　县级以上地方人民政府卫生行政主管部门、环境保护行政主管部门，应当依照本条例的规定，按照职责分工，对医疗卫生机构和医疗废物集中处置单位进行监督检查。

第三十五条　县级以上地方人民政府卫生行政主管部门，应当对医疗卫生机构和医疗废物集中处置单位从事医疗废物的收集、运送、贮存、处置中的疾病防治工作，以及工作人员的卫生防护等情况进行定期监督检查或者不定期的抽查。

第三十六条　县级以上地方人民政府环境保护行政主管部门，应当对医疗卫生机构和医疗废物集中处置单位从事医疗废物收集、运送、贮存、处置中的环境污染防治工作进行定期监督检查或者不定期的抽查。

第三十七条　卫生行政主管部门、环境保护行政主管部门应当定期交换监督检查和抽查结果。在监督检查或者抽查中发现医疗卫生机构和医疗废物集中处置单位存在隐患时，应当责令立即消除隐患。

第三十八条　卫生行政主管部门、环境保护行政主管部门接到对医疗卫生机构、医疗废物集中处置单位和监督管理部门及其工作人员违反本条例行为的举报、投诉、检举和控告后，应当及时核实，依法作出处理，并将处理结果予以公布。

第三十九条　卫生行政主管部门、环境保护行政主管部门履行监督检查职责时，有权采取下列措施：

（一）对有关单位进行实地检查，了解情况，现场监测，调查取证；

（二）查阅或者复制医疗废物管理的有关资料，采集样品；

（三）责令违反本条例规定的单位和个人停止违法行为；

（四）查封或者暂扣涉嫌违反本条例规定的场所、设备、运输工具和物品；

（五）对违反本条例规定的行为进行查处。

第四十条　发生因医疗废物管理不当导致传染病传播或者环境污染事故，或者有证据证明传染病传播或者环境污染的事故有可能发生时，卫生行政主管部门、环境保护行政主管部门应当采取临时控制措施，疏散人员，控制现场，并根据需要责令暂停导致或者可能导致传染病传播或者环境污染事故的作业。

第四十一条　医疗卫生机构和医疗废物集中处置单位，对有关部门的检查、监测、调查取证，应当予以配合，不得拒绝和阻碍，不得提供虚假材料。

第六章　法律责任

第四十二条　县级以上地方人民政府未依照本条例的规定，组织建设医疗废物集中处置设施或者组织制定医疗废物过渡性处置方案的，由上级人民政府通报批评，责令限期建成医疗废物集中处置设施或者组织制定医疗废物过渡性处置方案；并可以对政府主要领导人、负有责任的主管人员，依法给予行政处分。

第四十三条　县级以上各级人民政府卫生行政主管部门、环境保护行政主管部门或者其他有关部门，未按照本条例的规定履行监督检查职责，发现医疗卫生机构和医疗废物集中处置单位的违法行为不及时处理，发生或者可能发生传染病传播或者环境污染事故时未及时采取减少危害措施，以及有其他玩忽职守、失职、渎职行为的，由本级人民政府或者上级人民政府有关部门责令改正，通报批评；造成传染病传播或者环境污染事故的，对主要负责人、负有责任的主管人员和其他直接责任人员依法给予降级、撤职、开除的行政处分；构成犯罪的，依法追究刑事责任。

第四十四条 县级以上人民政府环境保护行政主管部门，违反本条例的规定发给医疗废物集中处置单位经营许可证的，由本级人民政府或者上级人民政府环境保护行政主管部门通报批评，责令收回违法发给的证书；并可以对主要负责人、负有责任的主管人员和其他直接责任人员依法给予行政处分。

第四十五条 医疗卫生机构、医疗废物集中处置单位违反本条例规定，有下列情形之一的，由县级以上地方人民政府卫生行政主管部门或者环境保护行政主管部门按照各自的职责责令限期改正，给予警告；逾期不改正的，处 2000 元以上 5000 元以下的罚款：

（一）未建立、健全医疗废物管理制度，或者未设置监控部门或者专（兼）职人员的；

（二）未对有关人员进行相关法律和专业技术、安全防护以及紧急处理等知识的培训的；

（三）未对从事医疗废物收集、运送、贮存、处置等工作的人员和管理人员采取职业卫生防护措施的；

（四）未对医疗废物进行登记或者未保存登记资料的；

（五）对使用后的医疗废物运送工具或者运送车辆未在指定地点及时进行消毒和清洁的；

（六）未及时收集、运送医疗废物的；

（七）未定期对医疗废物处置设施的环境污染防治和卫生学效果进行检测、评价，或者未将检测、评价效果存档、报告的。

第四十六条 医疗卫生机构、医疗废物集中处置单位违反本条例规定，有下列情形之一的，由县级以上地方人民政府卫生行政主管部门或者环境保护行政主管部门按照各自的职责责令限期改正，给予警告，可以并处 5000 元以下的罚款；逾期不改正的，处 5000 元以上 3 万元以下的罚款：

（一）贮存设施或者设备不符合环境保护、卫生要求的；

（二）未将医疗废物按照类别分置于专用包装物或者容器的；

（三）未使用符合标准的专用车辆运送医疗废物或者使用运送医疗废物的车辆运送其他物品的；

（四）未安装污染物排放在线监控装置或者监控装置未经常处于正常运行状态的。

第四十七条 医疗卫生机构、医疗废物集中处置单位有下列情形之一的，由县级以上地方人民政府卫生行政主管部门或者环境保护行政主管部门按照各自的职责责令限期改正，给予警告，并处 5000 元以上 1 万元以下的罚款；逾期不改正的，处 1 万元以上 3 万元以下的罚款；造成传染病传播或者环境污染事故的，由原发证部门暂扣或者吊销执业许可证件或者经营许可证件；构成犯罪的，依法追究刑事责任：

（一）在运送过程中丢弃医疗废物，在非贮存地点倾倒、堆放医疗废物或者将医疗废物混入其他废物和生活垃圾的；

（二）未执行危险废物转移联单管理制度的；

（三）将医疗废物交给未取得经营许可证的单位或者个人收集、运送、贮存、处置的；

（四）对医疗废物的处置不符合国家规定的环境保护、卫生标准、规范的；

（五）未按照本条例的规定对污水、传染病病人或者疑似传染病病人的排泄物，进行严格消毒，或者未达到国家规定的排放标准，排入污水处理系统的；

（六）对收治的传染病病人或者疑似传染病病人产生的生活垃圾，未按照医疗废物进行管理和处置的。

第四十八条 医疗卫生机构违反本条例规定，将未达到国家规定标准的污水、传染病病人或者疑似传染病病人的排泄物排入城市排水管网的，由县级以上地方人民政府建设行政主管部门责令限期改正，给予警告，并处5000元以上1万元以下的罚款；逾期不改正的，处1万元以上3万元以下的罚款；造成传染病传播或者环境污染事故的，由原发证部门暂扣或者吊销执业许可证件；构成犯罪的，依法追究刑事责任。

第四十九条 医疗卫生机构、医疗废物集中处置单位发生医疗废物流失、泄漏、扩散时，未采取紧急处理措施，或者未及时向卫生行政主管部门和环境保护行政主管部门报告的，由县级以上地方人民政府卫生行政主管部门或者环境保护行政主管部门按照各自的职责责令改正，给予警告，并处1万元以上3万元以下的罚款；造成传染病传播或者环境污染事故的，由原发证部门暂扣或者吊销执业许可证件或者经营许可证件；构成犯罪的，依法追究刑事责任。

第五十条 医疗卫生机构、医疗废物集中处置单位，无正当理由，阻碍卫生行政主管部门或者环境保护行政主管部门执法人员执行职务，拒绝执法人员进入现场，或者不配合执法部门的检查、监测、调查取证的，由县级以上地方人民政府卫生行政主管部门或者环境保护行政主管部门按照各自的职责责令改正，给予警告；拒不改正的，由原发证部门暂扣或者吊销执业许可证件或者经营许可证件；触犯《中华人民共和国治安管理处罚法》，构成违反治安管理行为的，由公安机关依法予以处罚；构成犯罪的，依法追究刑事责任。

第五十一条　不具备集中处置医疗废物条件的农村，医疗卫生机构未按照本条例的要求处置医疗废物的，由县级人民政府卫生行政主管部门或者环境保护行政主管部门按照各自的职责责令限期改正，给予警告；逾期不改正的，处 1000 元以上 5000 元以下的罚款；造成传染病传播或者环境污染事故的，由原发证部门暂扣或者吊销执业许可证件；构成犯罪的，依法追究刑事责任。

第五十二条　未取得经营许可证从事医疗废物的收集、运送、贮存、处置等活动的，由县级以上地方人民政府环境保护行政主管部门责令立即停止违法行为，没收违法所得，可以并处违法所得 1 倍以下的罚款。

第五十三条　转让、买卖医疗废物，邮寄或者通过铁路、航空运输医疗废物，或者违反本条例规定通过水路运输医疗废物的，由县级以上地方人民政府环境保护行政主管部门责令转让、买卖双方、邮寄人、托运人立即停止违法行为，给予警告，没收违法所得；违法所得 5000 元以上的，并处违法所得 2 倍以上 5 倍以下的罚款；没有违法所得或者违法所得不足 5000 元的，并处 5000 元以上 2 万元以下的罚款。

承运人明知托运人违反本条例的规定运输医疗废物，仍予以运输的，或者承运人将医疗废物与旅客在同一工具上载运的，按照前款的规定予以处罚。

第五十四条　医疗卫生机构、医疗废物集中处置单位违反本条例规定，导致传染病传播或者发生环境污染事故，给他人造成损害的，依法承担民事赔偿责任。

第七章　附　则

第五十五条　计划生育技术服务、医学科研、教学、尸体检查和其他相关活动中产生的具有直接或者间接感染性、毒性以及其他危害性废物的管理，依照本条例执行。

第五十六条　军队医疗卫生机构医疗废物的管理由中国人民解放军卫生主管部门参照本条例制定管理办法。

第五十七条　本条例自公布之日起施行。

乡村医生从业管理条例

（《乡村医生从业管理条例》已经 2003 年 7 月 30 日国务院第 16 次常务会议通过，现予公布，自 2004 年 1 月 1 日起施行）

目录

第一章　总　则

　　第一条　为了提高乡村医生的职业道德和业务素质，加强乡村医生从业管理，保护乡村医生的合法权益，保障村民获得初级卫生保健服务，根据《中华人民共和国执业医师法》（以下称执业医师法）的规定，制定本条例。

　　第二条　本条例适用于尚未取得执业医师资格或者执业助理医师资格，经注册在村医疗卫生机构从事预防、保健和一般医疗服务的乡村医生。

　　村医疗卫生机构中的执业医师或者执业助理医师，依照执业医师法的规定管理，不适用本条例。

　　第三条　国务院卫生行政主管部门负责全国乡村医生的管理工作。

　　县级以上地方人民政府卫生行政主管部门负责本行政区域内乡村医生的管理工作。

　　第四条　国家对在农村预防、保健、医疗服务和突发事件应急处理工作中做出突出成绩的乡村医生，给予奖励。

　　第五条　地方各级人民政府应当加强乡村医生的培训工作，采取多种形式对乡村医生进行培训。

　　第六条　具有学历教育资格的医学教育机构，应当按照国家有关规定开展适应农村需要的医学学历教育，定向为农村培养适用的卫生人员。

国家鼓励乡村医生学习中医药基本知识，运用中医药技能防治疾病。

第七条 国家鼓励乡村医生通过医学教育取得医学专业学历；鼓励符合条件的乡村医生申请参加国家医师资格考试。

第八条 国家鼓励取得执业医师资格或者执业助理医师资格的人员，开办村医疗卫生机构，或者在村医疗卫生机构向村民提供预防、保健和医疗服务。

第二章　执业注册

第九条 国家实行乡村医生执业注册制度。

县级人民政府卫生行政主管部门负责乡村医生执业注册工作。

第十条 本条例公布前的乡村医生，取得县级以上地方人民政府卫生行政主管部门颁发的乡村医生证书，并符合下列条件之一的，可以向县级人民政府卫生行政主管部门申请乡村医生执业注册，取得乡村医生执业证书后，继续在村医疗卫生机构执业：

（一）已经取得中等以上医学专业学历的；

（二）在村医疗卫生机构连续工作 20 年以上的；

（三）按照省、自治区、直辖市人民政府卫生行政主管部门制定的培训规划，接受培训取得合格证书的。

第十一条 对具有县级以上地方人民政府卫生行政主管部门颁发的乡村医生证书，但不符合本条例第十条规定条件的乡村医生，县级人民政府卫生行政主管部门应当进行有关预防、保健和一般医疗服务基本知识的培训，并根据省、自治区、直辖市人民政府卫生行政主管部门确定的考试内容、考试范围进行考试。

前款所指的乡村医生经培训并考试合格的，可以申请乡村医生执业注册；经培训但考试不合格的，县级人民政府卫生行政主管部门应当组织对其再次培训和考试。不参加再次培训或者再次考试仍不合格的，不得申请乡村医生执业注册。

本条所指的培训、考试，应当在本条例施行后 6 个月内完成。

第十二条 本条例公布之日起进入村医疗卫生机构从事预防、保健和医疗服务的人员，应当具备执业医师资格或者执业助理医师资格。

不具备前款规定条件的地区，根据实际需要，可以允许具有中等医学专业学历的人员，或者经培训达到中等医学专业水平的其他人员申请执业注册，进入村医疗卫生机构执业。具体办法由省、自治区、直辖市人民政府制定。

第十三条 符合本条例规定申请在村医疗卫生机构执业的人员，应当持村医疗卫生机构出具的拟聘用证明和相关学历证明、证书，向村医疗卫生机构所在地的县级人民政府卫生行政主管部门申请执业注册。

县级人民政府卫生行政主管部门应当自受理申请之日起15日内完成审核工作，对符合本条例规定条件的，准予执业注册，发给乡村医生执业证书；对不符合本条例规定条件的，不予注册，并书面说明理由。

第十四条 乡村医生有下列情形之一的，不予注册：

（一）不具有完全民事行为能力的；

（二）受刑事处罚，自刑罚执行完毕之日起至申请执业注册之日止不满2年的；

（三）受吊销乡村医生执业证书行政处罚，自处罚决定之日起至申请执业注册之日止不满2年的。

第十五条 乡村医生经注册取得执业证书后，方可在聘用其执业的村医疗卫生机构从事预防、保健和一般医疗服务。

未经注册取得乡村医生执业证书的，不得执业。

第十六条 乡村医生执业证书有效期为5年。

乡村医生执业证书有效期满需要继续执业的，应当在有效期满前3个月申请再注册。

县级人民政府卫生行政主管部门应当自受理申请之日起15日内进行审核，对符合省、自治区、直辖市人民政府卫生行政主管部门规定条件的，准予再注册，换发乡村医生执业证书；对不符合条件的，不予再注册，由发证部门收回原乡村医生执业证书。

第十七条 乡村医生应当在聘用其执业的村医疗卫生机构执业；变更执业的村医疗卫生机构的，应当依照本条例第十三条规定的程序办理变更注册手续。

第十八条 乡村医生有下列情形之一的，由原注册的卫生行政主管部门注销执业注册，收回乡村医生执业证书：

（一）死亡或者被宣告失踪的；

（二）受刑事处罚的；

（三）中止执业活动满2年的；

（四）考核不合格，逾期未提出再次考核申请或者经再次考核仍不合格的。

第十九条 县级人民政府卫生行政主管部门应当将准予执业注册、再注册和注销注册的人员名单向其执业的村医疗卫生机构所在地的村民公告，并由设区的市级人民政府卫生行政主管部门汇总，报省、自治区、直辖市人民政府卫生行政主管部门备案。

第二十条　县级人民政府卫生行政主管部门办理乡村医生执业注册、再注册、注销注册，应当依据法定权限、条件和程序，遵循便民原则，提高办事效率。

第二十一条　村民和乡村医生发现违法办理乡村医生执业注册、再注册、注销注册的，可以向有关人民政府卫生行政主管部门反映；有关人民政府卫生行政主管部门对反映的情况应当及时核实，调查处理，并将调查处理结果予以公布。

第二十二条　上级人民政府卫生行政主管部门应当加强对下级人民政府卫生行政主管部门办理乡村医生执业注册、再注册、注销注册的监督检查，及时纠正违法行为。

第三章　执业规则

第二十三条　乡村医生在执业活动中享有下列权利：

（一）进行一般医学处置，出具相应的医学证明；

（二）参与医学经验交流，参加专业学术团体；

（三）参加业务培训和教育；

（四）在执业活动中，人格尊严、人身安全不受侵犯；

（五）获取报酬；

（六）对当地的预防、保健、医疗工作和卫生行政主管部门的工作提出意见和建议。

第二十四条　乡村医生在执业活动中应当履行下列义务：

（一）遵守法律、法规、规章和诊疗护理技术规范、常规；

（二）树立敬业精神，遵守职业道德，履行乡村医生职责，为村民健康服务；

（三）关心、爱护、尊重患者，保护患者的隐私；

（四）努力钻研业务，更新知识，提高专业技术水平；

（五）向村民宣传卫生保健知识，对患者进行健康教育。

第二十五条　乡村医生应当协助有关部门做好初级卫生保健服务工作；按照规定及时报告传染病疫情和中毒事件，如实填写并上报有关卫生统计报表，妥善保管有关资料。

第二十六条　乡村医生在执业活动中，不得重复使用一次性医疗器械和卫生材料。对使用过的一次性医疗器械和卫生材料，应当按照规定处置。

第二十七条　乡村医生应当如实向患者或者其家属介绍病情，对超出一般医疗服务范围或者限于医疗条件和技术水平不能诊治的病人，应当及时转诊；情况紧急不能转诊的，应当先行抢救并及时向有抢救条件的医疗卫生机构求助。

第二十八条 乡村医生不得出具与执业范围无关或者与执业范围不相符的医学证明，不得进行实验性临床医疗活动。

第二十九条 省、自治区、直辖市人民政府卫生行政主管部门应当按照乡村医生一般医疗服务范围，制定乡村医生基本用药目录。乡村医生应当在乡村医生基本用药目录规定的范围内用药。

第三十条 县级人民政府对乡村医生开展国家规定的预防、保健等公共卫生服务，应当按照有关规定予以补助。

第四章 培训与考核

第三十一条 省、自治区、直辖市人民政府组织制定乡村医生培训规划，保证乡村医生至少每2年接受一次培训。县级人民政府根据培训规划制定本地区乡村医生培训计划。

对承担国家规定的预防、保健等公共卫生服务的乡村医生，其培训所需经费列入县级财政预算。对边远贫困地区，设区的市级以上地方人民政府应当给予适当经费支持。

国家鼓励社会组织和个人支持乡村医生培训工作。

第三十二条 县级人民政府卫生行政主管部门根据乡村医生培训计划，负责组织乡村医生的培训工作。

乡、镇人民政府以及村民委员会应当为乡村医生开展工作和学习提供条件，保证乡村医生接受培训和继续教育。

第三十三条 乡村医生应当按照培训规划的要求至少每2年接受一次培训，更新医学知识，提高业务水平。

第三十四条 县级人民政府卫生行政主管部门负责组织本地区乡村医生的考核工作；对乡村医生的考核，每2年组织一次。

对乡村医生的考核应当客观、公正，充分听取乡村医生执业的村医疗卫生机构、乡村医生本人、所在村村民委员会和村民的意见。

第三十五条 县级人民政府卫生行政主管部门负责检查乡村医生执业情况，收集村民对乡村医生业务水平、工作质量的评价和建议，接受村民对乡村医生的投诉，并进行汇总、分析。汇总、分析结果与乡村医生接受培训的情况作为对乡村医生进行考核的主要内容。

第三十六条 乡村医生经考核合格的，可以继续执业；经考核不合格的，在6个月之内可以申请进行再次考核。逾期未提出再次考核申请或者经再次考核仍不合格的乡村医生，原注册部门应当注销其执业注册，并收回乡村医生执业证书。

第三十七条 有关人民政府卫生行政主管部门对村民和乡村医生提出的意见、建议和投诉，应当及时调查处理，并将调查处理结果告知村民或者乡村医生。

第五章 法律责任

第三十八条 乡村医生在执业活动中，违反本条例规定，有下列行为之一的，由县级人民政府卫生行政主管部门责令限期改正，给予警告；逾期不改正的，责令暂停 3 个月以上 6 个月以下执业活动；情节严重的，由原发证部门暂扣乡村医生执业证书：

（一）执业活动超出规定的执业范围，或者未按照规定进行转诊的；

（二）违反规定使用乡村医生基本用药目录以外的处方药品的；

（三）违反规定出具医学证明，或者伪造卫生统计资料的；

（四）发现传染病疫情、中毒事件不按规定报告的。

第三十九条 乡村医生在执业活动中，违反规定进行实验性临床医疗活动，或者重复使用一次性医疗器械和卫生材料的，由县级人民政府卫生行政主管部门责令停止违法行为，给予警告，可以并处 1000 元以下的罚款；情节严重的，由原发证部门暂扣或者吊销乡村医生执业证书。

第四十条 乡村医生变更执业的村医疗卫生机构，未办理变更执业注册手续的，由县级人民政府卫生行政主管部门给予警告，责令限期办理变更注册手续。

第四十一条 以不正当手段取得乡村医生执业证书的，由发证部门收缴乡村医生执业证书；造成患者人身损害的，依法承担民事赔偿责任；构成犯罪的，依法追究刑事责任。

第四十二条 未经注册在村医疗卫生机构从事医疗活动的，由县级以上地方人民政府卫生行政主管部门予以取缔，没收其违法所得以及药品、医疗器械，违法所得 5000 元以上的，并处违法所得 1 倍以上 3 倍以下的罚款；没有违法所得或者违法所得不足 5000 元的，并处 1000 元以上 3000 元以下的罚款；造成患者人身损害的，依法承担民事赔偿责任；构成犯罪的，依法追究刑事责任。

第四十三条 县级人民政府卫生行政主管部门未按照乡村医生培训规划、计划组织乡村医生培训的，由本级人民政府或者上一级人民政府卫生行政主管部门责令改正；情节严重的，对直接负责的主管人员和其他直接责任人员依法给予行政处分。

第四十四条 县级人民政府卫生行政主管部门，对不符合本条例规定条件的人员发给乡村医生执业证书，或者对符合条件的人员不发给乡村医生执业证书的，由本级人民政府或者上一级人民政府卫生行政主管部门责令改正，收回或者补发乡村医生执业证书，并对直接负责的主管人员和其他直接责任人员依法给予行政处分。

第四十五条　县级人民政府卫生行政主管部门对乡村医生执业注册或者再注册申请，未在规定时间内完成审核工作的，或者未按照规定将准予执业注册、再注册和注销注册的人员名单向村民予以公告的，由本级人民政府或者上一级人民政府卫生行政主管部门责令限期改正；逾期不改正的，对直接负责的主管人员和其他直接责任人员依法给予行政处分。

第四十六条　卫生行政主管部门对村民和乡村医生反映的办理乡村医生执业注册、再注册、注销注册的违法活动未及时核实、调查处理或者未公布调查处理结果的，由本级人民政府或者上一级人民政府卫生行政主管部门责令限期改正；逾期不改正的，对直接负责的主管人员和其他直接责任人员依法给予行政处分。

第四十七条　寻衅滋事、阻碍乡村医生依法执业，侮辱、诽谤、威胁、殴打乡村医生，构成违反治安管理行为的，由公安机关依法予以处罚；构成犯罪的，依法追究刑事责任。

第六章　附　则

第四十八条　乡村医生执业证书格式由国务院卫生行政主管部门规定。

第四十九条　本条例自 2004 年 1 月 1 日起施行。

麻醉药品和精神药品管理条例

（2005 年 8 月 3 日中华人民共和国国务院令第 442 号公布，根据 2013 年 12 月 7 日《国务院关于修改部分行政法规的决定》第一次修订，根据 2016 年 2 月 6 日《国务院关于修改部分行政法规的决定》第二次修订）

目录

第一章　总　则

第一条　为加强麻醉药品和精神药品的管理，保证麻醉药品和精神药品的合法、安全、合理使用，防止流入非法渠道，根据药品管理法和其他有关法律的规定，制定本条例。

第二条　麻醉药品药用原植物的种植，麻醉药品和精神药品的实验研究、生产、经营、使用、储存、运输等活动以及监督管理，适用本条例。

麻醉药品和精神药品的进出口依照有关法律的规定办理。

第三条　本条例所称麻醉药品和精神药品，是指列入麻醉药品目录、精神药品目录（以下称目录）的药品和其他物质。精神药品分为第一类精神药品和第二类精神药品。

目录由国务院药品监督管理部门会同国务院公安部门、国务院卫生主管部门制定、调整并公布。

上市销售但尚未列入目录的药品和其他物质或者第二类精神药品发生滥

用，已经造成或者可能造成严重社会危害的，国务院药品监督管理部门会同国务院公安部门、国务院卫生主管部门应当及时将该药品和该物质列入目录或者将该第二类精神药品调整为第一类精神药品。

第四条 国家对麻醉药品药用原植物以及麻醉药品和精神药品实行管制。除本条例另有规定的外，任何单位、个人不得进行麻醉药品药用原植物的种植以及麻醉药品和精神药品的实验研究、生产、经营、使用、储存、运输等活动。

第五条 国务院药品监督管理部门负责全国麻醉药品和精神药品的监督管理工作，并会同国务院农业主管部门对麻醉药品药用原植物实施监督管理。国务院公安部门负责对造成麻醉药品药用原植物、麻醉药品和精神药品流入非法渠道的行为进行查处。国务院其他有关主管部门在各自的职责范围内负责与麻醉药品和精神药品有关的管理工作。

省、自治区、直辖市人民政府药品监督管理部门负责本行政区域内麻醉药品和精神药品的监督管理工作。县级以上地方公安机关负责对本行政区域内造成麻醉药品和精神药品流入非法渠道的行为进行查处。县级以上地方人民政府其他有关主管部门在各自的职责范围内负责与麻醉药品和精神药品有关的管理工作。

第六条 麻醉药品和精神药品生产、经营企业和使用单位可以依法参加行业协会。行业协会应当加强行业自律管理。

第二章 种植、实验研究和生产

第七条 国家根据麻醉药品和精神药品的医疗、国家储备和企业生产所需原料的需要确定需求总量，对麻醉药品药用原植物的种植、麻醉药品和精神药品的生产实行总量控制。

国务院药品监督管理部门根据麻醉药品和精神药品的需求总量制定年度生产计划。

国务院药品监督管理部门和国务院农业主管部门根据麻醉药品年度生产计划，制定麻醉药品药用原植物年度种植计划。

第八条 麻醉药品药用原植物种植企业应当根据年度种植计划，种植麻醉药品药用原植物。

麻醉药品药用原植物种植企业应当向国务院药品监督管理部门和国务院农业主管部门定期报告种植情况。

第九条 麻醉药品药用原植物种植企业由国务院药品监督管理部门和国务院农业主管部门共同确定，其他单位和个人不得种植麻醉药品药用原植物。

第十条　开展麻醉药品和精神药品实验研究活动应当具备下列条件，并经国务院药品监督管理部门批准：

（一）以医疗、科学研究或者教学为目的；

（二）有保证实验所需麻醉药品和精神药品安全的措施和管理制度；

（三）单位及其工作人员 2 年内没有违反有关禁毒的法律、行政法规规定的行为。

第十一条　麻醉药品和精神药品的实验研究单位申请相关药品批准证明文件，应当依照药品管理法的规定办理；需要转让研究成果的，应当经国务院药品监督管理部门批准。

第十二条　药品研究单位在普通药品的实验研究过程中，产生本条例规定的管制品种的，应当立即停止实验研究活动，并向国务院药品监督管理部门报告。国务院药品监督管理部门应当根据情况，及时作出是否同意其继续实验研究的决定。

第十三条　麻醉药品和第一类精神药品的临床试验，不得以健康人为受试对象。

第十四条　国家对麻醉药品和精神药品实行定点生产制度。

国务院药品监督管理部门应当根据麻醉药品和精神药品的需求总量，确定麻醉药品和精神药品定点生产企业的数量和布局，并根据年度需求总量对数量和布局进行调整、公布。

第十五条　麻醉药品和精神药品的定点生产企业应当具备下列条件：

（一）有药品生产许可证；

（二）有麻醉药品和精神药品实验研究批准文件；

（三）有符合规定的麻醉药品和精神药品生产设施、储存条件和相应的安全管理设施；

（四）有通过网络实施企业安全生产管理和向药品监督管理部门报告生产信息的能力；

（五）有保证麻醉药品和精神药品安全生产的管理制度；

（六）有与麻醉药品和精神药品安全生产要求相适应的管理水平和经营规模；

（七）麻醉药品和精神药品生产管理、质量管理部门的人员应当熟悉麻醉药品和精神药品管理以及有关禁毒的法律、行政法规；

（八）没有生产、销售假药、劣药或者违反有关禁毒的法律、行政法规规定的行为；

（九）符合国务院药品监督管理部门公布的麻醉药品和精神药品定点生产企业数量和布局的要求。

第十六条 从事麻醉药品、精神药品生产的企业，应当经所在地省、自治区、直辖市人民政府药品监督管理部门批准。

第十七条 定点生产企业生产麻醉药品和精神药品，应当依照药品管理法的规定取得药品批准文号。

国务院药品监督管理部门应当组织医学、药学、社会学、伦理学和禁毒等方面的专家成立专家组，由专家组对申请首次上市的麻醉药品和精神药品的社会危害性和被滥用的可能性进行评价，并提出是否批准的建议。

未取得药品批准文号的，不得生产麻醉药品和精神药品。

第十八条 发生重大突发事件，定点生产企业无法正常生产或者不能保证供应麻醉药品和精神药品时，国务院药品监督管理部门可以决定其他药品生产企业生产麻醉药品和精神药品。

重大突发事件结束后，国务院药品监督管理部门应当及时决定前款规定的企业停止麻醉药品和精神药品的生产。

第十九条 定点生产企业应当严格按照麻醉药品和精神药品年度生产计划安排生产，并依照规定向所在地省、自治区、直辖市人民政府药品监督管理部门报告生产情况。

第二十条 定点生产企业应当依照本条例的规定，将麻醉药品和精神药品销售给具有麻醉药品和精神药品经营资格的企业或者依照本条例规定批准的其他单位。

第二十一条 麻醉药品和精神药品的标签应当印有国务院药品监督管理部门规定的标志。

第三章 经 营

第二十二条 国家对麻醉药品和精神药品实行定点经营制度。

国务院药品监督管理部门应当根据麻醉药品和第一类精神药品的需求总量，确定麻醉药品和第一类精神药品的定点批发企业布局，并应当根据年度需求总量对布局进行调整、公布。

药品经营企业不得经营麻醉药品原料药和第一类精神药品原料药。但是，供医疗、科学研究、教学使用的小包装的上述药品可以由国务院药品监督管理部门规定的药品批发企业经营。

第二十三条 麻醉药品和精神药品定点批发企业除应当具备药品管理法第十五条规定的药品经营企业的开办条件外，还应当具备下列条件：

（一）有符合本条例规定的麻醉药品和精神药品储存条件；

（二）有通过网络实施企业安全管理和向药品监督管理部门报告经营信息的能力；

（三）单位及其工作人员 2 年内没有违反有关禁毒的法律、行政法规规定的行为；

（四）符合国务院药品监督管理部门公布的定点批发企业布局。

麻醉药品和第一类精神药品的定点批发企业，还应当具有保证供应责任区域内医疗机构所需麻醉药品和第一类精神药品的能力，并具有保证麻醉药品和第一类精神药品安全经营的管理制度。

第二十四条 跨省、自治区、直辖市从事麻醉药品和第一类精神药品批发业务的企业（以下称全国性批发企业），应当经国务院药品监督管理部门批准；在本省、自治区、直辖市行政区域内从事麻醉药品和第一类精神药品批发业务的企业（以下称区域性批发企业），应当经所在地省、自治区、直辖市人民政府药品监督管理部门批准。

专门从事第二类精神药品批发业务的企业，应当经所在地省、自治区、直辖市人民政府药品监督管理部门批准。

全国性批发企业和区域性批发企业可以从事第二类精神药品批发业务。

第二十五条 全国性批发企业可以向区域性批发企业，或者经批准可以向取得麻醉药品和第一类精神药品使用资格的医疗机构以及依照本条例规定批准的其他单位销售麻醉药品和第一类精神药品。

全国性批发企业向取得麻醉药品和第一类精神药品使用资格的医疗机构销售麻醉药品和第一类精神药品，应当经医疗机构所在地省、自治区、直辖市人民政府药品监督管理部门批准。

国务院药品监督管理部门在批准全国性批发企业时，应当明确其所承担供药责任的区域。

第二十六条 区域性批发企业可以向本省、自治区、直辖市行政区域内取得麻醉药品和第一类精神药品使用资格的医疗机构销售麻醉药品和第一类精神药品；由于特殊地理位置的原因，需要就近向其他省、自治区、直辖市行政区域内取得麻醉药品和第一类精神药品使用资格的医疗机构销售的，应当经企业所在地省、自治区、直辖市人民政府药品监督管理部门批准。审批情况由负责审批的药品监督管理部门在批准后 5 日内通报医疗机构所在地省、自治区、直辖市人民政府药品监督管理部门。

省、自治区、直辖市人民政府药品监督管理部门在批准区域性批发企业时，应当明确其所承担供药责任的区域。

区域性批发企业之间因医疗急需、运输困难等特殊情况需要调剂麻醉药品和第一类精神药品的，应当在调剂后 2 日内将调剂情况分别报所在地省、自治区、直辖市人民政府药品监督管理部门备案。

第二十七条 全国性批发企业应当从定点生产企业购进麻醉药品和第一

类精神药品。

区域性批发企业可以从全国性批发企业购进麻醉药品和第一类精神药品；经所在地省、自治区、直辖市人民政府药品监督管理部门批准，也可以从定点生产企业购进麻醉药品和第一类精神药品。

第二十八条 全国性批发企业和区域性批发企业向医疗机构销售麻醉药品和第一类精神药品，应当将药品送至医疗机构。医疗机构不得自行提货。

第二十九条 第二类精神药品定点批发企业可以向医疗机构、定点批发企业和符合本条例第三十一条规定的药品零售企业以及依照本条例规定批准的其他单位销售第二类精神药品。

第三十条 麻醉药品和第一类精神药品不得零售。

禁止使用现金进行麻醉药品和精神药品交易，但是个人合法购买麻醉药品和精神药品的除外。

第三十一条 经所在地设区的市级药品监督管理部门批准，实行统一进货、统一配送、统一管理的药品零售连锁企业可以从事第二类精神药品零售业务。

第三十二条 第二类精神药品零售企业应当凭执业医师出具的处方，按规定剂量销售第二类精神药品，并将处方保存2年备查；禁止超剂量或者无处方销售第二类精神药品；不得向未成年人销售第二类精神药品。

第三十三条 麻醉药品和精神药品实行政府定价，在制定出厂和批发价格的基础上，逐步实行全国统一零售价格。具体办法由国务院价格主管部门制定。

第四章 使 用

第三十四条 药品生产企业需要以麻醉药品和第一类精神药品为原料生产普通药品的，应当向所在地省、自治区、直辖市人民政府药品监督管理部门报送年度需求计划，由省、自治区、直辖市人民政府药品监督管理部门汇总报国务院药品监督管理部门批准后，向定点生产企业购买。

药品生产企业需要以第二类精神药品为原料生产普通药品的，应当将年度需求计划报所在地省、自治区、直辖市人民政府药品监督管理部门，并向定点批发企业或者定点生产企业购买。

第三十五条 食品、食品添加剂、化妆品、油漆等非药品生产企业需要使用咖啡因作为原料的，应当经所在地省、自治区、直辖市人民政府药品监督管理部门批准，向定点批发企业或者定点生产企业购买。

科学研究、教学单位需要使用麻醉药品和精神药品开展实验、教学活动的，应当经所在地省、自治区、直辖市人民政府药品监督管理部门批准，向定点批发企业或者定点生产企业购买。

需要使用麻醉药品和精神药品的标准品、对照品的，应当经所在地省、自治区、直辖市人民政府药品监督管理部门批准，向国务院药品监督管理部门批准的单位购买。

第三十六条 医疗机构需要使用麻醉药品和第一类精神药品的，应当经所在地设区的市级人民政府卫生主管部门批准，取得麻醉药品、第一类精神药品购用印鉴卡（以下称印鉴卡）。医疗机构应当凭印鉴卡向本省、自治区、直辖市行政区域内的定点批发企业购买麻醉药品和第一类精神药品。

设区的市级人民政府卫生主管部门发给医疗机构印鉴卡时，应当将取得印鉴卡的医疗机构情况抄送所在地设区的市级药品监督管理部门，并报省、自治区、直辖市人民政府卫生主管部门备案。省、自治区、直辖市人民政府卫生主管部门应当将取得印鉴卡的医疗机构名单向本行政区域内的定点批发企业通报。

第三十七条 医疗机构取得印鉴卡应当具备下列条件：

（一）有专职的麻醉药品和第一类精神药品管理人员；

（二）有获得麻醉药品和第一类精神药品处方资格的执业医师；

（三）有保证麻醉药品和第一类精神药品安全储存的设施和管理制度。

第三十八条 医疗机构应当按照国务院卫生主管部门的规定，对本单位执业医师进行有关麻醉药品和精神药品使用知识的培训、考核，经考核合格的，授予麻醉药品和第一类精神药品处方资格。执业医师取得麻醉药品和第一类精神药品的处方资格后，方可在本医疗机构开具麻醉药品和第一类精神药品处方，但不得为自己开具该种处方。

医疗机构应当将具有麻醉药品和第一类精神药品处方资格的执业医师名单及其变更情况，定期报送所在地设区的市级人民政府卫生主管部门，并抄送同级药品监督管理部门。

医务人员应当根据国务院卫生主管部门制定的临床应用指导原则，使用麻醉药品和精神药品。

第三十九条 具有麻醉药品和第一类精神药品处方资格的执业医师，根据临床应用指导原则，对确需使用麻醉药品或者第一类精神药品的患者，应当满足其合理用药需求。在医疗机构就诊的癌症疼痛患者和其他危重患者得不到麻醉药品或者第一类精神药品时，患者或者其亲属可以向执业医师提出申请。具有麻醉药品和第一类精神药品处方资格的执业医师认为要求合理的，应当及时为患者提供所需麻醉药品或者第一类精神药品。

第四十条 执业医师应当使用专用处方开具麻醉药品和精神药品，单张处方的最大用量应当符合国务院卫生主管部门的规定。

对麻醉药品和第一类精神药品处方，处方的调配人、核对人应当仔细核对，签署姓名，并予以登记；对不符合本条例规定的，处方的调配人、核对人应当拒绝发药。

麻醉药品和精神药品专用处方的格式由国务院卫生主管部门规定。

第四十一条 医疗机构应当对麻醉药品和精神药品处方进行专册登记，加强管理。麻醉药品处方至少保存 3 年，精神药品处方至少保存 2 年。

第四十二条 医疗机构抢救病人急需麻醉药品和第一类精神药品而本医疗机构无法提供时，可以从其他医疗机构或者定点批发企业紧急借用；抢救工作结束后，应当及时将借用情况报所在地设区的市级药品监督管理部门和卫生主管部门备案。

第四十三条 对临床需要而市场无供应的麻醉药品和精神药品，持有医疗机构制剂许可证和印鉴卡的医疗机构需要配制制剂的，应当经所在地省、自治区、直辖市人民政府药品监督管理部门批准。医疗机构配制的麻醉药品和精神药品制剂只能在本医疗机构使用，不得对外销售。

第四十四条 因治疗疾病需要，个人凭医疗机构出具的医疗诊断书、本人身份证明，可以携带单张处方最大用量以内的麻醉药品和第一类精神药品；携带麻醉药品和第一类精神药品出入境的，由海关根据自用、合理的原则放行。

医务人员为了医疗需要携带少量麻醉药品和精神药品出入境的，应当持有省级以上人民政府药品监督管理部门发放的携带麻醉药品和精神药品证明。海关凭携带麻醉药品和精神药品证明放行。

第四十五条 医疗机构、戒毒机构以开展戒毒治疗为目的，可以使用美沙酮或者国家确定的其他用于戒毒治疗的麻醉药品和精神药品。具体管理办法由国务院药品监督管理部门、国务院公安部门和国务院卫生主管部门制定。

第五章 储 存

第四十六条 麻醉药品药用原植物种植企业、定点生产企业、全国性批发企业和区域性批发企业以及国家设立的麻醉药品储存单位，应当设置储存麻醉药品和第一类精神药品的专库。该专库应当符合下列要求：

（一）安装专用防盗门，实行双人双锁管理；

（二）具有相应的防火设施；

（三）具有监控设施和报警装置，报警装置应当与公安机关报警系统联网。

全国性批发企业经国务院药品监督管理部门批准设立的药品储存点应当

符合前款的规定。

麻醉药品定点生产企业应当将麻醉药品原料药和制剂分别存放。

第四十七条 麻醉药品和第一类精神药品的使用单位应当设立专库或者专柜储存麻醉药品和第一类精神药品。专库应当设有防盗设施并安装报警装置；专柜应当使用保险柜。专库和专柜应当实行双人双锁管理。

第四十八条 麻醉药品药用原植物种植企业、定点生产企业、全国性批发企业和区域性批发企业、国家设立的麻醉药品储存单位以及麻醉药品和第一类精神药品的使用单位，应当配备专人负责管理工作，并建立储存麻醉药品和第一类精神药品的专用账册。药品入库双人验收，出库双人复核，做到账物相符。专用账册的保存期限应当自药品有效期期满之日起不少于 5 年。

第四十九条 第二类精神药品经营企业应当在药品库房中设立独立的专库或者专柜储存第二类精神药品，并建立专用账册，实行专人管理。专用账册的保存期限应当自药品有效期期满之日起不少于 5 年。

第六章 运 输

第五十条 托运、承运和自行运输麻醉药品和精神药品的，应当采取安全保障措施，防止麻醉药品和精神药品在运输过程中被盗、被抢、丢失。

第五十一条 通过铁路运输麻醉药品和第一类精神药品的，应当使用集装箱或者铁路行李车运输，具体办法由国务院药品监督管理部门会同国务院铁路主管部门制定。

没有铁路需要通过公路或者水路运输麻醉药品和第一类精神药品的，应当由专人负责押运。

第五十二条 托运或者自行运输麻醉药品和第一类精神药品的单位，应当向所在地设区的市级药品监督管理部门申请领取运输证明。运输证明有效期为 1 年。

运输证明应当由专人保管，不得涂改、转让、转借。

第五十三条 托运人办理麻醉药品和第一类精神药品运输手续，应当将运输证明副本交付承运人。承运人应当查验、收存运输证明副本，并检查货物包装。没有运输证明或者货物包装不符合规定的，承运人不得承运。

承运人在运输过程中应当携带运输证明副本，以备查验。

第五十四条 邮寄麻醉药品和精神药品，寄件人应当提交所在地设区的市级药品监督管理部门出具的准予邮寄证明。邮政营业机构应当查验、收存准予邮寄证明；没有准予邮寄证明的，邮政营业机构不得收寄。

省、自治区、直辖市邮政主管部门指定符合安全保障条件的邮政营业机构负责收寄麻醉药品和精神药品。邮政营业机构收寄麻醉药品和精神药品，应当依法对收寄的麻醉药品和精神药品予以查验。

邮寄麻醉药品和精神药品的具体管理办法，由国务院药品监督管理部门会同国务院邮政主管部门制定。

第五十五条 定点生产企业、全国性批发企业和区域性批发企业之间运输麻醉药品、第一类精神药品，发货人在发货前应当向所在地省、自治区、直辖市人民政府药品监督管理部门报送本次运输的相关信息。属于跨省、自治区、直辖市运输的，收到信息的药品监督管理部门应当向收货人所在地的同级药品监督管理部门通报；属于在本省、自治区、直辖市行政区域内运输的，收到信息的药品监督管理部门应当向收货人所在地设区的市级药品监督管理部门通报。

第七章　审批程序和监督管理

第五十六条 申请人提出本条例规定的审批事项申请，应当提交能够证明其符合本条例规定条件的相关资料。审批部门应当自收到申请之日起40日内作出是否批准的决定；作出批准决定的，发给许可证明文件或者在相关许可证明文件上加注许可事项；作出不予批准决定的，应当书面说明理由。

确定定点生产企业和定点批发企业，审批部门应当在经审查符合条件的企业中，根据布局的要求，通过公平竞争的方式初步确定定点生产企业和定点批发企业，并予公布。其他符合条件的企业可以自公布之日起10日内向审批部门提出异议。审批部门应当自收到异议之日起20日内对异议进行审查，并作出是否调整的决定。

第五十七条 药品监督管理部门应当根据规定的职责权限，对麻醉药品药用原植物的种植以及麻醉药品和精神药品的实验研究、生产、经营、使用、储存、运输活动进行监督检查。

第五十八条 省级以上人民政府药品监督管理部门根据实际情况建立监控信息网络，对定点生产企业、定点批发企业和使用单位的麻醉药品和精神药品生产、进货、销售、库存、使用的数量以及流向实行实时监控，并与同级公安机关做到信息共享。

第五十九条 尚未连接监控信息网络的麻醉药品和精神药品定点生产企业、定点批发企业和使用单位，应当每月通过电子信息、传真、书面等方式，将本单位麻醉药品和精神药品生产、进货、销售、库存、使用的数量以及流向，报所在地设区的市级药品监督管理部门和公安机关；医疗机构还应当报所在地设区的市级人民政府卫生主管部门。

设区的市级药品监督管理部门应当每3个月向上一级药品监督管理部门报告本地区麻醉药品和精神药品的相关情况。

第六十条 对已经发生滥用，造成严重社会危害的麻醉药品和精神药品品种，国务院药品监督管理部门应当采取在一定期限内中止生产、经营、使用或者限定其使用范围和用途等措施。对不再作为药品使用的麻醉药品和精神药品，国务院药品监督管理部门应撤销其药品批准文号和药品标准，并予以公布。

药品监督管理部门、卫生主管部门发现生产、经营企业和使用单位的麻醉药品和精神药品管理存在安全隐患时，应当责令其立即排除或者限期排除；对有证据证明可能流入非法渠道的，应当及时采取查封、扣押的行政强制措施，在 7 日内作出行政处理决定，并通报同级公安机关。

药品监督管理部门发现取得印鉴卡的医疗机构未依照规定购买麻醉药品和第一类精神药品时，应当及时通报同级卫生主管部门。接到通报的卫生主管部门应当立即调查处理。必要时，药品监督管理部门可以责令定点批发企业中止向该医疗机构销售麻醉药品和第一类精神药品。

第六十一条 麻醉药品和精神药品的生产、经营企业和使用单位对过期、损坏的麻醉药品和精神药品应当登记造册，并向所在地县级药品监督管理部门申请销毁。药品监督管理部门应当自接到申请之日起 5 日内到场监督销毁。医疗机构对存放在本单位的过期、损坏麻醉药品和精神药品，应当按照本条规定的程序向卫生主管部门提出申请，由卫生主管部门负责监督销毁。

对依法收缴的麻醉药品和精神药品，除经国务院药品监督管理部门或者国务院公安部门批准用于科学研究外，应当依照国家有关规定予以销毁。

第六十二条 县级以上人民政府卫生主管部门应当对执业医师开具麻醉药品和精神药品处方的情况进行监督检查。

第六十三条 药品监督管理部门、卫生主管部门和公安机关应当互相通报麻醉药品和精神药品生产、经营企业和使用单位的名单以及其他管理信息。

各级药品监督管理部门应当将在麻醉药品药用原植物的种植以及麻醉药品和精神药品的实验研究、生产、经营、使用、储存、运输等各环节的管理中的审批、撤销等事项通报同级公安机关。

麻醉药品和精神药品的经营企业、使用单位报送各级药品监督管理部门的备案事项，应当同时报送同级公安机关。

第六十四条 发生麻醉药品和精神药品被盗、被抢、丢失或者其他流入非法渠道的情形的，案发单位应当立即采取必要的控制措施，同时报告所在地县级公安机关和药品监督管理部门。医疗机构发生上述情形的，还应当报告其主管部门。

公安机关接到报告、举报，或者有证据证明麻醉药品和精神药品可能流入非法渠道时，应当及时开展调查，并可以对相关单位采取必要的控制措施。

药品监督管理部门、卫生主管部门以及其他有关部门应当配合公安机关开展工作。

第八章　法律责任

第六十五条　药品监督管理部门、卫生主管部门违反本条例的规定，有下列情形之一的，由其上级行政机关或者监察机关责令改正；情节严重的，对直接负责的主管人员和其他直接责任人员依法给予行政处分；构成犯罪的，依法追究刑事责任：

（一）对不符合条件的申请人准予行政许可或者超越法定职权作出准予行政许可决定的；

（二）未到场监督销毁过期、损坏的麻醉药品和精神药品的；

（三）未依法履行监督检查职责，应当发现而未发现违法行为、发现违法行为不及时查处，或者未依照本条例规定的程序实施监督检查的；

（四）违反本条例规定的其他失职、渎职行为。

第六十六条　麻醉药品药用原植物种植企业违反本条例的规定，有下列情形之一的，由药品监督管理部门责令限期改正，给予警告；逾期不改正的，处 5 万元以上 10 万元以下的罚款；情节严重的，取消其种植资格：

（一）未依照麻醉药品药用原植物年度种植计划进行种植的；

（二）未依照规定报告种植情况的；

（三）未依照规定储存麻醉药品的。

第六十七条　定点生产企业违反本条例的规定，有下列情形之一的，由药品监督管理部门责令限期改正，给予警告，并没收违法所得和违法销售的药品；逾期不改正的，责令停产，并处 5 万元以上 10 万元以下的罚款；情节严重的，取消其定点生产资格：

（一）未按照麻醉药品和精神药品年度生产计划安排生产的；

（二）未依照规定向药品监督管理部门报告生产情况的；

（三）未依照规定储存麻醉药品和精神药品，或者未依照规定建立、保存专用账册的；

（四）未依照规定销售麻醉药品和精神药品的；

（五）未依照规定销毁麻醉药品和精神药品的。

第六十八条　定点批发企业违反本条例的规定销售麻醉药品和精神药品，或者违反本条例的规定经营麻醉药品原料药和第一类精神药品原料药的，由药品监督管理部门责令限期改正，给予警告，并没收违法所得和违法销售的药品；逾期不改正的，责令停业，并处违法销售药品货值金额 2 倍以上 5 倍以下的罚款；情节严重的，取消其定点批发资格。

第六十九条 定点批发企业违反本条例的规定，有下列情形之一的，由药品监督管理部门责令限期改正，给予警告；逾期不改正的，责令停业，并处 2 万元以上 5 万元以下的罚款；情节严重的，取消其定点批发资格：

（一）未依照规定购进麻醉药品和第一类精神药品的；

（二）未保证供药责任区域内的麻醉药品和第一类精神药品的供应的；

（三）未对医疗机构履行送货义务的；

（四）未依照规定报告麻醉药品和精神药品的进货、销售、库存数量以及流向的；

（五）未依照规定储存麻醉药品和精神药品，或者未依照规定建立、保存专用账册的；

（六）未依照规定销毁麻醉药品和精神药品的；

（七）区域性批发企业之间违反本条例的规定调剂麻醉药品和第一类精神药品，或者因特殊情况调剂麻醉药品和第一类精神药品后未依照规定备案的。

第七十条 第二类精神药品零售企业违反本条例的规定储存、销售或者销毁第二类精神药品的，由药品监督管理部门责令限期改正，给予警告，并没收违法所得和违法销售的药品；逾期不改正的，责令停业，并处 5000 元以上 2 万元以下的罚款；情节严重的，取消其第二类精神药品零售资格。

第七十一条 本条例第三十四条、第三十五条规定的单位违反本条例的规定，购买麻醉药品和精神药品的，由药品监督管理部门没收违法购买的麻醉药品和精神药品，责令限期改正，给予警告；逾期不改正的，责令停产或者停止相关活动，并处 2 万元以上 5 万元以下的罚款。

第七十二条 取得印鉴卡的医疗机构违反本条例的规定，有下列情形之一的，由设区的市级人民政府卫生主管部门责令限期改正，给予警告；逾期不改正的，处 5000 元以上 1 万元以下的罚款；情节严重的，吊销其印鉴卡；对直接负责的主管人员和其他直接责任人员，依法给予降级、撤职、开除的处分：

（一）未依照规定购买、储存麻醉药品和第一类精神药品的；

（二）未依照规定保存麻醉药品和精神药品专用处方，或者未依照规定进行处方专册登记的；

（三）未依照规定报告麻醉药品和精神药品的进货、库存、使用数量的；

（四）紧急借用麻醉药品和第一类精神药品后未备案的；

（五）未依照规定销毁麻醉药品和精神药品的。

第七十三条 具有麻醉药品和第一类精神药品处方资格的执业医师，违反本条例的规定开具麻醉药品和第一类精神药品处方，或者未按照临床应用指导原则的要求使用麻醉药品和第一类精神药品的，由其所在医疗机构取消其麻醉药品和第一类精神药品处方资格；造成严重后果的，由原发证部门吊销其执业证书。执业医师未按照临床应用指导原则的要求使用第二类精神药品或者未使用专用处方开具第二类精神药品，造成严重后果的，由原发证部门吊销其执业证书。

未取得麻醉药品和第一类精神药品处方资格的执业医师擅自开具麻醉药品和第一类精神药品处方，由县级以上人民政府卫生主管部门给予警告，暂停其执业活动；造成严重后果的，吊销其执业证书；构成犯罪的，依法追究刑事责任。

处方的调配人、核对人违反本条例的规定未对麻醉药品和第一类精神药品处方进行核对，造成严重后果的，由原发证部门吊销其执业证书。

第七十四条 违反本条例的规定运输麻醉药品和精神药品的，由药品监督管理部门和运输管理部门依照各自职责，责令改正，给予警告，处2万元以上5万元以下的罚款。

收寄麻醉药品、精神药品的邮政营业机构未依照本条例的规定办理邮寄手续的，由邮政主管部门责令改正，给予警告；造成麻醉药品、精神药品邮件丢失的，依照邮政法律、行政法规的规定处理。

第七十五条 提供虚假材料、隐瞒有关情况，或者采取其他欺骗手段取得麻醉药品和精神药品的实验研究、生产、经营、使用资格的，由原审批部门撤销其已取得的资格，5年内不得提出有关麻醉药品和精神药品的申请；情节严重的，处1万元以上3万元以下的罚款，有药品生产许可证、药品经营许可证、医疗机构执业许可证的，依法吊销其许可证明文件。

第七十六条 药品研究单位在普通药品的实验研究和研制过程中，产生本条例规定管制的麻醉药品和精神药品，未依照本条例的规定报告的，由药品监督管理部门责令改正，给予警告，没收违法药品；拒不改正的，责令停止实验研究和研制活动。

第七十七条 药物临床试验机构以健康人为麻醉药品和第一类精神药品临床试验的受试对象的，由药品监督管理部门责令停止违法行为，给予警告；情节严重的，取消其药物临床试验机构的资格；构成犯罪的，依法追究刑事责任。对受试对象造成损害的，药物临床试验机构依法承担治疗和赔偿责任。

第七十八条 定点生产企业、定点批发企业和第二类精神药品零售企业生产、销售假劣麻醉药品和精神药品的，由药品监督管理部门取消其定点生产资格、定点批发资格或者第二类精神药品零售资格，并依照药品管理法的有关规定予以处罚。

第七十九条　定点生产企业、定点批发企业和其他单位使用现金进行麻醉药品和精神药品交易的，由药品监督管理部门责令改正，给予警告，没收违法交易的药品，并处 5 万元以上 10 万元以下的罚款。

第八十条　发生麻醉药品和精神药品被盗、被抢、丢失案件的单位，违反本条例的规定未采取必要的控制措施或者未依照本条例的规定报告的，由药品监督管理部门和卫生主管部门依照各自职责，责令改正，给予警告；情节严重的，处 5000 元以上 1 万元以下的罚款；有上级主管部门的，由其上级主管部门对直接负责的主管人员和其他直接责任人员，依法给予降级、撤职的处分。

第八十一条　依法取得麻醉药品药用原植物种植或者麻醉药品和精神药品实验研究、生产、经营、使用、运输等资格的单位，倒卖、转让、出租、出借、涂改其麻醉药品和精神药品许可证明文件的，由原审批部门吊销相应许可证明文件，没收违法所得；情节严重的，处违法所得 2 倍以上 5 倍以下的罚款；没有违法所得的，处 2 万元以上 5 万元以下的罚款；构成犯罪的，依法追究刑事责任。

第八十二条　违反本条例的规定，致使麻醉药品和精神药品流入非法渠道造成危害，构成犯罪的，依法追究刑事责任；尚不构成犯罪的，由县级以上公安机关处 5 万元以上 10 万元以下的罚款；有违法所得的，没收违法所得；情节严重的，处违法所得 2 倍以上 5 倍以下的罚款；由原发证部门吊销其药品生产、经营和使用许可证明文件。

药品监督管理部门、卫生主管部门在监督管理工作中发现前款规定情形的，应当立即通报所在地同级公安机关，并依照国家有关规定，将案件以及相关材料移送公安机关。

第八十三条　本章规定由药品监督管理部门作出的行政处罚，由县级以上药品监督管理部门按照国务院药品监督管理部门规定的职责分工决定。

第九章　附　则

第八十四条　本条例所称实验研究是指以医疗、科学研究或者教学为目的的临床前药物研究。

经批准可以开展与计划生育有关的临床医疗服务的计划生育技术服务机构需要使用麻醉药品和精神药品的，依照本条例有关医疗机构使用麻醉药品和精神药品的规定执行。

第八十五条　麻醉药品目录中的罂粟壳只能用于中药饮片和中成药的生产以及医疗配方使用。具体管理办法由国务院药品监督管理部门另行制定。

第八十六条　生产含麻醉药品的复方制剂，需要购进、储存、使用麻醉药品原料药的，应当遵守本条例有关麻醉药品管理的规定。

第八十七条　军队医疗机构麻醉药品和精神药品的供应、使用，由国务院药品监督管理部门会同中国人民解放军总后勤部依据本条例制定具体管理办法。

第八十八条　对动物用麻醉药品和精神药品的管理，由国务院兽医主管部门会同国务院药品监督管理部门依据本条例制定具体管理办法。

第八十九条　本条例自 2005 年 11 月 1 日起施行。1987 年 11 月 28 日国务院发布的《麻醉药品管理办法》和 1988 年 12 月 27 日国务院发布的《精神药品管理办法》同时废止。

艾滋病防治条例

（《艾滋病防治条例》已经 2006 年 1 月 18 日国务院第 122 次常务会议通过，自 2006 年 3 月 1 日起施行。2019 年 3 月 2 日，国务院颁布并实施第 709 号国务院令，公布《国务院关于修改部分行政法规的决定》，自公布之日起施行）

目录
第一章　总则
第二章　宣传教育
第三章　预防与控制
第四章　治疗与救助
第五章　保障措施
第六章　法律责任
第七章　附则

第一章　总　　则

第一条　为了预防、控制艾滋病的发生与流行，保障人体健康和公共卫生，根据传染病防治法，制定本条例。

第二条　艾滋病防治工作坚持预防为主、防治结合的方针，建立政府组织领导、部门各负其责、全社会共同参与的机制，加强宣传教育，采取行为干预和关怀救助等措施，实行综合防治。

第三条　任何单位和个人不得歧视艾滋病病毒感染者、艾滋病病人及其家属。艾滋病病毒感染者、艾滋病病人及其家属享有的婚姻、就业、就医、入学等合法权益受法律保护。

第四条　县级以上人民政府统一领导艾滋病防治工作，建立健全艾滋病防治工作协调机制和工作责任制，对有关部门承担的艾滋病防治工作进行考核、监督。县级以上人民政府有关部门按照职责分工负责艾滋病防治及其监督管理工作。

第五条　国务院卫生主管部门会同国务院其他有关部门制定国家艾滋病

防治规划；县级以上地方人民政府依照本条例规定和国家艾滋病防治规划，制定并组织实施本行政区域的艾滋病防治行动计划。

第六条 国家鼓励和支持工会、共产主义青年团、妇女联合会、红十字会等团体协助各级人民政府开展艾滋病防治工作。居民委员会和村民委员会应当协助地方各级人民政府和政府有关部门开展有关艾滋病防治的法律、法规、政策和知识的宣传教育，发展有关艾滋病防治的公益事业，做好艾滋病防治工作。

第七条 各级人民政府和政府有关部门应当采取措施，鼓励和支持有关组织和个人依照本条例规定以及国家艾滋病防治规划和艾滋病防治行动计划的要求，参与艾滋病防治工作，对艾滋病防治工作提供捐赠，对有易感染艾滋病病毒危险行为的人群进行行为干预，对艾滋病病毒感染者、艾滋病病人及其家属提供关怀和救助。

第八条 国家鼓励和支持开展与艾滋病预防、诊断、治疗等有关的科学研究，提高艾滋病防治的科学技术水平；鼓励和支持开展传统医药以及传统医药与现代医药相结合防治艾滋病的临床治疗与研究。国家鼓励和支持开展艾滋病防治工作的国际合作与交流。

第九条 县级以上人民政府和政府有关部门对在艾滋病防治工作中做出显著成绩和贡献的单位和个人，给予表彰和奖励。对因参与艾滋病防治工作或者因执行公务感染艾滋病病毒，以及因此致病、丧失劳动能力或者死亡的人员，按照有关规定给予补助、抚恤。

第二章　宣传教育

第十条 地方各级人民政府和政府有关部门应当组织开展艾滋病防治以及关怀和不歧视艾滋病病毒感染者、艾滋病病人及其家属的宣传教育，提倡健康文明的生活方式，营造良好的艾滋病防治的社会环境。

第十一条 地方各级人民政府和政府有关部门应当在车站、码头、机场、公园等公共场所以及旅客列车和从事旅客运输的船舶等公共交通工具显著位置，设置固定的艾滋病防治广告牌或者张贴艾滋病防治公益广告，组织发放艾滋病防治宣传材料。

第十二条 县级以上人民政府卫生主管部门应当加强艾滋病防治的宣传教育工作，对有关部门、组织和个人开展艾滋病防治的宣传教育工作提供技术支持。医疗卫生机构应当组织工作人员学习有关艾滋病防治的法律、法规、政策和知识；医务人员在开展艾滋病、性病等相关疾病咨询、诊断和治疗过程中，应当对就诊者进行艾滋病防治的宣传教育。

第十三条 县级以上人民政府教育主管部门应当指导、督促高等院校、中等职业学校和普通中学将艾滋病防治知识纳入有关课程，开展有关课外教育活动。高等院校、中等职业学校和普通中学应当组织学生学习艾滋病防治知识。

第十四条 县级以上人民政府卫生主管部门应当利用计划生育宣传和技术服务网络，组织开展艾滋病防治的宣传教育。计划生育技术服务机构向育龄人群提供计划生育技术服务和生殖健康服务时，应当开展艾滋病防治的宣传教育。

第十五条 县级以上人民政府有关部门和从事劳务中介服务的机构，应当对进城务工人员加强艾滋病防治的宣传教育。

第十六条 出入境检验检疫机构应当在出入境口岸加强艾滋病防治的宣传教育工作，对出入境人员有针对性地提供艾滋病防治咨询和指导。

第十七条 国家鼓励和支持妇女联合会、红十字会开展艾滋病防治的宣传教育，将艾滋病防治的宣传教育纳入妇女儿童工作内容，提高妇女预防艾滋病的意识和能力，组织红十字会会员和红十字会志愿者开展艾滋病防治的宣传教育。

第十八条 地方各级人民政府和政府有关部门应当采取措施，鼓励和支持有关组织和个人对有易感染艾滋病病毒危险行为的人群开展艾滋病防治的咨询、指导和宣传教育。

第十九条 广播、电视、报刊、互联网等新闻媒体应当开展艾滋病防治的公益宣传。

第二十条 机关、团体、企业事业单位、个体经济组织应当组织本单位从业人员学习有关艾滋病防治的法律、法规、政策和知识，支持本单位从业人员参与艾滋病防治的宣传教育活动。

第二十一条 县级以上地方人民政府应当在医疗卫生机构开通艾滋病防治咨询服务电话，向公众提供艾滋病防治咨询服务和指导。

第三章 预防与控制

第二十二条 国家建立健全艾滋病监测网络。国务院卫生主管部门制定国家艾滋病监测规划和方案。省、自治区、直辖市人民政府卫生主管部门根据国家艾滋病监测规划和方案，制定本行政区域的艾滋病监测计划和工作方案，组织开展艾滋病监测和专题调查，掌握艾滋病疫情变化情况和流行趋势。疾病预防控制机构负责对艾滋病发生、流行以及影响其发生、流行的因素开展监测活动。出入境检验检疫机构负责对出入境人员进行艾滋病监测，并将监测结果及时向卫生主管部门报告。

第二十三条 国家实行艾滋病自愿咨询和自愿检测制度。县级以上地方人民政府卫生主管部门指定的医疗卫生机构，应当按照国务院卫生主管部门会同国务院其他有关部门制定的艾滋病自愿咨询和检测办法，为自愿接受艾滋病咨询、检测的人员免费提供咨询和初筛检测。

第二十四条　国务院卫生主管部门会同国务院其他有关部门根据预防、控制艾滋病的需要，可以规定应当进行艾滋病检测的情形。

第二十五条　省级以上人民政府卫生主管部门根据医疗卫生机构布局和艾滋病流行情况，按照国家有关规定确定承担艾滋病检测工作的实验室。国家出入境检验检疫机构按照国务院卫生主管部门规定的标准和规范，确定承担出入境人员艾滋病检测工作的实验室。

第二十六条　县级以上地方人民政府和政府有关部门应当依照本条例规定，根据本行政区域艾滋病的流行情况，制定措施，鼓励和支持居民委员会、村民委员会以及其他有关组织和个人推广预防艾滋病的行为干预措施，帮助有易感染艾滋病病毒危险行为的人群改变行为。有关组织和个人对有易感染艾滋病病毒危险行为的人群实施行为干预措施，应当符合本条例的规定以及国家艾滋病防治规划和艾滋病防治行动计划的要求。

第二十七条　县级以上人民政府应当建立艾滋病防治工作与禁毒工作的协调机制，组织有关部门落实针对吸毒人群的艾滋病防治措施。省、自治区、直辖市人民政府卫生、公安和药品监督管理部门应当互相配合，根据本行政区域艾滋病流行和吸毒者的情况，积极稳妥地开展对吸毒成瘾者的药物维持治疗工作，并有计划地实施其他干预措施。

第二十八条　县级以上人民政府卫生、市场监督管理、药品监督管理、广播电视等部门应当组织推广使用安全套，建立和完善安全套供应网络。

第二十九条　省、自治区、直辖市人民政府确定的公共场所的经营者应当在公共场所内放置安全套或者设置安全套发售设施。

第三十条　公共场所的服务人员应当依照《公共场所卫生管理条例》的规定，定期进行相关健康检查，取得健康合格证明；经营者应当查验其健康合格证明，不得允许未取得健康合格证明的人员从事服务工作。

第三十一条　公安、司法行政机关对被依法逮捕、拘留和在监狱中执行刑罚以及被依法收容教育、强制戒毒和劳动教养的艾滋病病毒感染者和艾滋病病人，应当采取相应的防治措施，防止艾滋病传播。对公安、司法行政机关依照前款规定采取的防治措施，县级以上地方人民政府应当给予经费保障，疾病预防控制机构应当予以技术指导和配合。

第三十二条　对卫生技术人员和在执行公务中可能感染艾滋病病毒的人员，县级以上人民政府卫生主管部门和其他有关部门应当组织开展艾滋病防治知识和专业技能的培训，有关单位应当采取有效的卫生防护措施和医疗保健措施。

第三十三条 医疗卫生机构和出入境检验检疫机构应当按照国务院卫生主管部门的规定，遵守标准防护原则，严格执行操作规程和消毒管理制度，防止发生艾滋病医院感染和医源性感染。

第三十四条 疾病预防控制机构应当按照属地管理的原则，对艾滋病病毒感染者和艾滋病病人进行医学随访。

第三十五条 血站、单采血浆站应当对采集的人体血液、血浆进行艾滋病检测；不得向医疗机构和血液制品生产单位供应未经艾滋病检测或者艾滋病检测阳性的人体血液、血浆。血液制品生产单位应当在原料血浆投料生产前对每一份血浆进行艾滋病检测；未经艾滋病检测或者艾滋病检测阳性的血浆，不得作为原料血浆投料生产。医疗机构应当对因应急用血而临时采集的血液进行艾滋病检测，对临床用血艾滋病检测结果进行核查；对未经艾滋病检测、核查或者艾滋病检测阳性的血液，不得采集或者使用。

第三十六条 采集或者使用人体组织、器官、细胞、骨髓等的，应当进行艾滋病检测；未经艾滋病检测或者艾滋病检测阳性的，不得采集或者使用。但是，用于艾滋病防治科研、教学的除外。

第三十七条 进口人体血液制品，应当依照药品管理法的规定，经国务院药品监督管理部门批准，取得进口药品注册证书。禁止进出口用于临床医疗的人体血液、血浆、组织、器官、细胞、骨髓等。但是，出于人道主义、救死扶伤目的，可以进出口临床急需、捐献配型的特殊血型血液、骨髓造血干细胞、外周血造血干细胞、脐带血造血干细胞，由中国红十字会总会办理出入境手续；具体办法由国务院卫生主管部门会同国家出入境检验检疫机构制定。依照前款规定进出口的特殊血型血液、骨髓造血干细胞、外周血造血干细胞、脐带血造血干细胞，应当依照国境卫生检疫法律、行政法规的有关规定，接受出入境检验检疫机构的检疫。未经检疫或者检疫不合格的，不得进出口。

第三十八条 艾滋病病毒感染者和艾滋病病人应当履行下列义务：（一）接受疾病预防控制机构或者出入境检验检疫机构的流行病学调查和指导；（二）将感染或者发病的事实及时告知与其有性关系者；（三）就医时，将感染或者发病的事实如实告知接诊医生；（四）采取必要的防护措施，防止感染他人。艾滋病病毒感染者和艾滋病病人不得以任何方式故意传播艾滋病。

第三十九条 疾病预防控制机构和出入境检验检疫机构进行艾滋病流行病学调查时，被调查单位和个人应当如实提供有关情况。未经本人或者其监护人同意，任何单位或者个人不得公开艾滋病病毒感染者、艾滋病病人及其家属的姓名、住址、工作单位、肖像、病史资料以及其他可能推断出其具体身份的信息。

第四十条 县级以上人民政府卫生主管部门和出入境检验检疫机构可以封存有证据证明可能被艾滋病病毒污染的物品，并予以检验或者进行消毒。经检验，属于被艾滋病病毒污染的物品，应当进行卫生处理或者予以销毁；对未被艾滋病病毒污染的物品或者经消毒后可以使用的物品，应当及时解除封存。

第四章 治疗与救助

第四十一条 医疗机构应当为艾滋病病毒感染者和艾滋病病人提供艾滋病防治咨询、诊断和治疗服务。医疗机构不得因就诊的病人是艾滋病病毒感染者或者艾滋病病人，推诿或者拒绝对其其他疾病进行治疗。

第四十二条 对确诊的艾滋病病毒感染者和艾滋病病人，医疗卫生机构的工作人员应当将其感染或者发病的事实告知本人；本人为无行为能力人或者限制行为能力人的，应当告知其监护人。

第四十三条 医疗卫生机构应当按照国务院卫生主管部门制定的预防艾滋病母婴传播技术指导方案的规定，对孕产妇提供艾滋病防治咨询和检测，对感染艾滋病病毒的孕产妇及其婴儿，提供预防艾滋病母婴传播的咨询、产前指导、阻断、治疗、产后访视、婴儿随访和检测等服务。

第四十四条 县级以上人民政府应当采取下列艾滋病防治关怀、救助措施：（一）向农村艾滋病病人和城镇经济困难的艾滋病病人免费提供抗艾滋病病毒治疗药品；（二）对农村和城镇经济困难的艾滋病病毒感染者、艾滋病病人适当减免抗机会性感染治疗药品的费用；（三）向接受艾滋病咨询、检测的人员免费提供咨询和初筛检测；（四）向感染艾滋病病毒的孕产妇免费提供预防艾滋病母婴传播的治疗和咨询。

第四十五条 生活困难的艾滋病病人遗留的孤儿和感染艾滋病病毒的未成年人接受义务教育的，应当免收杂费、书本费；接受学前教育和高中阶段教育的，应当减免学费等相关费用。

第四十六条 县级以上地方人民政府应当对生活困难并符合社会救助条件的艾滋病病毒感染者、艾滋病病人及其家属给予生活救助。

第四十七条 县级以上地方人民政府有关部门应当创造条件，扶持有劳动能力的艾滋病病毒感染者和艾滋病病人，从事力所能及的生产和工作。

第五章 保障措施

第四十八条 县级以上人民政府应当将艾滋病防治工作纳入国民经济和社会发展规划，加强和完善艾滋病预防、检测、控制、治疗和救助服务网络的建设，建立健全艾滋病防治专业队伍。各级人民政府应当根据艾滋病防治工作需要，将艾滋病防治经费列入本级财政预算。

第四十九条 县级以上地方人民政府按照本级政府的职责，负责艾滋病预防、控制、监督工作所需经费。国务院卫生主管部门会同国务院其他有关部门，根据艾滋病流行趋势，确定全国与艾滋病防治相关的宣传、培训、监测、检测、流行病学调查、医疗救治、应急处置以及监督检查等项目。中央财政对在艾滋病流行严重地区和贫困地区实施的艾滋病防治重大项目给予补助。省、自治区、直辖市人民政府根据本行政区域的艾滋病防治工作需要和艾滋病流行趋势，确定与艾滋病防治相关的项目，并保障项目的实施经费。

第五十条 县级以上人民政府应当根据艾滋病防治工作需要和艾滋病流行趋势，储备抗艾滋病病毒治疗药品、检测试剂和其他物资。

第五十一条 地方各级人民政府应当制定扶持措施，对有关组织和个人开展艾滋病防治活动提供必要的资金支持和便利条件。有关组织和个人参与艾滋病防治公益事业，依法享受税收优惠。

第六章 法律责任

第五十二条 地方各级人民政府未依照本条例规定履行组织、领导、保障艾滋病防治工作职责，或者未采取艾滋病防治和救助措施的，由上级人民政府责令改正，通报批评；造成艾滋病传播、流行或者其他严重后果的，对负有责任的主管人员依法给予行政处分；构成犯罪的，依法追究刑事责任。

第五十三条 县级以上人民政府卫生主管部门违反本条例规定，有下列情形之一的，由本级人民政府或者上级人民政府卫生主管部门责令改正，通报批评；造成艾滋病传播、流行或者其他严重后果的，对负有责任的主管人员和其他直接责任人员依法给予行政处分；构成犯罪的，依法追究刑事责任：（一）未履行艾滋病防治宣传教育职责的；（二）对有证据证明可能被艾滋病病毒污染的物品，未采取控制措施的；（三）其他有关失职、渎职行为。出入境检验检疫机构有前款规定情形的，由其上级主管部门依照本条规定予以处罚。

第五十四条 县级以上人民政府有关部门未依照本条例规定履行宣传教育、预防控制职责的，由本级人民政府或者上级人民政府有关部门责令改正，通报批评；造成艾滋病传播、流行或者其他严重后果的，对负有责任的主管人员和其他直接责任人员依法给予行政处分；构成犯罪的，依法追究刑事责任。

第五十五条 医疗卫生机构未依照本条例规定履行职责，有下列情形之一的，由县级以上人民政府卫生主管部门责令限期改正，通报批评，给予警告；造成艾滋病传播、流行或者其他严重后果的，对负有责任的主管人员和其他直接责任人员依法给予降级、撤职、开除的处分，并可以依法吊销有关机构或者责任人员的执业许可证件；构成犯罪的，依法追究刑事责任：（一）未履行艾滋病监测职责的；（二）未按照规定免费提供咨询和初筛检测的；（三）对临时应急采集的血液未进行艾滋病检测，对临床用血艾滋病检测结果未进行核查，或者将艾滋病检测阳性的血液用于临床的；（四）未遵守标准防护原则，或者未执行操作规程和消毒管理制度，发生艾滋病医院感染或者医源性感染的；（五）未采取有效的卫生防护措施和医疗保健措施的；（六）推诿、拒绝治疗艾滋病病毒感染者或者艾滋病病人的其他疾病，或者对艾滋病病毒感染者、艾滋病病人未提供咨询、诊断和治疗服务的；（七）未对艾滋病病毒感染者或者艾滋病病人进行医学随访的；（八）未按照规定对感染艾滋病病毒的孕产妇及其婴儿提供预防艾滋病母婴传播技术指导的。出入境检验检疫机构有前款第（一）项、第（四）项、第（五）项规定情形的，由其上级主管部门依照前款规定予以处罚。

第五十六条 医疗卫生机构违反本条例第三十九条第二款规定，公开艾滋病病毒感染者、艾滋病病人或者其家属的信息的，依照传染病防治法的规定予以处罚。出入境检验检疫机构、计划生育技术服务机构或者其他单位、个人违反本条例第三十九条第二款规定，公开艾滋病病毒感染者、艾滋病病人或者其家属的信息的，由其上级主管部门责令改正，通报批评，给予警告，对负有责任的主管人员和其他直接责任人员依法给予处分；情节严重的，由原发证部门吊销有关机构或者责任人员的执业许可证件。

第五十七条 血站、单采血浆站违反本条例规定，有下列情形之一，构成犯罪的，依法追究刑事责任；尚不构成犯罪的，由县级以上人民政府卫生主管部门依照献血法和《血液制品管理条例》的规定予以处罚；造成艾滋病传播、流行或者其他严重后果的，对负有责任的主管人员和其他直接责任人员依法给予降级、撤职、开除的处分，并可以依法吊销血站、单采血浆站的执业许可证：（一）对采集的人体血液、血浆未进行艾滋病检测，或者发现艾滋病检测阳性的人体血液、血浆仍然采集的；（二）将未经艾滋病检测的人体血液、血浆，或者艾滋病检测阳性的人体血液、血浆供应给医疗机构和血液制品生产单位的。

第五十八条 违反本条例第三十六条规定采集或者使用人体组织、器官、细胞、骨髓等的，由县级人民政府卫生主管部门责令改正，通报批评，给予警告；情节严重的，责令停业整顿，有执业许可证件的，由原发证部门暂扣或者吊销其执业许可证件。

第五十九条 对不符合本条例第三十七条第二款规定进出口的人体血

液、血浆、组织、器官、细胞、骨髓等，进出口口岸出入境检验检疫机构应当禁止出入境或者监督销毁。提供、使用未经出入境检验检疫机构检疫的进口人体血液、血浆、组织、器官、细胞、骨髓等的，由县级以上人民政府卫生主管部门没收违法物品以及违法所得，并处违法物品货值金额 3 倍以上 5 倍以下的罚款；对负有责任的主管人员和其他直接责任人员由其所在单位或者上级主管部门依法给予处分。未经国务院药品监督管理部门批准，进口血液制品的，依照药品管理法的规定予以处罚。

第六十条　血站、单采血浆站、医疗卫生机构和血液制品生产单位违反法律、行政法规的规定，造成他人感染艾滋病病毒的，应当依法承担民事赔偿责任。

第六十一条　公共场所的经营者未查验服务人员的健康合格证明或者允许未取得健康合格证明的人员从事服务工作，省、自治区、直辖市人民政府确定的公共场所的经营者未在公共场所内放置安全套或者设置安全套发售设施的，由县级以上人民政府卫生主管部门责令限期改正，给予警告，可以并处 500 元以上 5000 元以下的罚款；逾期不改正的，责令停业整顿；情节严重的，由原发证部门依法吊销其执业许可证件。

第六十二条　艾滋病病毒感染者或者艾滋病病人故意传播艾滋病的，依法承担民事赔偿责任；构成犯罪的，依法追究刑事责任。

第七章　附　则

第六十三条　本条例下列用语的含义：艾滋病，是指人类免疫缺陷病毒（艾滋病病毒）引起的获得性免疫缺陷综合征。对吸毒成瘾者的药物维持治疗，是指在批准开办戒毒治疗业务的医疗卫生机构中，选用合适的药物，对吸毒成瘾者进行维持治疗，以减轻对毒品的依赖，减少注射吸毒引起艾滋病病毒的感染和扩散，减少毒品成瘾引起的疾病、死亡和引发的犯罪。标准防护原则，是指医务人员将所有病人的血液、其他体液以及被血液、其他体液污染的物品均视为具有传染性的病原物质，医务人员在接触这些物质时，必须采取防护措施。有易感染艾滋病病毒危险行为的人群，是指有卖淫、嫖娼、多性伴、男性同性性行为、注射吸毒等危险行为的人群。艾滋病监测，是指连续、系统地收集各类人群中艾滋病（或者艾滋病病毒感染）及其相关因素的分布资料，对这些资料综合分析，为有关部门制定预防控制策略和措施提供及时可靠的信息和依据，并对预防控制措施进行效果评价。艾滋病检测，是指采用实验室方法对人体血液、其他体液、组织器官、血液衍生物等进行艾滋病病毒、艾滋病病毒抗体及相关免疫指标检测，包括监测、检验检疫、自愿咨询检测、临床诊断、血液及血液制品筛查工作中的艾滋病检测。

行为干预措施，是指能够有效减少艾滋病传播的各种措施，包括：针对经注射吸毒传播艾滋病的美沙酮维持治疗等措施；针对经性传播艾滋病的安全套推广使用措施，以及规范、方便的性病诊疗措施；针对母婴传播艾滋病的抗病毒药物预防和人工代乳品喂养等措施；早期发现感染者和有助于危险行为改变的自愿咨询检测措施；健康教育措施；提高个人规范意识以及减少危险行为的针对性同伴教育措施。

第六十四条 本条例自 2006 年 3 月 1 日起施行。1987 年 12 月 26 日经国务院批准，1988 年 1 月 14 日由卫生部、外交部、公安部、原国家教育委员会、国家旅游局、原中国民用航空局、国家外国专家局发布的《艾滋病监测管理的若干规定》同时废止。

护士条例

（2008年1月31日国务院令第517号公布、根据2020年3月27日《国务院关于修改和废止部分行政法规的决定》）

目录

第一章　总　　则

第一条　为了维护护士的合法权益，规范护理行为，促进护理事业发展，保障医疗安全和人体健康，制定本条例。

第二条　本条例所称护士，是指经执业注册取得护士执业证书，依照本条例规定从事护理活动，履行保护生命、减轻痛苦、增进健康职责的卫生技术人员。

第三条　护士人格尊严、人身安全不受侵犯。护士依法履行职责，受法律保护。

全社会应当尊重护士。

第四条　国务院有关部门、县级以上地方人民政府及其有关部门以及乡（镇）人民政府应当采取措施，改善护士的工作条件，保障护士待遇，加强护士队伍建设，促进护理事业健康发展。

国务院有关部门和县级以上地方人民政府应当采取措施，鼓励护士到农村、基层医疗卫生机构工作。

第五条　国务院卫生主管部门负责全国的护士监督管理工作。

县级以上地方人民政府卫生主管部门负责本行政区域的护士监督管理工作。

第六条 国务院有关部门对在护理工作中做出杰出贡献的护士，应当授予全国卫生系统先进工作者荣誉称号或者颁发白求恩奖章，受到表彰、奖励的护士享受省部级劳动模范、先进工作者待遇；对长期从事护理工作的护士应当颁发荣誉证书。具体办法由国务院有关部门制定。

县级以上地方人民政府及其有关部门对本行政区域内做出突出贡献的护士，按照省、自治区、直辖市人民政府的有关规定给予表彰、奖励。

第二章　执业注册

第七条 护士执业，应当经执业注册取得护士执业证书。

申请护士执业注册，应当具备下列条件：

（一）具有完全民事行为能力；

（二）在中等职业学校、高等学校完成国务院教育主管部门和国务院卫生主管部门规定的普通全日制3年以上的护理、助产专业课程学习，包括在教学、综合医院完成8个月以上护理临床实习，并取得相应学历证书；

（三）通过国务院卫生主管部门组织的护士执业资格考试；

（四）符合国务院卫生主管部门规定的健康标准。

护士执业注册申请，应当自通过护士执业资格考试之日起3年内提出；逾期提出申请的，除应当具备前款第（一）项、第（二）项和第（四）项规定条件外，还应当在符合国务院卫生主管部门规定条件的医疗卫生机构接受3个月临床护理培训并考核合格。

护士执业资格考试办法由国务院卫生主管部门会同国务院人事部门制定。

第八条 申请护士执业注册的，应当向批准设立拟执业医疗机构或者为该医疗机构备案的卫生主管部门提出申请。收到申请的卫生主管部门应当自收到申请之日起20个工作日内做出决定，对具备本条例规定条件的，准予注册，并发给护士执业证书；对不具备本条例规定条件的，不予注册，并书面说明理由。

护士执业注册有效期为5年。

第九条 护士在其执业注册有效期内变更执业地点的，应当向批准设立拟执业医疗机构或者为该医疗机构备案的卫生主管部门报告。收到报告的卫生主管部门应当自收到报告之日起7个工作日内为其办理变更手续。护士跨省、自治区、直辖市变更执业地点的，收到报告的卫生主管部门还应当向其原注册部门通报。

第十条 护士执业注册有效期届满需要继续执业的，应当在护士执业注册有效期届满前30日向批准设立执业医疗机构或者为该医疗机构备案的卫生主管部门申请延续注册。收到申请的卫生主管部门对具备本条例规定条件的，准予延续，延续执业注册有效期为 5 年；对不具备本条例规定条件的，不予延续，并书面说明理由。

护士有行政许可法规定的应当予以注销执业注册情形的，原注册部门应当依照行政许可法的规定注销其执业注册。

第十一条 县级以上地方人民政府卫生主管部门应当建立本行政区域的护士执业良好记录和不良记录，并将该记录记入护士执业信息系统。

护士执业良好记录包括护士受到的表彰、奖励以及完成政府指令性任务的情况等内容。护士执业不良记录包括护士因违反本条例以及其他卫生管理法律、法规、规章或者诊疗技术规范的规定受到行政处罚、处分的情况等内容。

第三章 权利和义务

第十二条 护士执业，有按照国家有关规定获取工资报酬、享受福利待遇、参加社会保险的权利。任何单位或者个人不得克扣护士工资，降低或者取消护士福利等待遇。

第十三条 护士执业，有获得与其所从事的护理工作相适应的卫生防护、医疗保健服务的权利。从事直接接触有毒有害物质、有感染传染病危险工作的护士，有依照有关法律、行政法规的规定接受职业健康监护的权利；患职业病的，有依照有关法律、行政法规的规定获得赔偿的权利。

第十四条 护士有按照国家有关规定获得与本人业务能力和学术水平相应的专业技术职务、职称的权利；有参加专业培训、从事学术研究和交流、参加行业协会和专业学术团体的权利。

第十五条 护士有获得疾病诊疗、护理相关信息的权利和其他与履行护理职责相关的权利，可以对医疗卫生机构和卫生主管部门的工作提出意见和建议。

第十六条 护士执业，应当遵守法律、法规、规章和诊疗技术规范的规定。

第十七条 护士在执业活动中，发现患者病情危急，应当立即通知医师；在紧急情况下为抢救垂危患者生命，应当先行实施必要的紧急救护。

护士发现医嘱违反法律、法规、规章或者诊疗技术规范规定的，应当及时向开具医嘱的医师提出；必要时，应当向该医师所在科室的负责人或者医疗卫生机构负责医疗服务管理的人员报告。

第十八条 护士应当尊重、关心、爱护患者，保护患者的隐私。

第十九条 护士有义务参与公共卫生和疾病预防控制工作。发生自然灾害、公共卫生事件等严重威胁公众生命健康的突发事件，护士应当服从县级以上人民政府卫生主管部门或者所在医疗卫生机构的安排，参加医疗救护。

第四章　医疗卫生机构的职责

第二十条　医疗卫生机构配备护士的数量不得低于国务院卫生主管部门规定的护士配备标准。

第二十一条　医疗卫生机构不得允许下列人员在本机构从事诊疗技术规范规定的护理活动：

（一）未取得护士执业证书的人员；

（二）未依照本条例第九条的规定办理执业地点变更手续的护士；

（三）护士执业注册有效期届满未延续执业注册的护士。

在教学、综合医院进行护理临床实习的人员应当在护士指导下开展有关工作。

第二十二条　医疗卫生机构应当为护士提供卫生防护用品，并采取有效的卫生防护措施和医疗保健措施。

第二十三条　医疗卫生机构应当执行国家有关工资、福利待遇等规定，按照国家有关规定为在本机构从事护理工作的护士足额缴纳社会保险费用，保障护士的合法权益。

对在艰苦边远地区工作，或者从事直接接触有毒有害物质、有感染传染病危险工作的护士，所在医疗卫生机构应当按照国家有关规定给予津贴。

第二十四条　医疗卫生机构应当制定、实施本机构护士在职培训计划，并保证护士接受培训。

护士培训应当注重新知识、新技术的应用；根据临床专科护理发展和专科护理岗位的需要，开展对护士的专科护理培训。

第二十五条　医疗卫生机构应当按照国务院卫生主管部门的规定，设置专门机构或者配备专（兼）职人员负责护理管理工作。

第二十六条　医疗卫生机构应当建立护士岗位责任制并进行监督检查。

护士因不履行职责或者违反职业道德受到投诉的，其所在医疗卫生机构应当进行调查。经查证属实的，医疗卫生机构应当对护士做出处理，并将调查处理情况告知投诉人。

第五章　法律责任

第二十七条　卫生主管部门的工作人员未依照本条例规定履行职责，在护士监督管理工作中滥用职权、徇私舞弊，或者有其他失职、渎职行为的，依法给予处分；构成犯罪的，依法追究刑事责任。

第二十八条 医疗卫生机构有下列情形之一的，由县级以上地方人民政府卫生主管部门依据职责分工责令限期改正，给予警告；逾期不改正的，根据国务院卫生主管部门规定的护士配备标准和在医疗卫生机构合法执业的护士数量核减其诊疗科目，或者暂停其 6 个月以上 1 年以下执业活动；国家举办的医疗卫生机构有下列情形之一、情节严重的，还应当对负有责任的主管人员和其他直接责任人员依法给予处分：

（一）违反本条例规定，护士的配备数量低于国务院卫生主管部门规定的护士配备标准的；

（二）允许未取得护士执业证书的人员或者允许未依照本条例规定办理执业地点变更手续、延续执业注册有效期的护士在本机构从事诊疗技术规范规定的护理活动的。

第二十九条 医疗卫生机构有下列情形之一的，依照有关法律、行政法规的规定给予处罚；国家举办的医疗卫生机构有下列情形之一、情节严重的，还应当对负有责任的主管人员和其他直接责任人员依法给予处分：

（一）未执行国家有关工资、福利待遇等规定的；

（二）对在本机构从事护理工作的护士，未按照国家有关规定足额缴纳社会保险费用的；

（三）未为护士提供卫生防护用品，或者未采取有效的卫生防护措施、医疗保健措施的；

（四）对在艰苦边远地区工作，或者从事直接接触有毒有害物质、有感染传染病危险工作的护士，未按照国家有关规定给予津贴的。

第三十条 医疗卫生机构有下列情形之一的，由县级以上地方人民政府卫生主管部门依据职责分工责令限期改正，给予警告：

（一）未制定、实施本机构护士在职培训计划或者未保证护士接受培训的；

（二）未依照本条例规定履行护士管理职责的。

第三十一条 护士在执业活动中有下列情形之一的，由县级以上地方人民政府卫生主管部门依据职责分工责令改正，给予警告；情节严重的，暂停其 6 个月以上 1 年以下执业活动，直至由原发证部门吊销其护士执业证书：

（一）发现患者病情危急未立即通知医师的；

（二）发现医嘱违反法律、法规、规章或者诊疗技术规范的规定，未依照本条例第十七条的规定提出或者报告的；

（三）泄露患者隐私的；

（四）发生自然灾害、公共卫生事件等严重威胁公众生命健康的突发事件，不服从安排参加医疗救护的。

护士在执业活动中造成医疗事故的，依照医疗事故处理的有关规定承担法律责任。

第三十二条　护士被吊销执业证书的，自执业证书被吊销之日起 2 年内不得申请执业注册。

第三十三条　扰乱医疗秩序，阻碍护士依法开展执业活动，侮辱、威胁、殴打护士，或者有其他侵犯护士合法权益行为的，由公安机关依照治安管理处罚法的规定给予处罚；构成犯罪的，依法追究刑事责任。

第六章　附　则

第三十四条　本条例施行前按照国家有关规定已经取得护士执业证书或者护理专业技术职称、从事护理活动的人员，经执业地省、自治区、直辖市人民政府卫生主管部门审核合格，换领护士执业证书。

本条例施行前，尚未达到护士配备标准的医疗卫生机构，应当按照国务院卫生主管部门规定的实施步骤，自本条例施行之日起 3 年内达到护士配备标准。

第三十五条　本条例自 2008 年 5 月 12 日起施行。

医疗用毒性药品管理办法

（《医疗用毒性药品管理办法》已经 1988 年 11 月 15 日国务院第二十五次常务会议通过，现予发布施行）

第一条 为加强医疗用毒性药品的管理，防止中毒或死亡事故的发生，根据《中华人民共和国药品管理法》的规定，制定本办法。

第二条 医疗用毒性药品（以下简称毒性药品），系指毒性剧烈、治疗剂量与中毒剂量相近，使用不当会致人中毒或死亡的药品。

毒性药品的管理品种，由卫生部会同国家医药管理局、国家中医药管理局规定。

第三条 毒性药品年度生产、收购、供应和配制计划，由省、自治区、直辖市医药管理部门根据医疗需要制定，经省、自治区、直辖市卫生行政部门审核后，由医药管理部门下达给指定的毒性药品生产、收购、供应单位，并抄报卫生部、国家医药管理局和国家中医药管理局。生产单位不得擅自改变生产计划，自行销售。

第四条 药厂必须由医药专业人员负责生产、配制和质量检验，并建立严格的管理制度，严防与其他药品混杂。每次配料，必须经二人以上复核无误，并详细记录每次生产所用原料和成品数，经手人要签字备查。所有工具、容器要处理干净，以防污染其他药品。标示量要准确无误，包装容器要有毒药标志。

第五条 毒性药品的收购、经营，由各级医药管理部门指定的药品经营单位负责；配方用药由国营药店、医疗单位负责。其他任何单位或者个人均不得从事毒性药品的收购、经营和配方业务。

第六条 收购、经营、加工、使用毒性药品的单位必须建立健全保管、验收、领发、核对等制度；严防收假、发错，严禁与其他药品混杂，做到划定仓间或仓位，专柜加锁并由专人保管。

毒性药品的包装容器上必须印有毒药标志，在运输毒性药品的过程中，应当采取有效措施，防止发生事故。

第七条 凡加工炮制毒性中药，必须按照《中华人民共和国药典》或者省、自治区、直辖市卫生行政部门制定的《炮制规范》的规定进行。药材符合药用要求的，方可供应、配方和用于中成药生产。

　　第八条　生产毒性药品及其制剂，必须严格执行生产工艺操作规程，在本单位药品检验人员的监督下准确投料，并建立完整的生产记录，保存五年备查。

　　在生产毒性药品过程中产生的废弃物，必须妥善处理，不得污染环境。

　　第九条　医疗单位供应和调配毒性药品，凭医生签名的正式处方。国营药店供应和调配毒性药品，凭盖有医生所在的医疗单位公章的正式处方。每次处方剂量不得超过二日极量。

　　调配处方时，必须认真负责，计量准确，按医嘱注明要求，并由配方人员及具有药师以上技术职称的复核人员签名盖章后方可发出。对处方未注明"生用"的毒性中药，应当付炮制品。如发现处方有疑问时，须经原处方医生重新审定后再行调配。处方一次有效，取药后处方保存二年备查。

　　第十条　科研和教学单位所需的毒性药品，必须持本单位的证明信，经单位所在地县以上卫生行政部门批准后，供应部门方能发售。

　　群众自配民间单、秘、验方需用毒性中药，购买时要持有本单位或者城市街道办事处、乡（镇）人民政府的证明信，供应部门方可发售。每次购用量不得超过2日极量。

　　第十一条　对违反本办法的规定，擅自生产、收购、经营毒性药品的单位或者个人，由县以上卫生行政部门没收其全部毒性药品，并处以警告或按非法所得的5至10倍罚款。情节严重、致人伤残或死亡，构成犯罪的，由司法机关依法追究其刑事责任。

　　第十二条　当事人对处罚不服的，可在接到处罚通知之日起15日内，向作出处理的机关的上级机关申请复议。但申请复议期间仍应执行原处罚决定。上级机关应在接到申请之日起10日内作出答复。对答复不服的，可在接到答复之日起15日内，向人民法院起诉。

　　第十三条　本办法由卫生部负责解释。

　　第十四条　本办法自发布之日起施行。1964年4月20日卫生部、商业部、化工部发布的《管理毒药、限制性剧药暂行规定》，1964年12月7日卫生部、商业部发布的《管理毒性中药的暂行办法》，1979年6月30日卫生部、国家医药管理总局发布的《医疗用毒药、限制性剧药管理规定》，同时废止。

中华人民共和国传染病防治法实施办法

（《中华人民共和国传染病防治法实施办法》已经一九九一年十月四日国务院国函〔1991〕66 号批准，现予发布施行）

目录

第一章　总　则

第一条　根据《中华人民共和国传染病防治法》（以下简称《传染病防治法》）的规定，制定本办法。

第二条　国家对传染病实行预防为主的方针，各级政府在制定社会经济发展规划时，必须包括传染病防治目标，并组织有关部门共同实施。

第三条　各级政府卫生行政部门对传染病防治工作实施统一监督管理。

受国务院卫生行政部门委托的其他有关部门卫生主管机构，在本系统内行使《传染病防治法》第三十二条第一款所列职权。

军队的传染病防治工作，依照《传染病防治法》和本办法中的有关规定以及国家其他有关规定，由中国人民解放军卫生主管部门实施监督管理。

第四条　各级各类卫生防疫机构按照专业分工承担传染病监测管理的责任和范围，由省级政府卫生行政部门确定。

铁路、交通、民航、厂（场）矿的卫生防疫机构，承担本系统传染病监测管理工作，并接受本系统上级卫生主管机构和省级政府卫生行政部门指定的卫生防疫机构的业务指导。

第五条　各级各类医疗保健机构承担传染病防治管理的责任和范围，由当地政府卫生行政部门确定。

第六条 各级政府对预防、控制传染病做出显著成绩和贡献的单位和个人，应当给予奖励。

第二章 预 防

第七条 各级政府应当组织有关部门，开展传染病预防知识和防治措施的卫生健康教育。

第八条 各级政府组织开展爱国卫生活动。

铁路、交通、民航部门负责组织消除交通工具的鼠害和各种病媒昆虫的危害。

农业、林业部门负责组织消除农田、牧场及林区的鼠害。

国务院各有关部委消除钉螺危害的分工，按照国务院的有关规定办理。

第九条 集中式供水必须符合国家《生活饮用水卫生标准》。

各单位自备水源，未经城市建设部门和卫生行政部门批准，不得与城镇集中式供水系统连接。

第十条 地方各级政府应当有计划地建设和改造公共卫生设施。

城市应当按照城市环境卫生设施标准修建公共厕所、垃圾粪便的无害化处理场和污水、雨水排放处理系统等公共卫生设施。

农村应当逐步改造厕所，对粪便进行无害化处理，加强对公共生活用水的卫生管理，建立必要的卫生管理制度。饮用水水源附近禁止有污水池、粪堆（坑）等污染源。禁止在饮用水水源附近洗刷便器和运输粪便的工具。

第十一条 国家实行有计划的预防接种制度。

中华人民共和国境内的任何人均应按照有关规定接受预防接种。

各省、自治区、直辖市政府卫生行政部门可以根据当地传染病的流行情况，增加预防接种项目。

第十二条 国家对儿童实行预防接种证制度。

适龄儿童应当按照国家有关规定，接受预防接种。适龄儿童的家长或者监护人应当及时向医疗保健机构申请办理预防接种证。

托幼机构、学校在办理入托、入学手续时，应当查验预防接种证，未按规定接种的儿童应当及时补种。

第十三条 各级各类医疗保健机构的预防保健组织或者人员，在本单位及责任地段内承担下列工作：

（一）传染病疫情报告和管理；

（二）传染病预防和控制工作；

（三）卫生行政部门指定的卫生防疫机构交付的传染病防治和监测任务。

第十四条 医疗保健机构必须按照国务院卫生行政部门的有关规定，严格执行消毒隔离制度，防止医院内感染和医源性感染。

第十五条 卫生防疫机构和从事致病性微生物实验的科研、教学、生产等单位必须做到：

（一）建立健全防止致病性微生物扩散的制度和人体防护措施；

（二）严格执行实验操作规程，对实验后的样品、器材、污染物品等，按照有关规定严格消毒后处理；

（三）实验动物必须按照国家有关规定进行管理。

第十六条 传染病的菌（毒）种分为下列三类：

一类：鼠疫耶尔森菌、霍乱弧菌；天花病毒、艾滋病病毒；

二类：布氏菌、炭疽菌、麻风杆菌、肝炎病毒、狂犬病毒、出血热病毒、登革热病毒；斑疹伤寒立克次体；

三类：脑膜炎双球菌、链球菌、淋病双球菌、结核杆菌、百日咳嗜血杆菌、白喉棒状杆菌、沙门菌、志贺菌、破伤风梭状杆菌；钩端螺旋体、梅毒螺旋体；乙型脑炎病毒、脊髓灰质炎病毒、流感病毒、流行性腮腺炎病毒、麻疹病毒、风疹病毒。

国务院卫生行政部门可以根据情况增加或者减少菌（毒）种的种类。

第十七条 国家对传染病菌（毒）种的保藏、携带、运输实行严格管理：

（一）菌（毒）种的保藏由国务院卫生行政部门指定的单位负责；

（二）一、二类菌（毒）种的供应由国务院卫生行政部门指定的保藏管理单位供应。三类菌（毒）种由设有专业实验室的单位或者国务院卫生行政部门指定的保藏管理单位供应；

（三）使用一类菌（毒）种的单位，必须经国务院卫生行政部门批准；使用二类菌（毒）种的单位必须经省级政府卫生行政部门批准；使用三类菌（毒）种的单位，应当经县级政府卫生行政部门批准；

（四）一、二类菌（毒）种，应派专人向供应单位领取，不得邮寄；三类菌（毒）种的邮寄必须持有邮寄单位的证明，并按照菌（毒）种邮寄与包装的有关规定办理。

第十八条 对患有下列传染病的病人或者病原携带者予以必要的隔离治疗，直至医疗保健机构证明其不具有传染性时，方可恢复工作：

（一）鼠疫、霍乱；

（二）艾滋病、病毒性肝炎、细菌性和阿米巴痢疾、伤寒和副伤寒、炭疽、斑疹伤寒、麻疹、百日咳、白喉、脊髓灰质炎、流行性脑脊髓膜炎、猩红热、流行性出血热、登革热、淋病、梅毒；

（三）肺结核、麻风病、流行性腮腺炎、风疹、急性出血性结膜炎。

第十九条 从事饮水、饮食、整容、保育等易使传染病扩散工作的从业人员，必须按照国家有关规定取得健康合格证后方可上岗。

第二十条 招用流动人员200人以上的用工单位，应当向当地政府卫生行政部门指定的卫生防疫机构报告，并按照要求采取预防控制传染病的卫生措施。

第二十一条 被甲类传染病病原体污染的污水、污物、粪便，有关单位和个人必须在卫生防疫人员的指导监督下，按照下列要求进行处理：

（一）被鼠疫病原体污染

1. 被污染的室内空气、地面、四壁必须进行严格消毒，被污染的物品必须严格消毒或者焚烧处理；

2. 彻底消除鼠疫疫区内的鼠类、蚤类；发现病鼠、死鼠应当送检；解剖检验后的鼠尸必须焚化；

3. 疫区内啮齿类动物的皮毛不能就地进行有效的消毒处理时，必须在卫生防疫机构的监督下焚烧。

（二）被霍乱病原体污染

1. 被污染的饮用水，必须进行严格消毒处理；

2. 污水经消毒处理后排放；

3. 被污染的食物要就地封存，消毒处理；

4. 粪便消毒处理达到无害化；

5. 被污染的物品，必须进行严格消毒或者焚烧处理。

第二十二条 被伤寒和副伤寒、细菌性痢疾、脊髓灰质炎、病毒性肝炎病原体污染的水、物品、粪便，有关单位和个人应当按照下列要求进行处理：

（一）被污染的饮用水，应当进行严格消毒处理；

（二）污水经消毒处理后排放；

（三）被污染的物品，应当进行严格消毒处理或者焚烧处理；

（四）粪便消毒处理达到无害化。

死于炭疽的动物尸体必须就地焚化，被污染的用具必须消毒处理，被污染的土地、草皮消毒后，必须将10厘米厚的表层土铲除，并在远离水源及河流的地方深埋。

第二十三条 出售、运输被传染病病原体污染或者来自疫区可能被传染病病原体污染的皮毛、旧衣物及生活用品等，必须按照卫生防疫机构的要求进行必要的卫生处理。

第二十四条 用于预防传染病的菌苗、疫苗等生物制品，由各省、自治区、直辖市卫生防疫机构统一向生物制品生产单位订购，其他任何单位和个人不得经营。

用于预防传染病的菌苗、疫苗等生物制品必须在卫生防疫机构监督指导下使用。

第二十五条 凡从事可能导致经血液传播传染病的美容、整容等单位和个人，必须执行国务院卫生行政部门的有关规定。

第二十六条 血站（库）、生物制品生产单位，必须严格执行国务院卫生行政部门的有关规定，保证血液、血液制品的质量，防止因输入血液、血液制品引起病毒性肝炎、艾滋病、疟疾等疾病的发生。任何单位和个人不准使用国务院卫生行政部门禁止进口的血液和血液制品。

第二十七条 生产、经营、使用消毒药剂和消毒器械、卫生用品、卫生材料、一次性医疗器材、隐形眼镜、人造器官等必须符合国家有关标准，不符合国家有关标准的不得生产、经营和使用。

第二十八条 发现人畜共患传染病已在人、畜间流行时，卫生行政部门与畜牧兽医部门应当深入疫区，按照职责分别对人、畜开展防治工作。

传染病流行区的家畜家禽，未经畜牧兽医部门检疫不得外运。

进入鼠疫自然疫源地捕猎旱獭应按照国家有关规定执行。

第二十九条 狂犬病的防治管理工作按照下列规定分工负责：

（一）公安部门负责县上城市养犬的审批与违章养犬的处理，捕杀狂犬、野犬。

（二）畜牧兽医部门负责兽用狂犬病疫苗的研制、生产和供应；对城乡经批准的养犬进行预防接种、登记和发放"家犬免疫证"；对犬类狂犬病的疫情进行监测和负责进出口犬类的检疫、免疫及管理。

（三）乡（镇）政府负责辖区内养犬的管理，捕杀狂犬、野犬。

（四）卫生部门负责人用狂犬病疫苗的供应、接种和病人的诊治。

第三十条 自然疫源地或者可能是自然疫源地的地区计划兴建大型建设项目时，建设单位在设计任务书批准后，应当向当地卫生防疫机构申请对施工环境进行卫生调查，并根据卫生防疫机构的意见采取必要的卫生防疫措施后，方可办理开工手续。

兴建城市规划内的建设项目，属于在自然疫源地和可能是自然疫源地范围内的，城市规划主管部门在核发建设工程规划许可证明中，必须有卫生防疫部门提出的有关意见及结论。建设单位在施工过程中，必须采取预防传染病传播和扩散的措施。

第三十一条 卫生防疫机构接到自然疫源地和可能是自然疫源地范围内兴办大型建设项目的建设单位的卫生调查申请后，应当及时组成调查组到现场进行调查，并提出该地区自然环境中可能存在的传染病病种、流行范围、流行强度及预防措施等意见和结论。

第三十二条 在自然疫源地或者可能是自然疫源地内施工的建设单位，应当设立预防保健组织负责施工期间的卫生防疫工作。

第三十三条 凡在生产、工作中接触传染病病原体的工作人员，可以按照国家有关规定申领卫生防疫津贴。

第三章 疫情报告

第三十四条 执行职务的医疗保健人员、卫生防疫人员为责任疫情报告人。

责任疫情报告人应当按照本办法第三十五条规定的时限向卫生行政部门指定的卫生防疫机构报告疫情，并做疫情登记。

第三十五条 责任疫情报告人发现甲类传染病和乙类传染病中的艾滋病、肺炭疽的病人、病原携带者和疑似传染病病人时，城镇于 6 小时内，农村于 12 小时内，以最快的通讯方式向发病地的卫生防疫机构报告，并同时报出传染病报告卡。

责任疫情报告人发现乙类传染病病人、病原携带者和疑似传染病病人时，城镇于 12 小时内，农村于 24 小时内向发病地的卫生防疫机构报出传染病报告卡。

责任疫情报告人在丙类传染病监测区内发现丙类传染病病人时，应当在 24 小时内向发病地的卫生防疫机构报出传染病报告卡。

第三十六条 传染病暴发、流行时，责任疫情报告人应当以最快的通讯方式向当地卫生防疫机构报告疫情。接到疫情报告的卫生防疫机构应当以最快的通讯方式报告上级卫生防疫机构和当地政府卫生行政部门，卫生行政部门接到报告后，应当立即报告当地政府。

省级政府卫生行政部门接到发现甲类传染病和发生传染病暴发、流行的报告后，应当于 6 小时内报告国务院卫生行政部门。

第三十七条 流动人员中的传染病病人、病原携带者和疑似传染病病人的传染病报告、处理由诊治地负责，其疫情登记、统计由户口所在地负责。

第三十八条 铁路、交通、民航、厂（场）矿的卫行防疫机构，应当定期向所在地卫生行政部门指定的卫生防疫机构报告疫情。

第三十九条 军队的传染病疫情，由中国人民解放军了卫生主管部门根据军队有关规定向国务院卫生行政部门报告。

军队的医疗保健和卫生防疫机构，发现发方就诊的传染病病人、病原携带者、疑似传染病病人时，应当按照本办法第三十五条的规定报告疫情，并接受当地卫生防疫机构的业务指导。

第四十条 国境口岸所在地卫生行政部门指下的卫生也疫机构和港口、机场、铁路卫生防疫机构和国境卫生检疫机关在发现国境卫生检疫法规定的检疫传染病时，应当互相通报疫情。

发现人畜共患传染病时，卫生防疫机构和畜牧兽医部门应当互相通报疫情。

第四十一条 各级政府卫生行政部门指定的卫生防疫机构应当对辖区内各类医疗保健机构的疫情登记报告和管理情况定期进行核实、检查、指导。

第四十二条 传染病报告卡片邮寄信封应当印有明显的"红十字"标志及写明 ×× 卫生防疫机构收的字样。

邮电部门应当及时传递疫情报告的电话或者信卡，并实行邮资总付。

第四十三条 医务人员未经县级以上政府卫生行政部门批准，不得将就诊的淋病、梅毒、麻风病、艾滋病病人和艾滋病病原携带者及其家属的姓名、住址和个人病史公开。

第四章 控 制

第四十四条 卫生防疫机构和医疗保健机构传染病的疫情处理实行分级分工管理。

第四十五条 艾滋病的监测管理按照国务院有关规定执行。

第四十六条 淋病、梅毒病人应当在医疗保健机构、卫生防疫机构接受治疗。尚未治愈前，不得进入公共浴池、游泳池。

第四十七条 医疗保健机构或者卫生防疫机构在诊治中发现甲类传染病的疑似病人，应当在 2 日内作出明确诊断。

第四十八条 甲类传染病病人和病原携带者以及乙类传染病中的艾滋病、淋病、梅毒病人的密切接触者必须按照有关规定接受检疫、医学检查和防治措施。

前款以外的乙类传染病病人及病原携带者的密切接触者，应当接受医学检查和防治措施。

第四十九条 甲类传染病疑似病人或者病原携带者的密切接触者，经留验排除是病人或者病原携带者后，留验期间的工资福利待遇由所属单位按出勤照发。

第五十条 发现甲类传染病病人、病原携带者或者疑似病人的污染场所，卫生防疫机构接到疫情报告后，应立即进行严格的卫生处理。

第五十一条 地方各级政府卫生行政部门发现本地区发生从未有过的传染病或者国家已宣布消除的传染病时，应当立即采取措施，必要时，向当地政府报告。

第五十二条 在传染病暴发、流行区域，当地政府应当根据传染病疫情控制的需要，组织卫生、医药、公安、工商、交通、水利、城建、农业、商业、民政、邮电、广播电视等部门采取下列预防、控制措施：

（一）对病人进行抢救、隔离治疗；

（二）加强粪便管理，清除垃圾、污物；

（三）加强自来水和其他饮用水的管理，保护饮用水源；

（四）消除病媒昆虫、钉螺、鼠类及其他染疫动物；

（五）加强易使传染病传播扩散活动的卫生管理；

（六）开展防病知识的宣传；

（七）组织对传染病病人、病原携带者、染疫动物密切接触人群的检疫、预防服药、应急接种等；

（八）供应用于预防和控制疫情所必需的药品、生物制品、消毒药品、器械等；

（九）保证居民生活必需品的供应。

第五十三条 县级以上政府接到下一级政府关于采取《传染病防治法》第二十五条规定的紧急措施报告时，应当在24小时内做出决定。下一级政府在上一级政府作出决定前，必要时，可以临时采取《传染病防治法》第二十五条第一款第（一）、（四）项紧急措施，但不得超过24小时。

第五十四条 撤销采取《传染病防治法》第二十五条紧急措施的条件是：

（一）甲类传染病病人、病原携带者全部治愈，乙类传染病病人、病原携带者得到有的隔离治疗；病人尸体得到严格消毒处理；

（二）污染的物品及环境已经过消毒等卫生处理；有关病媒昆虫、染疫动物基本消除；

（三）暴发、流行的传染病病种，经过最长潜伏期后，未发现新的传染病病人，疫情得到有效的控制。

第五十五条 因患鼠疫、霍乱和炭疽病死亡的病人尸体，由治疗病人的医疗单位负责消毒处理，处理后应当立即火化。

患病毒性肝炎、伤寒和副伤寒、艾滋病、白喉、炭疽、脊髓灰质炎死亡的病人尸体，由治疗病人的医疗单位或者当地卫生防疫机构消毒处理后火化。

不具备火化条件的农村、边远地区，由治疗病人的医疗单位或者当地卫生防疫机构负责消毒后，可选远离居民点500米以外、远离饮用水源50米以外的地方，将尸体在距地面两米以下深埋。

民族自治地方执行前款的规定，依照《传染病防治法》第二十八条第三款的规定办理。

第五十六条 医疗保健机构、卫生防疫机构经县级以上政府卫生行政部门的批准可以对传染病病人尸体或者疑似传染病病人的尸体进行解剖查验。

第五十七条 卫生防疫机构处理传染病疫情的人员，可以凭当地政府卫生行政部门出具的处理疫情证明及有效的身份证明，优先在铁路、交通、民航部门购票，铁路、交通、民航部门应当保证售给最近一次通往目的地的车、船、机票。

交付运输的处理疫情的物品应当有明显标志，铁路、交通、民航部门应当保证用最快通往目的地的交通工具运出。

第五十八条 用于传染病监督控制的车辆，其标志由国务院卫生行政部门会同有关部门统一制定。任何单位和个人不得阻拦依法执行处理疫情任务的车辆和人员。

第五章 监 督

第五十九条 地方各级政府卫生行政部门、卫生防疫机构和受国务院卫生行政部门委托的其他有关部门卫生主管机构推荐的传染病管理监督员，由省级以上政府卫生行政部门聘任并发给证件。

省级政府卫生行政部门聘任的传染病管理监督员，报国务院卫生行政部门备案。

第六十条 传染病管理监督员执行下列任务：

（一）监督检查《传染病防治法》及本办法的执行情况；

（二）进行现场调查，包括采集必需的标本及查阅、索取、翻印复制必要的文字、图片、声像资料等，并根据调查情况写出书面报告；

（三）对违法单位或者个人提出处罚建议；

（四）执行卫生行政部门或者其他有关部门卫生主管机构交付的任务；

（五）及时提出预防和控制传染病措施的建议。

第六十一条 各级各类医疗保健机构内设立的传染病管理检查员，由本单位推荐，经县级以上政府卫行行政部门或受国务院卫生行政部门委托的其他部门卫生主管机构批准并发给证件。

第六十二条 传染病管理检查员执行下列任务：

（一）宣传《传染病防治法》及本办法，检查本单位和责任地段的传染病防治措施的实施和疫情报告执行情况；

（二）对本单位和责任地段的传染病防治工作进行技术指导；

（三）执行卫生行政部门和卫生防疫机构对本单位及责任地段提出的改

进传染病防治管理工作的意见；

（四）定期向卫生行政部门指定的卫行防疫机构汇报工作情况，遇到紧急情况及时报告。

第六十三条　传染病管理监督员、传染病管理检查员执行任务时，有关单位和个人必须给予协助。

第六十四条　传染病管理监督员的解聘和传染病管理检查员资格的取消，由原发证机关决定，并通知其所在单位和个人。

第六十五条　县级以上政府卫生行政部门和受国务院卫生行政部门委托的部门，可以成立传染病技术鉴定组织。

第六章　罚　则

第六十六条　有下列行为之一的，由县级以上政府卫生行政部门责令限期改正，可以处 5000 元以下的罚款；情节较严重的，可以处 5000 元以上 20000 元以下的罚款，对主管人员和直接责任人员由其所在单位或者上级机关给予行政处分：

（一）集中式供水单位供应的饮用水不符合国家规定的《生活饮用水卫生标准》的；

（二）单位自备水源未经批准与城镇供水系统连接的；

（三）未按城市环境卫生设施标准修建公共卫生设施致使垃圾、粪便、污水不能进行无害化处理的；

（四）对被传染病病原体污染的污水、污物、粪便不按规定进行消毒处理的；

（五）对被甲类和乙类传染病病人、病原携带者、疑似传染病病人污染的场所、物品未按照卫生防疫机构的要求实施必要的卫生处理的；

（六）造成传染病的医源性感染、医院内感染、实验室感染和致病性微生物扩散的；

（七）生产、经营、使用消毒药剂和消毒器械、卫生用品、卫生材料、一次性医疗器材、隐形眼镜、人造器官等不符合国家卫生标准，可能造成传染病的传播、扩散或者造成传染病的传播、扩散的；

（八）准许或者纵容传染病病人、病原携带者和疑似传染病病人，从事国务院卫生行政部门规定禁止从事的易使该传染病扩散的工作的；

（九）传染病病人、病原携带者故意传播传染病，造成他人感染的；

（十）甲类传染病病人、病原携带者或者疑似传染病病人，乙类传染病中艾滋病、肺炭疽病人拒绝进行隔离治疗的；

（十一）招用流动人员的用工单位，未向卫行防疫机构报告并未采取卫生措施，造成传染传播、流行的；

（十二）违章养犬或者拒绝、阻挠捕杀违章犬，造成咬伤他人或者导致人群中发生狂犬病的。

前款所称情节较严重的，是指下列情形之一：

（一）造成甲类传染病、艾滋病、肺炭疽传播危险的；

（二）造成除艾滋病、肺炭疽上的乙、丙类传染病暴发、流行的；

（三）造成传染病菌（毒）种扩散的；

（四）造成病人残疾、死亡的；

（五）拒绝执行《传染病防治法》及本办法的规定，屡经教育仍继续违法的。

第六十七条 在自然疫源地和可能是自然疫源地的地区兴建大型建设项目未经卫生调查即进行施工的，由县级以上政府卫生行政部门责令限期改正，可以处 2000 元以上 20000 元以下的罚款。

第六十八条 单位和个人出售、运输被传染病病原体污染和来自疫区可能被传染病病原体污染的皮毛、旧衣物及生活用品的，由县级以上政府卫生行政部门责令限期进行卫生处理，可以处出售金额 1 倍以下的罚款；造成传染病流行的，根据情节，可以处相当出售金额 3 倍以下的罚款，危害严重，出售金额不满 2000 元的，以 2000 元计算；对主管人员和直接责任人员由所在单位或者上级机关给予行政处分。

第六十九条 单位和个人非法经营、出售用于预防传染病菌苗、疫苗等生物制品的，县级以上政府卫生行政部门可以处相当出售金 3 倍以下的罚款，危害严重，出售金额不满 5000 元的，以 5000 元计算；对主管人员和直接责任人员由所在单位或者上级机关根据情节，可以给予行政处分。

第七十条 有下列行为之一的单位和个人，县级以上政府卫生行政部门报请同级政府批准，对单位予以通报批评；对主管人员和直接责任人员由所在单位或者上级机关给予行政处分。

（一）传染病暴发、流行时，妨碍或者拒绝执行政府采取紧急措施的；

（二）传染病暴发、流行时，医疗保健人员、卫生防疫人员拒绝执行各级政府卫生行政部门调集其参加控制疫情的决定的；

（三）对控制传染病暴发、流行负有责任的部门拒绝执行政府有关控制疫情决定的；

（四）无故阻止和拦截依法执行处理疫情任务的车辆和人员的。

第七十一条 执行职务的医疗保健人员、卫生防疫人员和责任单位，不报、漏报、迟报传染病疫情的，由县级以上政府卫生行政部门责令限期改正，对主管人员和直接责任人员由其所在单位或者上级机关根据情节，可以给予行政处分。

个体行医人员在执行职务时，不报、漏报、迟报传染病疫情的，由县级以上政府卫生行政部门责令限期改正，限期内不改的，可以处100元以上500元以下罚款；对造成传染病传播流行的，可以处200元以上2000元以下罚款。

第七十二条 县级政府卫生行政部门可以作出处10000元以下罚款的决定；决定处10000元以上罚款的，须报上一级政府卫生行政部门批准。

受国务院卫生行政部门委托的有关部门卫生主管机构可以作出处2000元以下罚款的决定；决定处2000元以上罚款的，须报当地县级以上政府卫生行政部门批准。

县级以上政府卫生行政部门在收取罚款时，应当出具正式的罚款收据。罚款全部上缴国库。

第七章 附 则

第七十三条 《传染病防治法》及本办法的用语含义如下：

传染病病人、疑似传染病病人：指根据国务院卫生行政部门发布的《中华人民共和国传染病防治法规定管理的传染病诊断标准》，符合传染病病人和疑似传染病病人诊断标准的人。

病原携带者：指感染病原体无临床症状但能排出病原体的人。

暴发：指在一个局部地区，短期内，突然发生多例同一种传染病病人。

流行：指一个地区某种传染病发病率显著超过该病历年的一般发病率水平。

重大传染病疫情：指《传染病防治法》第二十五条所称的传染病的暴发、流行。

传染病监测：指对人群传染病的发生、流行及影响因素进行有计划的、系统的长期观察。

疫区：指传染病在人群中暴发或者流行，其病原体向周围传播时可能波及的地区。

人畜共患传染病：指鼠疫、流行性出血热、狂犬病、钩端螺旋体病、布鲁氏菌病、炭疽、流行性乙型脑炎、黑热病、包虫病、血吸虫病。

自然疫源地：指某些传染病的病原体在自然界的野生动物中长期保存并造成动物间流行的地区。

可能是自然疫源地：指在自然界中具有自然疫源性疾病存在的传染源和传播媒介，但尚未查明的地区。

医源性感染：指在医学服务中，因病原体传播引起的感染。

实验室感染：指从事实验室工作时，因接触病原体所致的感染。

消毒：指用化学、物理、生物的方法杀灭或者消除环境中的致病性微生物。

卫生处理：指消毒、杀虫、灭鼠等卫生须施以及隔离、留验、就地检验等医学措施。

卫生防疫机构：指卫生防疫站、结核病防治研究所（院）、寄生虫病防治研究所（站）、血吸虫病防治研究所（站）、皮肤病性病防治研究所（站）、地方病防治研究所（站）、鼠疫防治站（所）、乡镇预防保健站（所）及与上述机构专业相同的单位。

医疗保健机构：指医院、卫生院（所）、门诊部（所）、疗养院（所）、妇幼保健院（站）及与上述机构业务活动相同的单位。

第七十四条 省、自治区、直辖市政府可以根据《传染病防治法》和本办法制定实施细则。

第七十五条 本办法由国务院卫生行政部门负责解释。

第七十六条 本办法自发布之日起施行。

人体器官移植条例

（《人体器官移植条例》已经 2007 年 3 月 21 日国务院第 171 次常务会议通过，现予公布，自 2007 年 5 月 1 日起施行）

目录
第一章　总则
第二章　人体器官的捐献
第三章　人体器官的移植
第四章　法律责任
第五章　附则

第一章　总　则

第一条　为了规范人体器官移植，保证医疗质量，保障人体健康，维护公民的合法权益，制定本条例。

第二条　在中华人民共和国境内从事人体器官移植，适用本条例；从事人体细胞和角膜、骨髓等人体组织移植，不适用本条例。

本条例所称人体器官移植，是指摘取人体器官捐献人具有特定功能的心脏、肺脏、肝脏、肾脏或者胰腺等器官的全部或者部分，将其植入接受人身体以代替其病损器官的过程。

第三条　任何组织或者个人不得以任何形式买卖人体器官，不得从事与买卖人体器官有关的活动。

第四条　国务院卫生主管部门负责全国人体器官移植的监督管理工作。县级以上地方人民政府卫生主管部门负责本行政区域人体器官移植的监督管理工作。

各级红十字会依法参与人体器官捐献的宣传等工作。

第五条　任何组织或者个人对违反本条例规定的行为，有权向卫生主管部门和其他有关部门举报；对卫生主管部门和其他有关部门未依法履行监督管理职责的行为，有权向本级人民政府、上级人民政府有关部门举报。接到举报的人民政府、卫生主管部门和其他有关部门对举报应当及时核实、处理，并将处理结果向举报人通报。

第六条　国家通过建立人体器官移植工作体系，开展人体器官捐献的宣传、推动工作，确定人体器官移植预约者名单，组织协调人体器官的使用。

第二章　人体器官的捐献

第七条　人体器官捐献应当遵循自愿、无偿的原则。

公民享有捐献或者不捐献其人体器官的权利；任何组织或者个人不得强迫、欺骗或者利诱他人捐献人体器官。

第八条　捐献人体器官的公民应当具有完全民事行为能力。公民捐献其人体器官应当有书面形式的捐献意愿，对已经表示捐献其人体器官的意愿，有权予以撤销。

公民生前表示不同意捐献其人体器官的，任何组织或者个人不得捐献、摘取该公民的人体器官；公民生前未表示不同意捐献其人体器官的，该公民死亡后，其配偶、成年子女、父母可以以书面形式共同表示同意捐献该公民人体器官的意愿。

第九条　任何组织或者个人不得摘取未满 18 周岁公民的活体器官用于移植。

第十条　活体器官的接受人限于活体器官捐献人的配偶、直系血亲或者三代以内旁系血亲，或者有证据证明与活体器官捐献人存在因帮扶等形成亲情关系的人员。

第三章　人体器官的移植

第十一条　医疗机构从事人体器官移植，应当依照《医疗机构管理条例》的规定，向所在地省、自治区、直辖市人民政府卫生主管部门申请办理人体器官移植诊疗科目登记。

医疗机构从事人体器官移植，应当具备下列条件：

（一）有与从事人体器官移植相适应的执业医师和其他医务人员；

（二）有满足人体器官移植所需要的设备、设施；

（三）有由医学、法学、伦理学等方面专家组成的人体器官移植技术临床应用与伦理委员会，该委员会中从事人体器官移植的医学专家不超过委员人数的 1/4；

（四）有完善的人体器官移植质量监控等管理制度。

第十二条　省、自治区、直辖市人民政府卫生主管部门进行人体器官移植诊疗科目登记，除依据本条例第十一条规定的条件外，还应当考虑本行政区域人体器官移植的医疗需求和合法的人体器官来源情况。

省、自治区、直辖市人民政府卫生主管部门应当及时公布已经办理人体器官移植诊疗科目登记的医疗机构名单。

第十三条 已经办理人体器官移植诊疗科目登记的医疗机构不再具备本条例第十一条规定条件的，应当停止从事人体器官移植，并向原登记部门报告。原登记部门应当自收到报告之日起2日内注销该医疗机构的人体器官移植诊疗科目登记，并予以公布。

第十四条 省级以上人民政府卫生主管部门应当定期组织专家根据人体器官移植手术成功率、植入的人体器官和术后患者的长期存活率，对医疗机构的人体器官移植临床应用能力进行评估，并及时公布评估结果；对评估不合格的，由原登记部门撤销人体器官移植诊疗科目登记。具体办法由国务院卫生主管部门制订。

第十五条 医疗机构及其医务人员从事人体器官移植，应当遵守伦理原则和人体器官移植技术管理规范。

第十六条 实施人体器官移植手术的医疗机构及其医务人员应当对人体器官捐献人进行医学检查，对接受人因人体器官移植感染疾病的风险进行评估，并采取措施，降低风险。

第十七条 在摘取活体器官前或者尸体器官捐献人死亡前，负责人体器官移植的执业医师应当向所在医疗机构的人体器官移植技术临床应用与伦理委员会提出摘取人体器官审查申请。

人体器官移植技术临床应用与伦理委员会不同意摘取人体器官的，医疗机构不得做出摘取人体器官的决定，医务人员不得摘取人体器官。

第十八条 人体器官移植技术临床应用与伦理委员会收到摘取人体器官审查申请后，应当对下列事项进行审查，并出具同意或者不同意的书面意见：

（一）人体器官捐献人的捐献意愿是否真实；

（二）有无买卖或者变相买卖人体器官的情形；

（三）人体器官的配型和接受人的适应证是否符合伦理原则和人体器官移植技术管理规范。

经2/3以上委员同意，人体器官移植技术临床应用与伦理委员会方可出具同意摘取人体器官的书面意见。

第十九条 从事人体器官移植的医疗机构及其医务人员摘取活体器官前，应当履行下列义务：

（一）向活体器官捐献人说明器官摘取手术的风险、术后注意事项、可能发生的并发症及其预防措施等，并与活体器官捐献人签署知情同意书；

（二）查验活体器官捐献人同意捐献其器官的书面意愿、活体器官捐献人与接受人存在本条例第十条规定关系的证明材料；

（三）确认除摘取器官产生的直接后果外不会损害活体器官捐献人其他正常的生理功能。

从事人体器官移植的医疗机构应当保存活体器官捐献人的医学资料，并进行随访。

第二十条　摘取尸体器官，应当在依法判定尸体器官捐献人死亡后进行。从事人体器官移植的医务人员不得参与捐献人的死亡判定。

从事人体器官移植的医疗机构及其医务人员应当尊重死者的尊严；对摘取器官完毕的尸体，应当进行符合伦理原则的医学处理，除用于移植的器官以外，应当恢复尸体原貌。

第二十一条　从事人体器官移植的医疗机构实施人体器官移植手术，除向接受人收取下列费用外，不得收取或者变相收取所移植人体器官的费用：

（一）摘取和植入人体器官的手术费；

（二）保存和运送人体器官的费用；

（三）摘取、植入人体器官所发生的药费、检验费、医用耗材费。

前款规定费用的收取标准，依照有关法律、行政法规的规定确定并予以公布。

第二十二条　申请人体器官移植手术患者的排序，应当符合医疗需要，遵循公平、公正和公开的原则。具体办法由国务院卫生主管部门制订。

第二十三条　从事人体器官移植的医务人员应当对人体器官捐献人、接受人和申请人体器官移植手术的患者的个人资料保密。

第二十四条　从事人体器官移植的医疗机构应当定期将实施人体器官移植的情况向所在地省、自治区、直辖市人民政府卫生主管部门报告。具体办法由国务院卫生主管部门制订。

第四章　法律责任

第二十五条　违反本条例规定，有下列情形之一，构成犯罪的，依法追究刑事责任：

（一）未经公民本人同意摘取其活体器官的；

（二）公民生前表示不同意捐献其人体器官而摘取其尸体器官的；

（三）摘取未满 18 周岁公民的活体器官的。

第二十六条　违反本条例规定，买卖人体器官或者从事与买卖人体器官有关活动的，由设区的市级以上地方人民政府卫生主管部门依照职责分工没收违法所得，并处交易额 8 倍以上 10 倍以下的罚款；医疗机构参与上述活动的，还应当对负有责任的主管人员和其他直接责任人员依法给予处分，并由原登记部门撤销该医疗机构人体器官移植诊疗科目登记，该医疗机构3年内不得再申请人体器官移植诊疗科目登记；医务人员参与上述活动的，由原发证部门吊销其执业证书。

国家工作人员参与买卖人体器官或者从事与买卖人体器官有关活动的，由有关国家机关依据职权依法给予撤职、开除的处分。

第二十七条　医疗机构未办理人体器官移植诊疗科目登记，擅自从事人体器官移植的，依照《医疗机构管理条例》的规定予以处罚。

实施人体器官移植手术的医疗机构及其医务人员违反本条例规定，未对人体器官捐献人进行医学检查或者未采取措施，导致接受人因人体器官移植手术感染疾病的，依照《医疗事故处理条例》的规定予以处罚。

从事人体器官移植的医务人员违反本条例规定，泄露人体器官捐献人、接受人或者申请人体器官移植手术患者个人资料的，依照《执业医师法》或者国家有关护士管理的规定予以处罚。

违反本条例规定，给他人造成损害的，应当依法承担民事责任。

违反本条例第二十一条规定收取费用的，依照价格管理的法律、行政法规的规定予以处罚。

第二十八条　医务人员有下列情形之一的，依法给予处分；情节严重的，由县级以上地方人民政府卫生主管部门依照职责分工暂停其6个月以上1年以下执业活动；情节特别严重的，由原发证部门吊销其执业证书：

（一）未经人体器官移植技术临床应用与伦理委员会审查同意摘取人体器官的；

（二）摘取活体器官前未依照本条例第十九条的规定履行说明、查验、确认义务的；

（三）对摘取器官完毕的尸体未进行符合伦理原则的医学处理，恢复尸体原貌的。

第二十九条　医疗机构有下列情形之一的，对负有责任的主管人员和其他直接责任人员依法给予处分；情节严重的，由原登记部门撤销该医疗机构人体器官移植诊疗科目登记，该医疗机构3年内不得再申请人体器官移植诊疗科目登记：

（一）不再具备本条例第十一条规定条件，仍从事人体器官移植的；

（二）未经人体器官移植技术临床应用与伦理委员会审查同意，做出摘取人体器官的决定，或者胁迫医务人员违反本条例规定摘取人体器官的；

（三）有本条例第二十八条第（二）项、第（三）项列举的情形的。

医疗机构未定期将实施人体器官移植的情况向所在地省、自治区、直辖市人民政府卫生主管部门报告的，由所在地省、自治区、直辖市人民政府卫生主管部门责令限期改正；逾期不改正的，对负有责任的主管人员和其他直接责任人员依法给予处分。

第三十条　从事人体器官移植的医务人员参与尸体器官捐献人的死亡判定的，由县级以上地方人民政府卫生主管部门依照职责分工暂停其 6 个月以上 1 年以下执业活动；情节严重的，由原发证部门吊销其执业证书。

第三十一条　国家机关工作人员在人体器官移植监督管理工作中滥用职权、玩忽职守、徇私舞弊，构成犯罪的，依法追究刑事责任；尚不构成犯罪的，依法给予处分。

第五章　附　则

第三十二条　本条例自 2007 年 5 月 1 日起施行。

计划生育技术服务管理条例

（2001 年 6 月 13 日中华人民共和国国务院令第 309 号公布，根据 2004 年 12 月 10 日《国务院关于修改〈计划生育技术服务管理条例〉的决定》修订）

目录
第一章　总则
第二章　技术服务
第三章　机构及其人员
第四章　监督管理
第五章　罚则
第六章　附则

第一章　总　则

第一条　为了加强对计划生育技术服务工作的管理，控制人口数量，提高人口素质，保障公民的生殖健康权利，制定本条例。

第二条　在中华人民共和国境内从事计划生育技术服务活动的机构及其人员应当遵守本条例。

第三条　计划生育技术服务实行国家指导和个人自愿相结合的原则。

公民享有避孕方法的知情选择权。国家保障公民获得适宜的计划生育技术服务的权利。

国家向农村实行计划生育的育龄夫妻免费提供避孕、节育技术服务，所需经费由地方财政予以保障，中央财政对西部困难地区给予适当补助。

第四条　国务院计划生育行政部门负责管理全国计划生育技术服务工作。国务院卫生行政等有关部门在各自的职责范围内，配合计划生育行政部门做好计划生育技术服务工作。

第五条　计划生育技术服务网络由计划生育技术服务机构和从事计划生育技术服务的医疗、保健机构组成，并纳入区域卫生规划。

国家依靠科技进步提高计划生育技术服务质量，鼓励研究、开发、引进和推广计划生育新技术、新药具。

第二章　技术服务

第六条　计划生育技术服务包括计划生育技术指导、咨询以及与计划生育有关的临床医疗服务。

第七条　计划生育技术指导、咨询包括下列内容：

（一）生殖健康科普宣传、教育、咨询；

（二）提供避孕药具及相关的指导、咨询、随访；

（三）对已经施行避孕、节育手术和输卵（精）管复通手术的，提供相关的咨询、随访。

第八条　县级以上城市从事计划生育技术服务的机构可以在批准的范围内开展下列与计划生育有关的临床医疗服务：

（一）避孕和节育的医学检查；

（二）计划生育手术并发症和计划生育药具不良反应的诊断、治疗；

（三）施行避孕、节育手术和输卵（精）管复通手术；

（四）开展围绕生育、节育、不育的其他生殖保健项目。具体项目由国务院计划生育行政部门、卫生行政部门共同规定。

第九条　乡级计划生育技术服务机构可以在批准的范围内开展下列计划生育技术服务项目：

（一）放置宫内节育器；

（二）取出宫内节育器；

（三）输卵（精）管结扎术；

（四）早期人工终止妊娠术。

乡级计划生育技术服务机构开展上述全部或者部分项目的，应当依照本条例的规定，向所在地设区的市级人民政府计划生育行政部门提出申请。设区的市级人民政府计划生育行政部门应当根据其申请的项目，进行逐项审查。对符合本条例规定条件的，应当予以批准，并在其执业许可证上注明获准开展的项目。

第十条　乡级计划生育技术服务机构申请开展本条例第九条规定的项目，应当具备下列条件：

（一）具有 1 名以上执业医师或者执业助理医师；其中，申请开展输卵（精）管结扎术、早期人工终止妊娠术的，必须具备 1 名以上执业医师；

（二）具有与申请开展的项目相适应的诊疗设备；

（三）具有与申请开展的项目相适应的抢救设施、设备、药品和能力，并具有转诊条件；

（四）具有保证技术服务安全和服务质量的管理制度；

（五）符合与申请开展的项目有关的技术标准和条件。

具体的技术标准和条件由国务院卫生行政部门会同国务院计划生育行政部门制定。

第十一条 各级计划生育行政部门和卫生行政部门应当定期互相通报开展与计划生育有关的临床医疗服务的审批情况。

计划生育技术服务机构开展本条例第八条、第九条规定以外的其他临床医疗服务，应当依照《医疗机构管理条例》的有关规定进行申请、登记和执业。

第十二条 因生育病残儿要求再生育的，应当向县级人民政府计划生育行政部门申请医学鉴定，经县级人民政府计划生育行政部门初审同意后，由设区的市级人民政府计划生育行政部门组织医学专家进行医学鉴定；当事人对医学鉴定有异议的，可以向省、自治区、直辖市人民政府计划生育行政部门申请再鉴定。省、自治区、直辖市人民政府计划生育行政部门组织的医学鉴定为终局鉴定。具体办法由国务院计划生育行政部门会同国务院卫生行政部门制定。

第十三条 向公民提供的计划生育技术服务和药具应当安全、有效，符合国家规定的质量技术标准。

第十四条 国务院计划生育行政部门定期编制并发布计划生育技术、药具目录，指导列入目录的计划生育技术、药具的推广和应用。

第十五条 开展计划生育科技项目和计划生育国际合作项目，应当经国务院计划生育行政部门审核批准，并接受项目实施地县级以上地方人民政府计划生育行政部门的监督管理。

第十六条 涉及计划生育技术的广告，其内容应当经省、自治区、直辖市人民政府计划生育行政部门审查同意。

第十七条 从事计划生育技术服务的机构施行避孕、节育手术、特殊检查或者特殊治疗时，应当征得受术者本人同意，并保证受术者的安全。

第十八条 任何机构和个人不得进行非医学需要的胎儿性别鉴定或者选择性别的人工终止妊娠。

第三章 机构及其人员

第十九条 从事计划生育技术服务的机构包括计划生育技术服务机构和从事计划生育技术服务的医疗。保健机构。

第二十条 从事计划生育技术服务的机构，必须符合国务院计划生育行政部门规定的设置标准。

第二十一条 设立计划生育技术服务机构，由设区的市级以上地方人民政府计划生育行政部门批准，发给《计划生育技术服务机构执业许可证》，并在《计划生育技术服务机构执业许可证》上注明获准开展的计划生育技术服务项目。

第二十二条 从事计划生育技术服务的医疗、保健机构，由县级以上地方人民政府卫生行政部门审查批准，在其《医疗机构执业许可证》上注明获准开展的计划生育技术服务项目，并向同级计划生育行政部门通报。

第二十三条 乡、镇已有医疗机构的，不再新设立计划生育技术服务机构；但是，医疗机构内必须设有计划生育技术服务科（室），专门从事计划生育技术服务工作。乡、镇既有医疗机构，又有计划生育技术服务机构的，各自在批准的范围内开展计划生育技术服务工作。乡、镇没有医疗机构，需要设立计划生育技术服务机构的，应当依照本条例第二十一条的规定从严审批。

第二十四条 计划生育技术服务机构从事产前诊断的，应当经省、自治区、直辖市人民政府计划生育行政部门同意后，由同级卫生行政部门审查批准，并报国务院计划生育行政部门和国务院卫生行政部门备案。

从事计划生育技术服务的机构使用辅助生育技术治疗不育症的，由省级以上人民政府卫生行政部门审查批准，并向同级计划生育行政部门通报。使用辅助生育技术治疗不育症的具体管理办法，由国务院卫生行政部门会同国务院计划生育行政部门制定。使用辅助生育技术治疗不育症的技术规范，由国务院卫生行政部门征求国务院计划生育行政部门意见后制定。

第二十五条 从事计划生育技术服务的机构的执业许可证明文件每三年由原批准机关校验一次。

从事计划生育技术服务的机构的执业许可证明文件不得买卖、出借、出租，不得涂改、伪造。

从事计划生育技术服务的机构的执业许可证明文件遗失的，应当自发现执业许可证明文件遗失之日起 30 日内向原发证机关申请补发。

第二十六条 从事计划生育技术服务的机构应当按照批准的业务范围和服务项目执业，并遵守有关法律、行政法规和国务院卫生行政部门制定的医疗技术常规和抢救与转诊制度。

第二十七条 县级以上地方人民政府计划生育行政部门应当对本行政区域内的计划生育技术服务工作进行定期检查。

第二十八条 国家建立避孕药具流通管理制度。具体办法由国务院药品监督管理部门会同国务院计划生育行政部门及其他有关主管部门制定。

第二十九条 计划生育技术服务人员中依据本条例的规定从事与计划生

育有关的临床服务人员，应当依照执业医师法和国家有关护士管理的规定，分别取得执业医师、执业助理医师、乡村医生或者护士的资格，并在依照本条例设立的机构中执业。在计划生育技术服务机构执业的执业医师和执业助理医师应当依照执业医师法的规定向所在地县级以上地方人民政府卫生行政部门申请注册。具体办法由国务院计划生育行政部门、卫生行政部门共同制定。

个体医疗机构不得从事计划生育手术。

第三十条 计划生育技术服务人员必须按照批准的服务范围、服务项目、手术术种从事计划生育技术服务，遵守与执业有关的法律、法规、规章、技术常规、职业道德规范和管理制度。

第四章 监督管理

第三十一条 国务院计划生育行政部门负责全国计划生育技术服务的监督管理工作。县级以上地方人民政府计划生育行政部门负责本行政区域内计划生育技术服务的监督管理工作。

县级以上人民政府卫生行政部门依据本条例的规定，负责对从事计划生育技术服务的医疗、保健机构的监督管理工作。

第三十二条 国家建立计划生育技术服务统计制度和计划生育技术服务事故、计划生育手术并发症和计划生育药具不良反应的鉴定制度和报告制度。

计划生育手术并发症鉴定和管理办法由国务院计划生育行政部门会同国务院卫生行政部门制定。

从事计划生育技术服务的机构发生计划生育技术服务事故、发现计划生育手术并发症和计划生育药具不良反应的，应当在国务院计划生育行政部门规定的时限内同时向所在地人民政府计划生育行政部门和卫生行政部门报告；对计划生育技术服务重大事故、计划生育手术严重的并发症和计划生育药具严重的或者新出现的不良反应，应当同时逐级向上级人民政府计划生育行政部门、卫生行政部门和国务院计划生育行政部门、卫生行政部门报告。

第三十三条 国务院计划生育行政部门会同国务院卫生行政部门汇总、分析计划生育技术服务事故、计划生育手术并发症和计划生育药具不良反应的数据，并应当及时向有关部门通报。国务院计划生育行政部门应当按照国家有关规定及时公布计划生育技术服务重大事故、计划生育手术严重的并发症和计划生育药具严重的或者新出现的不良反应，并可以授权省、自治区、直辖市计划生育行政部门及时公布和通报本行政区域内计划生育技术服务事故、计划生育手术并发症和计划生育药具不良反应。

第五章 罚 则

第三十四条 计划生育技术服务机构或者医疗、保健机构以外的机构或者人员违反本条例的规定，擅自从事计划生育技术服务的，由县级以上地方人民政府计划生育行政部门依据职权，责令改正，给予警告，没收违法所得和有关药品、医疗器械；违法所得 5000 元以上的，并处违法所得 2 倍以上5 倍以下的罚款；没有违法所得或者违法所得不足 5000 元的，并处 5000 元以上 2 万元以下的罚款；造成严重后果，构成犯罪的，依法追究刑事责任。

第三十五条 计划生育技术服务机构违反本条例的规定，未经批准擅自从事产前诊断和使用辅助生育技术治疗不育症的，由县级以上地方人民政府卫生行政部门会同计划生育行政部门依据职权，责令改正，给予警告，没收违法所得和有关药品、医疗器械；违法所得 5000 元以上的，并处违法所得 2 倍以上 5 倍以下的罚款；没有违法所得或者违法所得不足 5000 元的，并处 5000 元以上 2 万元以下的罚款；情节严重的，并由原发证部门吊销计划生育技术服务的执业资格。

第三十六条 违反本条例的规定，逾期不校验计划生育技术服务执业许可证明文件，继续从事计划生育技术服务的，由原发证部门责令限期补办校验手续；拒不校验的，由原发证部门吊销计划生育技术服务的执业资格。

第三十七条 违反本条例的规定，买卖、出借、出租或者涂改、伪造计划生育技术服务执业许可证明文件的，由原发证部门责令改正，没收违法所得；违法所得 3000 元以上的，并处违法所得 2 倍以上 5 倍以下的罚款；没有违法所得或者违法所得不足 3000 元的，并处 3000 元以上 5000 元以下的罚款；情节严重的，并由原发证部门吊销相关的执业资格。

第三十八条 从事计划生育技术服务的机构违反本条例第三条第三款的规定，向农村实行计划生育的育龄夫妻提供避孕、节育技术服务，收取费用的，由县级地方人民政府计划生育行政部门责令退还所收费用，给予警告，并处所收费用 2 倍以上 5 倍以下的罚款；情节严重的，并对该机构的正职负责人、直接负责的主管人员和其他直接责任人员给予降级或者撤职的行政处分。

第三十九条 从事计划生育技术服务的机构违反本条例的规定，未经批准擅自扩大计划生育技术服务项目的，由原发证部门责令改正，给予警告，没收违法所得；违法所得 5000 元以上的，并处违法所得 2 倍以上 5 倍以下的罚款；没有违法所得或者违法所得不足 5000 元的，并处 5000 元以上 2 万元以下的罚款；情节严重的，并由原发证部门吊销计划生育技术服务的执业资格。

第四十条 从事计划生育技术服务的机构违反本条例的规定，使用没有依法取得相应的医师资格的人员从事与计划生育技术服务有关的临床医疗服务的，由县级以上人民政府卫生行政部门依据职权，责令改正，没收违法所得；违法所得 3000 元以上的，并处违法所得 1 倍以上 3 倍以下的罚款；没有违法所得或者违法所得不足 3000 元的，并处 3000 元以上 5000 元以下的罚款；情节严重的，并由原发证部门吊销计划生育技术服务的执业资格。

第四十一条 从事计划生育技术服务的机构出具虚假证明文件，构成犯罪的，依法追究刑事责任；尚不构成犯罪的，由原发证部门责令改正，给予警告，没收违法所得；违法所得 5000 元以上的，并处违法所得 2 倍以上 5 倍以下的罚款；没有违法所得或者违法所得不足 5000 元的，并处 5000 元以上 2 万元以下的罚款；情节严重的，并由原发证部门吊销计划生育技术服务的执业资格。

第四十二条 计划生育行政部门、卫生行政部门违反规定，批准不具备规定条件的计划生育技术服务机构或者医疗、保健机构开展与计划生育有关的临床医疗服务项目，或者不履行监督职责，或者发现违法行为不予查处，导致计划生育技术服务重大事故发生的，对该部门的正职负责人、直接负责的主管人员和其他直接责任人员给予降级或者撤职的行政处分；构成犯罪的，依法追究刑事责任。

第六章 附 则

第四十三条 依照本条例的规定，乡级计划生育技术服务机构开展本条例第九条规定的项目发生计划生育技术服务事故的，由计划生育行政部门行使依照《医疗事故处理条例》有关规定由卫生行政部门承担的受理、交由负责医疗事故技术鉴定工作的医学会组织鉴定和赔偿调解的职能；对发生计划生育技术服务事故的该机构及其有关责任人员，依法进行处理。

第四十四条 设区的市级以上地方人民政府计划生育行政部门应当自《国务院关于修改〈计划生育技术服务管理条例〉的决定》施行之日起 6 个月内，对本行政区域内已经获得批准开展本条例第九条规定的项目的乡级计划生育技术服务机构，依照本条例第十条规定的条件重新进行检查；对不符合条件的，应当责令其立即停止开展相应的项目，并收回原批准文件。

第四十五条 在乡村计划生育技术服务机构或者乡村医疗、保健机构中从事计划生育技术服务的人员，符合本条例规定的，可以经认定取得执业资格；不具备本条例规定条件的，按照国务院的有关规定执行。

第四十六条 本条例自 2001 年 10 月 1 日起施行。

第三部分：部门规章及规范性文件

医疗广告管理办法

（《医疗广告管理办法》已经中华人民共和国国家工商行政管理总局和中华人民共和国卫生部决定修改，现予公布，自2007年1月1日起施行）

第一条　为加强医疗广告管理，保障人民身体健康，根据《广告法》《医疗机构管理条例》《中医药条例》等法律法规的规定，制定本办法。

第二条　本办法所称医疗广告，是指利用各种媒介或者形式直接或间接介绍医疗机构或医疗服务的广告。

第三条　医疗机构发布医疗广告，应当在发布前申请医疗广告审查。未取得《医疗广告审查证明》，不得发布医疗广告。

第四条　工商行政管理机关负责医疗广告的监督管理。

卫生行政部门、中医药管理部门负责医疗广告的审查，并对医疗机构进行监督管理。

第五条　非医疗机构不得发布医疗广告，医疗机构不得以内部科室名义发布医疗广告。

第六条　医疗广告内容仅限于以下项目：

（一）医疗机构第一名称；

（二）医疗机构地址；

（三）所有制形式；

（四）医疗机构类别；

（五）诊疗科目；

（六）床位数；

（七）接诊时间；

（八）联系电话。

（一）至（六）项发布的内容必须与卫生行政部门、中医药管理部门核发的《医疗机构执业许可证》或其副本载明的内容一致。

第七条　医疗广告的表现形式不得含有以下情形：

（一）涉及医疗技术、诊疗方法、疾病名称、药物的；

（二）保证治愈或者隐含保证治愈的；

（三）宣传治愈率、有效率等诊疗效果的；

（四）淫秽、迷信、荒诞的；

（五）贬低他人的；

（六）利用患者、卫生技术人员、医学教育科研机构及人员以及其他社会社团、组织的名义、形象作证明的；

（七）使用解放军和武警部队名义的；

（八）法律、行政法规规定禁止的其他情形。

第八条 医疗机构发布医疗广告，应当向其所在地省级卫生行政部门申请，并提交以下材料：

（一）《医疗广告审查申请表》；

（二）《医疗机构执业许可证》副本原件和复印件，复印件应当加盖核发其《医疗机构执业许可证》的卫生行政部门公章；

（三）医疗广告成品样件。电视、广播广告可以先提交镜头脚本和广播文稿。

中医、中西医结合、民族医医疗机构发布医疗广告，应当向其所在地省级中医药管理部门申请。

第九条 省级卫生行政部门、中医药管理部门应当自受理之日起20日内对医疗广告成品样件内容进行审查。卫生行政部门、中医药管理部门需要请有关专家进行审查的，可延长10日。

对审查合格的医疗广告，省级卫生行政部门、中医药管理部门发给《医疗广告审查证明》，并将通过审查的医疗广告样件和核发的《医疗广告审查证明》予以公示；对审查不合格的医疗广告，应当书面通知医疗机构并告知理由。

第十条 省级卫生行政部门、中医药管理部门应对已审查的医疗广告成品样件和审查意见予以备案保存，保存时间自《医疗广告审查证明》生效之日起至少两年。

第十一条 《医疗广告审查申请表》《医疗广告审查证明》的格式由卫生部、国家中医药管理局规定。

第十二条 省级卫生行政部门、中医药管理部门应在核发《医疗广告审查证明》之日起五个工作日内，将《医疗广告审查证明》抄送本地同级工商行政管理机关。

第十三条 《医疗广告审查证明》的有效期为一年。到期后仍需继续发布医疗广告的，应重新提出审查申请。

第十四条 发布医疗广告应当标注医疗机构第一名称和《医疗广告审查证明》文号。

第十五条 医疗机构发布户外医疗广告，应在取得《医疗广告审查证明》后，按照《户外广告登记管理规定》办理登记。

医疗机构在其法定控制地带标示仅含有医疗机构名称的户外广告，无须申请医疗广告审查和户外广告登记。

第十六条 禁止利用新闻形式、医疗资讯服务类专题节（栏）目发布或变相发布医疗广告。

有关医疗机构的人物专访、专题报道等宣传内容，可以出现医疗机构名称，但不得出现有关医疗机构的地址、联系方式等医疗广告内容；不得在同一媒介的同一时间段或者版面发布该医疗机构的广告。

第十七条 医疗机构应当按照《医疗广告审查证明》核准的广告成品样件内容与媒体类别发布医疗广告。

医疗广告内容需要改动或者医疗机构的执业情况发生变化，与经审查的医疗广告成品样件内容不符的，医疗机构应当重新提出审查申请。

第十八条 广告经营者、广告发布者发布医疗广告，应当由其广告审查员查验《医疗广告审查证明》，核实广告内容。

第十九条 有下列情况之一的，省级卫生行政部门、中医药管理部门应当收回《医疗广告审查证明》，并告知有关医疗机构：

（一）医疗机构受到停业整顿、吊销《医疗机构执业许可证》的；

（二）医疗机构停业、歇业或被注销的；

（三）其他应当收回《医疗广告审查证明》的情形。

第二十条 医疗机构违反本办法规定发布医疗广告，县级以上地方卫生行政部门、中医药管理部门应责令其限期改正，给予警告；情节严重的，核发《医疗机构执业许可证》的卫生行政部门、中医药管理部门可以责令其停业整顿、吊销有关诊疗科目，直至吊销《医疗机构执业许可证》。

未取得《医疗机构执业许可证》发布医疗广告的，按非法行医处罚。

第二十一条 医疗机构篡改《医疗广告审查证明》内容发布医疗广告的，省级卫生行政部门、中医药管理部门应当撤销《医疗广告审查证明》，并在一年内不受理该医疗机构的广告审查申请。

省级卫生行政部门、中医药管理部门撤销《医疗广告审查证明》后，应当自作出行政处理决定之日起 5 个工作日内通知同级工商行政管理机关，工商行政管理机关应当依法予以查处。

第二十二条 工商行政管理机关对违反本办法规定的广告主、广告经营者、广告发布者依据《广告法》《反不正当竞争法》予以处罚，对情节严重，造成严重后果的，可以并处一至六个月暂停发布医疗广告，直至取消广告经营者、广告发布者的医疗广告经营和发布资格的处罚。法律法规没有规定的，工商行政管理机关应当对负有责任的广告主、广告经营者、广告发布者给予警告或者处以一万元以上三万元以下的罚款；医疗广告内容涉嫌虚假的，工商行政管理机关可根据需要会同卫生行政部门、中医药管理部门作出认定。

第二十三条 本办法自 2007 年 1 月 1 日起施行。

医师执业注册管理办法

（《医师执业注册管理办法》已于 2017 年 2 月 3 日经国家卫生计生委委主任会议讨论通过，现予公布，自 2017 年 4 月 1 日起施行）

第一章　总　则

第一条　为了规范医师执业活动，加强医师队伍管理，根据《中华人民共和国执业医师法》，制定本办法。

第二条　医师执业应当经注册取得《医师执业证书》。

未经注册取得《医师执业证书》者，不得从事医疗、预防、保健活动。

第三条　国家卫生计生委负责全国医师执业注册监督管理工作。

县级以上地方卫生计生行政部门是医师执业注册的主管部门，负责本行政区域内的医师执业注册监督管理工作。

第四条　国家建立医师管理信息系统，实行医师电子注册管理。

第二章　注册条件和内容

第五条　凡取得医师资格的，均可申请医师执业注册。

第六条　有下列情形之一的，不予注册：

（一）不具有完全民事行为能力的；

（二）因受刑事处罚，自刑罚执行完毕之日起至申请注册之日止不满二年的；

（三）受吊销《医师执业证书》行政处罚，自处罚决定之日起至申请注册之日止不满二年的；

（四）甲类、乙类传染病传染期、精神疾病发病期以及身体残疾等健康状况不适宜或者不能胜任医疗、预防、保健业务工作的；

（五）重新申请注册，经考核不合格的；

（六）在医师资格考试中参与有组织作弊的；

（七）被查实曾使用伪造医师资格或者冒名使用他人医师资格进行注册的；

（八）国家卫生计生委规定不宜从事医疗、预防、保健业务的其他情形的。

第七条　医师执业注册内容包括：执业地点、执业类别、执业范围。

执业地点是指执业医师执业的医疗、预防、保健机构所在地的省级行政区划和执业助理医师执业的医疗、预防、保健机构所在地的县级行政区划。

执业类别是指临床、中医（包括中医、民族医和中西医结合）、口腔、公共卫生。

执业范围是指医师在医疗、预防、保健活动中从事的与其执业能力相适应的专业。

第八条　医师取得《医师执业证书》后，应当按照注册的执业地点、执业类别、执业范围，从事相应的医疗、预防、保健活动。

第三章　注册程序

第九条　拟在医疗、保健机构中执业的人员，应当向批准该机构执业的卫生计生行政部门申请注册；拟在预防机构中执业的人员，应当向该机构的同级卫生计生行政部门申请注册。

第十条　在同一执业地点多个机构执业的医师，应当确定一个机构作为其主要执业机构，并向批准该机构执业的卫生计生行政部门申请注册；对于拟执业的其他机构，应当向批准该机构执业的卫生计生行政部门分别申请备案，注明所在执业机构的名称。

医师只有一个执业机构的，视为其主要执业机构。

第十一条　医师的主要执业机构以及批准该机构执业的卫生计生行政部门应当在医师管理信息系统及时更新医师定期考核结果。

第十二条　申请医师执业注册，应当提交下列材料：

（一）医师执业注册申请审核表；

（二）近6个月2寸白底免冠正面半身照片；

（三）医疗、预防、保健机构的聘用证明；

（四）省级以上卫生计生行政部门规定的其他材料。

获得医师资格后二年内未注册者、中止医师执业活动二年以上或者本办法第六条规定不予注册的情形消失的医师申请注册时，还应当提交在省级以上卫生计生行政部门指定的机构接受连续 6 个月以上的培训，并经考核合格的证明。

第十三条 注册主管部门应当自收到注册申请之日起 20 个工作日内，对申请人提交的申请材料进行审核。审核合格的，予以注册并发放《医师执业证书》。

第十四条 对不符合注册条件不予注册的，注册主管部门应当自收到注册申请之日起 20 个工作日内书面通知聘用单位和申请人，并说明理由。申请人如有异议的，可以依法申请行政复议或者向人民法院提起行政诉讼。

第十五条 执业助理医师取得执业医师资格后，继续在医疗、预防、保健机构中执业的，应当按本办法规定，申请执业医师注册。

第十六条 《医师执业证书》应当由本人妥善保管，不得出借、出租、抵押、转让、涂改和毁损。如发生损坏或者遗失的，当事人应当及时向原发证部门申请补发。

第十七条 医师跨执业地点增加执业机构，应当向批准该机构执业的卫生计生行政部门申请增加注册。

执业助理医师只能注册一个执业地点。

第四章　注册变更

第十八条 医师注册后有下列情形之一的，医师个人或者其所在的医疗、预防、保健机构，应当自知道或者应当知道之日起 30 日内报告注册主管部门，办理注销注册：

（一）死亡或者被宣告失踪的；

（二）受刑事处罚的；

（三）受吊销《医师执业证书》行政处罚的；

（四）医师定期考核不合格，并经培训后再次考核仍不合格的；

（五）连续两个考核周期未参加医师定期考核的；

（六）中止医师执业活动满二年的；

（七）身体健康状况不适宜继续执业的；

（八）出借、出租、抵押、转让、涂改《医师执业证书》的；

（九）在医师资格考试中参与有组织作弊的；

（十）本人主动申请的；

（十一）国家卫生计生委规定不宜从事医疗、预防、保健业务的其他情形的。

第十九条 医师注册后有下列情况之一的，其所在的医疗、预防、保健机构应当自办理相关手续之日起 30 日内报注册主管部门，办理备案：

（一）调离、退休、退职；

（二）被辞退、开除；

（三）省级以上卫生计生行政部门规定的其他情形。

上述备案满 2 年且未继续执业的予以注销。

第二十条 医师变更执业地点、执业类别、执业范围等注册事项的，应当通过国家医师管理信息系统提交医师变更执业注册申请及省级以上卫生计生行政部门规定的其他材料。

医师因参加培训需要注册或者变更注册的，应当按照本办法规定办理相关手续。

医师变更主要执业机构的，应当按本办法第十二条的规定重新办理注册。

医师承担经主要执业机构批准的卫生支援、会诊、进修、学术交流、政府交办事项等任务和参加卫生计生行政部门批准的义诊，以及在签订帮扶或者托管协议医疗机构内执业等，不需办理执业地点变更和执业机构备案手续。

第二十一条 注册主管部门应当自收到变更注册申请之日起 20 个工作日内办理变更注册手续。对因不符合变更注册条件不予变更的，应当自收到变更注册申请之日起 20 个工作日内书面通知申请人，并说明理由。

第二十二条 国家实行医师注册内容公开制度和查询制度。

地方各级卫生计生行政部门应当按照规定提供医师注册信息查询服务，并对注销注册的人员名单予以公告。

第二十三条 医疗、预防、保健机构未按照本办法第十八条规定履行报告职责，导致严重后果的，由县级以上卫生计生行政部门依据《执业医师法》第四十一条规定进行处理。

医疗、预防、保健机构未按照本办法第十九条规定履行报告职责，导致严重后果的，由县级以上地方卫生计生行政部门对该机构给予警告，并对其主要负责人、相关责任人依法给予处分。

第五章 附 则

第二十四条 中医（包括中医、民族医、中西医结合）医师执业注册管理由中医（药）主管部门负责。

第二十五条 港澳台人员申请在内地（大陆）注册执业的，按照国家有关规定办理。

外籍人员申请在中国境内注册执业的，按照国家有关规定办理。

第二十六条 本办法自 2017 年 4 月 1 日起施行。1999 年 7 月 16 日原卫生部公布的《医师执业注册暂行办法》同时废止。

医师资格考试暂行办法

（1999 年 7 月 16 日卫生部令第 4 号发布，根据 2003 年 4 月 18 日《卫生部关于修改〈医师资格考试暂行办法〉第十六条和第三十四条的通知》修订，根据 2008 年 6 月 6 日卫医发〔2008〕32 号《卫生部关于修订〈医师资格考试暂行办法〉第三十四条的通知》修订）

目录

第一章　总则
第二章　组织管理
第三章　报考程序
第四章　实践技能考试
第五章　医学综合笔试
第六章　处罚
第七章　附则

第一章　总　　则

第一条　根据《中华人民共和国执业医师法》（以下简称《执业医师法》）第八条的规定，制定本办法。

第二条　医师资格考试是评价申请医师资格者是否具备执业所必须的专业知识与技能的考试。

第三条　医师资格考试分为执业医师资格考试和执业助理医师资格考试。考试类别分为临床、中医（包括中医、民族医、中西医结合）、口腔、公共卫生四类。考试方式分为实践技能考试和医学综合笔试。医师资格考试方式的具体内容和方案由卫生部医师资格考试委员会制定。

第四条　医师资格考试实行国家统一考试，每年举行一次。考试时间由卫生部医师资格考试委员会确定，提前 3 个月向社会公告。

第二章　组织管理

第五条　卫生部医师资格考试委员会，负责全国医师资格考试工作。委员会下设办公室和专门委员会。各省、自治区、直辖市卫生行政部门牵头成立医师资格考试领导小组，负责本辖区的医师资格考试工作。领导小组组长由省级卫生行政部门的主要领导兼任。

第六条 医师资格考试考务管理实行国家医学考试中心、考区、考点三级分别责任制。

第七条 国家医学考试中心在卫生部和卫生部医师资格考试委员会领导下，具体负责医师资格考试的技术性工作，其职责是：

（一）组织拟定考试大纲和命题组卷的有关具体工作；

（二）组织制订考务管理规定；

（三）承担考生报名信息处理、制卷、发送试卷、回收答题卡等考务工作；

（四）组织评定考试成绩，提供考生成绩单；

（五）提交考试结果统计分析报告；

（六）向卫生部和卫生部医师资格考试委员会报告考试工作；

（七）指导考区办公室和考点办公室的业务工作；

（八）承担命题专家的培训工作；

（九）其他。

第八条 各省、自治区、直辖市为考区，考区主任由省级卫生行政部门主管领导兼任。

考区的基本情况和人员组成报卫生部医师资格考试委员会备案。

考区设办公室，其职责是：

（一）制定本地区医师考试考务管理具体措施；

（二）负责本地区的医师资格考试考务管理；

（三）指导各考点办公室的工作；

（四）接收或转发报名息、试卷、答题卡、成绩单等考试资料；向国家医学考试中心寄送报名信息、答题卡等考试资料；

（五）复核考生报名资格；

（六）处理、上报考试期间本考区发生的重大问题；

（七）其他。

第九条 考区根据考生情况设置考点，报卫生部医师资格考试委员会备案。考点应设在地或设区的市。考点设主考一人，由地或设区的市级卫生行政主管领导兼任。

考点设置应符合考点设置标准。

考点设办公室，其职责是：

（一）负责本地区医师资格考试考务工作；

（二）受理考生报名实考生提供的报名材料，审核考生报名资格；

（三）指导考生填写报名信息表，按统一要求处理考生信息；

（四）收取考试费；

（五）核发《准考证》；

（六）安排考场，组织培训监考人员；

（七）负责接收本考点的试卷、答题卡，负责考试前的机要存放；

（八）组织实施考试；

（九）考试结束后清点试卷、答题卡，寄送答题卡并销毁试卷；

（十）分发成绩单并受理成绩查询；

（十一）处理、上报考试期间本考点发生的问题；

（十二）其他。

第十条　各级考试管理部门和机构要有计划地逐级培训考务工作人员。

第三章　报考程序

第十一条　凡符合《执业医师法》第九条所列条件的，可以申请参加执业医师资格考试。在 1998 年 6 月 26 日前获得医士专业职务任职资格，后又取得执业助理医师资格的，医士从业时间和取得执业助理医师执业证书后执业时间累计满五年的，可以申请参加执业医师资格考试。高等学校医学专业本科以上学历是指国务院教育行政部门认可的各类高等学校医学专业本科以上的学历。

第十二条　凡符合《执业医师法》第十条所列条件的，可以申请参加执业助理医师资格考试。高等学校医学专科学历是指省级以上教育行政部门认可的各类高等学校医学专业专科学历；中等专业学校医学专业学历是指经省级以上教育行政部门认可的各类中等专业学校医学专业中专学历。

第十三条　申请参加医师资格考试的人员，应当在公告规定期限内，到户籍所在地的考点办公室报名，并提交下列材料：

（一）二寸免冠正面半身照片两张；

（二）本人身份证明；

（三）毕业证书复印件；

（四）试用机构出具的试用期满一年并考核合格的证明；

（五）执业助理医师申报执业医师资格考试的，还应当提交《医师资格证书》复印件、《医师执业证书》复印件、执业时间和考核合格证明；

（六）报考所需的其他材料。

试用机构与户籍所在地跨省分离的，由试用机构推荐，可在试用机构所在地报名参加考试。

第十四条　经审查，符合报考条件，由考点发放《准考证》。

第十五条　考生报名后不参加考试的，取消本次考试资格。

第四章　实践技能考试

第十六条　在卫生部医师资格考试委员会的领导下，国家医学考试中心和国家中医管理局中医师资格认证中心依据实践技能考试大纲，统一命制实践技能考试试题，向考区提供试卷、计算机化考试软件、考生评分册等考试材料。省级医师资格考试领导小组负责组织实施实践技能考试。

第十七条　已经取得执业助理医师执业证书，报考执业医师资格的，应报名参加相应类别执业医师资格考试的实践技能考试。

第十八条　经省级医师资格考试领导小组批准的，符合《医疗机构基本标准》二级以上医院（中医、民族医、中西医结合医院除外）、妇幼保健院、急救中心标准的机构，承担对本机构聘用的申请报考临床类别人员的实践技能考试。除前款规定的人员外，其他人员应根据考点办公室的统一安排，到省级医师资格考试领导小组指定的地或设区的市级以上医疗、预防、保健机构或组织参加实践技能考试。该机构或组织应当在考生医学综合笔试考点所在地。

第十九条　承担实践技能考试的考官应具备下列条件：

（一）取得主治医师以上专业技术职务任职资格满三年；

（二）具有一年以上培训医师或指导医学专业学生实习的工作经历；

（三）经省级医师资格考试领导小组进行考试相关业务知识的培训，考试成绩合格，并由省级医师资格考试领导小组颁发实践技能考试考官聘任证书。实践技能考试考官的聘用任期为二年。

第二十条　承担实践技能考试的机构或组织内设若干考试小组。每个考试小组由三人以上单数考官组成。其中一名为主考官。主考官应具有副主任医师以上专业技术职务任职资格，并经承担实践技能考试机构或组织的主要负责人推荐，报考点办公室审核，由考点主考批准。

第二十一条　考官有下列情形之一的，必须自行回避；应试者也有权以口头或者书面方式申请回避：

（一）是应试者的近亲属；

（二）与应试者有利害关系；

（三）与应试者有其他关系，可能影响考试公正的。

前款规定适用于组织考试的工作人员。

第二十二条　实践技能考试机构或组织应对应试者所提交的试用期一年的实践材料进行认真审核。

第二十三条　考试小组进行评议时，如果意见分歧，应当少数服从多数，并由主考官签署考试结果。但是少数人的意见应当写入笔录。评议笔录由考试小组的全体考官签名。

第二十四条　省级医师资格考试领导小组要加强对承担实践技能考试工作的机构或组织的检查、指导、监督和评价。

第二十五条　本办法第十八条第一款规定的机构，应当将考生考试结果及有关资料报考点办公室审核。考点办公室应在医学综合笔试考试日期 15 日前将考生实践技能考试结果通知考生，并对考试合格的，发给由主考签发的实践技能考试合格证明。本办法第十八条第二款规定的机构或组织应于考试结束后将考生考试结果及有关资料报考点办公室审核，由考点办公室将考试结果通知考生，对考试合格的，发给由主考签发的实践技能考试合格证明。具体上报和通知考生时间由省级卫生行政部门规定。实践技能考试合格者方可参加医学综合笔试。

第五章　医学综合笔试

第二十六条　实践技能考试合格的考生应持实践技能考试合格证明参加医学综合笔试。

第二十七条　医师资格考试试卷（包括备用卷）和标准答案，启用前应当严格保密；使用后的试卷应予销毁。

第二十八条　国家医学考试中心向考区提供医学综合笔试试卷和答题卡、各考区成绩册、考生成绩单及考试统计分析结果。考点在考区的领导监督下组织实施考试。

第二十九条　考试中心、考区、考点工作人员及命题人员，如有直系亲属参加当年医师资格考试的，应实行回避。

第三十条　医师资格考试结束后，考区应当立即将考试情况报告卫生部医师资格考试委员会。

第三十一条　医师资格考试的合格线由卫生部医师资格考试委员会确定，并向社会公告。

第三十二条　考生成绩单由考点发给考生。考生成绩在未正式公布前，应当严格保密。

第三十三条　考试成绩合格的，授予执业医师资格或执业助理医师资格，由省级卫生行政部门颁发卫生部统一印制的《医师资格证书》。《医师资格证书》是执业医师资格或执业助理医师资格的证明文件。

第六章 处 罚

第三十四条 违反本办法，考生有下列情形之一的，县级以上卫生行政部门视情节，给予警告、通报批评、取消单元考试资格、取消当年考试资格的处罚或处分；构成犯罪的，依法追究刑事责任：

（一）违反考场纪律、影响考场秩序；

（二）由他人代考、偷换答卷；

（三）假报姓名、年龄、学历、工龄、民族、身份证明、学籍等；

（四）伪造有关资料，弄虚作假；

（五）其他严重舞弊行为。

第三十五条 考试工作人员违反本办法，有下列情形之一的，由县级以上卫生行政部门给予警告或取消考试工作人员资格，考试工作人员所在单位可以给予记过、记大过、降级、降职、撤职、开除等处分；构成犯罪的，依法追究刑事责任：

（一）监考中不履行职责；

（二）在阅卷评分中错评、漏评、差错较多，经指出仍不改正的；

（三）泄漏阅卷评分工作情况；

（四）利用工作之便，为考生舞弊提供条件或者谋取私利；

（五）其他严重违纪行为。

第三十六条 考点有下列情况之一的，造成较大影响的，取消考点资格，并追究考点负责人的责任：

（一）考点考务工作管理混乱，出现严重差错的；

（二）所属考场秩序混乱、出现大面积舞弊、抄袭现象的；

（三）发生试卷泄密、损毁、丢失的；

（四）其他影响考试的行为。

考场、考点发生考试纪律混乱、有组织的舞弊，相应范围内考试无效。

第三十七条 卫生行政部门工作人员违反本办法有关规定，在考试中弄虚作假、玩忽职守、滥用职权、徇私舞弊，尚不构成犯罪的，依法给予行政处分；构成犯罪的，依法追究刑事责任。

第三十八条 为申请参加实践技能考试的考生出具伪证的，依法追究直接责任者的法律责任。执业医师出具伪证的，注销注册，吊销其《医师执业证书》。对出具伪证的机构主要负责人视情节予以降职、撤职等处分；构成犯罪的，依法追究刑事责任。省级医师资格考试领导小组对违反有关规定的承担实践技能考试机构或组织责令限期整改；情节严重的，取消承担实践技能考试机构或组织的资格，五年内不得再次申请承担实践技能考试指定机构或组织。

第七章　附　则

第三十九条　省级卫生行政部门可根据本办法制定具体规定，并报卫生部备案。

第四十条　国家和省级中医药主管部门分别在卫生部医师资格考试委员会和省级医师资格考试领导小组统一安排下，参与组织中医（包括中医、民族医、中西医结合）医师资格考试中的有关技术性工作、考生资格审核、实践技能考试等。

第四十一条　本办法所称医疗机构是指符合《医疗机构管理条例》第二条和《医疗机构管理条例实施细则》第二条和第三条规定的机构；社区卫生服务机构和采供血机构适用《医疗机构管理条例实施细则》第三条第十二项的规定；预防机构是指《传染病防治法实施办法》第七十三条规定的机构。

第四十二条　计划生育技术服务机构中的人员适用本办法的规定。

第四十三条　本办法由卫生部解释。

第四十四条　本办法自颁布之日起施行。

传统医学师承和确有专长人员
医师资格考核考试办法

（《传统医学师承和确有专长人员医师资格考核考试办法》已于 2006 年 11 月 27 日经卫生部部务会议讨论通过，现予发布，自 2007 年 2 月 1 日起施行）

目录
第一章　总则
第二章　出师考核
第三章　确有专长考核
第四章　医师资格考试
第五章　处罚
第六章　附则

第一章　总　则

第一条　为规范传统医学师承和确有专长人员医师资格考核考试，根据《中华人民共和国执业医师法》第十一条的规定和医师资格考试的有关规定，制定本办法。

第二条　以师承方式学习传统医学或者经多年传统医学临床实践医术确有专长、不具备医学专业学历的人员，参加医师资格考试，适用本办法。

第三条　考核是对传统医学师承和确有专长人员申请参加医师资格考试的资格评价和认定，分为传统医学师承出师考核（以下简称出师考核）和传统医学医术确有专长考核（以下简称确有专长考核）。

第四条　国家中医药管理局负责全国传统医学师承人员和确有专长人员医师资格考核考试的监督管理工作。

第五条　本办法所称"传统医学"是指中医学和少数民族医学。

第二章　出师考核

第六条　出师考核由省级中医药管理部门具体组织实施。

第七条 师承人员应当具有高中以上文化程度或者具有同等学力，并连续跟师学习满 3 年。

第八条 师承人员的指导老师应当同时具备下列条件：

（一）具有中医类别中医或者民族医专业执业医师资格；

（二）从事中医或者民族医临床工作 15 年以上，或者具有中医或者民族医副主任医师以上专业技术职务任职资格；

（三）有丰富的临床经验和独特的技术专长；

（四）遵纪守法，恪守职业道德，信誉良好；

（五）在医疗机构中坚持临床实践，能够完成教学任务。

第九条 师承人员应当与指导老师签订由国家中医药管理局统一式样的师承关系合同。

师承关系合同应当经县级以上公证机构公证，跟师学习时间自公证之日起计算。

第十条 指导老师同时带教师承人员不得超过两名。

第十一条 师承人员跟师学习的形式、内容，由省级中医药管理部门制定。

第十二条 出师考核内容应当包括职业道德和业务水平，重点是传统医学专业基础知识与基本技能，学术经验、技术专长继承情况；方式包括综合笔试和临床实践技能考核。

具体考核内容、标准及办法由国家中医药管理局制定。

第十三条 申请参加出师考核的师承人员，填写由国家中医药管理局统一式样的《传统医学师承出师考核申请表》，并经核准其指导老师执业的卫生行政部门、中医药管理部门审核同意后，向省级中医药管理部门提出申请。

第十四条 申请出师考核的应当提交下列材料：

（一）传统医学师承出师考核申请表；

（二）本人身份证明；

（三）二寸免冠正面半身照片 2 张；

（四）学历或学力证明；

（五）指导老师医师资格证书、医师执业证书、专业技术职务任职资格证书，或者核准其执业的卫生行政部门、中医药管理部门出具的从事中医、民族医临床工作 15 年以上证明；

（六）经公证的师承关系合同；

（七）省级以上中医药管理部门要求提供的其他材料。

第十五条 省级中医药管理部门对申请出师考核者提交的材料进行审

查，符合考核条件的，发放准考证；不符合考核条件的，在受理申请后15个工作日内向申请出师考核者说明理由。

第十六条 出师考核每年进行一次，具体时间由省级中医药管理部门确定，考核工作开始前3个月在辖区内进行公告。

第十七条 出师考核合格者由省级中医药管理部门颁发由国家中医药管理局统一式样的《传统医学师承出师证书》。

第三章 确有专长考核

第十八条 确有专长考核由设区的市级卫生行政部门、中医药管理部门组织实施。

第十九条 申请确有专长考核的，应当同时具备以下条件：

（一）依法从事传统医学临床实践5年以上；

（二）掌握独具特色、安全有效的传统医学诊疗技术。

第二十条 确有专长考核内容应当包括职业道德和业务水平，重点是传统医学专业基础知识及掌握的独特诊疗技术和临床基本操作；方式包括综合笔试和临床实际本领考核。

具体考核内容、标准及办法由国家中医药管理局制定。

第二十一条 申请确有专长考核的人员，填写由国家中医药管理局统一式样的《传统医学医术确有专长考核申请表》，并经所在地县级卫生行政部门审核同意后，向设区的市级卫生行政部门、中医药管理部门提出申请。

第二十二条 申请确有专长考核的应当提交下列材料：

（一）传统医学医术确有专长考核申请表；

（二）本人身份证明；

（三）二寸免冠正面半身照片2张；

（四）申请人所在地县级卫生行政部门出具的证明其从事传统医学临床实践年限的材料；

（五）两名以上执业医师出具的证明其掌握独具特色、安全有效的传统医学诊疗技术的材料；

（六）设区的市级以上卫生行政部门、中医药管理部门要求提供的其他材料。

第二十三条 确有专长考核每年进行一次，具体时间由设区的市级卫生行政部门、中医药管理部门确定，考核工作开始前3个月在辖区内进行公告。

第二十四条 考核合格者由负责组织考核的卫生行政部门、中医药管理部门发给由国家中医药管理局统一式样的《传统医学医术确有专长证书》，并报省级中医药管理部门备案。

第四章　医师资格考试

第二十五条　师承和确有专长人员医师资格考试是评价申请医师资格者是否具备执业所需的专业知识与技能的考试，是国家医师资格考试的组成部分。

第二十六条　师承和确有专长人员医师资格考试方式分为实践技能考试和医学综合笔试，实践技能考试合格的方可参加医学综合笔试。

考试的具体内容和方案由卫生部医师资格考试委员会制定。

第二十七条　师承和确有专长人员取得《传统医学师承出师证书》或《传统医学医术确有专长证书》后，在执业医师指导下，在授予《传统医学师承出师证书》或《传统医学医术确有专长证书》的省（自治区、直辖市）内的医疗机构中试用期满 1 年并考核合格，可以申请参加执业助理医师资格考试。

第二十八条　师承和确有专长人员取得执业助理医师执业证书后，在医疗机构中从事传统医学医疗工作满 5 年，可以申请参加执业医师资格考试。

第二十九条　师承和确有专长人员申请参加医师资格考试应当到规定的考点办公室报名，并提交下列材料：

（一）二寸免冠正面半身照片 2 张；

（二）本人身份证明；

（三）《传统医学师承出师证书》或《传统医学医术确有专长证书》；

（四）试用机构出具的试用期考核合格证明；

（五）执业助理医师申报执业医师资格考试的，还需同时提交执业助理医师资格证书和医师执业证书复印件；

（六）报考所需的其他材料。

其他报考程序按医师资格考试的有关规定执行。

第三十条　师承和确有专长人员医师资格考试的组织管理与实施，按照医师资格考试有关规定执行。

第三十一条　师承和确有专长人员医师资格考试合格线由卫生部医师资格考试委员会确定。

考试成绩合格的，获得卫生部统一印制的《医师资格证书》。

第五章　处　罚

第三十二条　申请出师考核和确有专长考核人员在申请或者参加考核中，有下列情形的，取消当年参加考核的资格，构成犯罪的，依法追究刑事责任：

（一）假报姓名、年龄、学历、工龄、民族、户籍、学籍和伪造证件、证明、档案以取得申请考核资格的；

（二）在考核中扰乱考核秩序的；

（三）向考核人员行贿的；

（四）威胁或公然侮辱、诽谤考核人员的；

（五）有其他严重舞弊行为的。

第三十三条　卫生行政部门、中医药管理部门工作人员违反本办法有关规定，出具假证明，提供假档案，在考核中弄虚作假、玩忽职守、滥用职权、徇私舞弊，尚不构成犯罪的，依法给予行政处分；构成犯罪的，依法追究刑事责任。

第三十四条　在医师资格考试过程中发生违规、违纪行为的，根据医师资格考试违规处理有关规定进行处罚。

第六章　附　则

第三十五条　本办法所指传统医学临床实践是指取得有效行医资格人员从事的传统医学医疗活动，或者未取得有效行医资格人员但在中医、民族医执业医师指导下从事的传统医学医疗实习活动。

第三十六条　本办法由国家中医药管理局负责解释。

第三十七条　本办法自 2007 年 2 月 1 日起施行。1999 年 7 月 23 日发布的《传统医学师承和确有专长人员医师资格考核考试暂行办法》同时废止。

护士执业资格考试办法

（《护士执业资格考试办法》已经卫生部部务会、人力资源社会保障部部务会审议通过，并已经国务院同意，现予发布，自 2010 年 7 月 1 日起施行。）

第一条　为规范全国护士执业资格考试工作，加强护理专业队伍建设，根据《护士条例》第七条规定，制定本办法。

第二条　卫生部负责组织实施护士执业资格考试。国家护士执业资格考试是评价申请护士执业资格者是否具备执业所必需的护理专业知识与工作能力的考试。

考试成绩合格者，可申请护士执业注册。

具有护理、助产专业中专和大专学历的人员，参加护士执业资格考试并成绩合格，可取得护理初级（士）专业技术资格证书；护理初级（师）专业技术资格按照有关规定通过参加全国卫生专业技术资格考试取得。

具有护理、助产专业本科以上学历的人员，参加护士执业资格考试并成绩合格，可以取得护理初级（士）专业技术资格证书；在达到《卫生技术人员职务试行条例》规定的护师专业技术职务任职资格年限后，可直接聘任护师专业技术职务。

第三条　护士执业资格考试实行国家统一考试制度。统一考试大纲，统一命题，统一合格标准。

护士执业资格考试原则上每年举行一次，具体考试日期在举行考试 3 个月前向社会公布。

第四条　护士执业资格考试包括专业实务和实践能力两个科目。一次考试通过两个科目为考试成绩合格。

为加强对考生实践能力的考核，原则上采用"人机对话"考试方式进行。

第五条　护士执业资格考试遵循公平、公开、公正的原则。

第六条　卫生部、人力资源和社会保障部成立全国护士执业资格考试委员会。主要职责是：

（一）对涉及护士执业资格考试的重大事项进行协调、决策；

（二）审定护士执业资格考试大纲、考试内容和方案；

（三）确定并公布护士执业资格考试成绩合格线；

（四）指导全国护士执业资格考试工作。

全国护士执业资格考试委员会下设办公室，办公室设在卫生部，负责具体工作。

第七条　护士执业资格考试考务管理实行承办考试机构、考区、考点三级责任制。

第八条　承办考试机构具体组织实施护士执业资格考试考务工作。主要职责是：

（一）组织制定护士执业资格考试考务管理规定，负责全国护士执业资格考试考务管理；

（二）组织专家拟定护士执业资格考试大纲和命题审卷的有关规定并承担具体工作；

（三）负责护士执业资格考试考生信息处理；

（四）组织评定考试成绩，提供考生成绩单和护士执业资格考试成绩合格证明；

（五）负责考试结果的统计分析和考试工作总结，并向护士执业资格考试委员会提交工作报告；

（六）负责建立护士执业资格考试命题专家库和考试题库；

（七）指导考区有关考试的业务工作。

第九条　各省、自治区、直辖市及新疆生产建设兵团设立考区。省、自治区、直辖市人民政府卫生行政部门及新疆生产建设兵团卫生局负责本辖区的考试工作。其主要职责是：

（一）负责本考区护士执业资格考试的考务管理；

（二）制定本考区护士执业资格考试考务管理具体措施；

（三）负责审定考生报名资格；

（四）负责指导考区内各考点的业务工作；

（五）负责处理、上报考试期间本考区发生的重大问题。

省、自治区、直辖市人民政府卫生行政部门及新疆生产建设兵团卫生局可根据实际情况，会同人力资源社会保障部门成立护士执业资格考试领导小组。

第十条　考区根据考生情况设置考点，报全国护士执业资格考试委员会备案。考点设在设区的市。考点的主要职责是：

（一）负责本考点护士执业资格考试的考务工作；

（二）执行本考点护士执业资格考试考务管理具体措施；

（三）受理考生报名，核实报名材料，初审考生报名资格；

（四）负责为不能自行上网打印准考证的考生打印准考证；

（五）处理、上报本考点考试期间发生的问题；

（六）发给考生成绩单和护士执业资格考试成绩合格证明。

第十一条 各级考试管理机构要有计划地培训考务工作人员和监考人员，提高考试管理水平。

第十二条 在中等职业学校、高等学校完成国务院教育主管部门和国务院卫生主管部门规定的普通全日制 3 年以上的护理、助产专业课程学习，包括在教学、综合医院完成 8 个月以上护理临床实习，并取得相应学历证书的，可以申请参加护士执业资格考试。

第十三条 申请参加护士执业资格考试的人员，应当在公告规定的期限内报名，并提交以下材料：

（一）护士执业资格考试报名申请表；

（二）本人身份证明；

（三）近 6 个月二寸免冠正面半身照片 3 张；

（四）本人毕业证书；

（五）报考所需的其他材料。

申请人为在校应届毕业生的，应当持有所在学校出具的应届毕业生毕业证明，到学校所在地的考点报名。学校可以为本校应届毕业生办理集体报名手续。

申请人为非应届毕业生的，可以选择到人事档案所在地报名。

第十四条 申请参加护士执业资格考试者，应当按国家价格主管部门确定的收费标准缴纳考试费。

第十五条 护士执业资格考试成绩于考试结束后 45 个工作日内公布。考生成绩单由报名考点发给考生。

第十六条 考试成绩合格者，取得考试成绩合格证明，作为申请护士执业注册的有效证明。

第十七条 考试考务管理工作要严格执行有关规章和纪律，切实做好试卷命制、印刷、发送和保管过程中的保密工作，严防泄密。

第十八条 护士执业资格考试实行回避制度。考试工作人员有下列情形之一的，应当回避：

（一）是考生近亲属的；

（二）与考生有其他利害关系，可能影响考试公正的。

第十九条 对违反考试纪律和有关规定的，按照《专业技术人员资格考试违纪违规行为处理规定》处理。

第二十条 军队有关部门负责军队人员参加全国护士执业资格考试的报名、成绩发布等工作。

第二十一条 香港特别行政区、澳门特别行政区和台湾地区居民符合本办法规定和《内地与香港关于建立更紧密经贸关系的安排》《内地与澳门关于建立更紧密经贸关系的安排》或者内地有关主管部门规定的，可以申请参加护士执业资格考试。

第二十二条 本办法自 2010 年 7 月 1 日起施行。

护士执业注册管理办法

（《护士执业注册管理办法》已于 2008 年 5 月 4 日经卫生部部务会议讨论通过，现予以发布，自 2008 年 5 月 12 日起施行）

第一条 为了规范护士执业注册管理，根据《护士条例》，制定本办法。

第二条 护士经执业注册取得《护士执业证书》后，方可按照注册的执业地点从事护理工作。

未经执业注册取得《护士执业证书》者，不得从事诊疗技术规范规定的护理活动。

第三条 卫生部负责全国护士执业注册监督管理工作。

省、自治区、直辖市人民政府卫生行政部门是护士执业注册的主管部门，负责本行政区域的护士执业注册管理工作。

第四条 省、自治区、直辖市人民政府卫生行政部门结合本行政区域的实际情况，制定护士执业注册工作的具体办法，并报卫生部备案。

第五条 申请护士执业注册，应当具备下列条件：

（一）具有完全民事行为能力；

（二）在中等职业学校、高等学校完成教育部和卫生部规定的普通全日制 3 年以上的护理、助产专业课程学习，包括在教学、综合医院完成 8 个月以上护理临床实习，并取得相应学历证书；

（三）通过卫生部组织的护士执业资格考试；

（四）符合本办法第六条规定的健康标准。

第六条 申请护士执业注册，应当符合下列健康标准：

（一）无精神病史；

（二）无色盲、色弱、双耳听力障碍；

（三）无影响履行护理职责的疾病、残疾或者功能障碍。

第七条 申请护士执业注册，应当提交下列材料：

（一）护士执业注册申请审核表；

（二）申请人身份证明；

（三）申请人学历证书及专业学习中的临床实习证明；

（四）护士执业资格考试成绩合格证明；

（五）省、自治区、直辖市人民政府卫生行政部门指定的医疗机构出具的申请人6个月内健康体检证明；

（六）医疗卫生机构拟聘用的相关材料。

第八条 卫生行政部门应当自受理申请之日起20个工作日内，对申请人提交的材料进行审核。审核合格的，准予注册，发给《护士执业证书》；对不符合规定条件的，不予注册，并书面说明理由。

《护士执业证书》上应当注明护士的姓名、性别、出生日期等个人信息及证书编号、注册日期和执业地点。

《护士执业证书》由卫生部统一印制。

第九条 护士执业注册申请，应当自通过护士执业资格考试之日起3年内提出；逾期提出申请的，除本办法第七条规定的材料外，还应当提交在省、自治区、直辖市人民政府卫生行政部门规定的教学、综合医院接受3个月临床护理培训并考核合格的证明。

第十条 护士执业注册有效期为5年。护士执业注册有效期届满需要继续执业的，应当在有效期届满前30日，向原注册部门申请延续注册。

第十一条 护士申请延续注册，应当提交下列材料：

（一）护士延续注册申请审核表；

（二）申请人的《护士执业证书》；

（三）省、自治区、直辖市人民政府卫生行政部门指定的医疗机构出具的申请人6个月内健康体检证明。

第十二条 注册部门自受理延续注册申请之日起20日内进行审核。审核合格的，予以延续注册。

第十三条 有下列情形之一的，不予延续注册：

（一）不符合本办法第六条规定的健康标准的；

（二）被处暂停执业活动处罚期限未满的。

第十四条 医疗卫生机构可以为本机构聘用的护士集体申请办理护士执业注册和延续注册。

第十五条 有下列情形之一的，拟在医疗卫生机构执业时，应当重新申请注册：

（一）注册有效期届满未延续注册的；

（二）受吊销《护士执业证书》处罚，自吊销之日起满2年的。

重新申请注册的，按照本办法第七条的规定提交材料；中断护理执业活动超过3年的，还应当提交在省、自治区、直辖市人民政府卫生行政部门规定的教学、综合医院接受 3 个月临床护理培训并考核合格的证明。

第十六条 护士在其执业注册有效期内变更执业地点等注册项目，应当办理变更注册。

但承担卫生行政部门交办或者批准的任务以及履行医疗卫生机构职责的护理活动，包括经医疗卫生机构批准的进修、学术交流等除外。

第十七条 护士在其执业注册有效期内变更执业地点的，应当向拟执业地注册主管部门报告，并提交下列材料：

（一）护士变更注册申请审核表；

（二）申请人的《护士执业证书》。

注册部门应当自受理之日起 7 个工作日内为其办理变更手续。

护士跨省、自治区、直辖市变更执业地点的，收到报告的注册部门还应当向其原执业地注册部门通报。

省、自治区、直辖市人民政府卫生行政部门应当通过护士执业注册信息系统，为护士变更注册提供便利。

第十八条 护士执业注册后有下列情形之一的，原注册部门办理注销执业注册：

（一）注册有效期届满未延续注册；

（二）受吊销《护士执业证书》处罚；

（三）护士死亡或者丧失民事行为能力。

第十九条 卫生行政部门实施护士执业注册，有下列情形之一的，由其上级卫生行政部门或者监察机关责令改正，对直接负责的主管人员或者其他直接责任人员依法给予行政处分：

（一）对不符合护士执业注册条件者准予护士执业注册的；

（二）对符合护士执业注册条件者不予护士执业注册的。

第二十条 护士执业注册申请人隐瞒有关情况或者提供虚假材料申请护士执业注册的，卫生行政部门不予受理或者不予护士执业注册，并给予警告；已经注册的，应当撤销注册。

第二十一条 在内地完成护理、助产专业学习的香港、澳门特别行政区及台湾地区人员，符合本办法第五条、第六条、第七条规定的，可以申请护士执业注册。

第二十二条 计划生育技术服务机构护士的执业注册管理适用本办法的规定。

第二十三条 本办法下列用语的含义：

教学医院，是指与中等职业学校、高等学校有承担护理临床实习任务的合同关系，并能够按照护理临床实习教学计划完成教学任务的医院。

综合医院，是指依照《医疗机构管理条例》《医疗机构基本标准》的规定，符合综合医院基本标准的医院。

第二十四条 本办法自 2008 年 5 月 12 日起施行。

外国医师来华短期行医暂行管理办法

（1992 年 10 月 7 日国家卫生计生委令第 24 号发布，根据 2003 年 11 月 28 日《国家卫生计生委关于修改〈外国医师来华短期行医暂行管理办法〉第十八条的通知》第一次修正，根据 2016 年 1 月 19 日中华人民共和国国家卫生和计划生育委员会令第 8 号《国家卫生计生委关于修改〈外国医师来华短期行医暂行管理办法〉等 8 件部门规章的决定》第二次修正）

第一条　为了加强外国医师来华短期行医的管理，保障医患双方的合法权益，促进中外医学技术的交流和发展，制定本办法。

第二条　本办法所称"外国医师来华短期行医"，是指在外国取得合法行医权的外籍医师，应邀、应聘或申请来华从事不超过一年期限的临床诊断、治疗业务活动。

第三条　外国医师来华短期行医必须经过注册，取得《外国医师短期行医许可证》。

《外国医师短期行医许可证》由国家卫生计生委统一印制。

第四条　外国医师来华短期行医，必须有在华医疗机构作为邀请或聘用单位。邀请或聘用单位可以是一个或多个。

第五条　外国医师申请来华短期行医，必须依本办法的规定与聘用单位签订协议。有多个聘用单位的，要分别签订协议。

外国医师应邀、应聘来华短期行医，可以根据情况由双方决定是否签订协议。未签订协议的，所涉及的有关民事责任由邀请或聘用单位承担。

第六条　外国医师来华短期行医的协议书必须包含以下内容：

（一）目的；

（二）具体项目；

（三）地点；

（四）时间；

（五）责任的承担。

第七条　外国医师可以委托在华的邀请或聘用单位代其办理注册手续。

第八条　外国医师来华短期行医的注册机关为设区的市级以上卫生计生行政部门。

第九条　邀请或聘用单位分别在不同地区的，应当分别向当地设区的市级以上卫生计生行政部门申请注册。

第十条　申请外国医师来华短期行医注册，必须提交下列文件：

（一）申请书；

（二）外国医师的学位证书；

（三）外国行医执照或行医权证明；

（四）外国医师的健康证明；

（五）邀请或聘用单位证明以及协议书或承担有关民事责任的声明书。

前款（二）、（三）项的内容必须经过公证。

第十一条　注册机关应当在受理申请后 30 日内进行审核，并将审核结果书面通知申请人或代理申请的单位。对审核合格的予以注册，并发给《外国医师短期行医许可证》。

审核的主要内容包括：

（一）有关文字材料的真实性；

（二）申请项目的安全性和可靠性；

（三）申请项目的先进性和必要性。

第十二条　外国医师来华短期行医注册的有效期不超过一年。

注册期满需要延期的，可以按本办法的规定重新办理注册。

第十三条　外国医师来华短期行医，应当事先依法获得入境签证，入境后按有关规定办理居留或停留手续。

第十四条　外国医师来华短期行医，必须遵守中国的法律法规，尊重中国的风俗习惯。

第十五条　违反本办法第三条规定的，由所在地设区的市级以上卫生计生行政部门予以取缔，没收非法所得，并处以 10000 元以下罚款；对邀请、聘用或提供场所的单位，处以警告，没收非法所得，并处以 5000 元以下罚款。

第十六条　违反本办法第十四条规定的，由有关主管机关依法处理。

第十七条　外国医疗团体来华短期行医的，由邀请或合作单位所在地的设区的市级卫生计生行政部门依照本办法的有关规定进行审批。

第十八条　香港、澳门、台湾的医师或医疗团体参照本办法执行。

具有香港或澳门合法行医权的香港或澳门永久性居民在内地短期行医注册的有效期不超过 3 年。注册期满需要延期的，可以重新办理短期行医注册手续。

第十九条　本办法的解释权在国家卫生计生委。

第二十条　本办法自一九九三年一月一日起施行。

医疗机构管理条例实施细则

（1994 年 8 月 29 日卫生部令第 35 号发布，2006 年 11 月 1 日根据《卫生部关于修订〈医疗机构管理条例实施细则〉第三条有关内容的通知》第一次修正，2008 年 6 月 24 日根据《卫生部办公厅关于修订〈医疗机构管理条例实施细则〉部分附表的通知》第二次修正，2017 年 2 月 21 日根据国家卫生和计划生育委员会令第 12 号《国家卫生计生委关于修改〈医疗机构管理条例实施细则〉的决定》第三次修正，自 2017 年 4 月 1 日起施行）

目录

第一章　总　则

第一条　根据《医疗机构管理条例》（以下简称条例）制定本细则。

第二条　条例及本细则所称医疗机构，是指依据条例和本细则的规定，经登记取得《医疗机构执业许可证》的机构。

第三条　医疗机构的类别：

（一）综合医院、中医医院、中西医结合医院、民族医医院、专科医院、康复医院；

（二）妇幼保健院、妇幼保健计划生育服务中心；

（三）社区卫生服务中心、社区卫生服务站；

（四）中心卫生院、乡（镇）卫生院、街道卫生院；

（五）疗养院；

（六）综合门诊部、专科门诊部、中医门诊部、中西医结合门诊部、民族医门诊部；

（七）诊所、中医诊所、民族医诊所、卫生所、医务室、卫生保健所、卫生站；

（八）村卫生室（所）；

（九）急救中心、急救站；

（十）临床检验中心；

（十一）专科疾病防治院、专科疾病防治所、专科疾病防治站；

（十二）护理院、护理站；

（十三）医学检验实验室、病理诊断中心、医学影像诊断中心、血液透析中心、安宁疗护中心；

（十四）其他诊疗机构。

第四条 卫生防疫、国境卫生检疫、医学科研和教学等机构在本机构业务范围之外开展诊疗活动以及美容服务机构开展医疗美容业务的，必须依据条例及本细则，申请设置相应类别的医疗机构。

第五条 中国人民解放军和中国人民武装警察部队编制外的医疗机构，由地方卫生计生行政部门按照条例和本细则管理。

中国人民解放军后勤卫生主管部门负责向地方卫生计生行政部门提供军队编制外医疗机构的名称和地址。

第六条 医疗机构依法从事诊疗活动受法律保护。

第七条 卫生计生行政部门依法独立行使监督管理职权，不受任何单位和个人干涉。

第二章 设置审批

第八条 各省、自治区、直辖市应当按照当地《医疗机构设置规划》合理配置和合理利用医疗资源。

《医疗机构设置规划》由县级以上地方卫生计生行政部门依据《医疗机构设置规划指导原则》制定，经上一级卫生计生行政部门审核，报同级人民政府批准，在本行政区域内发布实施。

《医疗机构设置规划指导原则》另行制定。

第九条 县级以上地方卫生计生行政部门按照《医疗机构设置规划指导原则》规定的权限和程序组织实施本行政区域《医疗机构设置规划》，定期评价实施情况，并将评价结果按年度向上一级卫生计生行政部门和同级人民政府报告。

第十条 医疗机构不分类别、所有制形式、隶属关系、服务对象，其设置必须符合当地《医疗机构设置规划》。

第十一条 床位在一百张以上的综合医院、中医医院、中西医结合医院、民族医医院以及专科医院、疗养院、康复医院、妇幼保健院、急救中心、临床检验中心和专科疾病防治机构的设置审批权限的划分，由省、自治区、直辖市卫生计生行政部门规定；其他医疗机构的设置，由县级卫生计生行政部门负责审批。

医学检验实验室、病理诊断中心、医学影像诊断中心、血液透析中心、安宁疗护中心的设置审批权限另行规定。

第十二条 有下列情形之一的，不得申请设置医疗机构：

（一）不能独立承担民事责任的单位；

（二）正在服刑或者不具有完全民事行为能力的个人；

（三）发生二级以上医疗事故未满五年的医务人员；

（四）因违反有关法律、法规和规章，已被吊销执业证书的医务人员；

（五）被吊销《医疗机构执业许可证》的医疗机构法定代表人或者主要负责人；

（六）省、自治区、直辖市政府卫生计生行政部门规定的其他情形。

有前款第（二）、（三）、（四）、（五）项所列情形之一者，不得充任医疗机构的法定代表人或者主要负责人。

第十三条 在城市设置诊所的个人，必须同时具备下列条件：

（一）经医师执业技术考核合格，取得《医师执业证书》；

（二）取得《医师执业证书》或者医师职称后，从事五年以上同一专业的临床工作；

（三）省、自治区、直辖市卫生计生行政部门规定的其他条件。

医师执业技术标准另行制定。

在乡镇和村设置诊所的个人的条件，由省、自治区、直辖市卫生计生行政部门规定。

第十四条 地方各级人民政府设置医疗机构，由政府指定或者任命的拟设医疗机构的筹建负责人申请；法人或者其他组织设置医疗机构，由其代表人申请；个人设置医疗机构，由设置人申请；两人以上合伙设置医疗机构，由合伙人共同申请。

第十五条 条例第十条规定提交的设置可行性研究报告包括以下内容：

（一）申请单位名称、基本情况以及申请人姓名、年龄、专业履历、身份证号码；

（二）所在地区的人口、经济和社会发展等概况；

（三）所在地区人群健康状况和疾病流行以及有关疾病患病率；

（四）所在地区医疗资源分布情况以及医疗服务需求分析；

（五）拟设医疗机构的名称、选址、功能、任务、服务半径；

（六）拟设医疗机构的服务方式、时间、诊疗科目和床位编制；

（七）拟设医疗机构的组织结构、人员配备；

（八）拟设医疗机构的仪器、设备配备；

（九）拟设医疗机构与服务半径区域内其他医疗机构的关系和影响；

（十）拟设医疗机构的污水、污物、粪便处理方案；

（十一）拟设医疗机构的通讯、供电、上下水道、消防设施情况；

（十二）资金来源、投资方式、投资总额、注册资金（资本）；

（十三）拟设医疗机构的投资预算；

（十四）拟设医疗机构五年内的成本效益预测分析。

并附申请设置单位或者设置人的资信证明。

申请设置门诊部、诊所、卫生所、医务室、卫生保健所、卫生站、村卫生室（所）、护理站等医疗机构的，可以根据情况适当简化设置可行性研究报告内容。

第十六条　条例第十条规定提交的选址报告包括以下内容：

（一）选址的依据；

（二）选址所在地区的环境和公用设施情况；

（三）选址与周围托幼机构、中小学校、食品生产经营单位布局的关系；

（四）占地和建筑面积。

第十七条　由两个以上法人或者其他组织共同申请设置医疗机构以及由两人以上合伙申请设置医疗机构的，除提交可行性研究报告和选址报告外，还必须提交由各方共同签署的协议书。

第十八条　医疗机构建筑设计必须按照法律、法规和规章要求经相关审批机关审查同意后，方可施工。

第十九条　条例第十二条规定的设置申请的受理时间，自申请人提供条例和本细则规定的全部材料之日算起。

第二十条　县级以上地方卫生计生行政部门依据当地《医疗机构设置规划》及本细则审查和批准医疗机构的设置。

申请设置医疗机构有下列情形之一的，不予批准：

（一）不符合当地《医疗机构设置规划》；

（二）设置人不符合规定的条件；

（三）不能提供满足投资总额的资信证明；

（四）投资总额不能满足各项预算开支；

（五）医疗机构选址不合理；

（六）污水、污物、粪便处理方案不合理；

（七）省、自治区、直辖市卫生计生行政部门规定的其他情形。

第二十一条 卫生计生行政部门应当在核发《设置医疗机构批准书》的同时，向上一级卫生计生行政部门备案。

上级卫生计生行政部门有权在接到备案报告之日起三十日内纠正或者撤销下级卫生计生行政部门作出的不符合当地《医疗机构设置规划》的设置审批。

第二十二条 《设置医疗机构批准书》的有效期，由省、自治区、直辖市卫生计生行政部门规定。

第二十三条 变更《设置医疗机构批准书》中核准的医疗机构的类别、规模、选址和诊疗科目，必须按照条例和本细则的规定，重新申请办理设置审批手续。

第二十四条 法人和其他组织设置的为内部职工服务的门诊部、诊所、卫生所（室），由设置单位在该医疗机构执业登记前，向当地县级卫生计生行政部门备案，并提交下列材料：

（一）设置单位或者其主管部门设置医疗机构的决定；

（二）《设置医疗机构备案书》。

卫生计生行政部门应当在接到备案后十五日内给予《设置医疗机构备案回执》。

第三章　登记与校验

第二十五条 申请医疗机构执业登记必须填写《医疗机构申请执业登记注册书》，并向登记机关提交下列材料：

（一）《设置医疗机构批准书》或者《设置医疗机构备案回执》；

（二）医疗机构用房产权证明或者使用证明；

（三）医疗机构建筑设计平面图；

（四）验资证明、资产评估报告；

（五）医疗机构规章制度；

（六）医疗机构法定代表人或者主要负责人以及各科室负责人名录和有关资格证书、执业证书复印件；

（七）省、自治区、直辖市卫生计生行政部门规定提交的其他材料。

申请门诊部、诊所、卫生所、医务室、卫生保健所和卫生站登记的，还应当提交附设药房（柜）的药品种类清单、卫生技术人员名录及其有关资格证书、执业证书复印件以及省、自治区、直辖市卫生计生行政部门规定提交的其他材料。

第二十六条 登记机关在受理医疗机构执业登记申请后，应当按照条例第十六条规定的条件和条例第十九条规定的时限进行审查和实地考察、核实，并对有关执业人员进行消毒、隔离和无菌操作等基本知识和技能的现场抽查考核。经审核合格的，发给《医疗机构执业许可证》；审核不合格的，将审核结果和不予批准的理由以书面形式通知申请人。

《医疗机构执业许可证》及其副本由国家卫生计生委统一印制。

条例第十九条规定的执业登记申请的受理时间，自申请人提供条例和本细则规定的全部材料之日算起。

第二十七条 申请医疗机构执业登记有下列情形之一的，不予登记：

（一）不符合《设置医疗机构批准书》核准的事项；

（二）不符合《医疗机构基本标准》；

（三）投资不到位；

（四）医疗机构用房不能满足诊疗服务功能；

（五）通讯、供电、上下水道等公共设施不能满足医疗机构正常运转；

（六）医疗机构规章制度不符合要求；

（七）消毒、隔离和无菌操作等基本知识和技能的现场抽查考核不合格；

（八）省、自治区、直辖市卫生计生行政部门规定的其他情形。

第二十八条 医疗机构执业登记的事项：

（一）类别、名称、地址、法定代表人或者主要负责人；

（二）所有制形式；

（三）注册资金（资本）；

（四）服务方式；

（五）诊疗科目；

（六）房屋建筑面积、床位（牙椅）；

（七）服务对象；

（八）职工人数；

（九）执业许可证登记号（医疗机构代码）；

（十）省、自治区、直辖市卫生计生行政部门规定的其他登记事项。

门诊部、诊所、卫生所、医务室、卫生保健所、卫生站除登记前款所列事项外，还应当核准登记附设药房（柜）的药品种类。

《医疗机构诊疗科目名录》另行制定。

第二十九条 因分立或者合并而保留的医疗机构应当申请变更登记；因分立或者合并而新设置的医疗机构应当申请设置许可和执业登记；因合并而终止的医疗机构应当申请注销登记。

第三十条 医疗机构变更名称、地址、法定代表人或者主要负责人、所有制形式、服务对象、服务方式、注册资金（资本）、诊疗科目、床位（牙椅）的，必须向登记机关申请办理变更登记，并提交下列材料：

（一）医疗机构法定代表人或者主要负责人签署的《医疗机构申请变更登记注册书》；

（二）申请变更登记的原因和理由；

（三）登记机关规定提交的其他材料。

第三十一条　机关、企业和事业单位设置的为内部职工服务的医疗机构向社会开放，必须按照前条规定申请办理变更登记。

第三十二条　医疗机构在原登记机关管辖权限范围内变更登记事项的，由原登记机关办理变更登记；因变更登记超出原登记机关管辖权限的，由有管辖权的卫生计生行政部门办理变更登记。

医疗机构在原登记机关管辖区域内迁移，由原登记机关办理变更登记；向原登记机关管辖区域外迁移的，应当在取得迁移目的地的卫生计生行政部门发给的《设置医疗机构批准书》，并经原登记机关核准办理注销登记后，再向迁移目的地的卫生计生行政部门申请办理执业登记。

第三十三条　登记机关在受理变更登记申请后，依据条例和本细则的有关规定以及当地《医疗机构设置规划》进行审核，按照登记程序或者简化程序办理变更登记，并作出核准变更登记或者不予变更登记的决定。

第三十四条　医疗机构停业，必须经登记机关批准。除改建、扩建、迁建原因，医疗机构停业不得超过一年。

第三十五条　床位在一百张以上的综合医院、中医医院、中西医结合医院、民族医医院以及专科医院、疗养院、康复医院、妇幼保健院、急救中心、临床检验中心和专科疾病防治机构的校验期为三年；其他医疗机构的校验期为一年。

医疗机构应当于校验期满前三个月向登记机关申请办理校验手续。

办理校验应当交验《医疗机构执业许可证》，并提交下列文件：

（一）《医疗机构校验申请书》；

（二）《医疗机构执业许可证》副本；

（三）省、自治区、直辖市卫生计生行政部门规定提交的其他材料。

第三十六条　卫生计生行政部门应当在受理校验申请后的三十日内完成校验。

第三十七条　医疗机构有下列情形之一的，登记机关可以根据情况，给予一至六个月的暂缓校验期：

（一）不符合《医疗机构基本标准》；

（二）限期改正期间；

（三）省、自治区、直辖市卫生计生行政部门规定的其他情形。

不设床位的医疗机构在暂缓校验期内不得执业。

暂缓校验期满仍不能通过校验的，由登记机关注销其《医疗机构执业许可证》；

第三十八条 各级卫生计生行政部门应当采用电子证照等信息化手段对医疗机构实行全程管理和动态监管。有关管理办法另行制定。

第三十九条 医疗机构开业、迁移、更名、改变诊疗科目以及停业、歇业和校验结果由登记机关予以公告。

第四章 名 称

第四十条 医疗机构的名称由识别名称和通用名称依次组成。

医疗机构的通用名称为：医院、中心卫生院、卫生院、疗养院、妇幼保健院、门诊部、诊所、卫生所、卫生站、卫生室、医务室、卫生保健所、急救中心、急救站、临床检验中心、防治院、防治所、防治站、护理院、护理站、中心以及国家卫生计生委规定或者认可的其他名称。

医疗机构可以下列名称作为识别名称：地名、单位名称、个人姓名、医学学科名称、医学专业和专科名称、诊疗科目名称和核准机关批准使用的名称。

第四十一条 医疗机构的命名必须符合以下原则：

（一）医疗机构的通用名称以前条第二款所列的名称为限；

（二）前条第三款所列的医疗机构的识别名称可以合并使用；

（三）名称必须名副其实；

（四）名称必须与医疗机构类别或者诊疗科目相适应；

（五）各级地方人民政府设置的医疗机构的识别名称中应当含有省、市、县、区、街道、乡、镇、村等行政区划名称，其他医疗机构的识别名称中不得含有行政区划名称；

（六）国家机关、企业和事业单位、社会团体或者个人设置的医疗机构的名称中应当含有设置单位名称或者个人的姓名。

第四十二条 医疗机构不得使用下列名称：

（一）有损于国家、社会或者公共利益的名称；

（二）侵犯他人利益的名称；

（三）以外文字母、汉语拼音组成的名称；

（四）以医疗仪器、药品、医用产品命名的名称；

（五）含有"疑难病""专治""专家""名医"或者同类含义文字的名称以及其他宣传或者暗示诊疗效果的名称；

（六）超出登记的诊疗科目范围的名称；

（七）省级以上卫生计生行政部门规定不得使用的名称。

第四十三条 以下医疗机构名称由国家卫生计生委核准；属于中医、中西医结合和民族医医疗机构的，由国家中医药管理局核准：

（一）含有外国国家（地区）名称及其简称、国际组织名称的；

（二）含有"中国""全国""中华""国家"等字样以及跨省地域名称的；

（三）各级地方人民政府设置的医疗机构的识别名称中不含有行政区划名称的。

第四十四条 以"中心"作为医疗机构通用名称的医疗机构名称，由省级以上卫生计生行政部门核准；在识别名称中含有"中心"字样的医疗机构名称的核准，由省、自治区、直辖市卫生计生行政部门规定。

含有"中心"字样的医疗机构名称必须同时含有行政区划名称或者地名。

第四十五条 除专科疾病防治机构以外，医疗机构不得以具体疾病名称作为识别名称，确有需要的由省、自治区、直辖市卫生计生行政部门核准。

第四十六条 医疗机构名称经核准登记，于领取《医疗机构执业许可证》后方可使用，在核准机关管辖范围内享有专用权。

第四十七条 医疗机构只准使用一个名称。确有需要，经核准机关核准可以使用两个或者两个以上名称，但必须确定一个第一名称。

第四十八条 卫生计生行政部门有权纠正已经核准登记的不适宜的医疗机构名称，上级卫生计生行政部门有权纠正下级卫生计生行政部门已经核准登记的不适宜的医疗机构名称。

第四十九条 两个以上申请人向同一核准机关申请相同的医疗机构名称，核准机关依照申请在先原则核定。属于同一天申请的，应当由申请人双方协商解决；协商不成的，由核准机关作出裁决。

两个以上医疗机构因已经核准登记的医疗机构名称相同发生争议时，核准机关依照登记在先原则处理。属于同一天登记的，应当由双方协商解决；协商不成的，由核准机关报上一级卫生计生行政部门作出裁决。

第五十条 医疗机构名称不得买卖、出借。

未经核准机关许可，医疗机构名称不得转让。

第五章 执 业

第五十一条 医疗机构的印章、银行账户、牌匾及医疗文件中使用的名称应当与核准登记的医疗机构名称相同；使用两个以上名称的，应当与第一名称相同。

第五十二条 医疗机构应当严格执行无菌消毒、隔离制度，采取科学有效的措施处理污水和废弃物，预防和减少医院感染。

第五十三条 医疗机构的门诊病历的保存期不得少于十五年；住院病历的保存期不得少于三十年。

第五十四条 标有医疗机构标识的票据和病历本册以及处方笺、各种检查的申请单、报告单、证明文书单、药品分装袋、制剂标签等不得买卖、出借和转让。

医疗机构不得冒用标有其他医疗机构标识的票据和病历本册以及处方笺、各种检查的申请单、报告单、证明文书单、药品分装袋、制剂标签等。

第五十五条 医疗机构应当按照卫生计生行政部门的有关规定、标准加强医疗质量管理，实施医疗质量保证方案，确保医疗安全和服务质量，不断提高服务水平。

第五十六条 医疗机构应当定期检查、考核各项规章制度和各级各类人员岗位责任制的执行和落实情况。

第五十七条 医疗机构应当经常对医务人员进行"基础理论、基本知识、基本技能"的训练与考核，把"严格要求、严密组织、严谨态度"落实到各项工作中。

第五十八条 医疗机构应当组织医务人员学习医德规范和有关教材，督促医务人员恪守职业道德。

第五十九条 医疗机构不得使用假劣药品、过期和失效药品以及违禁药品。

第六十条 医疗机构为死因不明者出具的《死亡医学证明书》，只作是否死亡的诊断，不作死亡原因的诊断。如有关方面要求进行死亡原因诊断的，医疗机构必须指派医生对尸体进行解剖和有关死因检查后方能作出死因诊断。

第六十一条 医疗机构在诊疗活动中，应当对患者实行保护性医疗措施，并取得患者家属和有关人员的配合。

第六十二条 医疗机构应当尊重患者对自己的病情、诊断、治疗的知情权利。在实施手术、特殊检查、特殊治疗时，应当向患者作必要的解释。因实施保护性医疗措施不宜向患者说明情况的，应当将有关情况通知患者家属。

第六十三条 门诊部、诊所、卫生所、医务室、卫生保健所和卫生站附设药房（柜）的药品种类由登记机关核定，具体办法由省、自治区、直辖市卫生计生行政部门规定。

第六十四条 为内部职工服务的医疗机构未经许可和变更登记不得向社

会开放。

第六十五条 医疗机构被吊销或者注销执业许可证后，不得继续开展诊疗活动。

第六章 监督管理

第六十六条 各级卫生计生行政部门负责所辖区域内医疗机构的监督管理工作。

第六十七条 在监督管理工作中，要充分发挥医院管理学会和卫生工作者协会等学术性和行业性社会团体的作用。

第六十八条 县级以上卫生计生行政部门设立医疗机构监督管理办公室。

各级医疗机构监督管理办公室在同级卫生计生行政部门的领导下开展工作。

第六十九条 各级医疗机构监督管理办公室的职责：

（一）拟订医疗机构监督管理工作计划；

（二）办理医疗机构监督员的审查、发证、换证；

（三）负责医疗机构登记、校验和有关监督管理工作的统计，并向同级卫生计生行政部门报告；

（四）负责接待、办理群众对医疗机构的投诉；

（五）完成卫生计生行政部门交给的其他监督管理工作。

第七十条 县级以上卫生计生行政部门设医疗机构监督员，履行规定的监督管理职责。

医疗机构监督员由同级卫生计生行政部门聘任。

医疗机构监督员应当严格执行国家有关法律、法规和规章，其主要职责是：

（一）对医疗机构执行有关法律、法规、规章和标准的情况进行监督、检查、指导；

（二）对医疗机构执业活动进行监督、检查、指导；

（三）对医疗机构违反条例和本细则的案件进行调查、取证；

（四）对经查证属实的案件向卫生计生行政部门提出处理或者处罚意见；

（五）实施职权范围内的处罚；

（六）完成卫生计生行政部门交付的其他监督管理工作。

第七十一条 医疗机构监督员有权对医疗机构进行现场检查，无偿索取有关资料，医疗机构不得拒绝、隐匿或者隐瞒。

医疗机构监督员在履行职责时应当佩戴证章、出示证件。

医疗机构监督员证章、证件由国家卫生计生委监制。

第七十二条 各级卫生计生行政部门对医疗机构的执业活动检查、指导主要包括：

（一）执行国家有关法律、法规、规章和标准情况；

（二）执行医疗机构内部各项规章制度和各级各类人员岗位责任制情况；

（三）医德医风情况；

（四）服务质量和服务水平情况；

（五）执行医疗收费标准情况；

（六）组织管理情况；

（七）人员任用情况；

（八）省、自治区、直辖市卫生计生行政部门规定的其他检查、指导项目。

第七十三条 国家实行医疗机构评审制度，对医疗机构的基本标准、服务质量、技术水平、管理水平等进行综合评价。县级以上卫生计生行政部门负责医疗机构评审的组织和管理；各级医疗机构评审委员会负责医疗机构评审的具体实施。

第七十四条 县级以上中医（药）行政管理部门成立医疗机构评审委员会，负责中医、中西医结合和民族医医疗机构的评审。

第七十五条 医疗机构评审包括周期性评审、不定期重点检查。

医疗机构评审委员会在对医疗机构进行评审时，发现有违反条例和本细则的情节，应当及时报告卫生计生行政部门；医疗机构评审委员会委员为医疗机构监督员的，可以直接行使监督权。

第七十六条 《医疗机构监督管理行政处罚程序》另行制定。

第七章 处 罚

第七十七条 对未取得《医疗机构执业许可证》擅自执业的，责令其停止执业活动，没收非法所得和药品、器械，并处以三千元以下的罚款；有下列情形之一的，责令其停止执业活动，没收非法所得和药品、器械，处以三千元以上一万元以下的罚款：

（一）因擅自执业曾受过卫生计生行政部门处罚；

（二）擅自执业的人员为非卫生技术专业人员；

（三）擅自执业时间在三个月以上；

（四）给患者造成伤害；

（五）使用假药、劣药蒙骗患者；

（六）以行医为名骗取患者钱物；

（七）省、自治区、直辖市卫生计生行政部门规定的其他情形。

第七十八条 对不按期办理校验《医疗机构执业许可证》又不停止诊疗活动的，责令其限期补办校验手续；在限期内仍不办理校验的，吊销其《医疗机构执业许可证》。

第七十九条 转让、出借《医疗机构执业许可证》的，没收其非法所得，并处以三千元以下的罚款；有下列情形之一的，没收其非法所得，处以三千元以上五千元以下的罚款，并吊销《医疗机构执业许可证》：

（一）出卖《医疗机构执业许可证》；

（二）转让或者出借《医疗机构执业许可证》是以营利为目的；

（三）受让方或者承借方给患者造成伤害；

（四）转让、出借《医疗机构执业许可证》给非卫生技术专业人员；

（五）省、自治区、直辖市卫生计生行政部门规定的其他情形。

第八十条 除急诊和急救外，医疗机构诊疗活动超出登记的诊疗科目范围，情节轻微的，处以警告；有下列情形之一的，责令其限期改正，并可处以三千元以下罚款：

（一）超出登记的诊疗科目范围的诊疗活动累计收入在三千元以下；

（二）给患者造成伤害。

有下列情形之一的，处以三千元罚款，并吊销《医疗机构执业许可证》：

（一）超出登记的诊疗科目范围的诊疗活动累计收入在三千元以上；

（二）给患者造成伤害；

（三）省、自治区、直辖市卫生计生行政部门规定的其他情形。

第八十一条 任用非卫生技术人员从事医疗卫生技术工作的，责令其立即改正，并可处以三千元以下的罚款；有下列情形之一的，处以三千元以上五千元以下罚款，并可以吊销其《医疗机构执业许可证》：

（一）任用两名以上非卫生技术人员从事诊疗活动；

（二）任用的非卫生技术人员给患者造成伤害。

医疗机构使用卫生技术人员从事本专业以外的诊疗活动的，按使用非卫生技术人员处理。

第八十二条 出具虚假证明文件，情节轻微的，给予警告，并可处以五百元以下的罚款；有下列情形之一的，处以五百元以上一千元以下的罚款：

（一）出具虚假证明文件造成延误诊治的；

（二）出具虚假证明文件给患者精神造成伤害的；

（三）造成其他危害后果的。

对直接责任人员由所在单位或者上级机关给予行政处分。

第八十三条 医疗机构有下列情形之一的，登记机关可以责令其限期改正：

（一）发生重大医疗事故；

（二）连续发生同类医疗事故，不采取有效防范措施；

（三）连续发生原因不明的同类患者死亡事件，同时存在管理不善因素；

（四）管理混乱，有严重事故隐患，可能直接影响医疗安全；

（五）省、自治区、直辖市卫生计生行政部门规定的其他情形。

第八十四条 当事人对行政处罚决定不服的，可以在接到《行政处罚决定通知书》之日起十五日内向作出行政处罚决定的上一级卫生计生行政部门申请复议。上级卫生计生行政部门应当在接到申请书之日起三十日内作出书面答复。

当事人对行政处罚决定不服的，也可以在接到《行政处罚决定通知书》之日起十五日内直接向人民法院提起行政诉讼。

逾期不申请复议、不起诉又不履行行政处罚决定的，由作出行政处罚决定的卫生计生行政部门填写《行政处罚强制执行申请书》，向人民法院申请强制执行。

第八章 附 则

第八十五条 医疗机构申请办理设置审批、执业登记、校验、评审时，应当交纳费用，医疗机构执业应当交纳管理费，具体办法由省级以上卫生计生行政部门会同物价管理部门规定。

第八十六条 各省、自治区、直辖市根据条例和本细则并结合当地的实际情况，制定实施办法。实施办法中的有关中医、中西结合、民族医医疗机构的条款，由省、自治区、直辖市中医（药）行政部门拟订。

第八十七条 条例及本细则实施前已经批准执业的医疗机构的审核登记办法，由省、自治区、直辖市卫生计生行政部门根据当地的实际情况规定。

第八十八条 条例及本细则中下列用语的含义：

诊疗活动：是指通过各种检查，使用药物、器械及手术等方法，对疾病作出判断和消除疾病、缓解病情、减轻痛苦、改善功能、延长生命、帮助患者恢复健康的活动。

医疗美容：是指使用药物以及手术、物理和其他损伤性或者侵入性手段进行的美容。

特殊检查、特殊治疗：是指具有下列情形之一的诊断、治疗活动：

（一）有一定危险性，可能产生不良后果的检查和治疗；

（二）由于患者体质特殊或者病情危笃，可能对患者产生不良后果和危险的检查和治疗；

（三）临床试验性检查和治疗；

（四）收费可能对患者造成较大经济负担的检查和治疗。

卫生技术人员：是指按照国家有关法律、法规和规章的规定取得卫生技术人员资格或者职称的人员。

技术规范：是指由国家卫生计生委、国家中医药管理局制定或者认可的与诊疗活动有关的技术标准、操作规程等规范性文件。

军队的医疗机构：是指中国人民解放军和中国人民武装警察部队编制内的医疗机构。

第八十九条　各级中医（药）行政管理部门依据条例和本细则以及当地医疗机构管理条例实施办法，对管辖范围内各类中医、中西医结合和民族医医疗机构行使设置审批、登记和监督管理权。

第九十条　本细则的解释权在国家卫生计生委。

第九十一条　本细则自 1994 年 9 月 1 日起施行。

中外合资、合作医疗机构管理暂行办法

（现发布《中外合资、合作医疗机构管理暂行办法》，自 2000 年 7 月 1 日起施行）

目录

第一章　总　　则

第一条　为进一步适应改革开放的需要，加强对中外合资、合作医疗机构的管理，促进我国医疗卫生事业的健康发展，根据《中华人民共和国中外合资经营企业法》《中华人民共和国中外合作经营企业法》《医疗机构管理条例》等国家有关法律、法规，制定本办法。

第二条　本办法所称中外合资、合作医疗机构是指外国医疗机构、公司、企业和其他经济组织（以下称合资、合作外方），按照平等互利的原则，经中国政府主管部门批准，在中国境内（香港、澳门及台湾地区除外，下同）与中国的医疗机构、公司、企业和其他经济组织（以下称合资、合作中方）以合资或者合作形式设立的医疗机构。

第三条　申请在中国境内设立中外合资、合作医疗机构，适用本办法。

第四条　中外合资、合作医疗机构必须遵守国家有关法律、法规和规章。中外合资、合作医疗机构的正当经营活动及合资、合作双方的合法权益受中国法律保证。

第五条　卫生部和对外贸易经济合作部（以下称外经贸部）在各自的职责范围内负责全国中外合资、合作医疗机构管理工作。

县级以上地方人民政府卫生行政部门（含中医／药主管部门）和外经贸行政部门在各自职责范围内负责本行政区域内中外合资、合作医疗机构的日常监督管理工作。

第二章　设置条件

第六条　中外合资、合作医疗机构的设置与发展必须符合当地区域卫生规划和医疗机构设置规划，并执行卫生部制定的《医疗机构基本标准》。

第七条　申请设立中外合资、合作医疗机构的中外双方应是能够独立承担民事责任的法人。合资、合作的中外双方应当具有直接或间接从事医疗卫生投资与管理的经验，并符合下列要求之一：

（一）能够提供国际先进的医疗机构管理经验、管理模式和服务模式；

（二）能够提供具有国际领先水平的医学技术和设备；

（三）可以补充或改善当地在医疗服务能力、医疗技术、资金和医疗设施方面的不足。

第八条　设立的中外合资、合作医疗机构应当符合以下条件：

（一）必须是独立的法人；

（二）投资总额不得低于 2000 万元人民币；

（三）合资、合作中方在中外合资、合作医疗机构中所占的股权比例或权益不得低于 30%；

（四）合资、合作期限不超过 20 年；

（五）省级以上卫生行政部门规定的其他条件。

第九条　合资、合作中方以国有资产参与投资（包括作价出资或作为合作条件），应当经相应主管部门批准，并按国有资产评估管理有关规定，由国有资产管理部门确认的评估机构对拟投入国有资产进行评估。经省级以上国有资产管理部门确认的评估结果，可以作为拟投入的国有资产的作价依据。

第三章　设置审批与登记

第十条　设置中外合资、合作医疗机构，应先向所在地设区的市级卫生行政部门提出申请，并提交以下材料：

（一）设置医疗机构申请书；

（二）合资、合作双方法人代表签署的项目建议书及中外合资、合作医疗机构设置可行性研究报告；

（三）合资、合作双方各自的注册登记证明（复印件）、法定代表人身份证明（复印件）和银行资信证明；

（四）国有资产管理部门对拟投入国有资产的评估报告确认文件。

设区的市级卫生行政部门对申请人提交的材料进行初审，并根据区域卫生规划和医疗机构设置规划提出初审意见，并与申请材料、当地区域卫生规划和医疗机构设置规划一起报所在地省级卫生行政部门审核。

第十一条 省级卫生行政部门对申请材料及设区的市级卫生行政部门初审意见进行审核后报卫生部审批。

报请审批，需由省级卫生行政部门向卫生部提交以下材料：

（一）申请人设置申请材料；

（二）设置地设区的市级人民政府批准发布实施的《医疗机构设置规划》及设置地设区的市级和省级卫生行政部门关于拟设置中外合资、合作医疗机构是否符合当地区域卫生规划和医疗机构设置规划的审核意见；

（三）省级卫生行政管理部门关于设置该中外合资、合作医疗机构的审核意见，其中包括对拟设置中外合资、合作医疗机构的名称、选址、规模（床位、牙椅）、诊疗科目和经营期限等的意见；

（四）法律、法规和卫生部规定的其他材料。

卫生部应当自受理之日起45个工作日内，作出批准或者不批准的书面决定。

第十二条 申请设置中外合资、合作中医医疗机构（含中外合资、合作中西医结合医疗机构和中外合资、合作民族医疗机构）的，按本办法第十条和第十一条要求，经所在地设区的市级卫生行政部门初审和所在地的省级卫生行政部门审核，报国家中医药管理局审核后转报卫生部审批。

第十三条 申请人在获得卫生部设置许可后，按照有关法律、法规向外经贸部提出申请，并提交以下材料：

（一）设置申请申报材料及批准文件；

（二）由中外合资、合作各方的法定代表人或其授权的代表签署的中外合资、合作医疗机构的合同、章程；

（三）拟设立中外合资、合作医疗机构董事会成员名单及合资、合作各方董事委派书；

（四）工商行政管理部门出具的机构名称预先核准通知书；

（五）法律、法规和外经贸部规定的其他材料。

外经贸部应当自受理申请之日起45个工作日内，作出批准或者不批准的书面决定；予以批准的，发给《外商投资企业批准证书》

获得批准设立的中外合资、合作医疗机构，应自收到外经贸部颁发的《外商投资企业批准证书》之日起一个月内，凭此证书到国家工商行政管理部门办理注册登记手续。

第十四条 申请在我国中西部地区或者、少、边、穷地区设置中外合资、合作医疗机构或申请设置的中外合资、合作医疗机构所提供的医疗服务范围和内容属于国家鼓励的服务领域，可适当放宽第七条、第八条规定的条件。

第十五条 获准设立的中外合资、合作医疗机构，应当按《医疗机构管理条例》和《医疗机构管理条例实施细则》关于医疗机构执业登记所规定的程序和要求，向所在地省级卫生行政部门规定的卫生行政部门申请执业登记，领取《医疗机构执业许可证》。

省级卫生行政部门根据中外合资、合作医疗机构的类别和规模，确定省级卫生行政部门或设区的市级卫生行政部门受理中外合资、合作医疗机构执业登记申请。

第十六条 中外合资、合作医疗机构命名应当遵循卫生部发布的《医疗机构管理条例实施细则》规定。中外合资、合作医疗机构的名称由所在地地名、识别名和通用名依次组成。

第十七条 中外合资、合作医疗机构不得设置分支机构。

第四章 变更、延期和终止

第十八条 已设立的中外合资、合作医疗机构变更机构规模（床位、牙椅）、诊疗科目、合资、合作期限等，应按本办法第三章规定的审批程序，经原审批机关审批后，到原登记机关办理相应的变更登记手续。

中外合资、合作医疗机构涉及合同、章程有关条款的变更，由所在地外经贸部门转报外经贸部批准。

第十九条 中外合资、合作医疗机构合资、合作期 20 年届满，因特殊情况确需延长合资、合作期限的，合资、合作双方可以申请延长合资、合作期限，并应当在合资、合作期限届满的 90 天前申请延期。延期申请经省级卫生行政部门和外经贸行政部门审核同意后，报请卫生部和外经贸部审批。审批机关自接到申请之日起 45 个工作日内，作出批准或者不予批准的书面决定。

第二十条 经批准设置的中外合资、合作医疗机构，应当在审批机关规定的期限内办理完有关登记注册手续；逾期未能完成的，经审批机关核准后，撤销该合资、合作项目。

第五章 执 业

第二十一条 中外合资、合作医疗机构作为独立法人实体，自负盈亏，独立核算，独立承担民事责任。

第二十二条　中外合资、合作医疗机构应当执行《医疗机构管理条例》和《医疗机构管理条例实施细则》关于医疗机构执业的规定。

第二十三条　中外合资、合作医疗机构必须执行医疗技术准入规范和临床诊疗技术规范，遵守新技术、新设备及大型医用设备临床应用的有关规定。

第二十四条　中外合资、合作医疗机构发生医疗事故，依照国家有关法律、法规处理。

第二十五条　中外合资、合作医疗机构聘请外籍医师、护士，按照《中华人民共和国执业医师法》和《中华人民共和国护士管理办法》等有关规定办理。

第二十六条　发生重大灾害、事故、疾病流行或者其他意外情况时，中外合资、合作医疗机构及其卫生技术人员要服从卫生行政部门的调遣。

第二十七条　中外合资、合作医疗机构发布本机构医疗广告，按照《中华人民共和国广告法》《医疗广告管理办法》办理。

第二十八条　中外合资、合作医疗机构的医疗收费价格按照国家有关规定执行。

第二十九条　中外合资、合作医疗机构的税收政策按照国家有关规定执行。

第六章　监　督

第三十条　县以上地方各级卫生行政部门负责本行政区域内中外合资、合作医疗机构的日常监督管理工作。

中外合资、合作医疗机构的《医疗机构执业许可证》每年校验一次，《医疗机构执业许可证》的校验由医疗机构执业登记机关办理。

第三十一条　中外合资、合作医疗机构应当按照国家对外商投资企业的有关规定，接受国家有关部门的监督。

第三十二条　中外合资、合作医疗机构违反国家有关法律、法规和规章，由有关主管部门依法查处。对于违反本办法的中外合资、合作医疗机构，县级以上卫生行政部门和外经贸部门可依据相关法律、法规和规章予以处罚。

第三十三条　地方卫生行政部门和地方外经贸行政部门违反本办法规定，擅自批准中外合资、合作医疗机构的设置和变更的，依法追究有关负责人的责任。

中外各方未经卫生部和外经贸部批准，成立中外合资、合作医疗机构并开展医疗活动或以合同方式经营诊疗项目的，视同非法行医，按《医疗机构管理条例》和《医疗机构管理条例实施细则》及有关规定进行处罚。

第七章　附　则

第三十四条　香港特别行政区、澳门特别行政区、台湾地区的投资者在大陆投资举办合资、合作医疗机构的，参照本办法执行。

第三十五条　申请在中国境内设立外商独资医疗机构的，不予以批准。

第三十六条　各省、自治区、直辖市卫生、外经贸行政部门可依据本办法，结合本地实际制订具体规定。

第三十七条　本办法由卫生部和外经贸部负责解释。

第三十八条　本规定自 2000 年 7 月 1 日起实施。一九八九年二月十日颁布的卫医字〔89〕第 3 号文和一九九七年四月三十日颁布的〔1997〕外经贸发第 292 号文同时废止。

《中外合资、合作医疗机构管理暂行办法》的补充规定

（《〈中外合资、合作医疗机构管理暂行办法〉的补充规定》经卫生部、商务部审议通过，现予发布，自 2008 年 1 月 1 日起施行）

为促进香港、澳门与内地建立更紧密的经贸关系，根据国务院批准的《〈内地与香港关于建立更紧密经贸关系的安排〉补充协议四》及《〈内地与澳门关于建立更紧密经贸关系的安排〉补充协议四》，现对《中外合资、合作医疗机构管理暂行办法》（卫生部、外经贸部令第 11 号）中有关香港和澳门服务提供者在内地设立合资、合作医疗机构投资总额作如下补充规定：

一、香港、澳门服务提供者在内地设立的合资、合作医疗机构，其投资总额不得低于 1000 万元人民币。

二、本规定中香港、澳门服务提供者应分别符合《内地与香港关于建立更紧密经贸关系的安排》及《内地与澳门关于建立更紧密经贸关系的安排》中关于"服务提供者"定义及相关规定的要求。

三、香港、澳门服务提供者在内地设立合资、合作医疗机构的其他规定，仍参照《中外合资、合作医疗机构管理暂行办法》执行。

四、本规定自 2008 年 1 月 1 日起施行。

《中外合资、合作医疗机构管理暂行办法》的补充规定二

（《〈中外合资、合作医疗机构管理暂行办法〉的补充规定二》经卫生部、商务部审议通过，现予发布，自 2009 年 1 月 1 日起施行）

为促进香港、澳门与内地建立更紧密经贸关系，鼓励香港、澳门服务提供者在内地设立商业企业，根据国务院批准的《〈内地与香港关于建立更紧密经贸关系的安排〉补充协议五》及《〈内地与澳门关于建立更紧密经贸关系的安排〉补充协议五》，现就《中外合资、合作医疗机构管理暂行办法》（卫生部、商务部令 11 号）中有关香港和澳门服务提供者投资在广东省境内设立门诊部问题做出如下补充规定：

一、香港、澳门服务提供者在广东省可以独资形式设立门诊部，门诊部投资总额不作限制。

二、对香港、澳门服务提供者在广东省与内地合资、合作设立的门诊部投资总额不作限制，双方投资比例不作限制。

三、香港、澳门服务提供者申请在广东省以独资或合资、合作形式设立门诊部的，由广东省卫生行政部门负责设置审批和执业登记。

四、申请人在获得广东省卫生部门设置许可后，向广东省商务主管部门提出申请，由广东省商务主管部门审批。

五、本规定自 2009 年 1 月 1 日起施行。

医疗事故技术鉴定暂行办法

（《医疗事故技术鉴定暂行办法》已于 2002 年 7 月 19 日经卫生部部务会，现予以发布，自 2002 年 9 月 1 日起施行）

目录

第一章　总　则

第一条　为规范医疗事故技术鉴定工作，确保医疗事故技术鉴定工作有序进行，依据《医疗事故处理条例》的有关规定制定本办法。

第二条　医疗事故技术鉴定工作应当按照程序进行，坚持实事求是的科学态度，做到事实清楚、定性准确、责任明确。

第三条　医疗事故技术鉴定分为首次鉴定和再次鉴定。

设区的市级和省、自治区、直辖市直接管辖的县（市）级地方医学会负责组织专家鉴定组进行首次医疗事故技术鉴定。

省、自治区、直辖市地方医学会负责组织医疗事故争议的再次鉴定工作。

负责组织医疗事故技术鉴定工作的医学会（以下简称医学会）可以设立医疗事故技术鉴定工作办公室，具体负责有关医疗事故技术鉴定的组织和日常工作。

第四条　医学会组织专家鉴定组，依照医疗卫生管理法律、行政法规、部门规章和诊疗护理技术操作规范、常规，运用医学科学原理和专业知识，独立进行医疗事故技术鉴定。

第二章　专家库的建立

第五条　医学会应当建立专家库。专家库应当依据学科专业组名录设置学科专业组。

医学会可以根据本地区医疗工作和医疗事故技术鉴定实际，对本专家库学科专业组设立予以适当增减和调整。

第六条　具备下列条件的医疗卫生专业技术人员可以成为专家库候选人：

（一）有良好的业务素质和执业品德；

（二）受聘于医疗卫生机构或者医学教学、科研机构并担任相应专业高级技术职务 3 年以上；

（三）健康状况能够胜任医疗事故技术鉴定工作。

符合前款（一）、（三）项规定条件并具备高级技术职务任职资格的法医可以受聘进入专家库。

负责首次医疗事故技术鉴定工作的医学会原则上聘请本行政区域内的专家建立专家库；当本行政区域内的专家不能满足建立专家库需要时，可以聘请本省、自治区、直辖市范围内的专家进入本专家库。

负责再次医疗事故技术鉴定工作的医学会原则上聘请本省、自治区、直辖市范围内的专家建立专家库；当本省、自治区、直辖市范围内的专家不能满足建立专家库需要时，可以聘请其他省、自治区、直辖市的专家进入本专家库。

第七条　医疗卫生机构或医学教学、科研机构、同级的医药卫生专业学会应当按照医学会要求，推荐专家库成员候选人；符合条件的个人经所在单位同意后也可以直接向组建专家库的医学会申请。

医学会对专家库成员候选人进行审核。审核合格的，予以聘任，并发给中华医学会统一格式的聘书。

符合条件的医疗卫生专业技术人员和法医，有义务受聘进入专家库。

第八条　专家库成员聘用期为 4 年。在聘用期间出现下列情形之一的，应当由专家库成员所在单位及时报告医学会，医学会应根据实际情况及时进行调整。

（一）因健康原因不能胜任医疗事故技术鉴定的；

（二）变更受聘单位或被解聘的；

（三）不具备完全民事行为能力的；

（四）受刑事处罚的；

（五）省级以上卫生行政部门规定的其他情形。

聘用期满需继续聘用的，由医学会重新审核、聘用。

第三章　鉴定的提起

第九条　双方当事人协商解决医疗事故争议，需进行医疗事故技术鉴定的，应共同书面委托医疗机构所在地负责首次医疗事故技术鉴定工作的医学会进行医疗事故技术鉴定。

第十条　县级以上地方卫生行政部门接到医疗机构关于重大医疗过失行为的报告或者医疗事故争议当事人要求处理医疗事故争议的申请后，对需要进行医疗事故技术鉴定的，应当书面移交负责首次医疗事故技术鉴定工作的医学会组织鉴定。

第十一条　协商解决医疗事故争议涉及多个医疗机构的，应当由涉及的所有医疗机构与患者共同委托其中任何一所医疗机构所在地负责组织首次医疗事故技术鉴定工作的医学会进行医疗事故技术鉴定。

医疗事故争议涉及多个医疗机构，当事人申请卫生行政部门处理的，只可以向其中一所医疗机构所在地卫生行政部门提出处理申请。

第四章　鉴定的受理

第十二条　医学会应当自受理医疗事故技术鉴定之日起 5 日内，通知医疗事故争议双方当事人按照《医疗事故处理条例》第 28 条规定提交医疗事故技术鉴定所需的材料。

当事人应当自收到医学会的通知之日起 10 日内提交有关医疗事故技术鉴定的材料、书面陈述及答辩。

对不符合受理条件的，医学会不予受理。不予受理的，医学会应说明理由。

第十三条　有下列情形之一的，医学会不予受理医疗事故技术鉴定：

（一）当事人一方直接向医学会提出鉴定申请的；

（二）医疗事故争议涉及多个医疗机构，其中一所医疗机构所在地的医学会已经受理的；

（三）医疗事故争议已经人民法院调解达成协议或判决的；

（四）当事人已向人民法院提起民事诉讼的（司法机关委托的除外）；

（五）非法行医造成患者身体健康损害的；

（六）卫生部规定的其他情形。

第十四条　委托医学会进行医疗事故技术鉴定，应当按规定缴纳鉴定费。

第十五条　双方当事人共同委托医疗事故技术鉴定的，由双方当事人协商预先缴纳鉴定费。

卫生行政部门移交进行医疗事故技术鉴定的，由提出医疗事故争议处理的当事人预先缴纳鉴定费。经鉴定属于医疗事故的，鉴定费由医疗机构支付；经鉴定不属于医疗事故的，鉴定费由提出医疗事故争议处理申请的当事人支付。

县级以上地方卫生行政部门接到医疗机构关于重大医疗过失行为的报告后，对需要移交医学会进行医疗事故技术鉴定的，鉴定费由医疗机构支付。

第十六条　有下列情形之一的，医学会中止组织医疗事故技术鉴定：

（一）当事人未按规定提交有关医疗事故技术鉴定材料的；

（二）提供的材料不真实的；

（三）拒绝缴纳鉴定费的；

（四）卫生部规定的其他情形。

第五章　专家鉴定组的组成

第十七条　医学会应当根据医疗事故争议所涉及的学科专业，确定专家鉴定组的构成和人数。

专家鉴定组组成人数应为3人以上单数。

医疗事故争议涉及多学科专业的，其中主要学科专业的专家不得少于专家鉴定组成员的二分之一。

第十八条　医学会应当提前通知双方当事人，在指定时间、指定地点，从专家库相关学科专业组中随机抽取专家鉴定组成员。

第十九条　医学会主持双方当事人抽取专家鉴定组成员前，应当将专家库相关学科专业组中专家姓名、专业、技术职务、工作单位告知双方当事人。

第二十条　当事人要求专家库成员回避的，应当说明理由。符合下列情形之一的，医学会应当将回避的专家名单撤出，并经当事人签字确认后记录在案：

（一）医疗事故争议当事人或者当事人的近亲属的；

（二）与医疗事故争议有利害关系的；

（三）与医疗事故争议当事人有其他关系，可能影响公正鉴定的。

第二十一条　医学会对当事人准备抽取的专家进行随机编号，并主持双方当事人随机抽取相同数量的专家编号，最后一个专家由医学会随机抽取。

双方当事人还应当按照上款规定的方法各自随机抽取一个专家作为候补。

涉及死因、伤残等级鉴定的，应当按照前款规定由双方当事人各自随机抽取一名法医参加鉴定组。

第二十二条　随机抽取结束后，医学会当场向双方当事人公布所抽取的专家鉴定组成员和候补成员的编号并记录在案。

第二十三条　现有专家库成员不能满足鉴定工作需要时，医学会应当向双方当事人说明，并经双方当事人同意，可以从本省、自治区、直辖市其他医学会专家库中抽取相关学科专业组的专家参加专家鉴定组；本省、自治区、直辖市医学会专家库成员不能满足鉴定工作需要时，可以从其他省、自治区、直辖市医学会专家库中抽取相关学科专业组的专家参加专家鉴定组。

第二十四条　从其他医学会建立的专家库中抽取的专家无法到场参加医疗事故技术鉴定，可以以函件的方式提出鉴定意见。

第二十五条　专家鉴定组成员确定后，在双方当事人共同在场的情况下，由医学会对封存的病历资料启封。

第二十六条　专家鉴定组应当认真审查双方当事人提交的材料，妥善保管鉴定材料，保护患者的隐私，保守有关秘密。

第六章　医疗事故技术鉴定

第二十七条　医学会应当自接到双方当事人提交的有关医疗事故技术鉴定的材料、书面陈述及答辩之日起45日内组织鉴定并出具医疗事故技术鉴定书。

第二十八条　医学会可以向双方当事人和其他相关组织、个人进行调查取证，进行调查取证时不得少于2人。调查取证结束后，调查人员和调查对象应当在有关文书上签字。如调查对象拒绝签字的，应当记录在案。

第二十九条　医学会应当在医疗事故技术鉴定7日前，将鉴定的时间、地点、要求等书面通知双方当事人。双方当事人应当按照通知的时间、地点、要求参加鉴定。

参加医疗事故技术鉴定的双方当事人每一方人数不超过3人。

任何一方当事人无故缺席、自行退席或拒绝参加鉴定的，不影响鉴定的进行。

第三十条　医学会应当在医疗事故技术鉴定7日前书面通知专家鉴定组成员。专家鉴定组成员接到医学会通知后认为自己应当回避的，应当于接到通知时及时提出书面回避申请，并说明理由；因其他原因无法参加医疗事故技术鉴定的，应当于接到通知时及时书面告知医学会。

第三十一条　专家鉴定组成员因回避或因其他原因无法参加医疗事故技术鉴定时，医学会应当通知相关学科专业组候补成员参加医疗事故技术鉴定。

专家鉴定组成员因不可抗力因素未能及时告知医学会不能参加鉴定或虽告知但医学会无法按规定组成专家鉴定组的，医疗事故技术鉴定可以延期进行。

第三十二条 专家鉴定组组长由专家鉴定组成员推选产生，也可以由医疗事故争议所涉及的主要学科专家中具有最高专业技术职务任职资格的专家担任。

第三十三条 鉴定由专家鉴定组组长主持，并按照以下程序进行：

（一）双方当事人在规定的时间内分别陈述意见和理由。陈述顺序先患方，后医疗机构；

（二）专家鉴定组成员根据需要可以提问，当事人应当如实回答。必要时，可以对患者进行现场医学检查；

（三）双方当事人退场；

（四）专家鉴定组对双方当事人提供的书面材料、陈述及答辩等进行讨论；

（五）经合议，根据半数以上专家鉴定组成员的一致意见形成鉴定结论。专家鉴定组成员在鉴定结论上签名。专家鉴定组成员对鉴定结论的不同意见，应当予以注明。

第三十四条 医疗事故技术鉴定书应当根据鉴定结论作出，其文稿由专家鉴定组组长签发。

医疗事故技术鉴定书盖医学会医疗事故技术鉴定专用印章。

医学会应当及时将医疗事故技术鉴定书送达移交鉴定的卫生行政部门，经卫生行政部门审核，对符合规定作出的医疗事故技术鉴定结论，应当及时送达双方当事人；由双方当事人共同委托的，直接送达双方当事人。

第三十五条 医疗事故技术鉴定书应当包括下列主要内容：（一）双方当事人的基本情况及要求；（二）当事人提交的材料和医学会的调查材料；（三）对鉴定过程的说明；（四）医疗行为是否违反医疗卫生管理法律、行政法规、部门规章和诊疗护理规范、常规；（五）医疗过失行为与人身损害后果之间是否存在因果关系；（六）医疗过失行为在医疗事故损害后果中的责任程度；（七）医疗事故等级；（八）对医疗事故患者的医疗护理医学建议。

经鉴定为医疗事故的，鉴定结论应当包括上款（四）至（八）项内容；经鉴定不属于医疗事故的，应当在鉴定结论中说明理由。

医疗事故技术鉴定书格式由中华医学会统一制定。

第三十六条 专家鉴定组应当综合分析医疗过失行为在导致医疗事故损害后果中的作用、患者原有疾病状况等因素，判定医疗过失行为的责任程度。医疗事故中医疗过失行为责任程度分为：

（一）完全责任，指医疗事故损害后果完全由医疗过失行为造成。

（二）主要责任，指医疗事故损害后果主要由医疗过失行为造成，其他因素起次要作用。

（三）次要责任，指医疗事故损害后果主要由其他因素造成，医疗过失行为起次要作用。

（四）轻微责任，指医疗事故损害后果绝大部分由其他因素造成，医疗过失行为起轻微作用。

第三十七条 医学会参加医疗事故技术鉴定会的工作人员，应如实记录鉴定会过程和专家的意见。

第三十八条 当事人拒绝配合，无法进行医疗事故技术鉴定的，应当终止本次鉴定，由医学会告知移交鉴定的卫生行政部门或共同委托鉴定的双方当事人，说明不能鉴定的原因。

第三十九条 医学会对经卫生行政部门审核认为参加鉴定的人员资格和专业类别或者鉴定程序不符合规定，需要重新鉴定的，应当重新组织鉴定。重新鉴定时不得收取鉴定费。

如参加鉴定的人员资格和专业类别不符合规定的，应当重新抽取专家组织专家鉴定组进行重新鉴定。

如鉴定的程序不符合规定而参加鉴定的人员资格和专业类别符合规定的，可以由原专家鉴定组进行重新鉴定。

第四十条 任何一方当事人对首次医疗事故技术鉴定结论不服的，可以自收到首次医疗事故技术鉴定书之日起 15 日内，向原受理医疗事故争议处理申请的卫生行政部门提出再次鉴定的申请，或由双方当事人共同委托省、自治区、直辖市医学会组织再次鉴定。

第四十一条 县级以上地方卫生行政部门对发生医疗事故的医疗机构和医务人员进行行政处理时，应当以最后的医疗事故技术鉴定结论作为处理依据。

第四十二条 当事人对鉴定结论无异议，负责组织医疗事故技术鉴定的医学会应当及时将收到的鉴定材料中的病历资料原件等退还当事人，并保留有关复印件。

当事人提出再次鉴定申请的，负责组织首次医疗事故技术鉴定的医学会应当及时将收到的鉴定材料移送负责组织再次医疗事故技术鉴定的医学会。

第四十三条 医学会应当将专家鉴定组成员签名的鉴定结论、由专家鉴定组组长签发的医疗事故技术鉴定书文稿和复印或者复制的有关病历资料等存档，保存期限不得少于 20 年。

第四十四条 在受理医患双方共同委托医疗事故技术鉴定后至专家鉴定

组作出鉴定结论前，双方当事人或者一方当事人提出停止鉴定的，医疗事故技术鉴定终止。

第四十五条 医学会应当于每年 3 月 31 日前将上一年度医疗事故技术鉴定情况报同级卫生行政部门。

第七章 附 则

第四十六条 必要时，对疑难、复杂并在全国有重大影响的医疗事故争议，省级卫生行政部门可以商请中华医学会组织医疗事故技术鉴定。

第四十七条 本办法由卫生部负责解释。

第四十八条 本办法自 2002 年 9 月 1 日起施行。

医院感染管理办法

（《医院感染管理办法》已于 2006 年 6 月 15 日经卫生部部务会议讨论通过，现予以发布，自 2006 年 9 月 1 日起施行）

目录
第一章　总则
第二章　组织管理
第三章　预防与控制
第四章　人员培训
第五章　监督管理
第六章　罚则
第七章　附则

第一章　总　则

第一条　为加强医院感染管理，有效预防和控制医院感染，提高医疗质量，保证医疗安全，根据《传染病防治法》《医疗机构管理条例》和《突发公共卫生事件应急条例》等法律、行政法规的规定，制定本办法。

第二条　医院感染管理是各级卫生行政部门、医疗机构及医务人员针对诊疗活动中存在的医院感染、医源性感染及相关的危险因素进行的预防、诊断和控制活动。

第三条　各级各类医疗机构应当严格按照本办法的规定实施医院感染管理工作。

医务人员的职业卫生防护，按照《职业病防治法》及其配套规章和标准的有关规定执行。

第四条　卫生部负责全国医院感染管理的监督管理工作。

县级以上地方人民政府卫生行政部门负责本行政区域内医院感染管理的监督管理工作。

第二章　组织管理

第五条　各级各类医疗机构应当建立医院感染管理责任制，制定并落实医院感染管理的规章制度和工作规范，严格执行有关技术操作规范和工作标准，有效预防和控制医院感染，防止传染病病原体、耐药菌、条件致病菌及其他病原微生物的传播。

第六条　住院床位总数在 100 张以上的医院应当设立医院感染管理委员会和独立的医院感染管理部门。

住院床位总数在 100 张以下的医院应当指定分管医院感染管理工作的部门。

其他医疗机构应当有医院感染管理专（兼）职人员。

第七条　医院感染管理委员会由医院感染管理部门、医务部门、护理部门、临床科室、消毒供应室、手术室、临床检验部门、药事管理部门、设备管理部门、后勤管理部门及其他有关部门的主要负责人组成，主任委员由医院院长或者主管医疗工作的副院长担任。

医院感染管理委员会的职责是：

（一）认真贯彻医院感染管理方面的法律法规及技术规范、标准，制定本医院预防和控制医院感染的规章制度、医院感染诊断标准并监督实施；

（二）根据预防医院感染和卫生学要求，对本医院的建筑设计、重点科室建设的基本标准、基本设施和工作流程进行审查并提出意见；

（三）研究并确定本医院的医院感染管理工作计划，并对计划的实施进行考核和评价；

（四）研究并确定本医院的医院感染重点部门、重点环节、重点流程、危险因素以及采取的干预措施，明确各有关部门、人员在预防和控制医院感染工作中的责任；

（五）研究并制定本医院发生医院感染暴发及出现不明原因传染性疾病或者特殊病原体感染病例等事件时的控制预案；

（六）建立会议制度，定期研究、协调和解决有关医院感染管理方面的问题；

（七）根据本医院病原体特点和耐药现状，配合药事管理委员会提出合理使用抗菌药物的指导意见；

（八）其他有关医院感染管理的重要事宜。

第八条　医院感染管理部门、分管部门及医院感染管理专（兼）职人员具体负责医院感染预防与控制方面的管理和业务工作。主要职责是：

（一）对有关预防和控制医院感染管理规章制度的落实情况进行检查和

指导；

（二）对医院感染及其相关危险因素进行监测、分析和反馈，针对问题提出控制措施并指导实施；

（三）对医院感染发生状况进行调查、统计分析，并向医院感染管理委员会或者医疗机构负责人报告；

（四）对医院的清洁、消毒灭菌与隔离、无菌操作技术、医疗废物管理等工作提供指导；

（五）对传染病的医院感染控制工作提供指导；

（六）对医务人员有关预防医院感染的职业卫生安全防护工作提供指导；

（七）对医院感染暴发事件进行报告和调查分析，提出控制措施并协调、组织有关部门进行处理；

（八）对医务人员进行预防和控制医院感染的培训工作；

（九）参与抗菌药物临床应用的管理工作；

（十）对消毒药械和一次性使用医疗器械、器具的相关证明进行审核；

（十一）组织开展医院感染预防与控制方面的科研工作；

（十二）完成医院感染管理委员会或者医疗机构负责人交办的其他工作。

第九条 卫生部成立医院感染预防与控制专家组，成员由医院感染管理、疾病控制、传染病学、临床检验、流行病学、消毒学、临床药学、护理学等专业的专家组成。主要职责是：

（一）研究起草有关医院感染预防与控制、医院感染诊断的技术性标准和规范；

（二）对全国医院感染预防与控制工作进行业务指导；

（三）对全国医院感染发生状况及危险因素进行调查、分析；

（四）对全国重大医院感染事件进行调查和业务指导；

（五）完成卫生部交办的其他工作。

第十条 省级人民政府卫生行政部门成立医院感染预防与控制专家组，负责指导本地区医院感染预防与控制的技术性工作。

第三章　预防与控制

第十一条 医疗机构应当按照有关医院感染管理的规章制度和技术规范，加强医院感染的预防与控制工作。

第十二条 医疗机构应当按照《消毒管理办法》，严格执行医疗器械、器具的消毒工作技术规范，并达到以下要求：

（一）进入人体组织、无菌器官的医疗器械、器具和物品必须达到灭菌水平；

（二）接触皮肤、黏膜的医疗器械、器具和物品必须达到消毒水平；

（三）各种用于注射、穿刺、采血等有创操作的医疗器具必须一用一灭菌。

医疗机构使用的消毒药械、一次性医疗器械和器具应当符合国家有关规定。一次性使用的医疗器械、器具不得重复使用。

第十三条 医疗机构应当制定具体措施，保证医务人员的手卫生、诊疗环境条件、无菌操作技术和职业卫生防护工作符合规定要求，对医院感染的危险因素进行控制。

第十四条 医疗机构应当严格执行隔离技术规范，根据病原体传播途径，采取相应的隔离措施。

第十五条 医疗机构应当制定医务人员职业卫生防护工作的具体措施，提供必要的防护物品，保障医务人员的职业健康。

第十六条 医疗机构应当严格按照《抗菌药物临床应用指导原则》，加强抗菌药物临床使用和耐药菌监测管理。

第十七条 医疗机构应当按照医院感染诊断标准及时诊断医院感染病例，建立有效的医院感染监测制度，分析医院感染的危险因素，并针对导致医院感染的危险因素，实施预防与控制措施。

医疗机构应当及时发现医院感染病例和医院感染的暴发，分析感染源、感染途径，采取有效的处理和控制措施，积极救治患者。

第十八条 医疗机构经调查证实发生以下情形时，应当于 12 小时内向所在地的县级地方人民政府卫生行政部门报告，并同时向所在地疾病预防控制机构报告。所在地的县级地方人民政府卫生行政部门确认后，应当于 24 小时内逐级上报至省级人民政府卫生行政部门。省级人民政府卫生行政部门审核后，应当在 24 小时内上报至卫生部：

（一）5 例以上医院感染暴发；

（二）由于医院感染暴发直接导致患者死亡；

（三）由于医院感染暴发导致 3 人以上人身损害后果。

第十九条 医疗机构发生以下情形时，应当按照《国家突发公共卫生事件相关信息报告管理工作规范（试行）》的要求进行报告：

（一）10 例以上的医院感染暴发事件；

（二）发生特殊病原体或者新发病原体的医院感染；

（三）可能造成重大公共影响或者严重后果的医院感染。

第二十条 医疗机构发生的医院感染属于法定传染病的，应当按照《中华人民共和国传染病防治法》和《国家突发公共卫生事件应急预案》的规定进行报告和处理。

第二十一条 医疗机构发生医院感染暴发时，所在地的疾病预防控制机构应当及时进行流行病学调查，查找感染源、感染途径、感染因素，采取控制措施，防止感染源的传播和感染范围的扩大。

第二十二条 卫生行政部门接到报告，应当根据情况指导医疗机构进行医院感染的调查和控制工作，并可以组织提供相应的技术支持。

第四章 人员培训

第二十三条 各级卫生行政部门和医疗机构应当重视医院感染管理的学科建设，建立专业人才培养制度，充分发挥医院感染专业技术人员在预防和控制医院感染工作中的作用。

第二十四条 省级人民政府卫生行政部门应当建立医院感染专业人员岗位规范化培训和考核制度，加强继续教育，提高医院感染专业人员的业务技术水平。

第二十五条 医疗机构应当制定对本机构工作人员的培训计划，对全体工作人员进行医院感染相关法律法规、医院感染管理相关工作规范和标准、专业技术知识的培训。

第二十六条 医院感染专业人员应当具备医院感染预防与控制工作的专业知识，并能够承担医院感染管理和业务技术工作。

第二十七条 医务人员应当掌握与本职工作相关的医院感染预防与控制方面的知识，落实医院感染管理规章制度、工作规范和要求。工勤人员应当掌握有关预防和控制医院感染的基础卫生学和消毒隔离知识，并在工作中正确运用。

第五章 监督管理

第二十八条 县级以上地方人民政府卫生行政部门应当按照有关法律法规和本办法的规定，对所辖区域的医疗机构进行监督检查。

第二十九条 对医疗机构监督检查的主要内容是：

（一）医院感染管理的规章制度及落实情况；

（二）针对医院感染危险因素的各项工作和控制措施；

（三）消毒灭菌与隔离、医疗废物管理及医务人员职业卫生防护工作状况；

（四）医院感染病例和医院感染暴发的监测工作情况；

（五）现场检查。

第三十条 卫生行政部门在检查中发现医疗机构存在医院感染隐患时，应当责令限期整改或者暂时关闭相关科室或者暂停相关诊疗科目。

第三十一条 医疗机构对卫生行政部门的检查、调查取证等工作，应当予以配合，不得拒绝和阻碍，不得提供虚假材料。

第六章 罚 则

第三十二条 县级以上地方人民政府卫生行政部门未按照本办法的规定履行监督管理和对医院感染暴发事件的报告、调查处理职责，造成严重后果的，对卫生行政主管部门主要负责人、直接责任人和相关责任人予以降级或者撤职的行政处分。

第三十三条 医疗机构违反本办法，有下列行为之一的，由县级以上地方人民政府卫生行政部门责令改正，逾期不改的，给予警告并通报批评；情节严重的，对主要负责人和直接责任人给予降级或者撤职的行政处分：

（一）未建立或者未落实医院感染管理的规章制度、工作规范；

（二）未设立医院感染管理部门、分管部门以及指定专（兼）职人员负责医院感染预防与控制工作；

（三）违反对医疗器械、器具的消毒工作技术规范；

（四）违反无菌操作技术规范和隔离技术规范；

（五）未对消毒药械和一次性医疗器械、器具的相关证明进行审核；

（六）未对医务人员职业暴露提供职业卫生防护。

第三十四条 医疗机构违反本办法规定，未采取预防和控制措施或者发生医院感染未及时采取控制措施，造成医院感染暴发、传染病传播或者其他严重后果的，对负有责任的主管人员和直接责任人员给予降级、撤职、开除的行政处分；情节严重的，依照《传染病防治法》第六十九条规定，可以依法吊销有关责任人员的执业证书；构成犯罪的，依法追究刑事责任。

第三十五条 医疗机构发生医院感染暴发事件未按本办法规定报告的，由县级以上地方人民政府卫生行政部门通报批评；造成严重后果的，对负有责任的主管人员和其他直接责任人员给予降级、撤职、开除的处分。

第七章 附 则

第三十六条 本办法中下列用语的含义：

（一）医院感染：指住院病人在医院内获得的感染，包括在住院期间发生的感染和在医院内获得出院后发生的感染，但不包括入院前已开始或者入院时已处于潜伏期的感染。医院工作人员在医院内获得的感染也属医院感染。

（二）医源性感染：指在医学服务中，因病原体传播引起的感染。

（三）医院感染暴发：是指在医疗机构或其科室的患者中，短时间内发生 3 例以上同种同源感染病例的现象。

（四）消毒：指用化学、物理、生物的方法杀灭或者消除环境中的病原微生物。

（五）灭菌：杀灭或者消除传播媒介上的一切微生物，包括致病微生物和非致病微生物，也包括细菌芽孢和真菌孢子。

第三十七条 中国人民解放军医疗机构的医院感染管理工作，由中国人民解放军卫生部门归口管理。

第三十八条 采供血机构与疾病预防控制机构的医源性感染预防与控制管理参照本办法。

第三十九条 本办法自 2006 年 9 月 1 日起施行，原 2000 年 11 月 30 日颁布的《医院感染管理规范（试行）》同时废止。

医师资格考试报名资格规定

国卫医发〔2014〕11号

各省、自治区、直辖市卫生计生委（卫生厅局）、教育厅（教委）、中医药管理局，新疆生产建设兵团卫生局、教育局：

为指导各地做好医师资格考试报名资格审核工作，严格医师资格准入，加强医师队伍建设，根据《执业医师法》等有关规定，现将《医师资格考试报名资格规定（2014版）》印发给你们，请遵照执行。

国家卫生计生委　教育部　国家中医药管理局
2014年3月18日

为做好医师资格考试报名工作，依据《中华人民共和国执业医师法》（以下简称《执业医师法》）及有关规定，现对医师资格考试考生报名资格规定如下：

第一条　符合《执业医师法》《医师资格考试暂行办法》（原卫生部令第4号）和《传统医学师承和确有专长人员医师资格考核考试办法》（原卫生部令第52号）有关规定。

第二条　试用机构是指符合《执业医师法》《医疗机构管理条例》和《医疗机构管理条例实施细则》所规定的医疗、预防、保健机构。

第三条　试用期考核证明

（一）报名时考生应当提交与报考类别相一致的试用期满1年并考核合格的证明。

应届毕业生报名时应当提交试用机构出具的试用证明，并于当年8月31日前提交试用期满1年并考核合格的证明。

考生报考时应当在与报考类别相一致的医疗、预防、保健机构试用时间或累计（含多个机构）试用时间满1年。

（二）现役军人必须持所在军队医疗、预防、保健机构出具的试用期考核合格证明，方可报考。

（三）试用期考核合格证明当年有效。

第四条　报名有效身份证件

（一）中国大陆公民报考医师资格人员的有效身份证件为第二代居民身

份证、临时身份证、军官证、警官证、文职干部证、士兵证、军队学员证；台港澳地区居民报考医师资格人员的有效身份证件为台港澳居民往来大陆通行证。

（二）外籍人员的有效身份证件为护照。

第五条　报考类别

（一）执业助理医师达到报考执业医师规定的，可以报考执业医师资格，报考类别应当与执业助理医师资格类别一致。

（二）报考相应类别的医师资格，应当具备与其一致的医学学历。

具有临床医学专业本科学历，并在公共卫生岗位试用的，可以以该学历报考公共卫生类别医师资格。中医、中西医结合和民族医医学专业毕业的报考人员，按照取得学历的医学专业报考中医类别相应的医师资格。

（三）符合报考执业医师资格条件的人员可以报考同类别的执业助理医师资格。。

（四）在乡级以上计划生育技术服务机构中工作，符合《执业医师法》第九条、第十条规定条件的，可以报考相应类别医师资格。

第六条　学历审核

学历的有效证明是指国家承认的毕业证书。基础医学类、法医学类、护理（学）类、医学技术类、药学类、中药学类等医学相关专业，其学历不作为报考医师资格的学历依据。

（一）研究生学历

1. 临床医学（含中医、中西医结合）、口腔医学、公共卫生专业学位研究生，在符合条件的医疗、预防、保健机构进行临床实践或公共卫生实践，至当次医学综合笔试时累计实践时间满1年的，以符合条件的本科学历和专业，于在学期间报考相应类别医师资格。

临床医学、口腔医学、中医学、中西医结合临床医学、眼视光医学、预防医学长学制学生在学期间已完成1年临床或公共卫生毕业实习和1年以上临床或公共卫生实践的，以本科学历报考相应类别医师资格。

2. 临床医学（含中医、中西医结合）、口腔医学、公共卫生专业学位研究生学历，作为报考相应类别医师资格的学历依据。

在研究生毕业当年以研究生学历报考者，须在当年8月31日前提交研究生毕业证书，并提供学位证书等材料，证明是专业学位研究生学历，方可参加医学综合笔试。

3. 2014年12月31日以前入学的临床医学、口腔医学、中医学、中西医结合、民族医学、公共卫生与预防医学专业的学术学位（原"科学学位"）研究生，具有相当于大学本科1年的临床或公共卫生毕业实习和1年以上的临床或公共卫生实践的，该研究生学历和学科作为报考相应类别医师资格的依据。在研究生毕业当年报考者，须在当年 8 月 31 日前提交研究生毕业证书，方可参加医学综合笔试。

2015 年 1 月 1 日以后入学的学术学位研究生，其研究生学历不作为报考各类别医师资格的学历依据。

4. 临床医学（护理学）学术学位研究生学历，或临床医学（护理领域）专业学位研究生学历，不作为报考各类别医师资格的学历依据。

（二）本科学历

1. 五年及以上学制临床医学、麻醉学、精神医学、医学影像学、放射医学、眼视光医学（"眼视光学"仅限温州医科大学 2012 年 12 月 31 日以前入学）、医学检验（仅限 2012 年 12 月 31 日以前入学）、妇幼保健医学（仅限 2014 年 12 月 31 日以前入学）专业本科学历，作为报考临床类别执业医师资格考试的学历依据。

2. 五年制的口腔医学专业本科学历，作为报考口腔类别执业医师资格考试的学历依据。

3. 五年制预防医学、妇幼保健医学专业本科学历，作为报考公共卫生类别执业医师资格考试的学历依据。

4. 五年及以上学制中医学、针灸推拿学、中西医临床医学、藏医学、蒙医学、维医学、傣医学、壮医学、哈萨克医学专业本科学历，作为报考中医类别相应执业医师资格考试的学历依据。

5. 2009 年 12 月 31 日以前入学、符合本款规定的医学专业本科学历加注医学专业方向的，应以学历专业报考；2010 年 1 月 1 日以后入学的，医学专业本科学历加注医学专业方向的，该学历不作为报考医师资格的学历依据，经国家教育行政部门批准的除外。

6. 专升本医学本科毕业生，2015 年 9 月 1 日以后升入本科的，其专业必须与专科专业相同或相近，其本科学历方可作为报考医师资格的学历依据。

（三）高职（专科）学历

1. 2005 年 1 月 1 日以后入学的经教育部同意设置的临床医学类专业（含临床医学、口腔医学、中医学、中医骨伤、针灸推拿、蒙医学、藏医学、维医学等）毕业生，其专科学历作为报考医师资格的学历依据。

2004 年 12 月 31 日以前入学的经省级教育、卫生行政部门（中医药管理部门）批准设置的医学类专业（参照同期本科专业名称）毕业生，其专科学历作为报考医师资格的学历依据。

2. 经省级以上教育、卫生行政部门同意举办的初中起点 5 年制医学专业 2013 年 12 月 31 日以前入学的毕业生，其专科学历作为报考医师资格的学历依据。取得资格后限定在乡村两级医疗机构执业满 5 年后，方可申请将执业地点变更至县级医疗机构。2014 年 1 月 1 日以后入学的初中起点 5 年制医学专业毕业生，其专科学历不能作为报考医师资格的学历依据。

3. 2008 年 12 月 31 日以前入学的中西医结合专业（含教育部、原卫生部批准试办的初中起点 5 年制专科层次中西医临床医学专业）毕业生，其专科学历作为报考医师资格的学历依据。

2009 年 1 月 1 日以后入学的中西医结合专业毕业生（含初中起点 5 年制专科层次中西医临床医学专业），其专科学历不作为报考医师资格的学历依据。

4. 2009 年 12 月 31 日前入学的，符合本款规定的医学专业专科学历加注医学专业方向的，应以学历专业报考；2010 年 1 月 1 日以后入学的，医学专业专科学历加注医学专业方向的，该学历不作为报考医师资格的学历依据，经国家教育行政部门批准的除外。

（四）中职（中专）学历

1. 2010 年 9 月 1 日以后入学经省级教育行政部门、卫生计生行政部门（中医药管理部门）同意设置并报教育部备案的农村医学专业毕业生，其中职（中专）学历作为报考临床类别执业助理医师资格的学历依据。农村医学专业毕业生考取执业助理医师资格后，限定到村卫生室执业，确有需要的可到乡镇卫生院执业。

2. 2000 年 9 月 25 日至 2010 年 12 月 31 日期间入学的中等职业学校（中等专业学校）卫生保健专业毕业生，其中职（中专）学历作为报考临床类别执业助理医师资格的学历依据。卫生保健专业毕业生取得资格后，限定到村卫生室执业，确有需要的可到乡镇卫生院执业。

2011 年 1 月 1 日以后入学的中等职业学校毕业生，除农村医学专业外，其他专业的中职（中专）学历不作为报考临床类别执业助理医师资格的学历依据。

3. 2001 年 8 月 31 日以前入学的中等职业学校（中等专业学校）社区医学、预防医学、妇幼卫生、医学影像诊断、口腔医学专业毕业生，其中职（中专）学历作为报考相应类别执业助理医师资格的学历依据。

2001 年 9 月 1 日以后入学的上述专业毕业生，其中职（中专）学历不作为报考医师资格的学历依据。

4. 2006 年 12 月 31 日以前入学的中等职业学校中西医结合专业毕业生，其中职（中专）学历作为报考中医类别中西医结合医师资格的学历依据。

2007 年 1 月 1 日以后入学的中西医结合专业毕业生，其中职（中专）学历不作为报考医师资格的学历依据。

5. 2006 年 12 月 31 日以前入学的中等职业学校（中等专业学校）中医、民族医类专业毕业生，其中职（中专）学历作为报考中医类别相应医师资格的学历依据。

2007 年 1 月 1 日以后入学经教育部、国家中医药管理局备案的中等职业学校（中等专业学校）中医、民族医类专业毕业生，其中职（中专）学历作为报考中医类别相应医师资格的学历依据。2011 年 1 月 1 日以后入学的中等中医类专业毕业生，取得资格后限定到基层医疗机构执业。

6. 卫生职业高中学历不作为报考医师资格的学历依据。

7. 1999 年 1 月 1 日以后入学的卫生职工中等专业学校学历不作为报考医师资格的学历依据。

（五）成人教育学历

1. 2002 年 10 月 31 日以前入学的成人高等教育、自学考试、各类高等学校远程教育的医学类专业毕业生，该学历作为报考相应类别的医师资格的学历依据。

2002 年 11 月 1 日以后入学的上述毕业生，如其入学前已通过医师资格考试取得执业助理医师资格，且所学专业与取得医师资格类别一致的，可以以成人教育学历报考执业医师资格。除上述情形外，2002 年 11 月 1 日以后入学的成人高等教育、自学考试、各类高等学校远程教育的医学类专业毕业生，其成人高等教育学历不作为报考医师资格的学历依据。

2.2001 年 8 月 31 日以前入学的成人中专医学类专业毕业生，其成人中专学历作为报考医师资格的学历依据。

2001 年 9 月 1 日以后入学的成人中专医学类专业毕业生，其成人中专学历不作为报考医师资格的学历依据。

（六）西医学习中医人员

已获得临床执业医师或执业助理医师资格的人员，取得省级以上教育行政部门认可的中医专业学历或者脱产两年以上系统学习中医药专业知识并获得省级中医药管理部门认可，或者参加省级中医药行政部门批准举办的西医学习中医培训班，并完成了规定课程学习，取得相应证书的，或者按照《传统医学师承和确有专长人员医师资格考核考试办法》有关规定跟师学习满 3 年并取得《传统医学师承出师证书》的，可以申请参加相同级别的中西医结合执业医师或执业助理医师资格考试。

（七）传统医学师承和确有专长人员

1. 传统医学师承和确有专长人员申请参加医师资格考试应符合《传统医学师承和确有专长人员医师资格考核考试办法》第二十七条、二十八条有关规定。

2. 传统医学师承和确有专长人员取得执业助理医师执业证书后，取得国务院教育行政部门认可的成人高等教育中医类医学专业专科以上学历，其执业时间和取得成人高等教育学历时间符合规定的，可以报考具有规定学历的中医类别相应的执业医师资格。

（八）其他

取得国外医学学历学位的中国大陆居民，其学历学位证书须经教育部留学服务中心认证，同时符合《执业医师法》及其有关文件规定的，可以按照本规定报考。

第七条 台湾、香港、澳门永久性居民以及外籍人员报考的，按照有关文件规定执行。

第八条 盲人医疗按摩人员按照《盲人医疗按摩管理办法》（卫医政发〔2009〕37号）规定，参加盲人医疗按摩人员考试。

第九条 本规定自公布之日起施行。《医师资格考试报名资格规定（2006版）》和《关于修订〈医师资格考试报名资格规定（2006版）〉有关条款的通知》（卫办医发〔2008〕64号）同时废止。

处方管理办法

（《处方管理办法》已于 2006 年 11 月 27 日经卫生部部务会议讨论通过，现予发布，自 2007 年 5 月 1 日起施行）

目录

第一章　总　则

第一条　为规范处方管理，提高处方质量，促进合理用药，保障医疗安全，根据《执业医师法》《药品管理法》《医疗机构管理条例》《麻醉药品和精神药品管理条例》等有关法律、法规，制定本办法。

第二条　本办法所称处方，是指由注册的执业医师和执业助理医师（以下简称医师）在诊疗活动中为患者开具的、由取得药学专业技术职务任职资格的药学专业技术人员（以下简称药师）审核、调配、核对，并作为患者用药凭证的医疗文书。处方包括医疗机构病区用药医嘱单。

本办法适用于与处方开具、调剂、保管相关的医疗机构及其人员。

第三条　卫生部负责全国处方开具、调剂、保管相关工作的监督管理。

县级以上地方卫生行政部门负责本行政区域内处方开具、调剂、保管相关工作的监督管理。

第四条　医师开具处方和药师调剂处方应当遵循安全、有效、经济的原则。处方药应当凭医师处方销售、调剂和使用。

第二章　处方管理的一般规定

第五条　处方标准（附件1）由卫生部统一规定，处方格式由省、自治区、直辖市卫生行政部门（以下简称省级卫生行政部门）统一制定，处方由医疗机构按照规定的标准和格式印制。

第六条　处方书写应当符合下列规则：

（一）患者一般情况、临床诊断填写清晰、完整，并与病历记载一致。

（二）每张处方限于一名患者的用药。

（三）字迹清楚，不得涂改；如需修改，应当在修改处签名并注明修改日期。

（四）药品名称应当使用规范的中文名称书写，没有中文名称的可以使用规范的英文名称书写；医疗机构或者医师、药师不得自行编制药品缩写名称或者使用代号；书写药品名称、剂量、规格、用法、用量要准确规范，药品用法可用规范的中文、英文、拉丁文或者缩写体书写，但不得使用"遵医嘱""自用"等含糊不清字句。

（五）患者年龄应当填写实足年龄，新生儿、婴幼儿写日、月龄，必要时要注明体重。

（六）西药和中成药可以分别开具处方，也可以开具一张处方，中药饮片应当单独开具处方。

（七）开具西药、中成药处方，每一种药品应当另起一行，每张处方不得超过5种药品。

（八）中药饮片处方的书写，一般应当按照"君、臣、佐、使"的顺序排列；调剂、煎煮的特殊要求注明在药品右上方，并加括号，如布包、先煎、后下等；对饮片的产地、炮制有特殊要求的，应当在药品名称之前写明。

（九）药品用法用量应当按照药品说明书规定的常规用法用量使用，特殊情况需要超剂量使用时，应当注明原因并再次签名。

（十）除特殊情况外，应当注明临床诊断。

（十一）开具处方后的空白处划一斜线以示处方完毕。

（十二）处方医师的签名式样和专用签章应当与院内药学部门留样备查的式样一致，不得任意改动，否则应当重新登记留样备案。

第七条　药品剂量与数量用阿拉伯数字书写。剂量应当使用法定剂量单位：重量以克（g）、毫克（mg）、微克（μg）、纳克（ng）为单位；容量以升（L）、毫升（ml）为单位；国际单位（IU）、单位（U）；中药饮片以克（g）为单位。

片剂、丸剂、胶囊剂、颗粒剂分别以片、丸、粒、袋为单位；溶液剂以支、瓶为单位；软膏及乳膏剂以支、盒为单位；注射剂以支、瓶为单位，应当注明含量；中药饮片以剂为单位。

第三章　处方权的获得

第八条　经注册的执业医师在执业地点取得相应的处方权。

经注册的执业助理医师在医疗机构开具的处方，应当经所在执业地点执业医师签名或加盖专用签章后方有效。

第九条　经注册的执业助理医师在乡、民族乡、镇、村的医疗机构独立从事一般的执业活动，可以在注册的执业地点取得相应的处方权。

第十条　医师应当在注册的医疗机构签名留样或者专用签章备案后，方可开具处方。

第十一条　医疗机构应当按照有关规定，对本机构执业医师和药师进行麻醉药品和精神药品使用知识和规范化管理的培训。执业医师经考核合格后取得麻醉药品和第一类精神药品的处方权，药师经考核合格后取得麻醉药品和第一类精神药品调剂资格。

医师取得麻醉药品和第一类精神药品处方权后，方可在本机构开具麻醉药品和第一类精神药品处方，但不得为自己开具该类药品处方。药师取得麻醉药品和第一类精神药品调剂资格后，方可在本机构调剂麻醉药品和第一类精神药品。

第十二条　试用期人员开具处方，应当经所在医疗机构有处方权的执业医师审核、并签名或加盖专用签章后方有效。

第十三条　进修医师由接收进修的医疗机构对其胜任本专业工作的实际情况进行认定后授予相应的处方权。

第四章　处方的开具

第十四条　医师应当根据医疗、预防、保健需要，按照诊疗规范、药品说明书中的药品适应证、药理作用、用法、用量、禁忌、不良反应和注意事项等开具处方。

开具医疗用毒性药品、放射性药品的处方应当严格遵守有关法律、法规和规章的规定。

第十五条　医疗机构应当根据本机构性质、功能、任务，制定药品处方集。

第十六条　医疗机构应当按照经药品监督管理部门批准并公布的药品通用名称购进药品。同一通用名称药品的品种，注射剂型和口服剂型各不得超过 2 种，处方组成类同的复方制剂 1～2 种。因特殊诊疗需要使用其他剂型和剂量规格药品的情况除外。

第十七条 医师开具处方应当使用经药品监督管理部门批准并公布的药品通用名称、新活性化合物的专利药品名称和复方制剂药品名称。

医师开具院内制剂处方时应当使用经省级卫生行政部门审核、药品监督管理部门批准的名称。

医师可以使用由卫生部公布的药品习惯名称开具处方。

第十八条 处方开具当日有效。特殊情况下需延长有效期的，由开具处方的医师注明有效期限，但有效期最长不得超过 3 天。

第十九条 处方一般不得超过 7 日用量；急诊处方一般不得超过 3 日用量；对于某些慢性病、老年病或特殊情况，处方用量可适当延长，但医师应当注明理由。

医疗用毒性药品、放射性药品的处方用量应当严格按照国家有关规定执行。

第二十条 医师应当按照卫生部制定的麻醉药品和精神药品临床应用指导原则，开具麻醉药品、第一类精神药品处方。

第二十一条 门（急）诊癌症疼痛患者和中、重度慢性疼痛患者需长期使用麻醉药品和第一类精神药品的，首诊医师应当亲自诊查患者，建立相应的病历，要求其签署《知情同意书》。

病历中应当留存下列材料复印件：

（一）二级以上医院开具的诊断证明；

（二）患者户籍簿、身份证或者其他相关有效身份证明文件；

（三）为患者代办人员身份证明文件。

第二十二条 除需长期使用麻醉药品和第一类精神药品的门（急）诊癌症疼痛患者和中、重度慢性疼痛患者外，麻醉药品注射剂仅限于医疗机构内使用。

第二十三条 为门（急）诊患者开具的麻醉药品注射剂，每张处方为一次常用量；控缓释制剂，每张处方不得超过 7 日常用量；其他剂型，每张处方不得超过 3 日常用量。

第一类精神药品注射剂，每张处方为一次常用量；控缓释制剂，每张处方不得超过 7 日常用量；其他剂型，每张处方不得超过 3 日常用量。哌醋甲酯用于治疗儿童多动症时，每张处方不得超过 15 日常用量。

第二类精神药品一般每张处方不得超过 7 日常用量；对于慢性病或某些特殊情况的患者，处方用量可以适当延长，医师应当注明理由。

第二十四条 为门（急）诊癌症疼痛患者和中、重度慢性疼痛患者开具的麻醉药品、第一类精神药品注射剂，每张处方不得超过 3 日常用量；控缓释制剂，每张处方不得超过 15 日常用量；其他剂型，每张处方不得超过 7 日常用量。

第二十五条 为住院患者开具的麻醉药品和第一类精神药品处方应当逐日开具，每张处方为 1 日常用量。

第二十六条 对于需要特别加强管制的麻醉药品，盐酸二氢埃托啡处方为一次常用量，仅限于二级以上医院内使用；盐酸哌替啶处方为一次常用量，仅限于医疗机构内使用。

第二十七条 医疗机构应当要求长期使用麻醉药品和第一类精神药品的门（急）诊癌症患者和中、重度慢性疼痛患者，每 3 个月复诊或者随诊一次。

第二十八条 医师利用计算机开具、传递普通处方时，应当同时打印出纸质处方，其格式与手写处方一致；打印的纸质处方经签名或者加盖签章后有效。药师核发药品时，应当核对打印的纸质处方，无误后发给药品，并将打印的纸质处方与计算机传递处方同时收存备查。

第五章　处方的调剂

第二十九条 取得药学专业技术职务任职资格的人员方可从事处方调剂工作。

第三十条 药师在执业的医疗机构取得处方调剂资格。药师签名或者专用签章式样应当在本机构留样备查。

第三十一条 具有药师以上专业技术职务任职资格的人员负责处方审核、评估、核对、发药以及安全用药指导；药士从事处方调配工作。

第三十二条 药师应当凭医师处方调剂处方药品，非经医师处方不得调剂。

第三十三条 药师应当按照操作规程调剂处方药品：认真审核处方，准确调配药品，正确书写药袋或粘贴标签，注明患者姓名和药品名称、用法、用量，包装；向患者交付药品时，按照药品说明书或者处方用法，进行用药交待与指导，包括每种药品的用法、用量、注意事项等。

第三十四条 药师应当认真逐项检查处方前记、正文和后记书写是否清晰、完整，并确认处方的合法性。

第三十五条 药师应当对处方用药适宜性进行审核，审核内容包括：

（一）规定必须做皮试的药品，处方医师是否注明过敏试验及结果的判定；

（二）处方用药与临床诊断的相符性；

（三）剂量、用法的正确性；

（四）选用剂型与给药途径的合理性；

（五）是否有重复给药现象；

（六）是否有潜在临床意义的药物相互作用和配伍禁忌；

（七）其他用药不适宜情况。

第三十六条 药师经处方审核后，认为存在用药不适宜时，应当告知处方医师，请其确认或者重新开具处方。

药师发现严重不合理用药或者用药错误，应当拒绝调剂，及时告知处方医师，并应当记录，按照有关规定报告。

第三十七条 药师调剂处方时必须做到"四查十对"：查处方，对科别、姓名、年龄；查药品，对药名、剂型、规格、数量；查配伍禁忌，对药品性状、用法用量；查用药合理性，对临床诊断。

第三十八条 药师在完成处方调剂后，应当在处方上签名或者加盖专用签章。

第三十九条 药师应当对麻醉药品和第一类精神药品处方，按年月日逐日编制顺序号。

第四十条 药师对于不规范处方或者不能判定其合法性的处方，不得调剂。

第四十一条 医疗机构应当将本机构基本用药供应目录内同类药品相关信息告知患者。

第四十二条 除麻醉药品、精神药品、医疗用毒性药品和儿科处方外，医疗机构不得限制门诊就诊人员持处方到药品零售企业购药。

第六章 监督管理

第四十三条 医疗机构应当加强对本机构处方开具、调剂和保管的管理。

第四十四条 医疗机构应当建立处方点评制度，填写处方评价表（附件2），对处方实施动态监测及超常预警，登记并通报不合理处方，对不合理用药及时予以干预。

第四十五条 医疗机构应当对出现超常处方3次以上且无正当理由的医师提出警告，限制其处方权；限制处方权后，仍连续2次以上出现超常处方且无正当理由的，取消其处方权。

第四十六条 医师出现下列情形之一的，处方权由其所在医疗机构予以取消：

（一）被责令暂停执业；

（二）考核不合格离岗培训期间；

（三）被注销、吊销执业证书；

（四）不按照规定开具处方，造成严重后果的；

（五）不按照规定使用药品，造成严重后果的；

（六）因开具处方牟取私利。

第四十七条 未取得处方权的人员及被取消处方权的医师不得开具处方。未取得麻醉药品和第一类精神药品处方资格的医师不得开具麻醉药品和第一类精神药品处方。

第四十八条 除治疗需要外，医师不得开具麻醉药品、精神药品、医疗用毒性药品和放射性药品处方。

第四十九条 未取得药学专业技术职务任职资格的人员不得从事处方调剂工作。

第五十条 处方由调剂处方药品的医疗机构妥善保存。普通处方、急诊处方、儿科处方保存期限为 1 年，医疗用毒性药品、第二类精神药品处方保存期限为 2 年，麻醉药品和第一类精神药品处方保存期限为 3 年。

处方保存期满后，经医疗机构主要负责人批准、登记备案，方可销毁。

第五十一条 医疗机构应当根据麻醉药品和精神药品处方开具情况，按照麻醉药品和精神药品品种、规格对其消耗量进行专册登记，登记内容包括发药日期、患者姓名、用药数量。专册保存期限为 3 年。

第五十二条 县级以上地方卫生行政部门应当定期对本行政区域内医疗机构处方管理情况进行监督检查。

县级以上卫生行政部门在对医疗机构实施监督管理过程中，发现医师出现本办法第四十六条规定情形的，应当责令医疗机构取消医师处方权。

第五十三条 卫生行政部门的工作人员依法对医疗机构处方管理情况进行监督检查时，应当出示证件；被检查的医疗机构应当予以配合，如实反映情况，提供必要的资料，不得拒绝、阻碍、隐瞒。

第七章　法律责任

第五十四条 医疗机构有下列情形之一的，由县级以上卫生行政部门按照《医疗机构管理条例》第四十八条的规定，责令限期改正，并可处以5000 元以下的罚款；情节严重的，吊销其《医疗机构执业许可证》：

（一）使用未取得处方权的人员、被取消处方权的医师开具处方的；

（二）使用未取得麻醉药品和第一类精神药品处方资格的医师开具麻醉药品和第一类精神药品处方的；

（三）使用未取得药学专业技术职务任职资格的人员从事处方调剂工

作的。

第五十五条 医疗机构未按照规定保管麻醉药品和精神药品处方，或者未依照规定进行专册登记的，按照《麻醉药品和精神药品管理条例》第七十二条的规定，由设区的市级卫生行政部门责令限期改正，给予警告；逾期不改正的，处5000元以上1万元以下的罚款；情节严重的，吊销其印鉴卡；对直接负责的主管人员和其他直接责任人员，依法给予降级、撤职、开除的处分。

第五十六条 医师和药师出现下列情形之一的，由县级以上卫生行政部门按照《麻醉药品和精神药品管理条例》第七十三条的规定予以处罚：

（一）未取得麻醉药品和第一类精神药品处方资格的医师擅自开具麻醉药品和第一类精神药品处方的；

（二）具有麻醉药品和第一类精神药品处方医师未按照规定开具麻醉药品和第一类精神药品处方，或者未按照卫生部制定的麻醉药品和精神药品临床应用指导原则使用麻醉药品和第一类精神药品的；

（三）药师未按照规定调剂麻醉药品、精神药品处方的。

第五十七条 医师出现下列情形之一的，按照《执业医师法》第三十七条的规定，由县级以上卫生行政部门给予警告或者责令暂停六个月以上一年以下执业活动；情节严重的，吊销其执业证书：

（一）未取得处方权或者被取消处方权后开具药品处方的；

（二）未按照本办法规定开具药品处方的；

（三）违反本办法其他规定的。

第五十八条 药师未按照规定调剂处方药品，情节严重的，由县级以上卫生行政部门责令改正、通报批评，给予警告；并由所在医疗机构或者其上级单位给予纪律处分。

第五十九条 县级以上地方卫生行政部门未按照本办法规定履行监管职责的，由上级卫生行政部门责令改正。

第八章 附 则

第六十条 乡村医生按照《乡村医生从业管理条例》的规定，在省级卫生行政部门制定的乡村医生基本用药目录范围内开具药品处方。

第六十一条 本办法所称药学专业技术人员，是指按照卫生部《卫生技术人员职务试行条例》规定，取得药学专业技术职务任职资格人员，包括主任药师、副主任药师、主管药师、药师、药士。

第六十二条 本办法所称医疗机构，是指按照《医疗机构管理条例》批准登记的从事疾病诊断、治疗活动的医院、社区卫生服务中心（站）、妇幼保健院、卫生院、疗养院、门诊部、诊所、卫生室（所）、急救中心（站）、专科疾病防治院（所、站）以及护理院（站）等医疗机构。

第六十三条　本办法自 2007 年 5 月 1 日起施行。《处方管理办法（试行）》（卫医发〔2004〕269 号）和《麻醉药品、精神药品处方管理规定》（卫医法〔2005〕436 号）同时废止。

医疗机构临床用血管理办法

（2012年6月7日原卫生部令第58号公布，根据2019年2月28日《国家卫生健康委关于修改〈职业健康检查管理办法〉等4件部门规章的决定》第一次修订）

目录
第一章　总　则
第二章　组织与职责
第三章　临床用血管理
第四章　监督管理
第五章　法律责任
第六章　附　则

第一章　总　则

第一条　为加强医疗机构临床用血管理，推进临床科学合理用血，保护血液资源，保障临床用血安全和医疗质量，根据《中华人民共和国献血法》，制定本办法。

第二条　卫生部负责全国医疗机构临床用血的监督管理。县级以上地方人民政府卫生行政部门负责本行政区域医疗机构临床用血的监督管理。

第三条　医疗机构应当加强临床用血管理，将其作为医疗质量管理的重要内容，完善组织建设，建立健全岗位责任制，制定并落实相关规章制度和技术操作规程。

第四条　本办法适用于各级各类医疗机构的临床用血管理工作。

第二章　组织与职责

第五条　卫生部成立临床用血专家委员会，其主要职责是：

（一）协助制订国家临床用血相关制度、技术规范和标准；

（二）协助指导全国临床用血管理和质量评价工作，促进提高临床合理用血水平；

（三）协助临床用血重大安全事件的调查分析，提出处理意见；

（四）承担卫生部交办的有关临床用血管理的其他任务。

卫生部建立协调机制，做好临床用血管理工作，提高临床合理用血水平，保证输血治疗质量。

第六条　各省、自治区、直辖市人民政府卫生行政部门成立省级临床用血质量控制中心，负责辖区内医疗机构临床用血管理的指导、评价和培训等工作。

第七条　医疗机构应当加强组织管理，明确岗位职责，健全管理制度。

医疗机构法定代表人为临床用血管理第一责任人。

第八条　二级以上医院和妇幼保健院应当设立临床用血管理委员会，负责本机构临床合理用血管理工作。主任委员由院长或者分管医疗的副院长担任，成员由医务部门、输血科、麻醉科、开展输血治疗的主要临床科室、护理部门、手术室等部门负责人组成。医务、输血部门共同负责临床合理用血日常管理工作。

其他医疗机构应当设立临床用血管理工作组，并指定专（兼）职人员负责日常管理工作。

第九条　临床用血管理委员会或者临床用血管理工作组应当履行以下职责：

（一）认真贯彻临床用血管理相关法律、法规、规章、技术规范和标准，制订本机构临床用血管理的规章制度并监督实施；

（二）评估确定临床用血的重点科室、关键环节和流程；

（三）定期监测、分析和评估临床用血情况，开展临床用血质量评价工作，提高临床合理用血水平；

（四）分析临床用血不良事件，提出处理和改进措施；

（五）指导并推动开展自体输血等血液保护及输血新技术；

（六）承担医疗机构交办的有关临床用血的其他任务。

第十条　医疗机构应当根据有关规定和临床用血需求设置输血科或者血库，并根据自身功能、任务、规模，配备与输血工作相适应的专业技术人员、设施、设备。

不具备条件设置输血科或者血库的医疗机构，应当安排专（兼）职人员负责临床用血工作。

第十一条　输血科及血库的主要职责是：

（一）建立临床用血质量管理体系，推动临床合理用血；

（二）负责制订临床用血储备计划，根据血站供血的预警信息和医院的血液库存情况协调临床用血；

（三）负责血液预订、入库、储存、发放工作；

（四）负责输血相关免疫血液学检测；

（五）参与推动自体输血等血液保护及输血新技术；

（六）参与特殊输血治疗病例的会诊，为临床合理用血提供咨询；

（七）参与临床用血不良事件的调查；

（八）根据临床治疗需要，参与开展血液治疗相关技术；

（九）承担医疗机构交办的有关临床用血的其他任务。

第三章　临床用血管理

第十二条　医疗机构应当加强临床用血管理，建立并完善管理制度和工作规范，并保证落实。

第十三条　医疗机构应当使用卫生行政部门指定血站提供的血液。

医疗机构科研用血由所在地省级卫生行政部门负责核准。

医疗机构应当配合血站建立血液库存动态预警机制，保障临床用血需求和正常医疗秩序。

第十四条　医疗机构应当科学制订临床用血计划，建立临床合理用血的评价制度，提高临床合理用血水平。

第十五条　医疗机构应当对血液预订、接收、入库、储存、出库及库存预警等进行管理，保证血液储存、运送符合国家有关标准和要求。

第十六条　医疗机构接收血站发送的血液后，应当对血袋标签进行核对。符合国家有关标准和要求的血液入库，做好登记；并按不同品种、血型和采血日期（或有效期），分别有序存放于专用储藏设施内。

血袋标签核对的主要内容是：

（一）血站的名称；

（二）献血编号或者条形码、血型；

（三）血液品种；

（四）采血日期及时间或者制备日期及时间；

（五）有效期及时间；

（六）储存条件。

禁止将血袋标签不合格的血液入库。

第十七条　医疗机构应当在血液发放和输血时进行核对，并指定医务人员负责血液的收领、发放工作。

第十八条　医疗机构的储血设施应当保证运行有效，全血、红细胞的储藏温度应当控制在 $2 \sim 6$℃，血小板的储藏温度应当控制在 $20 \sim 24$℃。储血保管人员应当做好血液储藏温度的 24 小时监测记录。储血环境应当符合卫生标准和要求。

第十九条 医务人员应当认真执行临床输血技术规范，严格掌握临床输血适应证，根据患者病情和实验室检测指标，对输血指证进行综合评估，制订输血治疗方案。

第二十条 医疗机构应当建立临床用血申请管理制度。

同一患者一天申请备血量少于 800 毫升的，由具有中级以上专业技术职务任职资格的医师提出申请，上级医师核准签发后，方可备血。

同一患者一天申请备血量在 800 毫升至 1600 毫升的，由具有中级以上专业技术职务任职资格的医师提出申请，经上级医师审核，科室主任核准签发后，方可备血。

同一患者一天申请备血量达到或超过 1600 毫升的，由具有中级以上专业技术职务任职资格的医师提出申请，科室主任核准签发后，报医务部门批准，方可备血。

以上第二款、第三款和第四款规定不适用于急救用血。

第二十一条 在输血治疗前，医师应当向患者或者其近亲属说明输血目的、方式和风险，并签署临床输血治疗知情同意书。

因抢救生命垂危的患者需要紧急输血，且不能取得患者或者其近亲属意见的，经医疗机构负责人或者授权的负责人批准后，可以立即实施输血治疗。

第二十二条 医疗机构应当积极推行节约用血的新型医疗技术。

三级医院、有条件的二级医院和妇幼保健院应当开展自体输血技术，建立并完善管理制度和技术规范，提高合理用血水平，保证医疗质量和安全。

医疗机构应当动员符合条件的患者接受自体输血技术，提高输血治疗效果和安全性。

第二十三条 医疗机构应当积极推行成分输血，保证医疗质量和安全。

第二十四条 医疗机构应当将无偿献血纳入健康教育内容，积极主动向患者、家属及社会广泛宣传，鼓励健康适龄公民自愿参加无偿献血，提升群众对无偿献血的知晓度和参与度。

第二十五条 医疗机构应当根据国家有关法律法规和规范建立临床用血不良事件监测报告制度。临床发现输血不良反应后，应当积极救治患者，及时向有关部门报告，并做好观察和记录。

第二十六条 各省、自治区、直辖市人民政府卫生行政部门应当制订临床用血保障措施和应急预案，保证自然灾害、突发事件等大量伤员和特殊病例、稀缺血型等应急用血的供应和安全。

因应急用血或者避免血液浪费，在保证血液安全的前提下，经省、自治区、直辖市人民政府卫生行政部门核准，医疗机构之间可以调剂血液。具体方案由省级卫生行政部门制订。

第二十七条 省、自治区、直辖市人民政府卫生行政部门应当加强边远地区医疗机构临床用血保障工作，科学规划和建设中心血库与储血点。

医疗机构应当制订应急用血工作预案。为保证应急用血，医疗机构可以临时采集血液，但必须同时符合以下条件：

（一）危及患者生命，急需输血；

（二）所在地血站无法及时提供血液，且无法及时从其他医疗机构调剂血液，而其他医疗措施不能替代输血治疗；

（三）具备开展交叉配血及乙型肝炎病毒表面抗原、丙型肝炎病毒抗体、艾滋病病毒抗体和梅毒螺旋体抗体的检测能力；

（四）遵守采供血相关操作规程和技术标准。

医疗机构应当在临时采集血液后10日内将情况报告县级以上人民政府卫生行政部门。

第二十八条 医疗机构应当建立临床用血医学文书管理制度，确保临床用血信息客观真实、完整、可追溯。医师应当将患者输血适应证的评估、输血过程和输血后疗效评价情况记入病历；临床输血治疗知情同意书、输血记录单等随病历保存。

第二十九条 医疗机构应当建立培训制度，加强对医务人员临床用血和无偿献血知识的培训，将临床用血相关知识培训纳入继续教育内容。新上岗医务人员应当接受岗前临床用血相关知识培训及考核。

第三十条 医疗机构应当建立科室和医师临床用血评价及公示制度。将临床用血情况纳入科室和医务人员工作考核指标体系。

禁止将用血量和经济收入作为输血科或者血库工作的考核指标。

第四章 监督管理

第三十一条 县级以上地方人民政府卫生行政部门应当加强对本行政区域内医疗机构临床用血情况的督导检查。

第三十二条 县级以上地方人民政府卫生行政部门应当建立医疗机构临床用血评价制度，定期对医疗机构临床用血工作进行评价。

第三十三条 县级以上地方人民政府卫生行政部门应当建立临床合理用血情况排名、公布制度。对本行政区域内医疗机构临床用血量和不合理使用等情况进行排名，将排名情况向本行政区域内的医疗机构公布，并报上级卫生行政部门。

第三十四条 县级以上地方人民政府卫生行政部门应当将医疗机构临床

用血情况纳入医疗机构考核指标体系；将临床用血情况作为医疗机构评审、评价重要指标。

第五章　法律责任

第三十五条　医疗机构有下列情形之一的，由县级以上人民政府卫生行政部门责令限期改正；逾期不改的，进行通报批评，并予以警告；情节严重或者造成严重后果的，可处 3 万元以下的罚款，对负有责任的主管人员和其他直接责任人员依法给予处分：

（一）未设立临床用血管理委员会或者工作组的；

（二）未拟定临床用血计划或者一年内未对计划实施情况进行评估和考核的；

（三）未建立血液发放和输血核对制度的；

（四）未建立临床用血申请管理制度的；

（五）未建立医务人员临床用血和无偿献血知识培训制度的；

（六）未建立科室和医师临床用血评价及公示制度的；

（七）将经济收入作为对输血科或者血库工作的考核指标的；

（八）违反本办法的其他行为。

第三十六条　医疗机构使用未经卫生行政部门指定的血站供应的血液的，由县级以上地方人民政府卫生行政部门给予警告，并处 3 万元以下罚款；情节严重或者造成严重后果的，对负有责任的主管人员和其他直接责任人员依法给予处分。

第三十七条　医疗机构违反本办法关于应急用血采血规定的，由县级以上人民政府卫生行政部门责令限期改正，给予警告；情节严重或者造成严重后果的，处 3 万元以下罚款，对负有责任的主管人员和其他直接责任人员依法给予处分。

第三十八条　医疗机构及其医务人员违反本法规定，将不符合国家规定标准的血液用于患者的，由县级以上地方人民政府卫生行政部门责令改正；给患者健康造成损害的，应当依据国家有关法律法规进行处理，并对负有责任的主管人员和其他直接责任人员依法给予处分。

第三十九条　县级以上地方卫生行政部门未按照本办法规定履行监管职责，造成严重后果的，对直接负责的主管人员和其他直接责任人员依法给予记大过、降级、撤职、开除等行政处分。

第四十条　医疗机构及其医务人员违反临床用血管理规定，构成犯罪的，依法追究刑事责任。

第六章　附　则

第四十一条　本办法自 2012 年 8 月 1 日起施行。卫生部于 1999 年 1 月 5 日公布的《医疗机构临床用血管理办法（试行）》同时废止。

抗菌药物临床应用管理办法

（《抗菌药物临床应用管理办法》已于 2012 年 2 月 13 日经卫生部部务会审议通过，现予以发布，自 2012 年 8 月 1 日起施行）

目录
第一章　总则
第二章　组织机构和职责
第三章　抗菌药物临床应用管理
第四章　监督管理
第五章　法律责任
第六章　附则

第一章　总　则

第一条　为加强医疗机构抗菌药物临床应用管理，规范抗菌药物临床应用行为，提高抗菌药物临床应用水平，促进临床合理应用抗菌药物，控制细菌耐药，保障医疗质量和医疗安全，根据相关卫生法律法规，制定本办法。

第二条　本办法所称抗菌药物是指治疗细菌、支原体、衣原体、立克次体、螺旋体、真菌等病原微生物所致感染性疾病病原的药物，不包括治疗结核病、寄生虫病和各种病毒所致感染性疾病的药物以及具有抗菌作用的中药制剂。

第三条　卫生部负责全国医疗机构抗菌药物临床应用的监督管理。

县级以上地方卫生行政部门负责本行政区域内医疗机构抗菌药物临床应用的监督管理。

第四条　本办法适用于各级各类医疗机构抗菌药物临床应用管理工作。

第五条　抗菌药物临床应用应当遵循安全、有效、经济的原则。

第六条　抗菌药物临床应用实行分级管理。根据安全性、疗效、细菌耐药性、价格等因素，将抗菌药物分为三级：非限制使用级、限制使用级与特殊使用级。具体划分标准如下：

（一）非限制使用级抗菌药物是指经长期临床应用证明安全、有效，对细菌耐药性影响较小，价格相对较低的抗菌药物；

（二）限制使用级抗菌药物是指经长期临床应用证明安全、有效，对细菌耐药性影响较大，或者价格相对较高的抗菌药物；

（三）特殊使用级抗菌药物是指具有以下情形之一的抗菌药物：

1. 具有明显或者严重不良反应，不宜随意使用的抗菌药物；

2. 需要严格控制使用，避免细菌过快产生耐药的抗菌药物；

3. 疗效、安全性方面的临床资料较少的抗菌药物；

4. 价格昂贵的抗菌药物。

抗菌药物分级管理目录由各省级卫生行政部门制定，报卫生部备案。

第二章　组织机构和职责

第七条　医疗机构主要负责人是本机构抗菌药物临床应用管理的第一责任人。

第八条　医疗机构应当建立本机构抗菌药物管理工作制度。

第九条　医疗机构应当设立抗菌药物管理工作机构或者配备专（兼）职人员负责本机构的抗菌药物管理工作。

二级以上的医院、妇幼保健院及专科疾病防治机构（以下简称二级以上医院）应当在药事管理与药物治疗学委员会下设立抗菌药物管理工作组。抗菌药物管理工作组由医务、药学、感染性疾病、临床微生物、护理、医院感染管理等部门负责人和具有相关专业高级技术职务任职资格的人员组成，医务、药学等部门共同负责日常管理工作。

其他医疗机构设立抗菌药物管理工作小组或者指定专（兼）职人员，负责具体管理工作。

第十条　医疗机构抗菌药物管理工作机构或者专（兼）职人员的主要职责是：

（一）贯彻执行抗菌药物管理相关的法律、法规、规章，制定本机构抗菌药物管理制度并组织实施；

（二）审议本机构抗菌药物供应目录，制定抗菌药物临床应用相关技术性文件，并组织实施；

（三）对本机构抗菌药物临床应用与细菌耐药情况进行监测，定期分析、评估、上报监测数据并发布相关信息，提出干预和改进措施；

（四）对医务人员进行抗菌药物管理相关法律、法规、规章制度和技术规范培训，组织对患者合理使用抗菌药物的宣传教育。

第十一条　二级以上医院应当设置感染性疾病科，配备感染性疾病专业医师。

感染性疾病科和感染性疾病专业医师负责对本机构各临床科室抗菌药物临床应用进行技术指导，参与抗菌药物临床应用管理工作。

第十二条 二级以上医院应当配备抗菌药物等相关专业的临床药师。

临床药师负责对本机构抗菌药物临床应用提供技术支持，指导患者合理使用抗菌药物，参与抗菌药物临床应用管理工作。

第十三条 二级以上医院应当根据实际需要，建立符合实验室生物安全要求的临床微生物室。

临床微生物室开展微生物培养、分离、鉴定和药物敏感试验等工作，提供病原学诊断和细菌耐药技术支持，参与抗菌药物临床应用管理工作。

第十四条 卫生行政部门和医疗机构加强涉及抗菌药物临床应用管理的相关学科建设，建立专业人才培养和考核制度，充分发挥相关专业技术人员在抗菌药物临床应用管理工作中的作用。

第三章　抗菌药物临床应用管理

第十五条 医疗机构应当严格执行《处方管理办法》《医疗机构药事管理规定》《抗菌药物临床应用指导原则》《国家处方集》等相关规定及技术规范，加强对抗菌药物遴选、采购、处方、调剂、临床应用和药物评价的管理。

第十六条 医疗机构应当按照省级卫生行政部门制定的抗菌药物分级管理目录，制定本机构抗菌药物供应目录，并向核发其《医疗机构执业许可证》的卫生行政部门备案。医疗机构抗菌药物供应目录包括采购抗菌药物的品种、品规。未经备案的抗菌药物品种、品规，医疗机构不得采购。

第十七条 医疗机构应当严格控制本机构抗菌药物供应目录的品种数量。同一通用名称抗菌药物品种，注射剂型和口服剂型各不得超过 2 种。具有相似或者相同药理学特征的抗菌药物不得重复列入供应目录。

第十八条 医疗机构确因临床工作需要，抗菌药物品种和品规数量超过规定的，应当向核发其《医疗机构执业许可证》的卫生行政部门详细说明原因和理由；说明不充分或者理由不成立的，卫生行政部门不得接受其抗菌药物品种和品规数量的备案。

第十九条 医疗机构应当定期调整抗菌药物供应目录品种结构，并于每次调整后 15 个工作日内向核发其《医疗机构执业许可证》的卫生行政部门备案。调整周期原则上为 2 年，最短不得少于 1 年。

第二十条 医疗机构应当按照国家药品监督管理部门批准并公布的药品通用名称购进抗菌药物，优先选用《国家基本药物目录》《国家处方集》和《国家基本医疗保险、工伤保险和生育保险药品目录》收录的抗菌药物品种。

基层医疗卫生机构只能选用基本药物（包括各省区市增补品种）中的抗菌药物品种。

第二十一条 医疗机构抗菌药物应当由药学部门统一采购供应，其他科室或者部门不得从事抗菌药物的采购、调剂活动。临床上不得使用非药学部门采购供应的抗菌药物。

第二十二条 因特殊治疗需要，医疗机构需使用本机构抗菌药物供应目录以外抗菌药物的，可以启动临时采购程序。临时采购应当由临床科室提出申请，说明申请购入抗菌药物名称、剂型、规格、数量、使用对象和使用理由，经本机构抗菌药物管理工作组审核同意后，由药学部门临时一次性购入使用。

医疗机构应当严格控制临时采购抗菌药物品种和数量，同一通用名抗菌药物品种启动临时采购程序原则上每年不得超过 5 例次。如果超过 5 例次，应当讨论是否列入本机构抗菌药物供应目录。调整后的抗菌药物供应目录总品种数不得增加。

医疗机构应当每半年将抗菌药物临时采购情况向核发其《医疗机构执业许可证》的卫生行政部门备案。

第二十三条 医疗机构应当建立抗菌药物遴选和定期评估制度。

医疗机构遴选和新引进抗菌药物品种，应当由临床科室提交申请报告，经药学部门提出意见后，由抗菌药物管理工作组审议。

抗菌药物管理工作组三分之二以上成员审议同意，并经药事管理与药物治疗学委员会三分之二以上委员审核同意后方可列入采购供应目录。

抗菌药物品种或者品规存在安全隐患、疗效不确定、耐药率高、性价比差或者违规使用等情况的，临床科室、药学部门、抗菌药物管理工作组可以提出清退或者更换意见。清退意见经抗菌药物管理工作组二分之一以上成员同意后执行，并报药事管理与药物治疗学委员会备案；更换意见经药事管理与药物治疗学委员会讨论通过后执行。

清退或者更换的抗菌药物品种或者品规原则上 12 个月内不得重新进入本机构抗菌药物供应目录。

第二十四条 具有高级专业技术职务任职资格的医师，可授予特殊使用级抗菌药物处方权；具有中级以上专业技术职务任职资格的医师，可授予限制使用级抗菌药物处方权；具有初级专业技术职务任职资格的医师，在乡、民族乡、镇、村的医疗机构独立从事一般执业活动的执业助理医师以及乡村医生，可授予非限制使用级抗菌药物处方权。药师经培训并考核合格后，方可获得抗菌药物调剂资格。

二级以上医院应当定期对医师和药师进行抗菌药物临床应用知识和规范

化管理的培训。医师经本机构培训并考核合格后，方可获得相应的处方权。

其他医疗机构依法享有处方权的医师、乡村医生和从事处方调剂工作的药师，由县级以上地方卫生行政部门组织相关培训、考核。经考核合格的，授予相应的抗菌药物处方权或者抗菌药物调剂资格。

第二十五条　抗菌药物临床应用知识和规范化管理培训和考核内容应当包括：

（一）《药品管理法》《执业医师法》《抗菌药物临床应用管理办法》《处方管理办法》《医疗机构药事管理规定》《抗菌药物临床应用指导原则》《国家基本药物处方集》《国家处方集》和《医院处方点评管理规范（试行）》等相关法律、法规、规章和规范性文件；

（二）抗菌药物临床应用及管理制度；

（三）常用抗菌药物的药理学特点与注意事项；

（四）常见细菌的耐药趋势与控制方法；

（五）抗菌药物不良反应的防治。

第二十六条　医疗机构和医务人员应当严格掌握使用抗菌药物预防感染的指证。预防感染、治疗轻度或者局部感染应当首选非限制使用级抗菌药物；严重感染、免疫功能低下合并感染或者病原菌只对限制使用级抗菌药物敏感时，方可选用限制使用级抗菌药物。

第二十七条　严格控制特殊使用级抗菌药物使用。特殊使用级抗菌药物不得在门诊使用。

临床应用特殊使用级抗菌药物应当严格掌握用药指证，经抗菌药物管理工作组指定的专业技术人员会诊同意后，由具有相应处方权医师开具处方。

特殊使用级抗菌药物会诊人员由具有抗菌药物临床应用经验的感染性疾病科、呼吸科、重症医学科、微生物检验科、药学部门等具有高级专业技术职务任职资格的医师、药师或具有高级专业技术职务任职资格的抗菌药物专业临床药师担任。

第二十八条　因抢救生命垂危的患者等紧急情况，医师可以越级使用抗菌药物。越级使用抗菌药物应当详细记录用药指证，并应当于 24 小时内补办越级使用抗菌药物的必要手续。

第二十九条　医疗机构应当制定并严格控制门诊患者静脉输注使用抗菌药物比例。

村卫生室、诊所和社区卫生服务站使用抗菌药物开展静脉输注活动，应当经县级卫生行政部门核准。

第三十条　医疗机构应当开展抗菌药物临床应用监测工作，分析本机构及临床各专业科室抗菌药物使用情况，评估抗菌药物使用适宜性；对抗菌药物使用趋势进行分析，对抗菌药物不合理使用情况应当及时采取有效干预措施。

第三十一条 医疗机构应当根据临床微生物标本检测结果合理选用抗菌药物。临床微生物标本检测结果未出具前，医疗机构可以根据当地和本机构细菌耐药监测情况经验选用抗菌药物，临床微生物标本检测结果出具后根据检测结果进行相应调整。

第三十二条 医疗机构应当开展细菌耐药监测工作，建立细菌耐药预警机制，并采取下列相应措施：

（一）主要目标细菌耐药率超过30%的抗菌药物，应当及时将预警信息通报本机构医务人员；

（二）主要目标细菌耐药率超过40%的抗菌药物，应当慎重经验用药；

（三）主要目标细菌耐药率超过50%的抗菌药物，应当参照药敏试验结果选用；

（四）主要目标细菌耐药率超过75%的抗菌药物，应当暂停针对此目标细菌的临床应用，根据追踪细菌耐药监测结果，再决定是否恢复临床应用。

第三十三条 医疗机构应当建立本机构抗菌药物临床应用情况排名、内部公示和报告制度。

医疗机构应当对临床科室和医务人员抗菌药物使用量、使用率和使用强度等情况进行排名并予以内部公示；对排名后位或者发现严重问题的医师进行批评教育，情况严重的予以通报。

医疗机构应当按照要求对临床科室和医务人员抗菌药物临床应用情况进行汇总，并向核发其《医疗机构执业许可证》的卫生行政部门报告。非限制使用级抗菌药物临床应用情况，每年报告一次；限制使用级和特殊使用级抗菌药物临床应用情况，每半年报告一次。

第三十四条 医疗机构应当充分利用信息化手段促进抗菌药物合理应用。

第三十五条 医疗机构应当对以下抗菌药物临床应用异常情况开展调查，并根据不同情况作出处理：

（一）使用量异常增长的抗菌药物；

（二）半年内使用量始终居于前列的抗菌药物；

（三）经常超适应证、超剂量使用的抗菌药物；

（四）企业违规销售的抗菌药物；

（五）频繁发生严重不良事件的抗菌药物。

第三十六条 医疗机构应当加强对抗菌药物生产、经营企业在本机构销售行为的管理，对存在不正当销售行为的企业，应当及时采取暂停进药、清退等措施。

第四章　监督管理

第三十七条　县级以上卫生行政部门应当加强对本行政区域内医疗机构抗菌药物临床应用情况的监督检查。

第三十八条　卫生行政部门工作人员依法对医疗机构抗菌药物临床应用情况进行监督检查时，应当出示证件，被检查医疗机构应当予以配合，提供必要的资料，不得拒绝、阻碍和隐瞒。

第三十九条　县级以上地方卫生行政部门应当建立医疗机构抗菌药物临床应用管理评估制度。

第四十条　县级以上地方卫生行政部门应当建立抗菌药物临床应用情况排名、公布和诫勉谈话制度。对本行政区域内医疗机构抗菌药物使用量、使用率和使用强度等情况进行排名，将排名情况向本行政区域内医疗机构公布，并报上级卫生行政部门备案；对发生重大、特大医疗质量安全事件或者存在严重医疗质量安全隐患的各级各类医疗机构的负责人进行诫勉谈话，情况严重的予以通报。

第四十一条　县级卫生行政部门负责对辖区内乡镇卫生院、社区卫生服务中心（站）抗菌药物使用量、使用率等情况进行排名并予以公示。

受县级卫生行政部门委托，乡镇卫生院负责对辖区内村卫生室抗菌药物使用量、使用率等情况进行排名并予以公示，并向县级卫生行政部门报告。

第四十二条　卫生部建立全国抗菌药物临床应用监测网和全国细菌耐药监测网，对全国抗菌药物临床应用和细菌耐药情况进行监测；根据监测情况定期公布抗菌药物临床应用控制指标，开展抗菌药物临床应用质量管理与控制工作。

省级卫生行政部门应当建立本行政区域的抗菌药物临床应用监测网和细菌耐药监测网，对医疗机构抗菌药物临床应用和细菌耐药情况进行监测，开展抗菌药物临床应用质量管理与控制工作。

抗菌药物临床应用和细菌耐药监测技术方案由卫生部另行制定。

第四十三条　卫生行政部门应当将医疗机构抗菌药物临床应用情况纳入医疗机构考核指标体系；将抗菌药物临床应用情况作为医疗机构定级、评审、评价重要指标，考核不合格的，视情况对医疗机构作出降级、降等、评价不合格处理。

第四十四条　医疗机构抗菌药物管理机构应当定期组织相关专业技术人员对抗菌药物处方、医嘱实施点评，并将点评结果作为医师定期考核、临床科室和医务人员绩效考核依据。

第四十五条 医疗机构应当对出现抗菌药物超常处方3次以上且无正当理由的医师提出警告，限制其特殊使用级和限制使用级抗菌药物处方权。

第四十六条 医师出现下列情形之一的，医疗机构应当取消其处方权：

（一）抗菌药物考核不合格的；

（二）限制处方权后，仍出现超常处方且无正当理由的；

（三）未按照规定开具抗菌药物处方，造成严重后果的；

（四）未按照规定使用抗菌药物，造成严重后果的；

（五）开具抗菌药物处方牟取不正当利益的。

第四十七条 药师未按照规定审核抗菌药物处方与用药医嘱，造成严重后果的，或者发现处方不适宜、超常处方等情况未进行干预且无正当理由的，医疗机构应当取消其药物调剂资格。

第四十八条 医师处方权和药师药物调剂资格取消后，在六个月内不得恢复其处方权和药物调剂资格。

第五章　法律责任

第四十九条 医疗机构有下列情形之一的，由县级以上卫生行政部门责令限期改正；逾期不改的，进行通报批评，并给予警告；造成严重后果的，对负有责任的主管人员和其他直接责任人员，给予处分：

（一）未建立抗菌药物管理组织机构或者未指定专（兼）职技术人员负责具体管理工作的；

（二）未建立抗菌药物管理规章制度的；

（三）抗菌药物临床应用管理混乱的；

（四）未按照本办法规定执行抗菌药物分级管理、医师抗菌药物处方权限管理、药师抗菌药物调剂资格管理或者未配备相关专业技术人员的；

（五）其他违反本办法规定行为的。

第五十条 医疗机构有下列情形之一的，由县级以上卫生行政部门责令限期改正，给予警告，并可根据情节轻重处以三万元以下罚款；对负有责任的主管人员和其他直接责任人员，可根据情节给予处分：

（一）使用未取得抗菌药物处方权的医师或者使用被取消抗菌药物处方权的医师开具抗菌药物处方的；

（二）未对抗菌药物处方、医嘱实施适宜性审核，情节严重的；

（三）非药学部门从事抗菌药物购销、调剂活动的；

（四）将抗菌药物购销、临床应用情况与个人或者科室经济利益挂钩的；

（五）在抗菌药物购销、临床应用中牟取不正当利益的。

第五十一条 医疗机构的负责人、药品采购人员、医师等有关人员索取、收受药品生产企业、药品经营企业或者其代理人给予的财物或者通过开具抗菌药物牟取不正当利益的，由县级以上地方卫生行政部门依据国家有关法律法规进行处理。

第五十二条　医师有下列情形之一的，由县级以上卫生行政部门按照《执业医师法》第三十七条的有关规定，给予警告或者责令暂停六个月以上一年以下执业活动；情节严重的，吊销其执业证书；构成犯罪的，依法追究刑事责任：

（一）未按照本办法规定开具抗菌药物处方，造成严重后果的；

（二）使用未经国家药品监督管理部门批准的抗菌药物的；

（三）使用本机构抗菌药物供应目录以外的品种、品规，造成严重后果的；

（四）违反本办法其他规定，造成严重后果的。

乡村医生有前款规定情形之一的，由县级卫生行政部门按照《乡村医师从业管理条例》第三十八条有关规定处理。

第五十三条　药师有下列情形之一的，由县级以上卫生行政部门责令限期改正，给予警告；构成犯罪的，依法追究刑事责任：

（一）未按照规定审核、调剂抗菌药物处方，情节严重的；

（二）未按照规定私自增加抗菌药物品种或者品规的；

（三）违反本办法其他规定的。

第五十四条　未经县级卫生行政部门核准，村卫生室、诊所、社区卫生服务站擅自使用抗菌药物开展静脉输注活动的，由县级以上地方卫生行政部门责令限期改正，给予警告；逾期不改的，可根据情节轻重处以一万元以下罚款。

第五十五条　县级以上地方卫生行政部门未按照本办法规定履行监管职责，造成严重后果的，对直接负责的主管人员和其他直接责任人员依法给予记大过、降级、撤职、开除等行政处分。

第五十六条　医疗机构及其医务人员违反《药品管理法》的，依照《药品管理法》的有关规定处理。

第六章　附　则

第五十七条　国家中医药管理部门在职责范围内负责中医医疗机构抗菌药物临床应用的监督管理。

第五十八条　各省级卫生行政部门应当于本办法发布之日起 3 个月内，制定本行政区域抗菌药物分级管理目录。

第五十九条　本办法自 2012 年 8 月 1 日起施行。

医疗机构制剂注册管理办法（试行）

［《医疗机构制剂注册管理办法》（试行）于 2005 年 3 月 22 日经国家食品药品监督管理局局务会审议通过，现予公布，自 2005 年 8 月 1 日起施行］

目录

第一章　总　则

第一条　为加强医疗机构制剂的管理，规范医疗机构制剂的申报与审批，根据《中华人民共和国药品管理法》（以下简称《药品管理法》）及《中华人民共和国药品管理法实施条例》（以下简称《药品管理法实施条例》），制定本办法。

第二条　在中华人民共和国境内申请医疗机构制剂的配制、调剂使用，以及进行相关的审批、检验和监督管理，适用本办法。

第三条　医疗机构制剂，是指医疗机构根据本单位临床需要经批准而配制、自用的固定处方制剂。医疗机构配制的制剂，应当是市场上没有供应的品种。

第四条　国家食品药品监督管理局负责全国医疗机构制剂的监督管理工作。

省、自治区、直辖市（食品）药品监督管理部门负责本辖区医疗机构制剂的审批和监督管理工作。

第五条　医疗机构制剂的申请人，应当是持有《医疗机构执业许可证》并取得《医疗机构制剂许可证》的医疗机构。未取得《医疗机构制剂许可证》或者《医疗机构制剂许可证》无相应制剂剂型的"医院"类别的医疗机构可以申请医疗机构中药制剂，但是必须同时提出委托配制制剂的申请。接受委托配制的单位应当是取得《医疗机构制剂许可证》的医疗机构或者取得《药品生产质量管理规范》认证证书的药品生产企业。委托配制的制剂剂型应当与受托方持有的《医疗机构制剂许可证》或者《药品生产质量管理规范》认证证书所载明的范围一致。

第六条 医疗机构制剂只能在本医疗机构内凭执业医师或者执业助理医师的处方使用，并与《医疗机构执业许可证》所载明的诊疗范围一致。

第二章 申报与审批

第七条 申请医疗机构制剂，应当进行相应的临床前研究，包括处方筛选、配制工艺、质量指标、药理、毒理学研究等。

第八条 申请医疗机构制剂注册所报送的资料应当真实、完整、规范。

第九条 申请制剂所用的化学原料药及实施批准文号管理的中药材、中药饮片必须具有药品批准文号，并符合法定的药品标准。

第十条 申请人应当对其申请注册的制剂或者使用的处方、工艺、用途等，提供申请人或者他人在中国的专利及其权属状态说明；他人在中国存在专利的，申请人应当提交对他人的专利不构成侵权的声明。

第十一条 医疗机构制剂的名称，应当按照国家食品药品监督管理局颁布的药品命名原则命名，不得使用商品名称。

第十二条 医疗机构配制制剂使用的辅料和直接接触制剂的包装材料、容器等，应当符合国家食品药品监督管理局有关辅料、直接接触药品的包装材料和容器的管理规定。

第十三条 医疗机构制剂的说明书和包装标签由省、自治区、直辖市（食品）药品监督管理部门根据申请人申报的资料，在批准制剂申请时一并予以核准。医疗机构制剂的说明书和包装标签应当按照国家食品药品监督管理局有关药品说明书和包装标签的管理规定印制，其文字、图案不得超出核准的内容，并需标注"本制剂仅限本医疗机构使用"字样。

第十四条 有下列情形之一的，不得作为医疗机构制剂申报：

（一）市场上已有供应的品种；

（二）含有未经国家食品药品监督管理局批准的活性成分的品种；

（三）除变态反应原外的生物制品；

（四）中药注射剂；

（五）中药、化学药组成的复方制剂；

（六）麻醉药品、精神药品、医疗用毒性药品、放射性药品；

（七）其他不符合国家有关规定的制剂。

第十五条 申请配制医疗机构制剂，申请人应当填写《医疗机构制剂注册申请表》，向所在地省、自治区、直辖市（食品）药品监督管理部门或者其委托的设区的市级（食品）药品监督管理机构提出申请，报送有关资料和制剂实样。

第十六条 收到申请的省、自治区、直辖市（食品）药品监督管理部门或者其委托的设区的市级（食品）药品监督管理机构对申报资料进行形式审查，符合要求的予以受理；不符合要求的，应当自收到申请材料之日起5日内书面通知申请人并说明理由，逾期未通知的自收到材料之日起即为受理。

第十七条 省、自治区、直辖市（食品）药品监督管理部门或者其委托的设区的市级（食品）药品监督管理机构应当在申请受理后10日内组织现场考察，抽取连续3批检验用样品，通知指定的药品检验所进行样品检验和质量标准技术复核。受委托的设区的市级（食品）药品监督管理机构应当在完成上述工作后将审查意见、考察报告及申报资料报送省、自治区、直辖市（食品）药品监督管理部门，并通知申请人。

第十八条 接到检验通知的药品检验所应当在40日内完成样品检验和质量标准技术复核，出具检验报告书及标准复核意见，报送省、自治区、直辖市（食品）药品监督管理部门并抄送通知其检验的（食品）药品监督管理机构和申请人。

第十九条 省、自治区、直辖市（食品）药品监督管理部门应当在收到全部资料后40日内组织完成技术审评，符合规定的，发给《医疗机构制剂临床研究批件》。申请配制的化学制剂已有同品种获得制剂批准文号的，可以免于进行临床研究。

第二十条 临床研究用的制剂，应当按照《医疗机构制剂配制质量管理规范》或者《药品生产质量管理规范》的要求配制，配制的制剂应当符合经省、自治区、直辖市（食品）药品监督管理部门审定的质量标准。

第二十一条 医疗机构制剂的临床研究，应当在获得《医疗机构制剂临床研究批件》后，取得受试者知情同意书以及伦理委员会的同意，按照《药物临床试验质量管理规范》的要求实施。

第二十二条 医疗机构制剂的临床研究，应当在本医疗机构按照临床研究方案进行，受试例数不得少于60例。

第二十三条 完成临床研究后，申请人向所在地省、自治区、直辖市（食品）药品监督管理部门或者其委托的设区的市级（食品）药品监督管理机构报送临床研究总结资料。

第二十四条 省、自治区、直辖市（食品）药品监督管理部门收到全部申报资料后40日内组织完成技术审评，做出是否准予许可的决定。符合规定的，应当自做出准予许可决定之日起 10 日内向申请人核发《医疗机构制剂注册批件》及制剂批准文号，同时报国家食品药品监督管理局备案；不符合规定的，应当书面通知申请人并说明理由，同时告知申请人享有依法申请行政复议或者提起行政诉讼的权利。

第二十五条 医疗机构制剂批准文号的格式为：

X 药制字 H（Z）+4 位年号 +4 位流水号。X– 省、自治区、直辖市简称，H– 化学制剂，Z– 中药制剂。

第三章 调剂使用

第二十六条 医疗机构制剂一般不得调剂使用。发生灾情、疫情、突发事件或者临床急需而市场没有供应时，需要调剂使用的，属省级辖区内医疗机构制剂调剂的，必须经所在地省、自治区、直辖市（食品）药品监督管理部门批准；属国家食品药品监督管理局规定的特殊制剂以及省、自治区、直辖市之间医疗机构制剂调剂的，必须经国家食品药品监督管理局批准。

第二十七条 省级辖区内申请医疗机构制剂调剂使用的，应当由使用单位向所在地省、自治区、直辖市（食品）药品监督管理部门提出申请，说明使用理由、期限、数量和范围，并报送有关资料。省、自治区、直辖市之间医疗机构制剂的调剂使用以及国家食品药品监督管理局规定的特殊制剂的调剂使用，应当由取得制剂批准文号的医疗机构向所在地省、自治区、直辖市（食品）药品监督管理部门提出申请，说明使用理由、期限、数量和范围，经所在地省、自治区、直辖市（食品）药品监督管理部门审查同意后，由使用单位将审查意见和相关资料一并报送使用单位所在地省、自治区、直辖市（食品）药品监督管理部门审核同意后，报国家食品药品监督管理局审批。

第二十八条 取得制剂批准文号的医疗机构应当对调剂使用的医疗机构制剂的质量负责。接受调剂的医疗机构应当严格按照制剂的说明书使用制剂，并对超范围使用或者使用不当造成的不良后果承担责任。

第二十九条 医疗机构制剂的调剂使用，不得超出规定的期限、数量和范围。

第四章 补充申请与再注册

第三十条 医疗机构配制制剂，应当严格执行经批准的质量标准，并不得擅自变更工艺、处方、配制地点和委托配制单位。需要变更的，申请人应当提出补充申请，报送相关资料，经批准后方可执行。

第三十一条 医疗机构制剂批准文号的有效期为 3 年。有效期届满需要继续配制的，申请人应当在有效期届满前 3 个月按照原申请配制程序提出再注册申请，报送有关资料。

第三十二条　省、自治区、直辖市（食品）药品监督管理部门应当在受理再注册申请后 30 日内，作出是否批准再注册的决定。准予再注册的，应当自决定做出之日起 10 日内通知申请人，予以换发《医疗机构制剂注册批件》，并报国家食品药品监督管理局备案。决定不予再注册的，应当书面通知申请人并说明理由，同时告知申请人享有依法申请行政复议或者提起行政诉讼的权利。

第三十三条　有下列情形之一的，省、自治区、直辖市（食品）药品监督管理部门不予批准再注册，并注销制剂批准文号：

（一）市场上已有供应的品种；

（二）按照本办法应予撤销批准文号的；

（三）未在规定时间内提出再注册申请的；

（四）其他不符合规定的。

第三十四条　已被注销批准文号的医疗机构制剂，不得配制和使用；已经配制的，由当地（食品）药品监督管理部门监督销毁或者处理。

第五章　监督管理

第三十五条　配制和使用制剂的医疗机构应当注意观察制剂不良反应，并按照国家食品药品监督管理局的有关规定报告和处理。

第三十六条　省、自治区、直辖市（食品）药品监督管理部门对质量不稳定、疗效不确切、不良反应大或者其他原因危害人体健康的医疗机构制剂，应当责令医疗机构停止配制，并撤销其批准文号。已被撤销批准文号的医疗机构制剂，不得配制和使用；已经配制的，由当地（食品）药品监督管理部门监督销毁或者处理。

第三十七条　医疗机构制剂的抽查检验，按照国家食品药品监督管理局药品抽查检验的有关规定执行。

第三十八条　医疗机构不再具有配制制剂的资格或者条件时，其取得的相应制剂批准文号自行废止，并由省、自治区、直辖市（食品）药品监督管理部门予以注销，但允许委托配制的中药制剂批准文号除外。允许委托配制的中药制剂如需继续配制，可参照本办法第三十条变更委托配制单位的规定提出委托配制的补充申请。

第三十九条　未经批准，医疗机构擅自使用其他医疗机构配制的制剂的，依照《药品管理法》第八十条的规定给予处罚。

第四十条　医疗机构配制制剂，违反《药品管理法》第四十八条、第四十九条规定的，分别依照《药品管理法》第七十四条、第七十五条的规定给予处罚。

未按省、自治区、直辖市（食品）药品监督管理部门批准的标准配制制剂的，属于《药品管理法》第四十九条第三款第六项其他不符合药品标准规定的情形，依照《药品管理法》第七十五条的规定给予处罚。

第四十一条 提供虚假的证明文件、申报资料、样品或者采取其他欺骗手段申请批准证明文件的，省、自治区、直辖市（食品）药品监督管理部门对该申请不予受理，对申请人给予警告，一年内不受理其申请；已取得批准证明文件的，撤销其批准证明文件，五年内不受理其申请，并处一万元以上三万元以下罚款。

第四十二条 医疗机构配制的制剂不得在市场上销售或者变相销售，不得发布医疗机构制剂广告。医疗机构将其配制的制剂在市场上销售或者变相销售的，依照《药品管理法》第八十四条的规定给予处罚。

第四十三条 省、自治区、直辖市（食品）药品监督管理部门违反本办法的行政行为，国家食品药品监督管理局应当责令其限期改正；逾期不改正的，由国家食品药品监督管理局予以改变或者撤销。

第六章 附 则

第四十四条 本办法规定的行政机关实施行政许可的期限以工作日计算，不含法定节假日。

第四十五条 本办法中"固定处方制剂"，是指制剂处方固定不变，配制工艺成熟，并且可在临床上长期使用于某一病症的制剂。

第四十六条 省、自治区、直辖市（食品）药品监督管理部门可以根据本办法，结合本地实际制定实施细则。

第四十七条 本办法自 2005 年 8 月 1 日起施行。

药品不良反应报告和监测管理办法

（《药品不良反应报告和监测管理办法》已于 2010 年 12 月 13 日经卫生部部务会议审议通过，现予以发布，自 2011 年 7 月 1 日起施行）

目录
第一章 总则
第二章 职责
第三章 报告与处置
第四章 药品重点监测
第五章 评价与控制
第六章 信息管理
第七章 法律责任
第八章 附则

第一章 总 则

第一条 为加强药品的上市后监管，规范药品不良反应报告和监测，及时、有效控制药品风险，保障公众用药安全，依据《中华人民共和国药品管理法》等有关法律法规，制定本办法。

第二条 在中华人民共和国境内开展药品不良反应报告、监测以及监督管理，适用本办法。

第三条 国家实行药品不良反应报告制度。药品生产企业（包括进口药品的境外制药厂商）、药品经营企业、医疗机构应当按照规定报告所发现的药品不良反应。

第四条 国家食品药品监督管理局主管全国药品不良反应报告和监测工作，地方各级药品监督管理部门主管本行政区域内的药品不良反应报告和监测工作。各级卫生行政部门负责本行政区域内医疗机构与实施药品不良反应报告制度有关的管理工作。

地方各级药品监督管理部门应当建立健全药品不良反应监测机构，负责本行政区域内药品不良反应报告和监测的技术工作。

第五条 国家鼓励公民、法人和其他组织报告药品不良反应。

第二章 职　责

第六条 国家食品药品监督管理局负责全国药品不良反应报告和监测的管理工作，并履行以下主要职责：

（一）与卫生部共同制定药品不良反应报告和监测的管理规定和政策，并监督实施；

（二）与卫生部联合组织开展全国范围内影响较大并造成严重后果的药品群体不良事件的调查和处理，并发布相关信息；

（三）对已确认发生严重药品不良反应或者药品群体不良事件的药品依法采取紧急控制措施，作出行政处理决定，并向社会公布；

（四）通报全国药品不良反应报告和监测情况；

（五）组织检查药品生产、经营企业的药品不良反应报告和监测工作的开展情况，并与卫生部联合组织检查医疗机构的药品不良反应报告和监测工作的开展情况。

第七条 省、自治区、直辖市药品监督管理部门负责本行政区域内药品不良反应报告和监测的管理工作，并履行以下主要职责：

（一）根据本办法与同级卫生行政部门共同制定本行政区域内药品不良反应报告和监测的管理规定，并监督实施；

（二）与同级卫生行政部门联合组织开展本行政区域内发生的影响较大的药品群体不良事件的调查和处理，并发布相关信息；

（三）对已确认发生严重药品不良反应或者药品群体不良事件的药品依法采取紧急控制措施，作出行政处理决定，并向社会公布；

（四）通报本行政区域内药品不良反应报告和监测情况；

（五）组织检查本行政区域内药品生产、经营企业的药品不良反应报告和监测工作的开展情况，并与同级卫生行政部门联合组织检查本行政区域内医疗机构的药品不良反应报告和监测工作的开展情况；

（六）组织开展本行政区域内药品不良反应报告和监测的宣传、培训工作。

第八条 设区的市级、县级药品监督管理部门负责本行政区域内药品不良反应报告和监测的管理工作；与同级卫生行政部门联合组织开展本行政区域内发生的药品群体不良事件的调查，并采取必要控制措施；组织开展本行政区域内药品不良反应报告和监测的宣传、培训工作。

第九条 县级以上卫生行政部门应当加强对医疗机构临床用药的监督管理，在职责范围内依法对已确认的严重药品不良反应或者药品群体不良事件采取相关的紧急控制措施。

第十条 国家药品不良反应监测中心负责全国药品不良反应报告和监测的技术工作，并履行以下主要职责：

（一）承担国家药品不良反应报告和监测资料的收集、评价、反馈和上报，以及全国药品不良反应监测信息网络的建设和维护；

（二）制定药品不良反应报告和监测的技术标准和规范，对地方各级药品不良反应监测机构进行技术指导；

（三）组织开展严重药品不良反应的调查和评价，协助有关部门开展药品群体不良事件的调查；

（四）发布药品不良反应警示信息；

（五）承担药品不良反应报告和监测的宣传、培训、研究和国际交流工作。

第十一条 省级药品不良反应监测机构负责本行政区域内的药品不良反应报告和监测的技术工作，并履行以下主要职责：

（一）承担本行政区域内药品不良反应报告和监测资料的收集、评价、反馈和上报，以及药品不良反应监测信息网络的维护和管理；

（二）对设区的市级、县级药品不良反应监测机构进行技术指导；

（三）组织开展本行政区域内严重药品不良反应的调查和评价，协助有关部门开展药品群体不良事件的调查；

（四）组织开展本行政区域内药品不良反应报告和监测的宣传、培训工作。

第十二条 设区的市级、县级药品不良反应监测机构负责本行政区域内药品不良反应报告和监测资料的收集、核实、评价、反馈和上报；开展本行政区域内严重药品不良反应的调查和评价；协助有关部门开展药品群体不良事件的调查；承担药品不良反应报告和监测的宣传、培训等工作。

第十三条 药品生产、经营企业和医疗机构应当建立药品不良反应报告和监测管理制度。药品生产企业应当设立专门机构并配备专职人员，药品经营企业和医疗机构应当设立或者指定机构并配备专（兼）职人员，承担本单位的药品不良反应报告和监测工作。

第十四条 从事药品不良反应报告和监测的工作人员应当具有医学、药学、流行病学或者统计学等相关专业知识，具备科学分析评价药品不良反应的能力。

第三章 报告与处置

第一节 基本要求

第十五条 药品生产、经营企业和医疗机构获知或者发现可能与用药有关的不良反应，应当通过国家药品不良反应监测信息网络报告；不具备在线报告条件的，应当通过纸质报表报所在地药品不良反应监测机构，由所在地药品不良反应监测机构代为在线报告。

报告内容应当真实、完整、准确。

第十六条 各级药品不良反应监测机构应当对本行政区域内的药品不良反应报告和监测资料进行评价和管理。

第十七条 药品生产、经营企业和医疗机构应当配合药品监督管理部门、卫生行政部门和药品不良反应监测机构对药品不良反应或者群体不良事件的调查，并提供调查所需的资料。

第十八条 药品生产、经营企业和医疗机构应当建立并保存药品不良反应报告和监测档案。

第二节 个例药品不良反应

第十九条 药品生产、经营企业和医疗机构应当主动收集药品不良反应，获知或者发现药品不良反应后应当详细记录、分析和处理，填写《药品不良反应/事件报告表》（见附表1）并报告。

第二十条 新药监测期内的国产药品应当报告该药品的所有不良反应；其他国产药品，报告新的和严重的不良反应。

进口药品自首次获准进口之日起5年内，报告该进口药品的所有不良反应；满5年的，报告新的和严重的不良反应。

第二十一条 药品生产、经营企业和医疗机构发现或者获知新的、严重的药品不良反应应当在15日内报告，其中死亡病例须立即报告；其他药品不良反应应当在30日内报告。有随访信息的，应当及时报告。

第二十二条 药品生产企业应当对获知的死亡病例进行调查，详细了解死亡病例的基本信息、药品使用情况、不良反应发生及诊治情况等，并在15日内完成调查报告，报药品生产企业所在地的省级药品不良反应监测机构。

第二十三条 个人发现新的或者严重的药品不良反应，可以向经治医师报告，也可以向药品生产、经营企业或者当地的药品不良反应监测机构报告，必要时提供相关的病历资料。

第二十四条 设区的市级、县级药品不良反应监测机构应当对收到的药品不良反应报告的真实性、完整性和准确性进行审核。严重药品不良反应报告的审核和评价应当自收到报告之日起3个工作日内完成，其他报告的审核和评价应当在15个工作日内完成。

设区的市级、县级药品不良反应监测机构应当对死亡病例进行调查，详细了解死亡病例的基本信息、药品使用情况、不良反应发生及诊治情况等，自收到报告之日起 15 个工作日内完成调查报告，报同级药品监督管理部门和卫生行政部门，以及上一级药品不良反应监测机构。

第二十五条 省级药品不良反应监测机构应当在收到下一级药品不良反应监测机构提交的严重药品不良反应评价意见之日起 7 个工作日内完成评价工作。

对死亡病例，事件发生地和药品生产企业所在地的省级药品不良反应监测机构均应当及时根据调查报告进行分析、评价，必要时进行现场调查，并将评价结果报省级药品监督管理部门和卫生行政部门，以及国家药品不良反应监测中心。

第二十六条 国家药品不良反应监测中心应当及时对死亡病例进行分析、评价，并将评价结果报国家食品药品监督管理局和卫生部。

第三节 药品群体不良事件

第二十七条 药品生产、经营企业和医疗机构获知或者发现药品群体不良事件后，应当立即通过电话或者传真等方式报所在地的县级药品监督管理部门、卫生行政部门和药品不良反应监测机构，必要时可以越级报告；同时填写《药品群体不良事件基本信息表》（见附表 2），对每一病例还应当及时填写《药品不良反应 / 事件报告表》，通过国家药品不良反应监测信息网络报告。

第二十八条 设区的市级、县级药品监督管理部门获知药品群体不良事件后，应当立即与同级卫生行政部门联合组织开展现场调查，并及时将调查结果逐级报至省级药品监督管理部门和卫生行政部门。

省级药品监督管理部门与同级卫生行政部门联合对设区的市级、县级的调查进行督促、指导，对药品群体不良事件进行分析、评价，对本行政区域内发生的影响较大的药品群体不良事件，还应当组织现场调查，评价和调查结果应当及时报国家食品药品监督管理局和卫生部。

对全国范围内影响较大并造成严重后果的药品群体不良事件，国家食品药品监督管理局应当与卫生部联合开展相关调查工作。

第二十九条 药品生产企业获知药品群体不良事件后应当立即开展调查，详细了解药品群体不良事件的发生、药品使用、患者诊治以及药品生产、储存、流通、既往类似不良事件等情况，在 7 日内完成调查报告，报所在地省级药品监督管理部门和药品不良反应监测机构；同时迅速开展自查，分析事件发生的原因，必要时应当暂停生产、销售、使用和召回相关药品，并报所在地省级药品监督管理部门。

第三十条 药品经营企业发现药品群体不良事件应当立即告知药品生产企业，同时迅速开展自查，必要时应当暂停药品的销售，并协助药品生产企业采取相关控制措施。

第三十一条　医疗机构发现药品群体不良事件后应当积极救治患者，迅速开展临床调查，分析事件发生的原因，必要时可采取暂停药品的使用等紧急措施。

第三十二条　药品监督管理部门可以采取暂停生产、销售、使用或者召回药品等控制措施。卫生行政部门应当采取措施积极组织救治患者。

第四节　境外发生的严重药品不良反应

第三十三条　进口药品和国产药品在境外发生的严重药品不良反应（包括自发报告系统收集的、上市后临床研究发现的、文献报道的），药品生产企业应当填写《境外发生的药品不良反应 / 事件报告表》（见附表 3），自获知之日起 30 日内报送国家药品不良反应监测中心。国家药品不良反应监测中心要求提供原始报表及相关信息的，药品生产企业应当在 5 日内提交。

第三十四条　国家药品不良反应监测中心应当对收到的药品不良反应报告进行分析、评价，每半年向国家食品药品监督管理局和卫生部报告，发现提示药品可能存在安全隐患的信息应当及时报告。

第三十五条　进口药品和国产药品在境外因药品不良反应被暂停销售、使用或者撤市的，药品生产企业应当在获知后 24 小时内书面报国家食品药品监督管理局和国家药品不良反应监测中心。

第三十六条　药品生产企业应当对本企业生产药品的不良反应报告和监测资料进行定期汇总分析，汇总国内外安全性信息，进行风险和效益评估，撰写定期安全性更新报告。定期安全性更新报告的撰写规范由国家药品不良反应监测中心负责制定。

第三十七条　设立新药监测期的国产药品，应当自取得批准证明文件之日起每满 1 年提交一次定期安全性更新报告，直至首次再注册，之后每 5 年报告一次；其他国产药品，每 5 年报告一次。

首次进口的药品，自取得进口药品批准证明文件之日起每满一年提交一次定期安全性更新报告，直至首次再注册，之后每 5 年报告一次。

定期安全性更新报告的汇总时间以取得药品批准证明文件的日期为起点计，上报日期应当在汇总数据截止日期后 60 日内。

第三十八条　国产药品的定期安全性更新报告向药品生产企业所在地省级药品不良反应监测机构提交。进口药品（包括进口分包装药品）的定期安全性更新报告向国家药品不良反应监测中心提交。

第三十九条　省级药品不良反应监测机构应当对收到的定期安全性更新报告进行汇总、分析和评价，于每年 4 月 1 日前将上一年度定期安全性更新报告统计情况和分析评价结果报省级药品监督管理部门和国家药品不良反应监测中心。

第四十条　国家药品不良反应监测中心应当对收到的定期安全性更新报告进行汇总、分析和评价，于每年7月1日前将上一年度国产药品和进口药品的定期安全性更新报告统计情况和分析评价结果报国家食品药品监督管理局和卫生部。

第四章　药品重点监测

第四十一条　药品生产企业应当经常考察本企业生产药品的安全性，对新药监测期内的药品和首次进口5年内的药品，应当开展重点监测，并按要求对监测数据进行汇总、分析、评价和报告；对本企业生产的其他药品，应当根据安全性情况主动开展重点监测。

第四十二条　省级以上药品监督管理部门根据药品临床使用和不良反应监测情况，可以要求药品生产企业对特定药品进行重点监测；必要时，也可以直接组织药品不良反应监测机构、医疗机构和科研单位开展药品重点监测。

第四十三条　省级以上药品不良反应监测机构负责对药品生产企业开展的重点监测进行监督、检查，并对监测报告进行技术评价。

第四十四条　省级以上药品监督管理部门可以联合同级卫生行政部门指定医疗机构作为监测点，承担药品重点监测工作。

第五章　评价与控制

第四十五条　药品生产企业应当对收集到的药品不良反应报告和监测资料进行分析、评价，并主动开展药品安全性研究。

药品生产企业对已确认发生严重不良反应的药品，应当通过各种有效途径将药品不良反应、合理用药信息及时告知医务人员、患者和公众；采取修改标签和说明书，暂停生产、销售、使用和召回等措施，减少和防止药品不良反应的重复发生。对不良反应大的药品，应当主动申请注销其批准证明文件。

药品生产企业应当将药品安全性信息及采取的措施报所在地省级药品监督管理部门和国家食品药品监督管理局。

第四十六条　药品经营企业和医疗机构应当对收集到的药品不良反应报告和监测资料进行分析和评价，并采取有效措施减少和防止药品不良反应的重复发生。

第四十七条　省级药品不良反应监测机构应当每季度对收到的药品不良反应报告进行综合分析，提取需要关注的安全性信息，并进行评价，提出风险管理建议，及时报省级药品监督管理部门、卫生行政部门和国家药品不良反应监测中心。

省级药品监督管理部门根据分析评价结果，可以采取暂停生产、销售、使用和召回药品等措施，并监督检查，同时将采取的措施通报同级卫生行政部门。

第四十八条 国家药品不良反应监测中心应当每季度对收到的严重药品不良反应报告进行综合分析，提取需要关注的安全性信息，并进行评价，提出风险管理建议，及时报国家食品药品监督管理局和卫生部。

第四十九条 国家食品药品监督管理局根据药品分析评价结果，可以要求企业开展药品安全性、有效性相关研究。必要时，应当采取责令修改药品说明书，暂停生产、销售、使用和召回药品等措施，对不良反应大的药品，应当撤销药品批准证明文件，并将有关措施及时通报卫生部。

第五十条 省级以上药品不良反应监测机构根据分析评价工作需要，可以要求药品生产、经营企业和医疗机构提供相关资料，相关单位应当积极配合。

第六章　信息管理

第五十一条 各级药品不良反应监测机构应当对收到的药品不良反应报告和监测资料进行统计和分析，并以适当形式反馈。

第五十二条 国家药品不良反应监测中心应当根据对药品不良反应报告和监测资料的综合分析和评价结果，及时发布药品不良反应警示信息。

第五十三条 省级以上药品监督管理部门应当定期发布药品不良反应报告和监测情况。

第五十四条 下列信息由国家食品药品监督管理局和卫生部统一发布：

（一）影响较大并造成严重后果的药品群体不良事件；

（二）其他重要的药品不良反应信息和认为需要统一发布的信息。

前款规定统一发布的信息，国家食品药品监督管理局和卫生部也可以授权省级药品监督管理部门和卫生行政部门发布。

第五十五条 在药品不良反应报告和监测过程中获取的商业秘密、个人隐私、患者和报告者信息应当予以保密。

第五十六条 鼓励医疗机构、药品生产企业、药品经营企业之间共享药品不良反应信息。

第五十七条 药品不良反应报告的内容和统计资料是加强药品监督管理、指导合理用药的依据。

第七章　法律责任

第五十八条　药品生产企业有下列情形之一的，由所在地药品监督管理部门给予警告，责令限期改正，可以并处五千元以上三万元以下的罚款：

（一）未按照规定建立药品不良反应报告和监测管理制度，或者无专门机构、专职人员负责本单位药品不良反应报告和监测工作的；

（二）未建立和保存药品不良反应监测档案的；

（三）未按照要求开展药品不良反应或者群体不良事件报告、调查、评价和处理的；

（四）未按照要求提交定期安全性更新报告的；

（五）未按照要求开展重点监测的；

（六）不配合严重药品不良反应或者群体不良事件相关调查工作的；

（七）其他违反本办法规定的。

药品生产企业有前款规定第（四）项、第（五）项情形之一的，按照《药品注册管理办法》的规定对相应药品不予再注册。

第五十九条　药品经营企业有下列情形之一的，由所在地药品监督管理部门给予警告，责令限期改正；逾期不改的，处三万元以下的罚款：

（一）无专职或者兼职人员负责本单位药品不良反应监测工作的；

（二）未按照要求开展药品不良反应或者群体不良事件报告、调查、评价和处理的；

（三）不配合严重药品不良反应或者群体不良事件相关调查工作的。

第六十条　医疗机构有下列情形之一的，由所在地卫生行政部门给予警告，责令限期改正；逾期不改的，处三万元以下的罚款。情节严重并造成严重后果的，由所在地卫生行政部门对相关责任人给予行政处分：

（一）无专职或者兼职人员负责本单位药品不良反应监测工作的；

（二）未按照要求开展药品不良反应或者群体不良事件报告、调查、评价和处理的；

（三）不配合严重药品不良反应和群体不良事件相关调查工作的。

药品监督管理部门发现医疗机构有前款规定行为之一的，应当移交同级卫生行政部门处理。

卫生行政部门对医疗机构作出行政处罚决定的，应当及时通报同级药品监督管理部门。

第六十一条　各级药品监督管理部门、卫生行政部门和药品不良反应监测机构及其有关工作人员在药品不良反应报告和监测管理工作中违反本办法，造成严重后果的，依照有关规定给予行政处分。

第六十二条　药品生产、经营企业和医疗机构违反相关规定，给药品使用者造成损害的，依法承担赔偿责任。

第八章　附　则

第六十三条　本办法下列用语的含义：

（一）药品不良反应，是指合格药品在正常用法用量下出现的与用药目的无关的有害反应。

（二）药品不良反应报告和监测，是指药品不良反应的发现、报告、评价和控制的过程。

（三）严重药品不良反应，是指因使用药品引起以下损害情形之一的反应：

1. 导致死亡；

2. 危及生命；

3. 致癌、致畸、致出生缺陷；

4. 导致显著的或者永久的人体伤残或者器官功能的损伤；

5. 导致住院或者住院时间延长；

6. 导致其他重要医学事件，如不进行治疗可能出现上述所列情况的。

（四）新的药品不良反应，是指药品说明书中未载明的不良反应。说明书中已有描述，但不良反应发生的性质、程度、后果或者频率与说明书描述不一致或者更严重的，按照新的药品不良反应处理。

（五）药品群体不良事件，是指同一药品在使用过程中，在相对集中的时间、区域内，对一定数量人群的身体健康或者生命安全造成损害或者威胁，需要予以紧急处置的事件。

同一药品：指同一生产企业生产的同一药品名称、同一剂型、同一规格的药品。

（六）药品重点监测，是指为进一步了解药品的临床使用和不良反应发生情况，研究不良反应的发生特征、严重程度、发生率等，开展的药品安全性监测活动。

第六十四条　进口药品的境外制药厂商可以委托其驻中国境内的办事机构或者中国境内代理机构，按照本办法对药品生产企业的规定，履行药品不良反应报告和监测义务。

第六十五条　卫生部和国家食品药品监督管理局对疫苗不良反应报告和监测另有规定的，从其规定。

第六十六条　医疗机构制剂的不良反应报告和监测管理办法由各省、自治区、直辖市药品监督管理部门会同同级卫生行政部门制定。

第六十七条 本办法自 2011 年 7 月 1 日起施行。国家食品药品监督管理局和卫生部于 2004 年 3 月 4 日公布的《药品不良反应报告和监测管理办法》（国家食品药品监督管理局令第 7 号）同时废止。

附表：1. 药品不良反应 / 事件报告表（略）

2. 药品群体不良事件基本信息表（略）

3. 境外发生的药品不良反应 / 事件报告表（略）

中医医术确有专长人员医师资格考核
注册管理暂行办法

（《中医医术确有专长人员医师资格考核注册管理暂行办法》已于 2017 年 7 月 31 日经国家卫生计生委委主任会议讨论通过，现予公布，自 2017 年 12 月 20 日起施行）

第一章　总　则

第一条　为做好中医医术确有专长人员医师资格考核注册管理工作，根据《中华人民共和国中医药法》有关规定，制定本办法。

第二条　以师承方式学习中医或者经多年实践，医术确有专长的人员参加医师资格考核和执业注册，适用本办法。

第三条　国家中医药管理局负责全国中医医术确有专长人员医师资格考核及执业工作的管理。

省级中医药主管部门组织本省、自治区、直辖市中医医术确有专长人员医师资格考核；负责本行政区域内取得医师资格的中医医术确有专长人员执业管理。

省级中医药主管部门应当根据本办法制定本省、自治区、直辖市中医医术确有专长人员医师资格考核注册管理实施细则。

设区的市和县级中医药主管部门负责本行政区域内中医医术确有专长人员医师资格考核组织申报、初审及复审工作，负责本行政区域内取得医师资格的中医医术确有专长人员执业日常管理。

第二章 考核申请

第四条 以师承方式学习中医或者经多年实践，医术确有专长的人员，可以申请参加中医医术确有专长人员医师资格考核。

第五条 以师承方式学习中医的，申请参加医师资格考核应当同时具备下列条件：

（一）连续跟师学习中医满五年，对某些病证的诊疗，方法独特、技术安全、疗效明显，经指导老师评议合格；

（二）由至少两名中医类别执业医师推荐，推荐医师不包括其指导老师。

第六条 经多年中医医术实践的，申请参加医师资格考核应当同时具备下列条件：

（一）具有医术渊源，在中医医师指导下从事中医医术实践活动满五年或者《中华人民共和国中医药法》施行前已经从事中医医术实践活动满五年的；

（二）对某些病证的诊疗，方法独特、技术安全、疗效明显，并得到患者的认可；

（三）由至少两名中医类别执业医师推荐。

第七条 推荐医师应当为被推荐者长期临床实践所在省、自治区、直辖市相关专业中医类别执业医师。

第八条 以师承方式学习中医的，其指导老师应当具有中医类别执业医师资格，从事中医临床工作十五年以上或者具有中医类副主任医师以上专业技术职务任职资格。指导老师同时带徒不超过四名。

第九条 符合本办法第五条或者第六条规定的人员，可以向其长期临床实践所在地县级中医药主管部门提出考核申请。

第十条 申请参加中医医术确有专长人员医师资格考核的，应当提交以下材料：

（一）国家中医药管理局统一式样的《中医医术确有专长人员医师资格考核申请表》；

（二）本人有效身份证明；

（三）中医医术专长综述，包括医术的基本内容及特点描述、适应证或者适用范围、安全性及有效性的说明等，以及能够证明医术专长确有疗效的相关资料；

（四）至少两名中医类别执业医师的推荐材料；

（五）以师承方式学习中医的，还应当提供跟师学习合同、学习笔记、临床实践记录等连续跟师学习中医满五年的证明材料，以及指导老师出具的跟师学习情况书面评价意见、出师结论；经多年中医医术实践的，还应当提供医术渊源的相关证明材料，以及长期临床实践所在地县级以上中医药主管部门或者所在居委会、村委会出具的从事中医医术实践活动满五年证明，或者至少十名患者的推荐证明。

第十一条　县级中医药主管部门和设区的市级中医药主管部门分别对申请者提交的材料进行初审和复审，复审合格后报省级中医药主管部门。省级中医药主管部门对报送材料进行审核确认，对符合考核条件的人员、指导老师和推荐医师信息应当予以公示。申请者在临床实践中存在医疗纠纷且造成严重后果的，取消其报名资格。

第三章　考核发证

第十二条　中医医术确有专长人员医师资格考核实行专家评议方式，通过现场陈述问答、回顾性中医医术实践资料评议、中医药技术方法操作等形式对实践技能和效果进行科学量化考核。专家人数应当为不少于五人的奇数。

第十三条　考核专家应当对参加考核者使用中医药技术方法的安全性进行风险评估，并针对风险点考核其安全风险意识、相关知识及防范措施。根据参加考核者使用的中医药技术方法分为内服方药和外治技术两类进行考核。

第十四条　内服方药类考核内容包括：医术渊源或者传承脉络、医术内容及特点；与擅长治疗的病证范围相关的中医基础知识、中医诊断技能、中医治疗方法、中药基本知识和用药安全等。

考核程序分为医术专长陈述、现场问答、诊法技能操作和现场辨识相关中药等。

考核专家应当围绕参加考核者使用的中药种类、药性、药量、配伍等进行安全性评估，根据风险点考核相关用药禁忌、中药毒性知识等。

第十五条　外治技术类考核内容包括：医术渊源或者传承脉络、外治技术内容及特点；与其使用的外治技术相关的中医基础知识、擅长治疗的病证诊断要点、外治技术操作要点、技术应用规范及安全风险防控方法或者措施等。

考核程序分为医术专长陈述、现场问答、外治技术操作等。

考核专家应当围绕参加考核者使用外治技术的操作部位、操作难度、创伤程度、感染风险等进行安全性评估，根据风险点考核其操作安全风险认知和有效防范方法等；外敷药物中含毒性中药的，还应当考核相关的中药毒性知识。

第十六条 治疗方法以内服方药为主、配合使用外治技术，或者以外治技术为主、配合使用中药的，应当增加相关考核内容。

第十七条 考核专家根据参加考核者的现场陈述，结合回顾性中医医术实践资料等，围绕相关病证的疗效评价关键要素进行分析评估并提问，对其医术专长的效果进行现场评定。必要时可采用实地调查核验等方式评定效果。

第十八条 经综合评议后，考核专家对参加考核者作出考核结论，并对其在执业活动中能够使用的中医药技术方法和具体治疗病证的范围进行认定。

第十九条 考核合格者，由省级中医药主管部门颁发《中医（专长）医师资格证书》。

第二十条 县级以上地方中医药主管部门应当加强对考核合格人员有关卫生和中医药法律法规基本知识、基本急救技能、临床转诊能力、中医医疗技术相关性感染防控指南、传染病防治基本知识及报告制度、中医病历书写等知识的培训，提高其执业技能，保障医疗安全。

第四章　考核组织

第二十一条 省级中医药主管部门应当加强考核工作的组织领导，完善考核制度，强化考核工作人员和专家培训，严格考核管理，确保考核公平、公正、安全、有序进行。

第二十二条 省级中医药主管部门每年定期组织中医医术确有专长人员医师资格考核，考核时间应当提前三个月向社会公告。

第二十三条 省级中医药主管部门应当建立中医医术确有专长人员医师资格考核专家库。考核专家应当同时符合下列条件：

（一）中医类别执业医师；

（二）具有丰富的临床经验和技术专长，具备副主任医师以上专业技术职务任职资格或者从事中医临床工作十五年以上具有师承或者医术确有专长渊源背景人员；

（三）遵纪守法，恪守职业道德，公平公正，原则性强，工作认真负责。

第二十四条 根据参加考核人员申报的医术专长，由省级中医药主管部门在中医医术确有专长人员医师资格考核专家库内抽取考核专家。考核专家是参加考核人员的近亲属或者与其有利害关系的，应当予以回避。

第五章　　执业注册

第二十五条　中医（专长）医师实行医师区域注册管理。取得《中医（专长）医师资格证书》者，应当向其拟执业机构所在地县级以上地方中医药主管部门提出注册申请，经注册后取得《中医（专长）医师执业证书》。

第二十六条　中医（专长）医师按照考核内容进行执业注册，执业范围包括其能够使用的中医药技术方法和具体治疗病证的范围。

第二十七条　中医（专长）医师在其考核所在省级行政区域内执业。中医（专长）医师跨省执业的，须经拟执业所在地省级中医药主管部门同意并注册。

第二十八条　取得《中医（专长）医师执业证书》者，即可在注册的执业范围内，以个人开业的方式或者在医疗机构内从事中医医疗活动。

第六章　　监督管理

第二十九条　县级中医药主管部门负责对本行政区域内中医（专长）医师执业行为的监督检查，重点对其执业范围、诊疗行为以及广告宣传等进行监督检查。

第三十条　中医（专长）医师应当参加定期考核，每两年为一个周期。定期考核有关要求由省级中医药主管部门确定。

第三十一条　县级以上地方中医药主管部门应当加强对中医（专长）医师的培训，为中医（专长）医师接受继续教育提供条件。

第三十二条　中医（专长）医师通过学历教育取得省级以上教育行政部门认可的中医专业学历的，或者执业时间满五年、期间无不良执业记录的，可以申请参加中医类别执业医师资格考试。

第三十三条　国家建立中医（专长）医师管理信息系统，及时更新中医（专长）医师注册信息，实行注册内容公开制度，并提供中医（专长）医师注册信息查询服务。

第七章　　法律责任

第三十四条　参加中医医术确有专长人员资格考核的人员和考核工作人员，违反本办法有关规定，在考核过程中发生违纪违规行为的，按照国家医师资格考试违纪违规处理有关规定处罚；通过违纪违规行为取得《中医（专长）医师资格证书》《中医（专长）医师执业证书》的人员，由发证部门撤销并收回《中医（专长）医师资格证书》《中医（专长）医师执业证书》，并进行通报。

第三十五条 中医医术确有专长人员医师资格考核专家违反本办法有关规定，在考核工作中未依法履行工作职责的，省级中医药主管部门应当停止其参与考核工作；情节严重的，应当进行通报批评，并建议其所在单位依法给予相应的处分；存在其他违纪违规行为的，按照国家医师资格考试违纪违规处理有关规定处罚；构成犯罪的，依法追究刑事责任。

第三十六条 推荐中医医术确有专长人员的中医医师、以师承方式学习中医的医术确有专长人员的指导老师，违反本办法有关规定，在推荐中弄虚作假、徇私舞弊的，由县级以上中医药主管部门依法责令暂停六个月以上一年以下执业活动；情节严重的，吊销其医师执业证书；构成犯罪的，依法追究刑事责任。

第三十七条 中医（专长）医师在执业中超出注册的执业范围从事医疗活动的，由县级以上中医药主管部门责令暂停六个月以上一年以下执业活动，并处一万元以上三万元以下罚款；情节严重的，吊销其执业证书。造成患者人身、财产损害的，依法承担民事责任；构成犯罪的，依法追究刑事责任。

第八章 附 则

第三十八条 本办法实施前已经取得《乡村医生执业证书》的中医药一技之长人员可以申请参加中医医术确有专长人员医师资格考核，也可继续以乡村医生身份执业，纳入乡村医生管理。自本办法施行之日起，不再开展中医药一技之长人员纳入乡村医生管理工作。

本办法实施前已经按照《传统医学师承和确有专长人员医师资格考核考试办法》规定取得《传统医学师承出师证》的，可以按照本办法规定，在继续跟师学习满两年后申请参加中医医术确有专长人员医师资格考核。

本办法实施前已经按照《传统医学师承和确有专长人员医师资格考核考试办法》规定取得《传统医学医术确有专长证书》的，可以按照本办法规定申请参加中医医术确有专长人员医师资格考核。

第三十九条 港澳台人员在内地以师承方式学习中医的，可在指导老师所在省、自治区、直辖市申请参加中医医术确有专长医师资格考核。

第四十条 《中医（专长）医师资格证书》和《中医（专长）医师执业证书》由国家中医药管理局统一印制。

第四十一条 本办法自2017年12月20日起施行。

中医诊所备案管理暂行办法

（《中医诊所备案管理暂行办法》已于2017年7月31日经国家卫生计生委委主任会议讨论通过，现予公布，自2017年12月1日起施行）

目录
第一章　总则
第二章　备案
第三章　监督管理
第四章　法律责任
第五章　附则

第一章　总　则

第一条　为做好中医诊所的备案管理工作，根据《中华人民共和国中医药法》以及《医疗机构管理条例》等法律法规的有关规定，制定本办法。

第二条　本办法所指的中医诊所，是在中医药理论指导下，运用中药和针灸、拔罐、推拿等非药物疗法开展诊疗服务，以及中药调剂、汤剂煎煮等中药药事服务的诊所。不符合上述规定的服务范围或者存在不可控的医疗安全隐患和风险的，不适用本办法。

第三条　国家中医药管理局负责全国中医诊所的管理工作。

县级以上地方中医药主管部门负责本行政区域内中医诊所的监督管理工作。

县级中医药主管部门具体负责本行政区域内中医诊所的备案工作。

第二章　备　案

第四条　举办中医诊所的，报拟举办诊所所在地县级中医药主管部门备案后即可开展执业活动。

第五条　举办中医诊所应当同时具备下列条件：

（一）个人举办中医诊所的，应当具有中医类别《医师资格证书》并经注册后在医疗、预防、保健机构中执业满三年，或者具有《中医（专长）医师资格证书》；法人或者其他组织举办中医诊所的，诊所主要负责人应当符合上述要求；

（二）符合《中医诊所基本标准》；

（三）中医诊所名称符合《医疗机构管理条例实施细则》的相关规定；

（四）符合环保、消防的相关规定；

（五）能够独立承担民事责任。

《医疗机构管理条例实施细则》规定不得申请设置医疗机构的单位和个人，不得举办中医诊所。

第六条 中医诊所备案，应当提交下列材料：

（一）《中医诊所备案信息表》；

（二）中医诊所主要负责人有效身份证明、医师资格证书、医师执业证书；

（三）其他卫生技术人员名录、有效身份证明、执业资格证件；

（四）中医诊所管理规章制度；

（五）医疗废物处理方案、诊所周边环境情况说明；

（六）消防应急预案。

法人或者其他组织举办中医诊所的，还应当提供法人或者其他组织的资质证明、法定代表人身份证明或者其他组织的代表人身份证明。

第七条 备案人应当如实提供有关材料和反映真实情况，并对其备案材料实质内容的真实性负责。

第八条 县级中医药主管部门收到备案材料后，对材料齐全且符合备案要求的予以备案，并当场发放《中医诊所备案证》；材料不全或者不符合备案要求的，应当当场或者在收到备案材料之日起五日内一次告知备案人需要补正的全部内容。

国家逐步推进中医诊所管理信息化，有条件的地方可实行网上申请备案。

第九条 中医诊所应当将《中医诊所备案证》、卫生技术人员信息在诊所的明显位置公示。

第十条 中医诊所的人员、名称、地址等实际设置应当与《中医诊所备案证》记载事项相一致。

中医诊所名称、场所、主要负责人、诊疗科目、技术等备案事项发生变动的，应当及时到原备案机关对变动事项进行备案。

第十一条 禁止伪造、出卖、转让、出借《中医诊所备案证》。

第十二条 中医诊所应当按照备案的诊疗科目、技术开展诊疗活动，加强对诊疗行为、医疗质量、医疗安全的管理，并符合中医医疗技术相关性感染预防与控制等有关规定。中医诊所发布医疗广告应当遵守法律法规规定，禁止虚假、夸大宣传。

第十三条 县级中医药主管部门应当在发放《中医诊所备案证》之日起二十日内将辖区内备案的中医诊所信息在其政府网站公开，便于社会查询、监督，并及时向上一级中医药主管部门报送本辖区内中医诊所备案信息。上一级中医药主管部门应当进行核查，发现不符合本办法规定的备案事项，应当在三十日内予以纠正。

第三章 监督管理

第十四条 县级以上地方中医药主管部门应当加强对中医诊所依法执业、医疗质量和医疗安全、诊所管理等情况的监督管理。

第十五条 县级中医药主管部门应当自中医诊所备案之日起三十日内，对备案的中医诊所进行现场核查，对相关材料进行核实，并定期开展现场监督检查。

第十六条 有下列情形之一的，中医诊所应当向所在地县级中医药主管部门报告，县级中医药主管部门应当注销备案并及时向社会公告：

（一）中医诊所停止执业活动超过一年的；

（二）中医诊所主要负责人被吊销执业证书或者被追究刑事责任的；

（三）举办中医诊所的法人或者其他组织依法终止的；

（四）中医诊所自愿终止执业活动的。

第十七条 县级中医药主管部门应当定期组织中医诊所负责人学习卫生法律法规和医疗机构感染防控、传染病防治等知识，促进中医诊所依法执业；定期组织执业人员参加继续教育，提高其专业技术水平。

第十八条 县级中医药主管部门应当建立中医诊所不良执业行为记录制度，对违规操作、不合理收费、虚假宣传等进行记录，并作为对中医诊所进行监督管理的重要依据。

第四章 法律责任

第十九条 县级以上地方中医药主管部门未履行本办法规定的职责，对符合备案条件但未及时发放备案证或者逾期未告知需要补正材料、未在规定时限内公开辖区内备案的中医诊所信息、未依法开展监督管理的，按照《中医药法》第五十三条的规定予以处理。

第二十条 违反本办法规定，未经县级中医药主管部门备案擅自执业的，由县级中医药主管部门责令改正，没收违法所得，并处三万元以下罚款，向社会公告相关信息；拒不改正的，责令其停止执业活动，其直接责任人员自处罚决定作出之日起五年内不得从事中医药相关活动。

第二十一条 提交虚假备案材料取得《中医诊所备案证》的，由县级中医药主管部门责令改正，没收违法所得，并处三万元以下罚款，向社会公告相关信息；拒不改正的，责令其停止执业活动并注销《中医诊所备案证》，其直接责任人员自处罚决定作出之日起五年内不得从事中医药相关活动。

第二十二条 违反本办法第十条规定，中医诊所擅自更改设置未经备案或者实际设置与取得的《中医诊所备案证》记载事项不一致的，不得开展诊疗活动。擅自开展诊疗活动的，由县级中医药主管部门责令改正，给予警告，并处一万元以上三万元以下罚款；情节严重的，应当责令其停止执业活动，注销《中医诊所备案证》。

第二十三条 违反本办法第十一条规定，出卖、转让、出借《中医诊所备案证》的，由县级中医药主管部门责令改正，给予警告，可以并处一万元以上三万元以下罚款；情节严重的，应当责令其停止执业活动，注销《中医诊所备案证》。

第二十四条 中医诊所超出备案范围开展医疗活动的，由所在地县级中医药主管部门责令改正，没收违法所得，并处一万元以上三万元以下罚款。有下列情形之一的，应当责令其停止执业活动，注销《中医诊所备案证》，其直接负责的主管人员自处罚决定作出之日起五年内不得在医疗机构内从事管理工作：

（一）因超出备案范围开展医疗活动曾受过行政处罚的；

（二）超出备案范围从事医疗活动给患者造成伤害的；

（三）违反本办法规定造成其他严重后果的。

第五章 附 则

第二十五条 本办法未规定的中医诊所管理要求，按照有关法律法规和国家医疗机构管理的相关规定执行。

第二十六条 《中医诊所备案信息表》和《中医诊所备案证》格式由国家中医药管理局统一规定。

第二十七条 本办法施行前已经设置的中医诊所，符合本办法规定备案条件的，在《医疗机构执业许可证》有效期到期之前，可以按照《医疗机构管理条例》的要求管理，也可以按照备案要求管理；不符合备案条件的其他诊所仍然按照《医疗机构管理条例》的要求实行审批管理。

第二十八条 本办法规定的期限以工作日计算。

第二十九条 本办法自 2017 年 12 月 1 日起施行。

医疗器械注册管理办法

（《医疗器械注册管理办法》已于2014年6月27日经国家食品药品监督管理总局局务会议审议通过，现予公布，自2014年10月1日起施行）

第一章　总　则

第一条　为规范医疗器械的注册与备案管理，保证医疗器械的安全、有效，根据《医疗器械监督管理条例》，制定本办法。

第二条　在中华人民共和国境内销售、使用的医疗器械，应当按照本办法的规定申请注册或者办理备案。

第三条　医疗器械注册是食品药品监督管理部门根据医疗器械注册申请人的申请，依照法定程序，对其拟上市医疗器械的安全性、有效性研究及其结果进行系统评价，以决定是否同意其申请的过程。

医疗器械备案是医疗器械备案人向食品药品监督管理部门提交备案资料，食品药品监督管理部门对提交的备案资料存档备查。

第四条　医疗器械注册与备案应当遵循公开、公平、公正的原则。

第五条　第一类医疗器械实行备案管理。第二类、第三类医疗器械实行注册管理。

境内第一类医疗器械备案，备案人向设区的市级食品药品监督管理部门提交备案资料。

境内第二类医疗器械由省、自治区、直辖市食品药品监督管理部门审查，批准后发给医疗器械注册证。

境内第三类医疗器械由国家食品药品监督管理总局审查，批准后发给医疗器械注册证。

进口第一类医疗器械备案，备案人向国家食品药品监督管理总局提交备案资料。

进口第二类、第三类医疗器械由国家食品药品监督管理总局审查，批准后发给医疗器械注册证。

香港、澳门、台湾地区医疗器械的注册、备案，参照进口医疗器械办理。

第六条 医疗器械注册人、备案人以自己名义把产品推向市场，对产品负法律责任。

第七条 食品药品监督管理部门依法及时公布医疗器械注册、备案相关信息。申请人可以查询审批进度和结果，公众可以查阅审批结果。

第八条 国家鼓励医疗器械的研究与创新，对创新医疗器械实行特别审批，促进医疗器械新技术的推广与应用，推动医疗器械产业的发展。

第二章　基本要求

第九条 医疗器械注册申请人和备案人应当建立与产品研制、生产有关的质量管理体系，并保持有效运行。

按照创新医疗器械特别审批程序审批的境内医疗器械申请注册时，样品委托其他企业生产的，应当委托具有相应生产范围的医疗器械生产企业；不属于按照创新医疗器械特别审批程序审批的境内医疗器械申请注册时，样品不得委托其他企业生产。

第十条 办理医疗器械注册或者备案事务的人员应当具有相应的专业知识，熟悉医疗器械注册或者备案管理的法律、法规、规章和技术要求。

第十一条 申请人或者备案人申请注册或者办理备案，应当遵循医疗器械安全有效基本要求，保证研制过程规范，所有数据真实、完整和可溯源。

第十二条 申请注册或者办理备案的资料应当使用中文。根据外文资料翻译的，应当同时提供原文。引用未公开发表的文献资料时，应当提供资料所有者许可使用的证明文件。

申请人、备案人对资料的真实性负责。

第十三条　申请注册或者办理备案的进口医疗器械，应当在申请人或者备案人注册地或者生产地址所在国家（地区）已获准上市销售。

申请人或者备案人注册地或者生产地址所在国家（地区）未将该产品作为医疗器械管理的，申请人或者备案人需提供相关证明文件，包括注册地或者生产地址所在国家（地区）准许该产品上市销售的证明文件。

第十四条　境外申请人或者备案人应当通过其在中国境内设立的代表机构或者指定中国境内的企业法人作为代理人，配合境外申请人或者备案人开展相关工作。

代理人除办理医疗器械注册或者备案事宜外，还应当承担以下责任：

（一）与相应食品药品监督管理部门、境外申请人或者备案人的联络；

（二）向申请人或者备案人如实、准确传达相关的法规和技术要求；

（三）收集上市后医疗器械不良事件信息并反馈境外注册人或者备案人，同时向相应的食品药品监督管理部门报告；

（四）协调医疗器械上市后的产品召回工作，并向相应的食品药品监督管理部门报告；

（五）其他涉及产品质量和售后服务的连带责任。

第三章　产品技术要求和注册检验

第十五条　申请人或者备案人应当编制拟注册或者备案医疗器械的产品技术要求。第一类医疗器械的产品技术要求由备案人办理备案时提交食品药品监督管理部门。第二类、第三类医疗器械的产品技术要求由食品药品监督管理部门在批准注册时予以核准。

产品技术要求主要包括医疗器械成品的性能指标和检验方法，其中性能指标是指可进行客观判定的成品的功能性、安全性指标以及与质量控制相关的其他指标。

在中国上市的医疗器械应当符合经注册核准或者备案的产品技术要求。

第十六条　申请第二类、第三类医疗器械注册，应当进行注册检验。医疗器械检验机构应当依据产品技术要求对相关产品进行注册检验。

注册检验样品的生产应当符合医疗器械质量管理体系的相关要求，注册检验合格的方可进行临床试验或者申请注册。

办理第一类医疗器械备案的，备案人可以提交产品自检报告。

第十七条　申请注册检验，申请人应当向检验机构提供注册检验所需要的有关技术资料、注册检验用样品及产品技术要求。

第十八条　医疗器械检验机构应当具有医疗器械检验资质、在其承检范围内进行检验，并对申请人提交的产品技术要求进行预评价。预评价意见随注册检验报告一同出具给申请人。

尚未列入医疗器械检验机构承检范围的医疗器械，由相应的注册审批部门指定有能力的检验机构进行检验。

第十九条 同一注册单元内所检验的产品应当能够代表本注册单元内其他产品的安全性和有效性。

第四章 临床评价

第二十条 医疗器械临床评价是指申请人或者备案人通过临床文献资料、临床经验数据、临床试验等信息对产品是否满足使用要求或者适用范围进行确认的过程。

第二十一条 临床评价资料是指申请人或者备案人进行临床评价所形成的文件。

需要进行临床试验的，提交的临床评价资料应当包括临床试验方案和临床试验报告。

第二十二条 办理第一类医疗器械备案，不需进行临床试验。申请第二类、第三类医疗器械注册，应当进行临床试验。

有下列情形之一的，可以免于进行临床试验：

（一）工作机理明确、设计定型，生产工艺成熟，已上市的同品种医疗器械临床应用多年且无严重不良事件记录，不改变常规用途的；

（二）通过非临床评价能够证明该医疗器械安全、有效的；

（三）通过对同品种医疗器械临床试验或者临床使用获得的数据进行分析评价，能够证明该医疗器械安全、有效的。

免于进行临床试验的医疗器械目录由国家食品药品监督管理总局制定、调整并公布。未列入免于进行临床试验的医疗器械目录的产品，通过对同品种医疗器械临床试验或者临床使用获得的数据进行分析评价，能够证明该医疗器械安全、有效的，申请人可以在申报注册时予以说明，并提交相关证明资料。

第二十三条 开展医疗器械临床试验，应当按照医疗器械临床试验质量管理规范的要求，在取得资质的临床试验机构内进行。临床试验样品的生产应当符合医疗器械质量管理体系的相关要求。

第二十四条 第三类医疗器械进行临床试验对人体具有较高风险的，应当经国家食品药品监督管理总局批准。需进行临床试验审批的第三类医疗器械目录由国家食品药品监督管理总局制定、调整并公布。

第二十五条 临床试验审批是指国家食品药品监督管理总局根据申请人的申请，对拟开展临床试验的医疗器械的风险程度、临床试验方案、临床受益与风险对比分析报告等进行综合分析，以决定是否同意开展临床试验的过程。

第二十六条　需进行医疗器械临床试验审批的，申请人应当按照相关要求向国家食品药品监督管理总局报送申报资料。

第二十七条　国家食品药品监督管理总局受理医疗器械临床试验审批申请后，应当自受理申请之日起 3 个工作日内将申报资料转交医疗器械技术审评机构。

技术审评机构应当在 40 个工作日内完成技术审评。国家食品药品监督管理总局应当在技术审评结束后 20 个工作日内作出决定。准予开展临床试验的，发给医疗器械临床试验批件；不予批准的，应当书面说明理由。

第二十八条　技术审评过程中需要申请人补正资料的，技术审评机构应当一次告知需要补正的全部内容。申请人应当在 1 年内按照补正通知的要求一次提供补充资料。技术审评机构应当自收到补充资料之日起 40 个工作日内完成技术审评。申请人补充资料的时间不计算在审评时限内。

申请人逾期未提交补充资料的，由技术审评机构终止技术审评，提出不予批准的建议，国家食品药品监督管理总局核准后作出不予批准的决定。

第二十九条　有下列情形之一的，国家食品药品监督管理总局应当撤销已获得的医疗器械临床试验批准文件：

（一）临床试验申报资料虚假的；

（二）已有最新研究证实原批准的临床试验伦理性和科学性存在问题的；

（三）其他应当撤销的情形。

第三十条　医疗器械临床试验应当在批准后 3 年内实施；逾期未实施的，原批准文件自行废止，仍需进行临床试验的，应当重新申请。

第五章　产品注册

第三十一条　申请医疗器械注册，申请人应当按照相关要求向食品药品监督管理部门报送申报资料。

第三十二条　食品药品监督管理部门收到申请后对申报资料进行形式审查，并根据下列情况分别作出处理：

（一）申请事项属于本部门职权范围，申报资料齐全、符合形式审查要求的，予以受理；

（二）申报资料存在可以当场更正的错误的，应当允许申请人当场更正；

（三）申报资料不齐全或者不符合形式审查要求的，应当在 5 个工作日内一次告知申请人需要补正的全部内容，逾期不告知的，自收到申报资料之日起即为受理；

（四）申请事项不属于本部门职权范围的，应当即时告知申请人不予受理。

食品药品监督管理部门受理或者不予受理医疗器械注册申请，应当出具加盖本部门专用印章并注明日期的受理或者不予受理的通知书。

第三十三条 受理注册申请的食品药品监督管理部门应当自受理之日起3个工作日内将申报资料转交技术审评机构。

技术审评机构应当在60个工作日内完成第二类医疗器械注册的技术审评工作，在90个工作日内完成第三类医疗器械注册的技术审评工作。

需要外聘专家审评、药械组合产品需与药品审评机构联合审评的，所需时间不计算在内，技术审评机构应当将所需时间书面告知申请人。

第三十四条 食品药品监督管理部门在组织产品技术审评时可以调阅原始研究资料，并组织对申请人进行与产品研制、生产有关的质量管理体系核查。

境内第二类、第三类医疗器械注册质量管理体系核查，由省、自治区、直辖市食品药品监督管理部门开展，其中境内第三类医疗器械注册质量管理体系核查，由国家食品药品监督管理总局技术审评机构通知相应省、自治区、直辖市食品药品监督管理部门开展核查，必要时参与核查。省、自治区、直辖市食品药品监督管理部门应当在30个工作日内根据相关要求完成体系核查。

国家食品药品监督管理总局技术审评机构在对进口第二类、第三类医疗器械开展技术审评时，认为有必要进行质量管理体系核查的，通知国家食品药品监督管理总局质量管理体系检查技术机构根据相关要求开展核查，必要时技术审评机构参与核查。

质量管理体系核查的时间不计算在审评时限内。

第三十五条 技术审评过程中需要申请人补正资料的，技术审评机构应当一次告知需要补正的全部内容。申请人应当在1年内按照补正通知的要求一次提供补充资料；技术审评机构应当自收到补充资料之日起60个工作日内完成技术审评。申请人补充资料的时间不计算在审评时限内。

申请人对补正资料通知内容有异议的，可以向相应的技术审评机构提出书面意见，说明理由并提供相应的技术支持资料。

申请人逾期未提交补充资料的，由技术审评机构终止技术审评，提出不予注册的建议，由食品药品监督管理部门核准后作出不予注册的决定。

第三十六条 受理注册申请的食品药品监督管理部门应当在技术审评结束后20个工作日内作出决定。对符合安全、有效要求的，准予注册，自作出审批决定之日起10个工作日内发给医疗器械注册证，经过核准的产品技术要求以附件形式发给申请人。对不予注册的，应当书面说明理由，并同时告知申请人享有申请复审和依法申请行政复议或者提起行政诉讼的权利。

医疗器械注册证有效期为 5 年。

第三十七条　医疗器械注册事项包括许可事项和登记事项。许可事项包括产品名称、型号、规格、结构及组成、适用范围、产品技术要求、进口医疗器械的生产地址等；登记事项包括注册人名称和住所、代理人名称和住所、境内医疗器械的生产地址等。

第三十八条　对用于治疗罕见疾病以及应对突发公共卫生事件急需的医疗器械，食品药品监督管理部门可以在批准该医疗器械注册时要求申请人在产品上市后进一步完成相关工作，并将要求载明于医疗器械注册证中。

第三十九条　对于已受理的注册申请，有下列情形之一的，食品药品监督管理部门作出不予注册的决定，并告知申请人：

（一）申请人对拟上市销售医疗器械的安全性、有效性进行的研究及其结果无法证明产品安全、有效的；

（二）注册申报资料虚假的；

（三）注册申报资料内容混乱、矛盾的；

（四）注册申报资料的内容与申报项目明显不符的；

（五）不予注册的其他情形。

第四十条　对于已受理的注册申请，申请人可以在行政许可决定作出前，向受理该申请的食品药品监督管理部门申请撤回注册申请及相关资料，并说明理由。

第四十一条　对于已受理的注册申请，有证据表明注册申报资料可能虚假的，食品药品监督管理部门可以中止审批。经核实后，根据核实结论继续审查或者作出不予注册的决定。

第四十二条　申请人对食品药品监督管理部门作出的不予注册决定有异议的，可以自收到不予注册决定通知之日起 20 个工作日内，向作出审批决定的食品药品监督管理部门提出复审申请。复审申请的内容仅限于原申请事项和原申报资料。

第四十三条　食品药品监督管理部门应当自受理复审申请之日起 30 个工作日内作出复审决定，并书面通知申请人。维持原决定的，食品药品监督管理部门不再受理申请人再次提出的复审申请。

第四十四条　申请人对食品药品监督管理部门作出的不予注册的决定有异议，且已申请行政复议或者提起行政诉讼的，食品药品监督管理部门不受理其复审申请。

第四十五条　医疗器械注册证遗失的，注册人应当立即在原发证机关指定的媒体上登载遗失声明。自登载遗失声明之日起满 1 个月后，向原发证机关申请补发，原发证机关在 20 个工作日内予以补发。

第四十六条　医疗器械注册申请直接涉及申请人与他人之间重大利益关系的，食品药品监督管理部门应当告知申请人、利害关系人可以依照法律、法规以及国家食品药品监督管理总局的其他规定享有申请听证的权利；对医疗器械注册申请进行审查时，食品药品监督管理部门认为属于涉及公共利益的重大许可事项，应当向社会公告，并举行听证。

第四十七条　对新研制的尚未列入分类目录的医疗器械，申请人可以直接申请第三类医疗器械产品注册，也可以依据分类规则判断产品类别并向国家食品药品监督管理总局申请类别确认后，申请产品注册或者办理产品备案。

直接申请第三类医疗器械注册的，国家食品药品监督管理总局按照风险程度确定类别。境内医疗器械确定为第二类的，国家食品药品监督管理总局将申报资料转申请人所在地省、自治区、直辖市食品药品监督管理部门审评审批；境内医疗器械确定为第一类的，国家食品药品监督管理总局将申报资料转申请人所在地设区的市级食品药品监督管理部门备案。

第四十八条　注册申请审查过程中及批准后发生专利权纠纷的，应当按照有关法律、法规的规定处理。

第六章　注册变更

第四十九条　已注册的第二类、第三类医疗器械，医疗器械注册证及其附件载明的内容发生变化，注册人应当向原注册部门申请注册变更，并按照相关要求提交申报资料。

产品名称、型号、规格、结构及组成、适用范围、产品技术要求、进口医疗器械生产地址等发生变化的，注册人应当向原注册部门申请许可事项变更。

注册人名称和住所、代理人名称和住所发生变化的，注册人应当向原注册部门申请登记事项变更；境内医疗器械生产地址变更的，注册人应当在相应的生产许可变更后办理注册登记事项变更。

第五十条　登记事项变更资料符合要求的，食品药品监督管理部门应当在 10 个工作日内发给医疗器械注册变更文件。登记事项变更资料不齐全或者不符合形式审查要求的，食品药品监督管理部门应当一次告知需要补正的全部内容。

第五十一条　对于许可事项变更，技术审评机构应当重点针对变化部分进行审评，对变化后产品是否安全、有效作出评价。

受理许可事项变更申请的食品药品监督管理部门应当按照本办法第五章规定的时限组织技术审评。

第五十二条 医疗器械注册变更文件与原医疗器械注册证合并使用，其有效期与该注册证相同。取得注册变更文件后，注册人应当根据变更内容自行修改产品技术要求、说明书和标签。

第五十三条 许可事项变更申请的受理与审批程序，本章未作规定的，适用本办法第五章的相关规定。

第七章　延续注册

第五十四条 医疗器械注册证有效期届满需要延续注册的，注册人应当在医疗器械注册证有效期届满 6 个月前，向食品药品监督管理部门申请延续注册，并按照相关要求提交申报资料。

除有本办法第五十五条规定情形外，接到延续注册申请的食品药品监督管理部门应当在医疗器械注册证有效期届满前作出准予延续的决定。逾期未作决定的，视为准予延续。

第五十五条 有下列情形之一的，不予延续注册：

（一）注册人未在规定期限内提出延续注册申请的；

（二）医疗器械强制性标准已经修订，该医疗器械不能达到新要求的；

（三）对用于治疗罕见疾病以及应对突发公共卫生事件急需的医疗器械，批准注册部门在批准上市时提出要求，注册人未在规定期限内完成医疗器械注册证载明事项的。

第五十六条 医疗器械延续注册申请的受理与审批程序，本章未作规定的，适用本办法第五章的相关规定。

第八章　产品备案

第五十七条 第一类医疗器械生产前，应当办理产品备案。

第五十八条 办理医疗器械备案，备案人应当按照《医疗器械监督管理条例》第九条的规定提交备案资料。

备案资料符合要求的，食品药品监督管理部门应当当场备案；备案资料不齐全或者不符合规定形式的，应当一次告知需要补正的全部内容，由备案人补正后备案。

对备案的医疗器械，食品药品监督管理部门应当按照相关要求的格式制作备案凭证，并将备案信息表中登载的信息在其网站上予以公布。

第五十九条 已备案的医疗器械，备案信息表中登载内容及备案的产品技术要求发生变化的，备案人应当提交变化情况的说明及相关证明文件，向原备案部门提出变更备案信息。备案资料符合形式要求的，食品药品监督管理部门应当将变更情况登载于变更信息中，将备案资料存档。

第六十条 已备案的医疗器械管理类别调整的，备案人应当主动向食品药品监督管理部门提出取消原备案；管理类别调整为第二类或者第三类医疗器械的，按照本办法规定申请注册。

第九章 监督管理

第六十一条 国家食品药品监督管理总局负责全国医疗器械注册与备案的监督管理工作，对地方食品药品监督管理部门医疗器械注册与备案工作进行监督和指导。

第六十二条 省、自治区、直辖市食品药品监督管理部门负责本行政区域的医疗器械注册与备案的监督管理工作，组织开展监督检查，并将有关情况及时报送国家食品药品监督管理总局。

第六十三条 省、自治区、直辖市食品药品监督管理部门按照属地管理原则，对进口医疗器械代理人注册与备案相关工作实施日常监督管理。

第六十四条 设区的市级食品药品监督管理部门应当定期对备案工作开展检查，并及时向省、自治区、直辖市食品药品监督管理部门报送相关信息。

第六十五条 已注册的医疗器械有法律、法规规定应当注销的情形，或者注册证有效期未满但注册人主动提出注销的，食品药品监督管理部门应当依法注销，并向社会公布。

第六十六条 已注册的医疗器械，其管理类别由高类别调整为低类别的，在有效期内的医疗器械注册证继续有效。如需延续的，注册人应当在医疗器械注册证有效期届满 6 个月前，按照改变后的类别向食品药品监督管理部门申请延续注册或者办理备案。

医疗器械管理类别由低类别调整为高类别的，注册人应当依照本办法第五章的规定，按照改变后的类别向食品药品监督管理部门申请注册。国家食品药品监督管理总局在管理类别调整通知中应当对完成调整的时限作出规定。

第六十七条 省、自治区、直辖市食品药品监督管理部门违反本办法规定实施医疗器械注册的，由国家食品药品监督管理总局责令限期改正；逾期不改正的，国家食品药品监督管理总局可以直接公告撤销该医疗器械注册证。

第六十八条 食品药品监督管理部门、相关技术机构及其工作人员，对申请人或者备案人提交的试验数据和技术秘密负有保密义务。

第十章 法律责任

第六十九条 提供虚假资料或者采取其他欺骗手段取得医疗器械注册证的，按照《医疗器械监督管理条例》第六十四条第一款的规定予以处罚。

备案时提供虚假资料的，按照《医疗器械监督管理条例》第六十五条第二款的规定予以处罚。

第七十条 伪造、变造、买卖、出租、出借医疗器械注册证的，按照《医疗器械监督管理条例》第六十四条第二款的规定予以处罚。

第七十一条 违反本办法规定，未依法办理第一类医疗器械变更备案或者第二类、第三类医疗器械注册登记事项变更的，按照《医疗器械监督管理条例》有关未备案的情形予以处罚。

第七十二条 违反本办法规定，未依法办理医疗器械注册许可事项变更的，按照《医疗器械监督管理条例》有关未取得医疗器械注册证的情形予以处罚。

第七十三条 申请人未按照《医疗器械监督管理条例》和本办法规定开展临床试验的，由县级以上食品药品监督管理部门责令改正，可以处 3 万元以下罚款；情节严重的，应当立即停止临床试验，已取得临床试验批准文件的，予以注销。

第十一章 附 则

第七十四条 医疗器械注册或者备案单元原则上以产品的技术原理、结构组成、性能指标和适用范围为划分依据。

第七十五条 医疗器械注册证中"结构及组成"栏内所载明的组合部件，以更换耗材、售后服务、维修等为目的，用于原注册产品的，可以单独销售。

第七十六条 医疗器械注册证格式由国家食品药品监督管理总局统一制定。

注册证编号的编排方式为：

×1 械注 ×2××××3×4××5××××6。其中：

×1 为注册审批部门所在地的简称：

境内第三类医疗器械、进口第二类、第三类医疗器械为"国"字；

境内第二类医疗器械为注册审批部门所在地省、自治区、直辖市简称；

×2 为注册形式：

"准"字适用于境内医疗器械；

"进"字适用于进口医疗器械；

"许"字适用于香港、澳门、台湾地区的医疗器械；

××××3 为首次注册年份；

×4 为产品管理类别；

××5 为产品分类编码；

××××6 为首次注册流水号。

延续注册的，××××3 和 ××××6 数字不变。产品管理类别调整的，应当重新编号。

第七十七条　第一类医疗器械备案凭证编号的编排方式为：

×1 械备 ××××2××××3 号。

其中：

×1 为备案部门所在地的简称：

进口第一类医疗器械为"国"字；

境内第一类医疗器械为备案部门所在地省、自治区、直辖市简称加所在地设区的市级行政区域的简称（无相应设区的市级行政区域时，仅为省、自治区、直辖市的简称）；

××××2 为备案年份；

××××3 为备案流水号。

第七十八条　按医疗器械管理的体外诊断试剂的注册与备案适用《体外诊断试剂注册管理办法》。

第七十九条　医疗器械应急审批程序和创新医疗器械特别审批程序由国家食品药品监督管理总局另行制定。

第八十条　根据工作需要，国家食品药品监督管理总局可以委托省、自治区、直辖市食品药品监督管理部门或者技术机构、相关社会组织承担医疗器械注册有关的具体工作。

第八十一条　医疗器械产品注册收费项目、收费标准按照国务院财政、价格主管部门的有关规定执行。

第八十二条　本办法自 2014 年 10 月 1 日起施行。2004 年 8 月 9 日公布的《医疗器械注册管理办法》（原国家食品药品监督管理局令第 16 号）同时废止。

医疗质量管理办法

（《医疗质量管理办法》已于2016年7月26日经国家卫生计生委委主任会议讨论通过，现予公布，自2016年11月1日起施行）

目录

第一章　总　则

第一条　为加强医疗质量管理，规范医疗服务行为，保障医疗安全，根据有关法律法规，制定本办法。

第二条　本办法适用于各级卫生计生行政部门以及各级各类医疗机构医疗质量管理工作。

第三条　国家卫生计生委负责全国医疗机构医疗质量管理工作。

县级以上地方卫生计生行政部门负责本行政区域内医疗机构医疗质量管理工作。

国家中医药管理局和军队卫生主管部门分别在职责范围内负责中医和军队医疗机构医疗质量管理工作。

第四条　医疗质量管理是医疗管理的核心，各级各类医疗机构是医疗质量管理的第一责任主体，应当全面加强医疗质量管理，持续改进医疗质量，保障医疗安全。

第五条　医疗质量管理应当充分发挥卫生行业组织的作用，各级卫生计生行政部门应当为卫生行业组织参与医疗质量管理创造条件。

第二章　组织机构和职责

第六条　国家卫生计生委负责组织或者委托专业机构、行业组织（以下称专业机构）制订医疗质量管理相关制度、规范、标准和指南，指导地方各级卫生计生行政部门和医疗机构开展医疗质量管理与控制工作。省级卫生计生行政部门可以根据本地区实际，制订行政区域医疗质量管理相关制度、规范和具体实施方案。

县级以上地方卫生计生行政部门在职责范围内负责监督、指导医疗机构落实医疗质量管理有关规章制度。

第七条　国家卫生计生委建立国家医疗质量管理与控制体系，完善医疗质量控制与持续改进的制度和工作机制。

各级卫生计生行政部门组建或者指定各级、各专业医疗质量控制组织（以下称质控组织）落实医疗质量管理与控制的有关工作要求。

第八条　国家级各专业质控组织在国家卫生计生委指导下，负责制订全国统一的质控指标、标准和质量管理要求，收集、分析医疗质量数据，定期发布质控信息。

省级和有条件的地市级卫生计生行政部门组建相应级别、专业的质控组织，开展医疗质量管理与控制工作。

第九条　医疗机构医疗质量管理实行院、科两级责任制。

医疗机构主要负责人是本机构医疗质量管理的第一责任人；临床科室以及药学、护理、医技等部门（以下称业务科室）主要负责人是本科室医疗质量管理的第一责任人。

第十条　医疗机构应当成立医疗质量管理专门部门，负责本机构的医疗质量管理工作。

二级以上的医院、妇幼保健院以及专科疾病防治机构（以下称二级以上医院）应当设立医疗质量管理委员会。医疗质量管理委员会主任由医疗机构主要负责人担任，委员由医疗管理、质量控制、护理、医院感染管理、医学工程、信息、后勤等相关职能部门负责人以及相关临床、药学、医技等科室负责人组成，指定或者成立专门部门具体负责日常管理工作。其他医疗机构应当设立医疗质量管理工作小组或者指定专（兼）职人员，负责医疗质量具体管理工作。

第十一条　医疗机构医疗质量管理委员会的主要职责是：

（一）按照国家医疗质量管理的有关要求，制订本机构医疗质量管理制度并组织实施；

（二）组织开展本机构医疗质量监测、预警、分析、考核、评估以及反馈工作，定期发布本机构质量管理信息；

（三）制订本机构医疗质量持续改进计划、实施方案并组织实施；

（四）制订本机构临床新技术引进和医疗技术临床应用管理相关工作制度并组织实施；

（五）建立本机构医务人员医疗质量管理相关法律、法规、规章制度、技术规范的培训制度，制订培训计划并监督实施；

（六）落实省级以上卫生计生行政部门规定的其他内容。

第十二条 二级以上医院各业务科室应当成立本科室医疗质量管理工作小组，组长由科室主要负责人担任，指定专人负责日常具体工作。医疗质量管理工作小组主要职责是：

（一）贯彻执行医疗质量管理相关的法律、法规、规章、规范性文件和本科室医疗质量管理制度；

（二）制订本科室年度质量控制实施方案，组织开展科室医疗质量管理与控制工作；

（三）制订本科室医疗质量持续改进计划和具体落实措施；

（四）定期对科室医疗质量进行分析和评估，对医疗质量薄弱环节提出整改措施并组织实施；

（五）对本科室医务人员进行医疗质量管理相关法律、法规、规章制度、技术规范、标准、诊疗常规及指南的培训和宣传教育；

（六）按照有关要求报送本科室医疗质量管理相关信息。

第十三条 各级卫生计生行政部门和医疗机构应当建立健全医疗质量管理人员的培养和考核制度，充分发挥专业人员在医疗质量管理工作中的作用。

第三章 医疗质量保障

第十四条 医疗机构应当加强医务人员职业道德教育，发扬救死扶伤的人道主义精神，坚持"以患者为中心"，尊重患者权利，履行防病治病、救死扶伤、保护人民健康的神圣职责。

第十五条 医务人员应当恪守职业道德，认真遵守医疗质量管理相关法律法规、规范、标准和本机构医疗质量管理制度的规定，规范临床诊疗行为，保障医疗质量和医疗安全。

第十六条 医疗机构应当按照核准登记的诊疗科目执业。卫生技术人员开展诊疗活动应当依法取得执业资质，医疗机构人力资源配备应当满足临床工作需要。

医疗机构应当按照有关法律法规、规范、标准要求，使用经批准的药品、医疗器械、耗材开展诊疗活动。

医疗机构开展医疗技术应当与其功能任务和技术能力相适应，按照国家关于医疗技术和手术管理有关规定，加强医疗技术临床应用管理。

第十七条 医疗机构及其医务人员应当遵循临床诊疗指南、临床技术操作规范、行业标准和临床路径等有关要求开展诊疗工作，严格遵守医疗质量安全核心制度，做到合理检查、合理用药、合理治疗。

第十八条 医疗机构应当加强药学部门建设和药事质量管理，提升临床药学服务能力，推行临床药师制，发挥药师在处方审核、处方点评、药学监护等合理用药管理方面的作用。临床诊断、预防和治疗疾病用药应当遵循安全、有效、经济的合理用药原则，尊重患者对药品使用的知情权。

第十九条 医疗机构应当加强护理质量管理，完善并实施护理相关工作制度、技术规范和护理指南；加强护理队伍建设，创新管理方法，持续改善护理质量。

第二十条 医疗机构应当加强医技科室的质量管理，建立覆盖检查、检验全过程的质量管理制度，加强室内质量控制，配合做好室间质量评价工作，促进临床检查检验结果互认。

第二十一条 医疗机构应当完善门急诊管理制度，规范门急诊质量管理，加强门急诊专业人员和技术力量配备，优化门急诊服务流程，保证门急诊医疗质量和医疗安全，并把门急诊工作质量作为考核科室和医务人员的重要内容。

第二十二条 医疗机构应当加强医院感染管理，严格执行消毒隔离、手卫生、抗菌药物合理使用和医院感染监测等规定，建立医院感染的风险监测、预警以及多部门协同干预机制，开展医院感染防控知识的培训和教育，严格执行医院感染暴发报告制度。

第二十三条 医疗机构应当加强病历质量管理，建立并实施病历质量管理制度，保障病历书写客观、真实、准确、及时、完整、规范。

第二十四条 医疗机构及其医务人员开展诊疗活动，应当遵循患者知情同意原则，尊重患者的自主选择权和隐私权，并对患者的隐私保密。

第二十五条 医疗机构开展中医医疗服务，应当符合国家关于中医诊疗、技术、药事等管理的有关规定，加强中医医疗质量管理。

第四章 医疗质量持续改进

第二十六条 医疗机构应当建立本机构全员参与、覆盖临床诊疗服务全过程的医疗质量管理与控制工作制度。医疗机构应当严格按照卫生计生行政部门和质控组织关于医疗质量管理控制工作的有关要求，积极配合质控组织开展工作，促进医疗质量持续改进。

医疗机构应当按照有关要求，向卫生计生行政部门或者质控组织及时、准确地报送本机构医疗质量安全相关数据信息。

医疗机构应当熟练运用医疗质量管理工具开展医疗质量管理与自我评价，根据卫生计生行政部门或者质控组织发布的质控指标和标准完善本机构医疗质量管理相关指标体系，及时收集相关信息，形成本机构医疗质量基础数据。

第二十七条　医疗机构应当加强临床专科服务能力建设，重视专科协同发展，制订专科建设发展规划并组织实施，推行"以患者为中心、以疾病为链条"的多学科诊疗模式。加强继续医学教育，重视人才培养、临床技术创新性研究和成果转化，提高专科临床服务能力与水平。

第二十八条　医疗机构应当加强单病种质量管理与控制工作，建立本机构单病种管理的指标体系，制订单病种医疗质量参考标准，促进医疗质量精细化管理。

第二十九条　医疗机构应当制订满意度监测指标并不断完善，定期开展患者和员工满意度监测，努力改善患者就医体验和员工执业感受。

第三十条　医疗机构应当开展全过程成本精确管理，加强成本核算、过程控制、细节管理和量化分析，不断优化投入产出比，努力提高医疗资源利用效率。

第三十一条　医疗机构应当对各科室医疗质量管理情况进行现场检查和抽查，建立本机构医疗质量内部公示制度，对各科室医疗质量关键指标的完成情况予以内部公示。

医疗机构应当定期对医疗卫生技术人员开展医疗卫生管理法律法规、医院管理制度、医疗质量管理与控制方法、专业技术规范等相关内容的培训和考核。

医疗机构应当将科室医疗质量管理情况作为科室负责人综合目标考核以及聘任、晋升、评先评优的重要指标。

医疗机构应当将科室和医务人员医疗质量管理情况作为医师定期考核、晋升以及科室和医务人员绩效考核的重要依据。

第三十二条　医疗机构应当强化基于电子病历的医院信息平台建设，提高医院信息化工作的规范化水平，使信息化工作满足医疗质量管理与控制需要，充分利用信息化手段开展医疗质量管理与控制。建立完善医疗机构信息管理制度，保障信息安全。

第三十三条　医疗机构应当对本机构医疗质量管理要求执行情况进行评估，对收集的医疗质量信息进行及时分析和反馈，对医疗质量问题和医疗安全风险进行预警，对存在的问题及时采取有效干预措施，并评估干预效果，促进医疗质量的持续改进。

第五章　医疗安全风险防范

第三十四条　国家建立医疗质量（安全）不良事件报告制度，鼓励医疗机构和医务人员主动上报临床诊疗过程中的不良事件，促进信息共享和持续改进。

医疗机构应当建立医疗质量（安全）不良事件信息采集、记录和报告相关制度，并作为医疗机构持续改进医疗质量的重要基础工作。

第三十五条　医疗机构应当建立药品不良反应、药品损害事件和医疗器械不良事件监测报告制度，并按照国家有关规定向相关部门报告。

第三十六条　医疗机构应当提高医疗安全意识，建立医疗安全与风险管理体系，完善医疗安全管理相关工作制度、应急预案和工作流程，加强医疗质量重点部门和关键环节的安全与风险管理，落实患者安全目标。医疗机构应当提高风险防范意识，建立完善相关制度，利用医疗责任保险、医疗意外保险等风险分担形式，保障医患双方合法权益。制订防范、处理医疗纠纷的预案，预防、减少医疗纠纷的发生。完善投诉管理，及时化解和妥善处理医疗纠纷。

第六章　监督管理

第三十七条　县级以上地方卫生计生行政部门负责对本行政区域医疗机构医疗质量管理情况的监督检查。医疗机构应当予以配合，不得拒绝、阻碍或者隐瞒有关情况。

第三十八条　县级以上地方卫生计生行政部门应当建立医疗机构医疗质量管理评估制度，可以根据当地实际情况，组织或者委托专业机构，利用信息化手段开展第三方评估工作，定期在行业内发布评估结果。

县级以上地方卫生计生行政部门和各级质控组织应当重点加强对县级医院、基层医疗机构和民营医疗机构的医疗质量管理和监督。

第三十九条　国家卫生计生委依托国家级人口健康信息平台建立全国医疗质量管理与控制信息系统，对全国医疗质量管理的主要指标信息进行收集、分析和反馈。

省级卫生计生行政部门应当依托区域人口健康信息平台，建立本行政区域的医疗质量管理与控制信息系统，对本行政区域医疗机构医疗质量管理相关信息进行收集、分析和反馈，对医疗机构医疗质量进行评价，并实现与全国医疗质量管理与控制信息系统互连互通。

第四十条　各级卫生计生行政部门应当建立医疗机构医疗质量管理激励机制，采取适当形式对医疗质量管理先进的医疗机构和管理人员予以表扬和鼓励，积极推广先进经验和做法。

第四十一条　县级以上地方卫生计生行政部门应当建立医疗机构医疗质量管理情况约谈制度。对发生重大或者特大医疗质量安全事件、存在严重医疗质量安全隐患，或者未按要求整改的各级各类医疗机构负责人进行约谈；对造成严重后果的，予以通报，依法处理，同时报上级卫生计生行政部门备案。

第四十二条　各级卫生计生行政部门应当将医疗机构医疗质量管理情况和监督检查结果纳入医疗机构及其主要负责人考核的关键指标，并与医疗机构校验、医院评审、评价以及个人业绩考核相结合。考核不合格的，视情况对医疗机构及其主要负责人进行处理。

第七章　法律责任

第四十三条　医疗机构开展诊疗活动超出登记范围、使用非卫生技术人员从事诊疗工作、违规开展禁止或者限制临床应用的医疗技术、使用不合格或者未经批准的药品、医疗器械、耗材等开展诊疗活动的，由县级以上地方卫生计生行政部门依据国家有关法律法规进行处理。

第四十四条　医疗机构有下列情形之一的，由县级以上卫生计生行政部门责令限期改正；逾期不改的，给予警告，并处三万元以下罚款；对公立医疗机构负有责任的主管人员和其他直接责任人员，依法给予处分：

（一）未建立医疗质量管理部门或者未指定专（兼）职人员负责医疗质量管理工作的；

（二）未建立医疗质量管理相关规章制度的；

（三）医疗质量管理制度不落实或者落实不到位，导致医疗质量管理混乱的；

（四）发生重大医疗质量安全事件隐匿不报的；

（五）未按照规定报送医疗质量安全相关信息的；

（六）其他违反本办法规定的行为。

第四十五条　医疗机构执业的医师、护士在执业活动中，有下列行为之一的，由县级以上地方卫生计生行政部门依据《执业医师法》《护士条例》等有关法律法规的规定进行处理；构成犯罪的，依法追究刑事责任：

（一）违反卫生法律、法规、规章制度或者技术操作规范，造成严重后果的；

（二）由于不负责任延误急危患者抢救和诊治，造成严重后果的；

（三）未经亲自诊查，出具检查结果和相关医学文书的；

（四）泄露患者隐私，造成严重后果的；

（五）开展医疗活动未遵守知情同意原则的；

（六）违规开展禁止或者限制临床应用的医疗技术、不合格或者未经批准的药品、医疗器械、耗材等开展诊疗活动的；

（七）其他违反本办法规定的行为。

其他卫生技术人员违反本办法规定的，根据有关法律、法规的规定予以处理。

第四十六条 县级以上地方卫生计生行政部门未按照本办法规定履行监管职责，造成严重后果的，对直接负责的主管人员和其他直接责任人员依法给予行政处分。

第八章 附 则

第四十七条 本办法下列用语的含义：

（一）医疗质量：指在现有医疗技术水平及能力、条件下，医疗机构及其医务人员在临床诊断及治疗过程中，按照职业道德及诊疗规范要求，给予患者医疗照顾的程度。

（二）医疗质量管理：指按照医疗质量形成的规律和有关法律、法规要求，运用现代科学管理方法，对医疗服务要素、过程和结果进行管理与控制，以实现医疗质量系统改进、持续改进的过程。

（三）医疗质量安全核心制度：指医疗机构及其医务人员在诊疗活动中应当严格遵守的相关制度，主要包括：首诊负责制度、三级查房制度、会诊制度、分级护理制度、值班和交接班制度、疑难病例讨论制度、急危重患者抢救制度、术前讨论制度、死亡病例讨论制度、查对制度、手术安全核查制度、手术分级管理制度、新技术和新项目准入制度、危急值报告制度、病历管理制度、抗菌药物分级管理制度、临床用血审核制度、信息安全管理制度等。

（四）医疗质量管理工具：指为实现医疗质量管理目标和持续改进所采用的措施、方法和手段，如全面质量管理（TQC）、质量环（PDCA循环）、品管圈（QCC）、疾病诊断相关组（DRGs）绩效评价、单病种管理、临床路径管理等。

第四十八条 本办法自2016年11月1日起施行。

医疗纠纷预防和处理条例

（《医疗纠纷预防和处理条例》已经 2018 年 6 月 20 日国务院第 13 次常务会议通过，现予公布，自 2018 年 10 月 1 日起施行）

目录
第一章　总则
第二章　医疗纠纷预防
第三章　医疗纠纷处理
第四章　法律责任
第五章　附则

第一章　总　则

第一条　为了预防和妥善处理医疗纠纷，保护医患双方的合法权益，维护医疗秩序，保障医疗安全，制定本条例。

第二条　本条例所称医疗纠纷，是指医患双方因诊疗活动引发的争议。

第三条　国家建立医疗质量安全管理体系，深化医药卫生体制改革，规范诊疗活动，改善医疗服务，提高医疗质量，预防、减少医疗纠纷。

在诊疗活动中，医患双方应当互相尊重，维护自身权益应当遵守有关法律、法规的规定。

第四条　处理医疗纠纷，应当遵循公平、公正、及时的原则，实事求是，依法处理。

第五条　县级以上人民政府应当加强对医疗纠纷预防和处理工作的领导、协调，将其纳入社会治安综合治理体系，建立部门分工协作机制，督促部门依法履行职责。

第六条　卫生主管部门负责指导、监督医疗机构做好医疗纠纷的预防和处理工作，引导医患双方依法解决医疗纠纷。

司法行政部门负责指导医疗纠纷人民调解工作。

公安机关依法维护医疗机构治安秩序，查处、打击侵害患者和医务人员合法权益以及扰乱医疗秩序等违法犯罪行为。

财政、民政、保险监督管理等部门和机构按照各自职责做好医疗纠纷预防和处理的有关工作。

第七条 国家建立完善医疗风险分担机制，发挥保险机制在医疗纠纷处理中的第三方赔付和医疗风险社会化分担的作用，鼓励医疗机构参加医疗责任保险，鼓励患者参加医疗意外保险。

第八条 新闻媒体应当加强医疗卫生法律、法规和医疗卫生常识的宣传，引导公众理性对待医疗风险；报道医疗纠纷，应当遵守有关法律、法规的规定，恪守职业道德，做到真实、客观、公正。

第二章 医疗纠纷预防

第九条 医疗机构及其医务人员在诊疗活动中应当以患者为中心，加强人文关怀，严格遵守医疗卫生法律、法规、规章和诊疗相关规范、常规，恪守职业道德。

医疗机构应当对其医务人员进行医疗卫生法律、法规、规章和诊疗相关规范、常规的培训，并加强职业道德教育。

第十条 医疗机构应当制定并实施医疗质量安全管理制度，设置医疗服务质量监控部门或者配备专（兼）职人员，加强对诊断、治疗、护理、药事、检查等工作的规范化管理，优化服务流程，提高服务水平。

医疗机构应当加强医疗风险管理，完善医疗风险的识别、评估和防控措施，定期检查措施落实情况，及时消除隐患。

第十一条 医疗机构应当按照国务院卫生主管部门制定的医疗技术临床应用管理规定，开展与其技术能力相适应的医疗技术服务，保障临床应用安全，降低医疗风险；采用医疗新技术的，应当开展技术评估和伦理审查，确保安全有效、符合伦理。

第十二条 医疗机构应当依照有关法律、法规的规定，严格执行药品、医疗器械、消毒药剂、血液等的进货查验、保管等制度。禁止使用无合格证明文件、过期等不合格的药品、医疗器械、消毒药剂、血液等。

第十三条 医务人员在诊疗活动中应当向患者说明病情和医疗措施。需要实施手术，或者开展临床试验等存在一定危险性、可能产生不良后果的特殊检查、特殊治疗的，医务人员应当及时向患者说明医疗风险、替代医疗方案等情况，并取得其书面同意；在患者处于昏迷等无法自主作出决定的状态或者病情不宜向患者说明等情形下，应当向患者的近亲属说明，并取得其书面同意。

紧急情况下不能取得患者或者其近亲属意见的，经医疗机构负责人或者授权的负责人批准，可以立即实施相应的医疗措施。

第十四条　开展手术、特殊检查、特殊治疗等具有较高医疗风险的诊疗活动，医疗机构应当提前预备应对方案，主动防范突发风险。

第十五条　医疗机构及其医务人员应当按照国务院卫生主管部门的规定，填写并妥善保管病历资料。

因紧急抢救未能及时填写病历的，医务人员应当在抢救结束后 6 小时内据实补记，并加以注明。

任何单位和个人不得篡改、伪造、隐匿、毁灭或者抢夺病历资料。

第十六条　患者有权查阅、复制其门诊病历、住院志、体温单、医嘱单、化验单（检验报告）、医学影像检查资料、特殊检查同意书、手术同意书、手术及麻醉记录、病理资料、护理记录、医疗费用以及国务院卫生主管部门规定的其他属于病历的全部资料。

患者要求复制病历资料的，医疗机构应当提供复制服务，并在复制的病历资料上加盖证明印记。复制病历资料时，应当有患者或者其近亲属在场。医疗机构应患者的要求为其复制病历资料，可以收取工本费，收费标准应当公开。

患者死亡的，其近亲属可以依照本条例的规定，查阅、复制病历资料。

第十七条　医疗机构应当建立健全医患沟通机制，对患者在诊疗过程中提出的咨询、意见和建议，应当耐心解释、说明，并按照规定进行处理；对患者就诊疗行为提出的疑问，应当及时予以核实、自查，并指定有关人员与患者或者其近亲属沟通，如实说明情况。

第十八条　医疗机构应当建立健全投诉接待制度，设置统一的投诉管理部门或者配备专（兼）职人员，在医疗机构显著位置公布医疗纠纷解决途径、程序和联系方式等，方便患者投诉或者咨询。

第十九条　卫生主管部门应当督促医疗机构落实医疗质量安全管理制度，组织开展医疗质量安全评估，分析医疗质量安全信息，针对发现的风险制定防范措施。

第二十条　患者应当遵守医疗秩序和医疗机构有关就诊、治疗、检查的规定，如实提供与病情有关的信息，配合医务人员开展诊疗活动。

第二十一条　各级人民政府应当加强健康促进与教育工作，普及健康科学知识，提高公众对疾病治疗等医学科学知识的认知水平。

第三章　医疗纠纷处理

第二十二条　发生医疗纠纷，医患双方可以通过下列途径解决：

（一）双方自愿协商；

（二）申请人民调解；

（三）申请行政调解；

（四）向人民法院提起诉讼；

（五）法律、法规规定的其他途径。

第二十三条 发生医疗纠纷，医疗机构应当告知患者或者其近亲属下列事项：

（一）解决医疗纠纷的合法途径；

（二）有关病历资料、现场实物封存和启封的规定；

（三）有关病历资料查阅、复制的规定。

患者死亡的，还应当告知其近亲属有关尸检的规定。

第二十四条 发生医疗纠纷需要封存、启封病历资料的，应当在医患双方在场的情况下进行。封存的病历资料可以是原件，也可以是复制件，由医疗机构保管。病历尚未完成需要封存的，对已完成病历先行封存；病历按照规定完成后，再对后续完成部分进行封存。医疗机构应当对封存的病历开列封存清单，由医患双方签字或者盖章，各执一份。

病历资料封存后医疗纠纷已经解决，或者患者在病历资料封存满 3 年未再提出解决医疗纠纷要求的，医疗机构可以自行启封。

第二十五条 疑似输液、输血、注射、用药等引起不良后果的，医患双方应当共同对现场实物进行封存、启封，封存的现场实物由医疗机构保管。需要检验的，应当由双方共同委托依法具有检验资格的检验机构进行检验；双方无法共同委托的，由医疗机构所在地县级人民政府卫生主管部门指定。

疑似输血引起不良后果，需要对血液进行封存保留的，医疗机构应当通知提供该血液的血站派员到场。

现场实物封存后医疗纠纷已经解决，或者患者在现场实物封存满 3 年未再提出解决医疗纠纷要求的，医疗机构可以自行启封。

第二十六条 患者死亡，医患双方对死因有异议的，应当在患者死亡后 48 小时内进行尸检；具备尸体冻存条件的，可以延长至 7 日。尸检应当经死者近亲属同意并签字，拒绝签字的，视为死者近亲属不同意进行尸检。不同意或者拖延尸检，超过规定时间，影响对死因判定的，由不同意或者拖延的一方承担责任。

尸检应当由按照国家有关规定取得相应资格的机构和专业技术人员进行。

医患双方可以委派代表观察尸检过程。

第二十七条 患者在医疗机构内死亡的，尸体应当立即移放太平间或者指定的场所，死者尸体存放时间一般不得超过 14 日。逾期不处理的尸体，由医疗机构在向所在地县级人民政府卫生主管部门和公安机关报告后，按照规定处理。

第二十八条 发生重大医疗纠纷的，医疗机构应当按照规定向所在地县级以上地方人民政府卫生主管部门报告。卫生主管部门接到报告后，应当及时了解掌握情况，引导医患双方通过合法途径解决纠纷。

第二十九条 医患双方应当依法维护医疗秩序。任何单位和个人不得实施危害患者和医务人员人身安全、扰乱医疗秩序的行为。

医疗纠纷中发生涉嫌违反治安管理行为或者犯罪行为的，医疗机构应当立即向所在地公安机关报案。公安机关应当及时采取措施，依法处置，维护医疗秩序。

第三十条 医患双方选择协商解决医疗纠纷的，应当在专门场所协商，不得影响正常医疗秩序。医患双方人数较多的，应当推举代表进行协商，每方代表人数不超过 5 人。

协商解决医疗纠纷应当坚持自愿、合法、平等的原则，尊重当事人的权利，尊重客观事实。医患双方应当文明、理性表达意见和要求，不得有违法行为。

协商确定赔付金额应当以事实为依据，防止畸高或者畸低。对分歧较大或者索赔数额较高的医疗纠纷，鼓励医患双方通过人民调解的途径解决。

医患双方经协商达成一致的，应当签署书面和解协议书。

第三十一条 申请医疗纠纷人民调解的，由医患双方共同向医疗纠纷人民调解委员会提出申请；一方申请调解的，医疗纠纷人民调解委员会在征得另一方同意后进行调解。

申请人可以以书面或者口头形式申请调解。书面申请的，申请书应当载明申请人的基本情况、申请调解的争议事项和理由等；口头申请的，医疗纠纷人民调解员应当当场记录申请人的基本情况、申请调解的争议事项和理由等，并经申请人签字确认。

医疗纠纷人民调解委员会获悉医疗机构内发生重大医疗纠纷，可以主动开展工作，引导医患双方申请调解。

当事人已经向人民法院提起诉讼并且已被受理，或者已经申请卫生主管部门调解并且已被受理的，医疗纠纷人民调解委员会不予受理；已经受理的，终止调解。

第三十二条 设立医疗纠纷人民调解委员会，应当遵守《中华人民共和国人民调解法》的规定，并符合本地区实际需要。医疗纠纷人民调解委员会应当自设立之日起 30 个工作日内向所在地县级以上地方人民政府司法行政部门备案。

医疗纠纷人民调解委员会应当根据具体情况，聘任一定数量的具有医学、法学等专业知识且热心调解工作的人员担任专（兼）职医疗纠纷人民调解员。

医疗纠纷人民调解委员会调解医疗纠纷，不得收取费用。医疗纠纷人民调解工作所需经费按照国务院财政、司法行政部门的有关规定执行。

第三十三条 医疗纠纷人民调解委员会调解医疗纠纷时，可以根据需要咨询专家，并可以从本条例第三十五条规定的专家库中选取专家。

第三十四条 医疗纠纷人民调解委员会调解医疗纠纷，需要进行医疗损害鉴定以明确责任的，由医患双方共同委托医学会或者司法鉴定机构进行鉴定，也可以经医患双方同意，由医疗纠纷人民调解委员会委托鉴定。

医学会或者司法鉴定机构接受委托从事医疗损害鉴定，应当由鉴定事项所涉专业的临床医学、法医学等专业人员进行鉴定；医学会或者司法鉴定机构没有相关专业人员的，应当从本条例第三十五条规定的专家库中抽取相关专业专家进行鉴定。

医学会或者司法鉴定机构开展医疗损害鉴定，应当执行规定的标准和程序，尊重科学，恪守职业道德，对出具的医疗损害鉴定意见负责，不得出具虚假鉴定意见。医疗损害鉴定的具体管理办法由国务院卫生、司法行政部门共同制定。

鉴定费预先向医患双方收取，最终按照责任比例承担。

第三十五条 医疗损害鉴定专家库由设区的市级以上人民政府卫生、司法行政部门共同设立。专家库应当包含医学、法学、法医学等领域的专家。聘请专家进入专家库，不受行政区域的限制。

第三十六条 医学会、司法鉴定机构作出的医疗损害鉴定意见应当载明并详细论述下列内容：

（一）是否存在医疗损害以及损害程度；

（二）是否存在医疗过错；

（三）医疗过错与医疗损害是否存在因果关系；

（四）医疗过错在医疗损害中的责任程度。

第三十七条 咨询专家、鉴定人员有下列情形之一的，应当回避，当事人也可以以口头或者书面形式申请其回避：

（一）是医疗纠纷当事人或者当事人的近亲属；

（二）与医疗纠纷有利害关系；

（三）与医疗纠纷当事人有其他关系，可能影响医疗纠纷公正处理。

第三十八条 医疗纠纷人民调解委员会应当自受理之日起30个工作日内完成调解。需要鉴定的，鉴定时间不计入调解期限。因特殊情况需要延长调解期限的，医疗纠纷人民调解委员会和医患双方可以约定延长调解期限。

超过调解期限未达成调解协议的，视为调解不成。

第三十九条　医患双方经人民调解达成一致的，医疗纠纷人民调解委员会应当制作调解协议书。调解协议书经医患双方签字或者盖章，人民调解员签字并加盖医疗纠纷人民调解委员会印章后生效。

达成调解协议的，医疗纠纷人民调解委员会应当告知医患双方可以依法向人民法院申请司法确认。

第四十条　医患双方申请医疗纠纷行政调解的，应当参照本条例第三十一条第一款、第二款的规定向医疗纠纷发生地县级人民政府卫生主管部门提出申请。

卫生主管部门应当自收到申请之日起 5 个工作日内作出是否受理的决定。当事人已经向人民法院提起诉讼并且已被受理，或者已经申请医疗纠纷人民调解委员会调解并且已被受理的，卫生主管部门不予受理；已经受理的，终止调解。

卫生主管部门应当自受理之日起 30 个工作日内完成调解。需要鉴定的，鉴定时间不计入调解期限。超过调解期限未达成调解协议的，视为调解不成。

第四十一条　卫生主管部门调解医疗纠纷需要进行专家咨询的，可以从本条例第三十五条规定的专家库中抽取专家；医患双方认为需要进行医疗损害鉴定以明确责任的，参照本条例第三十四条的规定进行鉴定。

医患双方经卫生主管部门调解达成一致的，应当签署调解协议书。

第四十二条　医疗纠纷人民调解委员会及其人民调解员、卫生主管部门及其工作人员应当对医患双方的个人隐私等事项予以保密。

未经医患双方同意，医疗纠纷人民调解委员会、卫生主管部门不得公开进行调解，也不得公开调解协议的内容。

第四十三条　发生医疗纠纷，当事人协商、调解不成的，可以依法向人民法院提起诉讼。当事人也可以直接向人民法院提起诉讼。

第四十四条　发生医疗纠纷，需要赔偿的，赔付金额依照法律的规定确定。

第四章　法律责任

第四十五条　医疗机构篡改、伪造、隐匿、毁灭病历资料的，对直接负责的主管人员和其他直接责任人员，由县级以上人民政府卫生主管部门给予或者责令给予降低岗位等级或者撤职的处分，对有关医务人员责令暂停 6 个月以上 1 年以下执业活动；造成严重后果的，对直接负责的主管人员和其他直接责任人员给予或者责令给予开除的处分，对有关医务人员由原发证部门吊销执业证书；构成犯罪的，依法追究刑事责任。

第四十六条 医疗机构将未通过技术评估和伦理审查的医疗新技术应用于临床的，由县级以上人民政府卫生主管部门没收违法所得，并处 5 万元以上 10 万元以下罚款，对直接负责的主管人员和其他直接责任人员给予或者责令给予降低岗位等级或者撤职的处分，对有关医务人员责令暂停 6 个月以上 1 年以下执业活动；情节严重的，对直接负责的主管人员和其他直接责任人员给予或者责令给予开除的处分，对有关医务人员由原发证部门吊销执业证书；构成犯罪的，依法追究刑事责任。

第四十七条 医疗机构及其医务人员有下列情形之一的，由县级以上人民政府卫生主管部门责令改正，给予警告，并处 1 万元以上 5 万元以下罚款；情节严重的，对直接负责的主管人员和其他直接责任人员给予或者责令给予降低岗位等级或者撤职的处分，对有关医务人员可以责令暂停 1 个月以上 6 个月以下执业活动；构成犯罪的，依法追究刑事责任：

（一）未按规定制定和实施医疗质量安全管理制度；

（二）未按规定告知患者病情、医疗措施、医疗风险、替代医疗方案等；

（三）开展具有较高医疗风险的诊疗活动，未提前预备应对方案防范突发风险；

（四）未按规定填写、保管病历资料，或者未按规定补记抢救病历；

（五）拒绝为患者提供查阅、复制病历资料服务；

（六）未建立投诉接待制度、设置统一投诉管理部门或者配备专（兼）职人员；

（七）未按规定封存、保管、启封病历资料和现场实物；

（八）未按规定向卫生主管部门报告重大医疗纠纷；

（九）其他未履行本条例规定义务的情形。

第四十八条 医学会、司法鉴定机构出具虚假医疗损害鉴定意见的，由县级以上人民政府卫生、司法行政部门依据职责没收违法所得，并处 5 万元以上 10 万元以下罚款，对该医学会、司法鉴定机构和有关鉴定人员责令暂停 3 个月以上 1 年以下医疗损害鉴定业务，对直接负责的主管人员和其他直接责任人员给予或者责令给予降低岗位等级或者撤职的处分；情节严重的，该医学会、司法鉴定机构和有关鉴定人员 5 年内不得从事医疗损害鉴定业务或者撤销登记，对直接负责的主管人员和其他直接责任人员给予或者责令给予开除的处分；构成犯罪的，依法追究刑事责任。

第四十九条 尸检机构出具虚假尸检报告的，由县级以上人民政府卫生、司法行政部门依据职责没收违法所得，并处 5 万元以上 10 万元以下罚款，对该尸检机构和有关尸检专业技术人员责令暂停 3 个月以上 1 年以下尸检业务，对直接负责的主管人员和其他直接责任人员给予或者责令给予降低岗位等级或者撤职的处分；情节严重的，撤销该尸检机构和有关尸检专业技术人员的尸检资格，对直接负责的主管人员和其他直接责任人员给予或者责令给予开除的处分；构成犯罪的，依法追究刑事责任。

第五十条　医疗纠纷人民调解员有下列行为之一的，由医疗纠纷人民调解委员会给予批评教育、责令改正；情节严重的，依法予以解聘：

（一）偏袒一方当事人；

（二）侮辱当事人；

（三）索取、收受财物或者牟取其他不正当利益；

（四）泄露医患双方个人隐私等事项。

第五十一条　新闻媒体编造、散布虚假医疗纠纷信息的，由有关主管部门依法给予处罚；给公民、法人或者其他组织的合法权益造成损害的，依法承担消除影响、恢复名誉、赔偿损失、赔礼道歉等民事责任。

第五十二条　县级以上人民政府卫生主管部门和其他有关部门及其工作人员在医疗纠纷预防和处理工作中，不履行职责或者滥用职权、玩忽职守、徇私舞弊的，由上级人民政府卫生等有关部门或者监察机关责令改正；依法对直接负责的主管人员和其他直接责任人员给予处分；构成犯罪的，依法追究刑事责任。

第五十三条　医患双方在医疗纠纷处理中，造成人身、财产或者其他损害的，依法承担民事责任；构成违反治安管理行为的，由公安机关依法给予治安管理处罚；构成犯罪的，依法追究刑事责任。

第五章　附　则

第五十四条　军队医疗机构的医疗纠纷预防和处理办法，由中央军委机关有关部门会同国务院卫生主管部门依据本条例制定。

第五十五条　对诊疗活动中医疗事故的行政调查处理，依照《医疗事故处理条例》的相关规定执行。

第五十六条　本条例自 2018 年 10 月 1 日起施行。

医疗机构传染病预检分诊管理办法

（《医疗机构传染病预检分诊管理办法》已于 2004 年 12 月 16 日经卫生部部务会议讨论通过，现予以发布，自发布之日起施行）

第一条 为规范医疗机构传染病预检、分诊工作，有效控制传染病疫情，防止医疗机构内交叉感染，保障人民群众身体健康和生命安全，根据《中华人民共和国传染病防治法》第五十二条的规定，制定本办法。

第二条 医疗机构应当建立传染病预检、分诊制度。二级以上综合医院应当设立感染性疾病科，具体负责本医疗机构传染病的分诊工作，并对本医疗机构的传染病预检、分诊工作进行组织管理。没有设立感染性疾病科的医疗机构应当设立传染病分诊点。感染性疾病科和分诊点应当标识明确，相对独立，通风良好，流程合理，具有消毒隔离条件和必要的防护用品。

第三条 医疗机构各科室的医师在接诊过程中，应当注意询问病人有关的流行病学史、职业史，结合病人的主诉、病史、症状和体征等对来诊的病人进行传染病的预检。经预检为传染病病人或者疑似传染病病人的，应当将病人分诊至感染性疾病科或者分诊点就诊，同时对接诊处采取必要的消毒措施。

第四条 医疗机构应当根据传染病的流行季节、周期和流行趋势做好特定传染病的预检、分诊工作。医疗机构应当在接到卫生部和省、自治区、直辖市人民政府发布特定传染病预警信息后，或者按照当地卫生行政部门的要求，加强特定传染病的预检、分诊工作。必要时，设立相对独立的针对特定传染病的预检处，引导就诊病人首先到预检处检诊，初步排除特定传染病后，再到相应的普通科室就诊。

第五条 对呼吸道等特殊传染病病人或者疑似病人，医疗机构应当依法采取隔离或者控制传播措施，并按照规定对病人的陪同人员和其他密切接触人员采取医学观察和其他必要的预防措施。

第六条 医疗机构不具备传染病救治能力时，应当及时将病人转诊到具备救治能力的医疗机构诊疗，并将病历资料复印件转至相应的医疗机构。

第七条 转诊传染病病人或疑似传染病病人时，应当按照当地卫生行政部门的规定使用专用车辆。

第八条　感染性疾病科和分诊点应当采取标准防护措施，按照规范严格消毒，并按照《医疗废物管理条例》的规定处理医疗废物。

第九条　医疗机构应当定期对医务人员进行传染病防治知识的培训，培训应当包括传染病防治的法律、法规以及传染病流行动态、诊断、治疗、预防、职业暴露的预防和处理等内容。从事传染病预检、分诊的医务人员应当严格遵守卫生管理法律、法规和有关规定，认真执行临床技术操作规范、常规以及有关工作制度。

第十条　各级卫生行政部门应当加强对医疗机构预检分诊工作的监督管理，对违反《中华人民共和国传染病防治法》等有关法律、法规和本办法的，应当依法查处。

第十一条　本办法自发布之日起施行。

医疗机构诊疗科目名录

卫生部关于修订口腔科二级科目的通知

卫医政发〔2010〕55 号

各省、自治区、直辖市卫生厅局，新疆生产建设兵团卫生局：

为适应口腔医学发展及实际工作需要，提高专科诊疗水平和服务能力，根据中华口腔医学会的建议，经研究决定，修订《医疗机构诊疗科目名录》中口腔科的二级科目。现将修订后的口腔科（12.）二级科目印发给你们，请遵照执行。

二○一○年六月十一日

修订后的诊疗科目口腔科 (12.)

12. 口腔科

12.01 牙体牙髓病专业

12.02 牙周病专业

12.03 口腔黏膜病专业

12.04 儿童口腔专业

12.05 口腔颌面外科专业

12.06 口腔修复专业

12.07 口腔正畸专业

12.08 口腔种植专业

12.09 口腔麻醉专业

12.10 口腔颌面医学影像专业

12.11 口腔病理专业

12.12 预防口腔专业

12.13 其他

卫生部关于在《医疗机构诊疗科目名录》中增加
"重症医学科"诊疗科目的通知

各省、自治区、直辖市卫生厅局，新疆生产建设兵团卫生局：

随着我国临床医学的发展和患者对医疗服务需求的增加，根据中华医学会和有关专家建议，在广泛征求意见的基础上，经研究决定：

一、在《医疗机构诊疗科目名录》（卫医发〔1994〕第 27 号文附件 1）中增加一级诊疗科目"重症医学科"，代码："28"。

重症医学科的主要业务范围为：急危重症患者的抢救和延续性生命支持；发生多器官功能障碍患者的治疗和器官功能支持；防治多脏器功能障碍综合征。

二、开展"重症医学科"诊疗科目诊疗服务的医院应当有具备内科、外科、麻醉科等专业知识之一和临床重症医学诊疗工作经历及技能的执业医师。

三、目前，只限于二级以上综合医院开展"重症医学科"诊疗科目诊疗服务。具有符合本通知第二条规定的二级以上综合医院可以申请增加"重症医学科"诊疗科目。

四、拟增加"重症医学科"诊疗科目的医院应当向核发其《医疗机构执业许可证》的地方卫生行政部门提出申请，地方卫生行政部门应当依法严格审核，对符合条件的予以登记"重症医学科"诊疗科目。

五、"重症医学科"诊疗科目应当以卫生部委托中华医学会编写的《临床技术操作规范（重症医学分册）》和《临床诊疗指南（重症医学分册）》等为指导开展诊疗服务。

六、从事"重症医学科"诊疗服务的医师应当向卫生行政部门重新申请核定医师执业范围；卫生行政部门根据医师申请和医院证明材料，对符合第二条规定医师的执业范围核定为"重症医学科"。

七、二级以上综合医院原已设置的综合重症加强治疗科（病房、室）（ICU）应重新申请"重症医学科"诊疗科目登记，并更改原科室名称为重症医学科。目前设置在专科医院和综合医院相关科室内的与本科重症患者治疗有关的病房，如内或外科重症加强治疗科（内科或外科 ICU）、心血管重症监护病房（CCU）、儿科重症监护病房（PICU）等可以保留，中文名称统一为××科重症监护病房（室），继续在相关专业范围内开展诊疗活动，其医师执业范围不变。

八、设置"重症医学科"的医院要按照我部有关规定严格科室管理，确保医疗质量和医疗安全，并采取有效措施加强重症医学专业人才培养和重症医学学科建设，促进其健康发展。

九、未经批准"重症医学科"诊疗科目登记的医疗机构不得设置重症医学科；相关科室可以设置监护室、抢救室等开展对本科重症患者的救治。

本通知自下发之日起执行。

二〇〇九年一月十九日

卫生部关于在《医疗机构诊疗科目名录》中增加"疼痛科"诊疗科目的通知

各省、自治区、直辖市卫生厅局，新疆生产建设兵团卫生局，部直属有关单位：

随着我国临床医学的发展和患者对医疗服务需求的增加，根据中华医学会和有关专家建议，经研究决定：

一、在《医疗机构诊疗科目名录》（卫医发〔1994〕第27号文附件1）中增加一级诊疗科目"疼痛科"，代码："27"。"疼痛科"的主要业务范围为：慢性疼痛的诊断治疗。

二、开展"疼痛科"诊疗科目诊疗服务的医疗机构应有具备麻醉科、骨科、神经内科、神经外科、风湿免疫科、肿瘤科或康复医学科等专业知识之一和临床疼痛诊疗工作经历及技能的执业医师。

三、目前，只限于二级以上医院开展"疼痛科"诊疗科目诊疗服务。具有符合本通知第二条规定条件执业医师的二级以上医院可以申请增加"疼痛科"诊疗科目。门诊部、诊所、社区卫生服务机构、乡镇卫生院等其他类别医疗机构暂不设立此项诊疗科目。

四、拟增加"疼痛科"诊疗科目的二级以上医院应向核发其《医疗机构执业许可证》的地方卫生行政部门提出申请，地方卫生行政部门应依法严格审核，对符合条件的予以登记"疼痛科"诊疗科目。

五、医疗机构登记"疼痛科"诊疗科目后，方可开展相应的诊疗活动。开展"疼痛科"诊疗科目诊疗服务应以卫生部委托中华医学会编写的《临床技术操作规范（疼痛学分册）》《临床诊疗指南（疼痛学分册）》等为指导，确保医疗质量和医疗安全。

本通知自下发之日起执行。

二〇〇七年七月十六日

卫生部关于修订《医疗机构诊疗科目名录》
部分科目的通知

各省、自治区、直辖市卫生厅局，新疆生产建设兵团及计划单列市卫生局，卫生部直属有关单位：

为加强医疗服务管理，经研究决定，修订《医疗机构诊疗科目名录》部分二级科目，增补若干项目。

一、根据《人体器官移植条例》（国务院令第 491 号）和卫生部《人体器官移植技术临床应用管理暂行规定》（卫医发〔2006〕94 号），增补诊疗科目外科（04.）普通外科专业（04.01）下肝脏移植项目、胰腺移植项目、小肠移植项目，泌尿外科专业（04.04）下肾脏移植项目，胸外科专业（04.05）下肺脏移植项目，心脏大血管外科专业（04.06）下心脏移植项目。

二、根据《医疗机构临床实验室管理办法》（卫医发〔2006〕73 号）和专家建议，诊疗科目医学检验科（30.）下临床生化检验专业（30.03）修订为临床化学检验专业（30.03）；增补临床细胞分子遗传学专业（30.05）。

本通知自下发之日起执行。

附件：修订增补后的诊疗科目外科（04.）、医学检验科（30.）

二○○七年五月三十一日

附件

修订增补后的诊疗科目外科（04.）、医学检验科（30.）

04. 外科

04.01 普通外科专业

04.01.01 肝脏移植项目

04.01.02 胰腺移植项目

04.01.03 小肠移植项目

04.02 神经外科专业

04.03 骨科专业

04.04 泌尿外科专业

04.04.01 肾脏移植项目

04.05 胸外科专业

04.05.01 肺脏移植项目

04.06 心脏大血管外科专业

04.06.01 心脏移植项目

04.07 烧伤科专业

04.08 整形外科专业

04.09 其他

30. 医学检验科

30.01 临床体液、血液专业

30.02 临床微生物学专业

30.03 临床化学检验专业

30.04 临床免疫、血清学专业

30.05 临床细胞分子遗传学专业

30.06 其他

关于下发《医疗机构诊疗科目名录》的通知

为了贯彻执行《医疗机构管理条例》，我部制定了《医疗机构诊疗科目名录》，现发给你们，请遵照执行。

附件：1. 医疗机构诊疗科目名录

2. 诊疗科目名录使用说明

卫生部

一九九四年九月五日

附件 1

医疗机构诊疗科目名录

代码　诊疗科目

01. 预防保健科

02. 全科医疗科

03. 内科

03.01　呼吸内科专业

03.02　消化内科专业

03.03　神经内科专业

03.4　心血管内科专业

03.5　血液内科专业

03.6　肾病学专业

03.7　内分泌专业

03.8　免疫学专业

03.9　变态反应专业

03.10　老年病专业

03.11　其他

04．外科

04.01　普通外科专业

04.02　神经外科专业

04.03　骨科专业

04.04　泌尿外科专业

04.05　胸外科专业

04.06　心脏大血管外科专业

04.07　烧伤科专业

04.08　整形外科专业

04.09　其他

05．妇产科

05.01　妇科专业

05.02　产科专业

05.03　计划生育专业

05.04　优生学专业

05.05　生殖健康与不孕症专业

05.06　其他

06．妇女保健科

06.01　青春期保健专业

06.02　围产期保健专业

06.03　更年期保健专业

06.04　妇女心理卫生专业

06.05　妇女营养专业

06.06　其他

07．儿科

07.01　新生儿专业

07.02　小儿传染病专业

07.03　小儿消化专业

07.04　小儿呼吸专业

07.05　小儿心脏病专业

07.06　小儿肾病专业

07.07　小儿血液病专业

07.08　小儿神经病学专业

07.09　小儿内分泌专业

07.10　小儿遗传病专业

07.11　小儿免疫专业

07.12　其他

08.　小儿外科

08.01　小儿普通外科专业

08.02　小儿骨科专业

08.03　小儿泌尿外科专业

08.04　小儿胸心外科专业

08.05　小儿神经外科专业

08.06　其他

09.　儿童保健科

09.01　儿童生长发育专业

09.02　儿童营养专业

09.03　儿童心理卫生专业

09.04　儿童五官保健专业

09.05　儿童康复专业

09.06　其他

10.　眼科

11.　耳鼻咽喉科

11.01　耳科专业

11.02　鼻科专业

11.03　咽喉科专业

11.04　其他

12.　口腔科

12.01　口腔内科专业

12.02　口腔颌面外科专业

12.03　正畸专业

12.04　口腔修复专业

12.05　口腔预防保健专业

12.06　其他

13.　皮肤科

13.01　皮肤病专业

13.02　性传播疾病专业

13.03　其他

14.　医疗美容科

15.　精神科

15.01　精神病专业

15.02　精神卫生专业

15.03　药物依赖专业

15.04　精神康复专业

15.05　社区防治专业

15.06　临床心理专业

15.07　司法精神专业

15.08　其他

16.　传染科

16.01　肠道传染病专业

16.02　呼吸道传染病专业

16.03　肝炎专业

16.04　虫媒传染病专业

16.05　动物源性传染病专业

16.06　蠕虫病专业

16.07　其他

17.　结核病科

18.　地方病科

19.　肿瘤科

20.　急诊医学科

21.　康复医学科

22.　运动医学科

23.　职业病科

23.01　职业中毒专业

23.02　尘肺专业

23.03　放射病专业

23.04　物理因素损伤专业

23.05　职业健康监护专业

23.06　其他

24.　临终关怀科

25.　特种医学与军事医学科

26. 麻醉科

30. 医学检验科

30.01 临床体液、血液专业

30.02 临床微生物学专业

30.03 临床生化检验专业

30.04 临床免疫、血清学专业

30.05 其他

31. 病理科

32. 医学影像科

32.01 X 线诊断专业

32.02 CT 诊断专业

32.03 磁共振成像诊断专业

32.04 核医学专业

32.05 超声诊断专业

32.06 心电诊断专业

32.07 脑电及脑血流图诊断专业

32.08 神经肌肉电图专业

32.09 介入放射学专业

32.10 放射治疗专业

32.11 其他

50. 中医科

50.01 内科专业

50.02 外科专业

50.03 妇产科专业

50.04 儿科专业

50.05 皮肤科专业

50.06 眼科专业

50.07 耳鼻咽喉科专业

50.08 口腔科专业

50.09 肿瘤科专业

50.10 骨伤科专业

50.11 肛肠科专业

50.12 老年病科专业

50.13 针灸科专业

50.14 推拿科专业

50.15　康复医学专业

50.16　急诊科专业

50.17　预防保健科专业

50.18　其他

51.　民族医学科

51.01　维吾尔医学

51.02　藏医学

51.03　蒙医学

51.04　彝医学

51.05　傣医学

51.06　其他

52.　中西医结合科

附件 2

《诊疗科目名录》使用说明

一、本《名录》依据临床一、二级学科及专业名称编制，是卫生行政部门核定医疗机构诊疗科目，填写《医疗机构执业许可证》和《医疗机构申请执业登记注册书》相应栏目的标准。

二、医疗机构实际设置的临床专业科室名称不受本《名录》限制，可使用习惯名称和跨学科科室名称，如"围产医学科""五官科"等。

三、诊疗科目分为"一级科目"和"二级科目"。

一级科目一般相当临床一级学科，如"内科""外科"等；

二级科目一般相当临床二级学科，如"呼吸内科""消化内科"等。

为便于专科医疗机构使用，部分临床二级学科列入一级科目。

四、科目代码由"××·××"构成，其中小数点前两位为一级科目识别码，小数点后两位为二级科目识别码。

五、《医疗机构申请执业登记注册书》的"医疗机构诊疗科目申报表"填报原则：

1. 申报表由申请单位填报。表中已列出全部诊疗科目及其代码，申请单位在代码前的"□"内以划"√"方式填报。

2. 医疗机构凡在某一级科目下设置二级学科（专业组）的，应填报到所列二级科目；未划分二级学科（专业组）的，只填报到一级诊疗科目，如"内科""外科"等。

3. 只开展专科病诊疗的机构，应填报专科病诊疗所属的科目，并在备注栏注明专科病名称，如颈椎病专科病诊疗机构填报"骨科"，并于备注栏注明"颈椎病专科"。

4. 在某科目下只开展门诊服务的，应在备注栏注明"门诊"字样。如申报肝炎专科门诊时，申报"肝炎专业"并在备注栏填注"门诊"。

六、《医疗机构申请执业登记注册书》"核准登记事项"的诊疗科目栏填写原则：

1. 由卫生行政部门在核准申报表后填写。

2. 一般只需填写一级科目。

3. 在某一级科目下只开展个别二级科目诊疗活动的，应直接填写所设二级科目，如某医疗机构在精神科下仅开设心理咨询服务，则填写精神科的二级科目"临床心理专业"。

4. 只开展某诊疗科目下个别专科病诊疗的，应在填写的相应科目后注明专科病名称，如"骨科（颈椎病专科）"。

5. 只提供门诊服务的科目，应注明"门诊"字样，如"肝炎专业门诊"。

七、《医疗机构执业许可证》的"诊科科目"栏填写原则与《医疗机构申请执业登记注册书》"核准登记事项"相应栏目相同。

八、名词释义与注释

代码 诊疗科目 注 释

01. 预防保健科 含社区保健、儿童计划免疫、健康教育等。

02. 全科医疗科 由医务人员向病人提供综合（不分科）诊疗服务和家庭医疗服务的均属此科目，如基层诊所、卫生所（室）等提供的服务。

08. 小儿外科 医疗机构仅在外科提供部分儿童手术，未独立设立本专业的，不填报本科目。

23. 职业病科 二级科目只供职业病防治机构使用。综合医院经批准设职业病科的，不需再填二级科目。

25. 特种医学与军事医学 含航天医学、航空医学、航海医学、潜水医学、野战外科学、军队各类预防和防护学科等。

32.09 介入放射学专业 在各临床科室开展介入放射学检查和治疗的，均应在《医疗机构申请执业登记注书》的"医疗机构诊疗科目申报表"中申报本科目。

大型医用设备配置与使用管理办法（试行）

国卫规划发〔2018〕12 号

各省、自治区、直辖市及新疆生产建设兵团卫生计生委、食品药品监督管理局：

根据《国务院关于修改〈医疗器械监督管理条例〉的决定》（国务院令第 680 号），为规范和加强大型医用设备配置使用管理，制定了《大型医用设备配置与使用管理办法（试行）》（可从国家卫生健康委员会官网下载）。现印发你们，请遵照执行。

国家卫生健康委员会 国家药品监督管理局

2018 年 5 月 22 日

第一章 总 则

第一条 为深入推进简政放权、放管结合、优化服务，促进大型医用设备合理配置和有效使用，保障医疗质量安全，控制医疗费用过快增长，维护人民群众健康权益，根据《行政许可法》《国务院关于修改〈医疗器械监督管理条例〉的决定》等法律法规规定，制定本办法。

第二条 本办法所称大型医用设备，是指使用技术复杂、资金投入量大、运行成本高、对医疗费用影响大且纳入目录管理的大型医疗器械。

第三条 大型医用设备目录由国家卫生健康委员会商国务院有关部门提出，报国务院批准后公布执行。

第四条 国家按照目录对大型医用设备实行分级分类配置规划和配置许可证管理。

第五条 国家卫生健康委员会负责制定大型医用设备配置与使用的管理制度并组织实施，指导开展大型医用设备配置与使用行为的评价和监督工作。县级以上地方卫生健康行政部门负责本区域内大型医用设备配置与使用行为的监督管理工作。

第六条 国家卫生健康委员会成立大型医用设备管理专家咨询委员会，为确定和调整管理目录、制定和实施配置规划，以及配置与使用全过程管理提供评审、咨询和论证等技术支持。

省级卫生健康行政部门可成立相应的专家组。

第七条 医疗器械使用单位配置与使用大型医用设备用于医疗服务的，适用本办法。

第二章 管理目录

第八条 国家卫生健康委员会根据医疗服务需求和医疗器械发展状况，结合资金投入、运行成本和使用费用、技术要求等因素，提出大型医用设备配置管理目录建议。

第九条 大型医用设备配置管理目录分为甲、乙两类。甲类大型医用设备由国家卫生健康委员会负责配置管理并核发配置许可证；乙类大型医用设备由省级卫生健康行政部门负责配置管理并核发配置许可证。

第十条 国家卫生健康委员会应当对大型医疗器械使用的安全性、有效性、经济性、适宜性等进行评估，适时提出大型医用设备管理目录调整建议。

第十一条 大型医用设备管理目录调整包括：

（一）纳入管理目录；

（二）甲类管理目录的设备调整为乙类管理目录的设备；

（三）乙类管理目录的设备调整为甲类管理目录的设备；

（四）不再纳入管理目录。

第十二条 全国性医疗领域相关行业组织、省级卫生健康行政部门可以向国家卫生健康委员会提出调整大型医用设备管理目录的建议。医疗器械使用单位可向所在省级卫生健康行政部门提出调整建议，经论证评估，省级卫生健康行政部门认为确有必要的，可向国家卫生健康委员会提出调整建议。

国家卫生健康委员会在大型医用设备管理中认为需要调整管理目录的，应当及时启动调整工作。

国家卫生健康委员会对大型医用设备管理目录的调整建议组织论证评

估，根据论证评估意见，商国务院有关部门报国务院批准。

第三章 配置规划

第十三条 大型医用设备配置规划应当与国民经济和社会发展水平、医学科学技术进步以及人民群众健康需求相适应，符合医疗卫生服务体系规划，促进区域医疗资源共享。

第十四条 大型医用设备配置规划原则上每 5 年编制一次，分年度实施。配置规划包括规划数量、年度实施计划、区域布局和配置标准等内容。

首次配置的大型医用设备配置规划原则上不超过 5 台，其中，单一企业生产的，不超过 3 台。

大型医用设备配置规划应当充分考虑社会办医的发展需要，合理预留规划空间。

第十五条 省级卫生健康行政部门结合本地区医疗卫生服务体系规划，提出本地区大型医用设备配置规划和实施方案建议并报送国家卫生健康委员会。国家卫生健康委员会负责制定大型医用设备配置规划，并向社会公开。

第十六条 省级以上卫生健康行政部门应当对大型医用设备配置规划实施开展评估和考核，建立和完善第三方监督评价机制。

第十七条 大型医用设备配置规划明显不适应国民经济和社会发展、医学科学技术进步和人民群众健康需求，或者医疗卫生服务体系规划发生重大调整的，国家卫生健康委员会应当对大型医用设备配置规划进行调整。

省级卫生健康行政部门可以提出本地区大型医用设备配置规划调整建议。

第十八条 国家卫生健康委员会组织制定并发布大型医用设备档次机型的阶梯分型。医疗器械使用单位应当根据功能定位、临床服务需求、医疗技术水平和专科发展等合理选择大型医用设备的适宜档次和机型。

第四章 配置管理

第十九条 医疗器械使用单位申请配置大型医用设备，应当符合大型医用设备配置规划，与其功能定位、临床服务需求相适应，具有相应的技术条件、配套设施和具备相应资质、能力的专业技术人员。

申请配置甲类大型医用设备的，向国家卫生健康委员会提出申请；申请配置乙类大型医用设备的，向所在地省级卫生健康行政部门提出申请。

第二十条 医疗器械使用单位申请配置大型医用设备应当如实、准确提交下列材料：

（一）大型医用设备配置申请表；

（二）医疗器械使用单位执业许可证复印件（或医疗器械使用单位设置批准书复印件，或符合相关规定要求的从事医疗服务的其他法人资质证明复印件）；

（三）统一社会信用代码证（或组织机构代码证）复印件；

（四）与申请配置大型医用设备相应的技术条件、配套设施和专业技术人员资质、能力证明材料。

第二十一条 受理配置申请的卫生健康行政部门应当对医疗器械使用单位申报事项实施第三方专家评审，并自申请受理之日起20个工作日内，作出许可决定。

依照本办法需要组织专家评审的，专家评审时间不计算在许可期限内。

第二十二条 国家卫生健康委员会负责制定大型医用设备配置许可证式样和《甲类大型医用设备配置许可证》的印制、发放等管理工作。省级卫生健康行政部门负责本行政区域内《乙类大型医用设备配置许可证》的印制、发放等管理工作。

第二十三条 大型医用设备配置许可证实行一机一证，分为正本和副本。式样见附件1。

正本应当载明：配置单位名称、法定代表人或主要负责人、所有制性质、设备配置地址、统一社会信用代码（或组织机构代码）、许可设备名称、阶梯配置机型、许可证编号、发证机关、发证日期和二维码。

副本应当载明：正本所载信息以及配置设备的生产企业、具体型号、阶梯配置机型、产品序列号、装机日期、信息报送日期和备注信息。

大型医用设备配置许可证发证日期为许可决定作出的日期。

第二十四条 大型医用设备配置许可证编号由中文甲、乙（甲、乙分别代表甲类、乙类大型医用设备）和10位阿拉伯数字组成。编号数字从左至右依次为：2位省（自治区、直辖市）代码、2位大型医用设备类别代码、1位阶梯分型代码、5位顺序码。许可证编号规则见附件2。

第二十五条 医疗器械使用单位取得大型医用设备配置许可证后应当及时配置相应大型医用设备，并向发证机关报送所配置的大型医用设备相关信息。配置时限由发证机关规定。

大型医用设备配置许可证信息发生改变的，医疗器械使用单位应当在信息改变之日起10个工作日内向原发证机关报送。发证机关应当在收到之日起10个工作日内修改相关信息。

第二十六条 医疗器械使用单位应当依法使用和妥善保管大型医用设备配置许可证，不得伪造、变造、买卖、出租、出借。

医疗器械使用单位应当将大型医用设备配置许可证信息列为向社会主动

公开的信息，并将大型医用设备配置许可证正本悬挂在大型医用设备使用场所的显著位置。

第二十七条 有下列情形之一的，大型医用设备配置许可证自行失效，医疗器械使用单位应当自失效之日起 5 个工作日内向原发证机关交回大型医用设备配置许可证，原发证机关将予以注销。

（一）医疗器械使用单位执业许可（或从事医疗服务的其他法人资质）终止的；

（二）相关诊疗科目被注销的；

（三）无正当理由未在规定时限内配置的；

（四）未按照核发的大型医用设备配置许可证配置相应设备的；

（五）法律、法规规定的其他情形。

发生本条第三项导致配置许可证失效的情形，申请机构及负责人纳入不良信用记录。

大型医用设备配置许可证失效但医疗器械使用单位仍需使用该设备的，应当按照本办法第十九条、第二十条的规定重新申请办理。

第二十八条 医疗器械使用单位配置的大型医用设备应当依法取得医疗器械注册证或备案凭证。

第二十九条 国家卫生健康委员会、省级卫生健康行政部门应当分别公开甲类、乙类大型医用设备配置许可情况。

省级卫生健康行政部门应当在每年 1 月向国家卫生健康委员会报送上一年度乙类大型医用设备配置许可情况。

第五章　使用管理

第三十条 大型医用设备使用应当遵循安全、有效、合理和必需的原则。

第三十一条 医疗器械使用单位应当建立大型医用设备管理档案，记录其采购、安装、验收、使用、维护、维修、质量控制等事项，并如实记载相关信息。

第三十二条 医疗器械使用单位应当按照大型医用设备产品说明书等要求，进行定期检查、检验、校准、保养、维护，确保大型医用设备处于良好状态。大型医用设备必须达到计（剂）量准确、辐射防护安全、性能指标合格后方可使用。

第三十三条 医疗器械使用单位应当按照国家法律法规的要求，建立完善大型医用设备使用信息安全防护措施，确保相关信息系统运行安全和医疗数据安全。

第三十四条 卫生健康行政部门应当对大型医用设备的使用状况进行监督和评估。

医疗器械使用单位承担使用主体责任，应当建立健全大型医用设备使用评价制度，加强评估分析，促进合理应用，定期向县级以上卫生健康行政部门报送使用情况。

第三十五条 大型医用设备使用人员应当具备相应的资质、能力，按照产品说明书、技术操作规范等使用大型医用设备。

第三十六条 医疗器械使用单位发现大型医用设备不良事件或者可疑不良事件，应当按照规定及时报告医疗器械不良事件监测技术机构。

医疗器械使用单位发现大型医用设备使用存在安全隐患的，或者外部环境、使用人员、技术等条件发生变化，不能保障使用安全质量的，应当立即停止使用。经检修不能达到使用安全标准的，不得继续使用。

第三十七条 医疗器械使用单位不得使用无合格证明、过期、失效、淘汰的大型医用设备，不得以升级等名义擅自提高设备配置性能或规格，规避大型医用设备配置管理。

严禁医疗器械使用单位引进境外研制但境外尚未配置使用的大型医用设备。

第六章 监督管理

第三十八条 国家卫生健康委员会依托大型医用设备配置与使用监督管理信息系统，及时公布大型医用设备配置与使用监督管理信息，便于公众查询和社会监督。医疗器械使用单位应当定期如实填报大型医用设备配置使用相关信息。

第三十九条 卫生健康行政部门对下列事项实施监督检查：

（一）大型医用设备配置规划执行情况；

（二）《大型医用设备配置许可证》持证和使用情况；

（三）大型医用设备使用情况和使用信息安全情况；

（四）大型医用设备使用人员配备情况；

（五）医疗器械使用单位按照规定报送使用情况；

（六）省级以上卫生健康行政部门规定的其他情形。

第四十条 对医疗器械使用单位配置与使用大型医用设备的监督检查，实行随机抽取检查对象、随机选派执法检查人员，抽查情况及查处结果及时向社会公开。可以采取下列方式：

（一）定期检查和不定期抽查；

（二）查阅复印管理文件、记录、档案、病历等有关资料，或要求提供相关数据和材料；

（三）现场检查，进行验证性检验和测量；

（四）实时在线监管；

（五）法律法规规定的其他监督检查措施。

医疗器械使用单位和个人应当配合相关监督检查，不得虚报、瞒报相关情况。

第四十一条 县级以上卫生健康行政部门应当建立配置与使用大型医用设备的单位及其使用人员的信用档案。对有不良信用记录的，增加监督检查频次。

医疗器械使用单位在大型医用设备配置许可申请和大型医用设备使用中虚报、瞒报相关情况的，卫生健康行政部门应当将医疗器械使用单位负责人和直接责任人违法记录通报有关部门，记入相关人员的信用档案。

第四十二条 国家鼓励行业协会建立和完善自我约束机制，加强行业自律和相互监督，促进大型医用设备安全合理使用。

第四十三条 违反本办法规定，卫生健康行政部门未按照要求报送年度配置许可信息，或大型医用设备管理制度不健全、履职不到位的，由上级卫生健康行政部门给予通报批评，并责令改正。

第四十四条 违反本办法规定，超规划、越权或违法实施大型医用设备配置许可的，依据《行政许可法》《医疗器械监督管理条例》等有关规定予以处理。

第四十五条 医疗器械使用单位不按照操作规程、诊疗规范合理使用，聘用不具有相应资质、能力的人员使用大型医用设备，不能保障医疗质量安全的，由县级以上卫生健康行政部门依法予以处理。

第七章 附 则

第四十六条 国家卫生健康委员会和省级卫生健康行政部门应当分别制定甲类、乙类大型医用设备配置许可管理实施细则。

第四十七条 医疗器械使用单位应当将管理目录内同品目但未实行配置许可的大型医疗器械使用人员技术条件、使用信息向所在地县级以上地方卫生健康行政部门备案并向社会公示。

第四十八条 国务院批准的自由贸易试验区内大型医用设备配置管理按照国家有关规定执行。

大型医用设备采购按照国家有关规定执行。

第四十九条 本办法自公布之日起施行。原卫生部、国家发展改革委和财政部《大型医用设备配置与使用管理办法》（卫规财发〔2004〕474 号）、原卫生部《新型大型医用设备配置管理规定》（卫规财发〔2013〕13 号）同时废止。

  附件：1. 大型医用设备配置许可证式样和说明（略）

     2. 大型医用设备配置许可证编号规则（略）

国家发改委、卫生部、国家中医药管理局关于规范医疗服务价格管理及有关问题的通知

发改价格〔2012〕1170 号

各省、自治区、直辖市发展改革委、物价局、卫生厅（局）、中医药管理局：

为贯彻落实中共中央、国务院《关于深化医药卫生体制改革的意见》（中发〔2009〕6 号）和国家发展改革委等三部委《关于改革药品和医疗服务价格形成机制的意见》（发改价格〔2009〕2844 号）的有关精神，我们组织修订了《全国医疗服务价格项目规范（2012 年版）》（以下简称新版项目规范），现印发你们，并就规范医疗服务价格管理及有关问题通知如下：

一、充分认识规范医疗服务价格管理工作的重要意义。规范医疗服务价格管理是贯彻落实深化医药卫生体制改革的重要内容，是推进医疗服务价格改革、规范医疗机构价格行为、维护患者合法权益的重要措施，对完善医疗机构补偿机制、减轻患者医疗费用负担具有十分重要的意义。各省、自治区、直辖市价格、卫生和中医药管理部门要加强领导，密切配合，切实做好规范医疗服务价格管理的各项工作。

二、全面规范医疗服务价格项目。新版项目规范公布的医疗服务价格项目是各级各类非营利性医疗卫生机构提供医疗服务收取费用的项目依据，各地不得以任何形式进行分解。需合并、组合项目收费的，须经省级价格主管部门会同同级卫生行政主管部门按照有利于减轻患者费用负担的原则从严审批。未列入新版项目规范的，原则上应公布取消；确需保留的，要于 2013 年 5 月底前报国家发展改革委、卫生部审核，审核期间可继续执行。各地要在 2013 年年底前完成本地区已实施的医疗服务价格项目清理规范工作，并向社会公布允许在本地区实施的医疗服务项目和价格等具体实施意见。本地区尚无条件实施的新版项目规范中的其他项目，不得向社会公布。

严格控制单独收费耗材的品种和数量。明确为可以单独收费的医用耗材，要同时明确相应的具体医疗服务价格项目。制定规范后的检验类项目价格不得区分试剂或方法，要充分考虑当地医疗机构主流检验方法和社会承受能力等因素，以鼓励适宜技术的使用。

三、从严控制新增医疗服务价格项目。省级价格主管部门会同同级卫生

行政等部门负责新增医疗服务价格项目审核并在本地试行，试行期不超过 2 年。试行期后需继续实施的，应在试行期结束半年前报国家发展改革委、卫生部审核；试行期结束后，没有明文规定可以继续执行的，要停止收费。各地要加强前期审核，不得以新设备、新试剂、新方法等名义新增医疗服务价格项目。清理规范期间，各地不得审核新增医疗服务价格项目。

四、认真做好相关政策的衔接。各地在规范医疗服务价格管理工作中，要加强地区间沟通和协调，认真做好新旧项目价格水平衔接。要做好与公立医院改革、医保支付方式改革和基层医疗卫生机构综合改革的衔接。落实基层医疗卫生机构一般诊疗费政策。开展按病种收费方式改革试点的地区，应结合新版项目规范的实施，进一步完善病种服务内容，逐步将疗效可靠、价格合理的新技术、新方法应用到按病种收费的服务包中，不断提高服务质量。开展公立医院改革试点的地区，取消药品加成政策，在不增加群众负担的前提下，提高诊疗费、手术费、护理费等医疗技术服务价格，降低大型设备检查价格，并做好与相关医改政策衔接。

各地在贯彻落实过程中出现的新情况、新问题，要及时报告国家发展改革委（价格司）、卫生部（规划财务司）、国家中医药管理局（规划财务司）。

附：全国医疗服务价格项目规范（2012 年版）（略）

国家发展改革委
卫生部
国家中医药管理局
二〇一二年五月四日

住院医师规范化培训管理办法（试行）

国卫科教发〔2014〕49号

各省、自治区、直辖市卫生计生委（卫生厅局），新疆生产建设兵团卫生局：

为贯彻落实国务院7部门《关于建立住院医师规范化培训制度的指导意见》（国卫科教发〔2013〕56号），规范培训实施与管理工作，加快培养合格临床医师，我委组织制定了《住院医师规范化培训管理办法（试行）》（可从国家卫生计生委网站下载）。现印发给你们，请结合当地实际认真贯彻执行。

国家卫生计生委

2014年8月22日

目录

第一章　总　则

第一条　为贯彻《关于建立住院医师规范化培训制度的指导意见》，规范住院医师规范化培训实施工作，培养一支高素质的临床医师队伍，制定本办法。

第二条　住院医师规范化培训是毕业后医学教育的重要组成部分，目的是为各级医疗机构培养具有良好的职业道德、扎实的医学理论知识和临床技能，能独立、规范地承担本专业常见多发疾病诊疗工作的临床医师。

第三条　住院医师规范化培训对象为：

（一）拟从事临床医疗工作的高等院校医学类相应专业（指临床医学类、口腔医学类、中医学类和中西医结合类，下同）本科及以上学历毕业生；

（二）已从事临床医疗工作并获得执业医师资格，需要接受培训的人员；

（三）其他需要接受培训的人员。

第二章　组织管理

第四条　卫生计生行政部门（含中医药管理部门，下同）对住院医师规范化培训实行全行业管理、分级负责，充分发挥相关行业协会、专业学会和有关单位的优势和作用。

第五条　国务院卫生计生行政部门负责全国住院医师规范化培训的统筹管理，健全协调机制，制订培训政策，编制培训规划，指导监督各地培训工作。

第六条　国务院卫生计生行政部门根据需要组建专家委员会或指定有关行业组织、单位负责全国住院医师规范化培训的具体业务技术建设和日常管理工作，其职责是：

（一）研究提出培训专业设置建议；

（二）研究提出培训内容与标准、培训基地认定标准和管理办法的方案建议；

（三）对培训基地和专业基地建设、认定和管理工作进行检查指导；

（四）建立住院医师规范化培训招收匹配机制，对培训招收工作进行区域间统筹协调；

（五）对培训实施情况进行指导监督，对培训效果进行评价；

（六）制定考核标准和要求，检查指导考核工作；

（七）承担国务院卫生计生行政部门委托的其他相关工作。

第七条　省级卫生计生行政部门负责本地住院医师规范化培训的组织实施和管理监督。按照国家政策规定，制订本地实施方案和措施，编制落实培训规划和年度培训计划；按照国家规划与标准，建设、认定和管理培训基地、专业基地，并报告国务院卫生计生行政部门予以公布；根据需要组建专家委员会或指定有关行业组织、单位负责本地住院医师规范化培训的具体业务技术建设和日常管理工作。

省级以下卫生计生行政部门根据各自职责，配合做好当地住院医师规范化培训有关工作。

第八条　培训基地接受上级卫生计生行政部门监督指导，具体做好培训招收、实施和考核及培训对象的管理工作。

第三章　培训基地

第九条　培训基地是承担住院医师规范化培训的医疗卫生机构。国务院卫生计生行政部门根据培训需求及各地的培训能力，统筹规划各地培训基地数量。培训基地应当具备以下基本条件：

（一）为三级甲等医院；

（二）达到《住院医师规范化培训基地认定标准（试行）》要求；

（三）经所在地省级卫生计生行政部门组建的专家委员会或其指定的行业组织、单位认定合格。

根据培训内容需要，可将符合专业培训条件的其他三级医院、妇幼保健院和二级甲等医院及基层医疗卫生机构、专业公共卫生机构等作为协同单位，发挥其优势特色科室作用，形成培训基地网络。

第十条 培训基地由符合条件的专业基地组成。专业基地由本专业科室牵头，会同相关科室制订和落实本专业培训对象的具体培训计划，实施轮转培训，并对培训全过程进行严格质量管理。

第十一条 对培训基地及专业基地实行动态管理。培训基地、专业基地应当定期向所在地省级卫生计生行政部门或其指定的行业组织、单位报告培训工作情况，接受检查指导。根据工作需要遴选建设部分示范性的培训基地、专业基地，发挥引领作用。对达不到培训基地认定标准要求或培训质量难以保证的培训基地及专业基地，取消其基地资格，并视情况削减所在省（区、市）培训基地分配名额。

第十二条 培训基地必须高度重视并加强对住院医师规范化培训工作的领导，建立健全住院医师规范化培训协调领导机制，制订并落实确保培训质量的管理制度和各项具体措施，切实使住院医师规范化培训工作落到实处。培训基地主要行政负责人作为培训工作的第一责任人全面负责基地的培训工作，分管院领导具体负责住院医师规范化培训工作；教育培训管理职能部门作为协调领导机制办公室，具体负责培训工作的日常管理与监督。承担培训任务的科室实行科室主任负责制，健全组织管理机制，切实履行对培训对象的带教和管理职能。

第十三条 培训基地应当落实培训对象必要的学习、生活条件和有关人事薪酬待遇，做好对培训对象的管理工作；专业基地应当具备满足本专业和相关专业培训要求的师资队伍、诊疗规模、病种病例、病床规模、模拟教学设施等培训条件。

第十四条 培训基地应当选拔职业道德高尚、临床经验丰富、具有带教能力和经验的临床医师作为带教师资，其数量应当满足培训要求。带教师资应当严格按照住院医师规范化培训内容与标准的要求实施培训工作，认真负责地指导和教育培训对象。培训基地要将带教情况作为医师绩效考核的重要指标，对带教医师给予补贴。

第十五条 培训基地应当按照国家统一制定的《住院医师规范化培训内容与标准（试行）》，结合本单位具体情况，制订科学、严谨的培训方案，建立严格的培训管理制度并规范地实施，强化全过程监管与培训效果激励，确保培训质量。

第十六条 培训基地应当依照《执业医师法》相关规定，组织符合条件的培训对象参加医师资格考试，协助其办理执业注册和变更手续。

第四章　培训招收

第十七条 探索建立国家住院医师规范化培训招收匹配机制，逐步推进区域间招收统筹协调。

第十八条 省级卫生计生行政部门会同相关部门依据本地医疗卫生工作对临床医师的培养需求和住院医师规范化培训能力，制订年度培训计划，向培训基地下达培训任务，并在培训名额分配方面向全科以及儿科、精神科等紧缺专业以及县级及以下基层医疗卫生机构倾斜。

第十九条 省级卫生计生行政部门或其指定的行业组织、单位应当及时将培训基地基本情况、招收计划、报名条件、招收程序、招收结果等信息通过网络或其他适宜形式予以公布，向申请培训人员提供信息，接受社会监督。有关情况同时报告国务院卫生计生行政部门或其指定的有关行业组织、单位。

第二十条 单位委派的培训对象由培训基地、委派单位和培训对象三方签订委托培训协议；面向社会招收的培训对象与培训基地签订培训协议。培训基地要做好培训档案资料的管理工作。申请培训人员根据省级卫生计生行政部门或其指定的行业组织、单位公布的招收信息，选择培训基地及其专业基地，填报培训志愿，并按要求提交申请材料。单位委派培训对象填报培训志愿，应当取得委派单位同意。

第二十一条 培训基地对申请培训人员的申请材料进行审核，对审核合格者组织招收考核，依照公开公平、择优录取、双向选择的原则确定培训对象。

第二十二条 培训基地要及时向当地省级卫生计生行政部门或其指定的行业组织、单位报送招收录取信息，各省（区、市）可在招收计划剩余名额内对未被录取的申请培训人员进行调剂招收，重点补充有名额空缺的全科以及儿科、精神科等紧缺专业。

第二十三条 国家统筹协调发达地区省（市）支援欠发达地区省（区、市）的住院医师规范化培训工作。各有关省级卫生计生行政部门之间应当签订对口支援协议，发达地区的培训基地及专业基地，每年应当面向欠发达地区招收一定数量的培训对象，培训招收重点向边远地区、民族地区、集中连片特殊困难地区及其地市级以下医疗卫生机构倾斜。在起步阶段，年招收数量原则上不低于发达地区培训招收数的 10%，随着培训工作的推进，适当增加招收规模。招收对象培训期满后依协议回原派出地区工作。

第五章　培训实施

第二十四条　培训对象是培训基地住院医师队伍的一部分，在培训基地接受以提高职业素养及临床规范诊疗能力为主的系统性、规范化培训。

第二十五条　培训年限一般为 3 年。已具有医学类相应专业学位研究生学历的人员和已从事临床医疗工作的医师参加培训，由培训基地根据其临床经历和诊疗能力确定接受培训的具体时间及内容。

在规定时间内未按照要求完成培训或考核不合格者，培训时间可顺延，顺延时间一般不超过 3 年。顺延期间费用由个人承担。

第二十六条　住院医师规范化培训以培育岗位胜任能力为核心，依据住院医师规范化培训内容与标准分专业实施。培训内容包括医德医风、政策法规、临床实践能力、专业理论知识、人际沟通交流等，重点提高临床规范诊疗能力，适当兼顾临床教学和科研素养。

第二十七条　实行培训信息登记管理制度。国家建立住院医师规范化培训信息管理系统，逐步实现住院医师培训招收、培训实施、监测评估、培训考核等全过程的信息化管理。培训基地和培训对象应当及时、准确、详实地将培训过程和培训内容记录在住院医师规范化培训登记和考核手册并妥善保存，同时将有关信息及时录入信息管理系统，作为培训考核的重要依据。

第六章　培训考核

第二十八条　住院医师规范化培训考核包括过程考核和结业考核，以过程考核为重点。过程考核合格和通过医师资格考试是参加结业考核的必备条件。培训对象申请参加结业考核，须经培训基地初审合格并报省级卫生计生行政部门或其指定的行业组织、单位核准。

第二十九条　过程考核是对住院医师轮转培训过程的动态综合评价。过程考核一般安排在完成某专业科室轮转培训后进行，内容包括医德医风、出勤情况、临床实践能力、培训指标完成情况和参加业务学习情况等方面。过程考核由培训基地依照各专业规范化培训内容和标准，严格组织实施。

第三十条　结业考核包括理论考核和临床实践能力考核。国务院卫生计生行政部门或其指定的有关行业组织、单位制订结业考核要求，建立理论考核题库，制订临床实践能力考核标准，提供考核指导；各省级卫生计生行政部门或其指定的行业组织、单位负责组织实施结业考核，从国家建立的理论考核题库抽取年度理论考核试题组织理论考核，安排实施临床实践能力考核。

第三十一条 对通过住院医师规范化培训结业考核的培训对象，颁发统一制式的《住院医师规范化培训合格证书》（样式附后）。

第七章 附 则

第三十二条 中医类别住院医师规范化培训实施办法由国家中医药管理局另行制订。

第三十三条 本办法自印发之日起施行。

第三十四条 本办法由国务院卫生计生行政部门负责解释。

附件：《住院医师规范化培训合格证书》（样式）（略）

关于医师执业注册中执业范围的暂行规定

卫医发〔2001〕169 号

为进一步做好医师执业注册工作，根据《中华人民共和国执业医师法》及有关规定，特对医师执业注册中执业范围规定如下：

一、医师执业范围

（一）临床类别医师执业范围：

1 内科专业；

2 外科专业；

3 妇产科专业；

4 儿科专业；

5 眼耳鼻咽喉科专业；

6 皮肤病与性病专业；

7 精神卫生专业；

8 职业病专业；

9 医学影像和放射治疗专业；

10 医学检验、病理专业；

11 全科医学专业；

12 急救医学专业；

13 康复医学专业；

14 预防保健专业；

15 特种医学与军事医学专业；

16 计划生育技术服务专业；

17 省级以上卫生行政部门规定的其他专业。

（二）口腔类别医师执业范围：

1 口腔专业；

2 省级以上卫生行政部门规定的其他专业。

（三）公共卫生医师执业范围：

1 公共卫生类别专业；

2 省级以上卫生行政部门规定的其他专业。

（四）中医类别（包括中医、民族医、中西医结合）医师执业范围：

1 中医专业；

2 中西医结合专业；

3 蒙医专业；

4 藏医专业；

5 维医专业；

6 傣医专业；

7 省级以上卫生行政部门规定的其他专业。

二、医师进行执业注册的类别必须以取得医师资格的类别为依据。医师依法取得两个或两个类别以上医师资格的，除以下两款情况之外，只能选择一个类别及其中一个相应的专业作为执业范围进行注册，从事执业活动。医师不得从事执业注册范围以外其他专业的执业活动。

在县及县级以下医疗机构（主要是乡镇卫生院和社区卫生服务机构）执业的临床医师，从事基层医疗卫生服务工作，确因工作需要，经县级卫生行政部门考核批准，报设区的市级卫生行政部门备案，可申请同一类别至多三个专业作为执业范围进行注册。

在乡镇卫生院和社区卫生服务机构中执业的临床医师因工作需要，经过国家医师资格考试取得公共卫生类医师资格，可申请增加公共卫生类别专业作为执业范围进行注册；在乡镇卫生院和社区卫生服务机构中执业的公共卫生医师因工作需要，经过国家医师资格考试取得临床类医师资格，可申请增加临床类别相关专业作为执业范围进行注册。

三、在计划生育技术服务机构中执业的临床医师，其执业范围为计划生育技术服务专业。在医疗机构中执业的临床医师以妇产科专业作为执业范围进行注册的，其范围含计划生育技术服务专业。

四、根据国家有关规定，取得全科医学专业技术职务任职资格者，方可申请注册全科医学专业作为执业范围。

五、医师注册后有下列情况之一的，不属于超范围执业：

（一）对病人实施紧急医疗救护的；

（二）临床医师依据《住院医师规范化培训规定》和《全科医师规范化培训试行办法》等，进行临床转科的；

（三）依据国家有关规定，经医疗、预防、保健机构批准的卫生支农、会诊、进修、学术交流、承担政府交办的任务和卫生行政部门批准的义诊等；

（四）省级以上卫生行政部门规定的其他情形。

六、医师注册后有下列情形之一的，可以向原注册主管部门申请变更执业范围：

（一）取得注册执业范围以外、同一类别其他专业的高一层次的省级以上教育部门承认的学历，经所在执业机构同意，拟从事新的相应专业的；

（二）在省级以上卫生行政部门指定的业务培训机构，接受同一类别其他专业的系统培训两年或者专业进修满两年或系统培训和专业进修合计满两年，并持有省级以上卫生行政部门指定的业务考核机构出具的考核合格证明，经所在执业机构同意，拟从事所受培训专业的。

跨类别变更专业，必须取得相应类别的医师资格。

七、申请变更执业范围，应当提交下列材料：

（一）省级卫生行政部门统一印制的医师变更执业范围申请表；

（二）《医师资格证书》；

（三）《医师执业证书》；

（四）与拟变更的执业范围相应的高一层次毕业学历或者培训考核合格证明；

（五）聘用单位同意变更执业范围的证明；

（六）省级以上卫生行政部门规定的其他材料。

八、省级卫生行政部门规定的临床、口腔、公共卫生类别医师其他专业应报卫生部备案，中医类别医师其他专业，应报国家中医药管理局备案。

附件:《关于医师执业注册中执业范围的暂行规定》说明

一、制定《关于医师执业注册中执业范围的暂行规定》遵循的原则：

（一）既要依据《执业医师法》加强对医师队伍科学化、规范化管理，又要实事求是地充分考虑我国目前医师队伍的现状、医学专业技术职务任职资格分类和有关医疗、预防、保健机构诊疗科目的规定，做好衔接工作；

（二）该范围是执业医师和执业助理医师资格准入后的基本执业范围，设定执业范围的专业宜粗不宜细，有些更细的专业分类可以随着专科医师制度的完善予以解决。

二、临床类别相关专业划归：

（一）内科专业含老年医学专业、传染病专业；

（二）外科专业含运动医学专业、麻醉专业；

（三）妇产科专业含妇女保健专业；

（四）儿科专业含儿童保健专业；

（五）精神卫生专业含精神病专业、心理卫生专业；

（六）医学影像专业含核医学专业；

（七）肿瘤专业可按所从事具体业务工作注册相关专业，如内科专业、外科专业作为执业范围；

（八）职业病专业含放射病专业。

三、专业名称注释：

（一）预防保健专业是指执业范围为社区保健、计划免疫、健康教育等；

（二）特种医学与军事医学专业是指执业范围为航天医学、航空医学、航海医学、潜水医学、野战外科学、军队各类预防和防护学科等；

（三）计划生育技术服务专业具体执业范围应按照国务院有关规定执行。

四、医师注册中医专业或中西医结合专业、蒙医专业、藏医专业、维医专业、傣医专业等作为执业范围，从事医疗气功活动，必须依据《医疗气功管理暂行规定》（卫生部令第 12 号）取得《医疗气功技能合格证书》。

五、《医师执业证书》"执业范围"项填写要求：

（一）医师申请执业注册，本人对执业范围的要求可在《医师执业注册申请审核表》表 2 "其他要说明的问题"栏填写。执业机构、执业机构主管部门和卫生行政部门在审批核准《医师执业注册申请审核表》时，应将核准的执业范围填写在表 3 "拟聘用的科目"和表 4 "聘用的科目"栏内，"聘用的科目"也应同时填写；

（二）医师申请变更执业范围注册，本人对执业范围的要求可在《医师变更执业注册申请审核表》表 2 "其他要说明的问题"栏填写。执业机构、执业机构主管部门和卫生行政部门在审批核准《医师变更执业注册申请审核表》时，应将核准变更的执业范围填写在表 4 "拟聘用的科目"和表 5 "聘用的科目"栏内，"聘用的科目"也应同时填写；

（三）医师申请重新执业注册，本人对执业范围的要求可在《医师重新执业注册申请审核表》表 3 "其他要说明的问题"栏填写。执业机构、执业机构主管部门和卫生行政部门在审批核准《医师重新执业注册申请审核表》时，应将核准的执业范围填写在表 4 "拟聘用的科目"和表 5 "聘用的科目"栏内，"聘用的科目"也应同时填写；

（四）《医师执业证书》"执业范围"项在卫生行政部门审核批准以上申请审核表后方可填写；

（五）因医师执业的医疗机构诊疗科目限制或需特别限制医师执业范围的，注册机关应当在医师执业证书"备注"栏中注明。

关于推进和规范医师多点执业的若干意见

国卫医发〔2014〕86 号

各省、自治区、直辖市卫生计生委、发展改革委、人力资源社会保障厅（局）、中医药管理局，各保监会，新疆生产建设兵团卫生局、发展改革委、人力资源社会保障局：

国家卫生计生委、国家发展改革委、人力资源社会保障部、国家中医药管理局、中国保监会制定了《关于推进和规范医师多点执业的若干意见》，现印发给你们，请结合实际认真贯彻落实。各地在工作中的重要情况和问题，请及时向国家卫生计生委和相关部门报告。

国家卫生计生委　　国家发展改革委
人力资源社会保障部　　国家中医药管理局　　中国保监会
2014 年 11 月 5 日

关于推进和规范医师多点执业的若干意见

为贯彻落实党的十八大和十八届三中全会精神，深入实施《中共中央国务院关于深化医药卫生体制改革的意见》（中发〔2009〕6 号）和《国务院关于促进健康服务业发展的若干意见》（国发〔2013〕40 号），促进优质医疗资源平稳有序流动和科学配置，更好地为人民群众提供医疗卫生服务，经国务院同意，现就推进和规范医师多点执业提出以下意见：

一、总体要求

（一）推进医师合理流动。加快转变政府职能，放宽条件、简化程序，优化医师多点执业政策环境。发挥政策导向作用，鼓励医师到基层、边远地区、医疗资源稀缺地区和其他有需求的医疗机构多点执业。

（二）规范医师多点执业。坚持放管结合，制定完善医师多点执业管理政策，明确相关各方权利义务，促进医师多点执业有序规范开展，逐步建立符合国情的医师执业和管理制度，维护正常工作秩序。

（三）确保医疗质量安全。强化卫生计生行政部门和医疗机构对医师多点执业的监督管理，严格医师岗位管理，加强行业自律和社会监督，确保医疗服务的安全性、有效性和连续性。

二、医师多点执业的资格条件和注册管理

（一）医师多点执业的资格条件。医师多点执业是指医师于有效注册期内在两个或两个以上医疗机构定期从事执业活动的行为。医师参加慈善或公益性巡回医疗、义诊、突发事件或灾害事故医疗救援工作，参与实施基本和重大公共卫生服务项目，不属于本意见规定的医师多点执业。医师外出会诊按照《医师外出会诊管理暂行规定》等有关规定执行。

允许临床、口腔和中医类别医师多点执业。多点执业的医师应当具有中级及以上专业技术职务任职资格，从事同一专业工作满 5 年；身体健康，能够胜任医师多点执业工作；最近连续两个周期的医师定期考核无不合格记录。

（二）医师多点执业的注册管理。医师多点执业实行注册管理，相应简化注册程序，同时探索实行备案管理的可行性。条件成熟的地方可以探索实行区域注册，以促进区域医疗卫生人才充分有序流动，具体办法由各省（区、市）卫生计生行政部门制定。

医师在参加城乡医院对口支援、支援基层，或在签订医疗机构帮扶或托管协议、建立医疗集团或医疗联合体的医疗机构间多点执业时，不需办理多点执业相关手续。其中在公立医院担任院级领导职务的，除前述情形外一般不能从事其他形式的多点执业。

医师在第一执业地点医疗机构外的其他医疗机构执业，执业类别应当与第一执业地点医疗机构一致，执业范围涉及的专业应当与第一执业地点医疗机构二级诊疗科目相同。经全科医师培训合格的医师到基层医疗卫生机构多点执业的，在执业类别不变情况下，可增加注册全科医学专业。医师变更执业类别、执业范围，以及变更第一执业地点医疗机构的，应当按照《医师执业注册暂行办法》的规定办理，变更后原多点执业注册同时失效。

三、医师多点执业的人事（劳动）管理和医疗责任

（一）医师多点执业的人事（劳动）关系。医师与第一执业地点医疗机构在协商一致的基础上，签订聘用（劳动）合同，明确人事（劳动）关系和权利义务，并按照国家有关规定参加社会保险；与拟多点执业的其他医疗机构分别签订劳务协议，鼓励通过补充保险或商业保险等方式提高医师的医疗、养老保障水平。

（二）医师多点执业的劳务协议。医师与执业的医疗机构在协议中应当约定执业期限、时间安排、工作任务、医疗责任、薪酬、相关保险等。多点执业医师的薪酬，根据实际工作时间、工作量和工作业绩等因素，由执业地点医疗机构与医师协商确定。其中，医师在第一执业地点医疗机构的工作时间和工作量未达到全职医师要求的，不能领取全职薪酬。拟多点执业的医师

应当获得第一执业地点医疗机构的同意，选择有条件的地方探索医师向第一执业地点医疗机构履行知情报备手续即可开展多点执业试点。

（三）医师多点执业医疗责任承担。医师多点执业过程中发生医疗损害或纠纷，应当由发生医疗损害或纠纷的当事医疗机构和医师按照有关法律法规处理，其他非当事医疗机构均不承担相关的医疗损害或纠纷处理责任。医疗机构和医师应当通过合同或协议明确发生医疗损害或纠纷时各自应当承担的责任及解决方法。支持医疗机构和医师个人购买医疗责任保险等医疗执业保险，医师个人购买的医疗执业保险适用于任一执业地点。

（四）医师多点执业的管理。第一执业地点医疗机构应当支持医师多点执业并完善内部管理。医疗机构同意医师多点执业后，应当及时根据实际合理规定医师岗位职责，完善考核、奖励、处分、竞聘上岗等的具体管理办法，不因医师多点执业而影响其职称晋升、学术地位等。多点执业医师应当根据合同或协议合理安排在各执业地点医疗机构的执业时间，保证履行合同和协议，确保各执业地点医疗质量和医疗安全。在特殊情况下，如处理突发公共卫生事件、紧急医疗救治等，多点执业医师应当服从第一执业地点医疗机构的工作安排。卫生计生行政部门和中医药管理部门及行业协会应当按照《中华人民共和国执业医师法》《医师定期考核管理办法》等对多点执业医师进行考核。多点执业医师不得为谋取不当利益损害各执业地点医疗机构及患者的合法权益。

医师多点执业过程中出现违反法律、法规、规章等情形的，由卫生计生行政部门及有关部门依法依规处理。第一执业地点医疗机构为公立医院的医师，在其他医疗机构执业过程中出现违规违纪情形的，由当事医疗机构通报第一执业地点医疗机构，由第一执业地点医疗机构或者有关部门和单位按照《事业单位工作人员处分暂行规定》等进行处分。多点执业医师在执业过程中出现违反医疗机构内部规定情形的，由当事医疗机构依据本医疗机构相关规定和合同或协议进行处理。

四、组织实施

（一）加强组织领导。全面推进医师多点执业是优化医疗资源配置、推动医疗卫生事业加快发展的重要举措，事关医药卫生体制改革和事业单位改革的深入推进。各地区、各有关部门要高度重视，进一步解放思想，转变观念，及时完善政策措施，坚决破除阻碍医疗卫生人才合理流动的束缚和障碍，加快推进医师多点执业。有关部门要根据本意见要求，加强沟通协调，密切协作配合，抓紧制订并落实相关配套政策措施。各省（区、市）人民政府要结合实际制订具体实施方案，针对重点难点问题，进一步转变职能，创新管理，加强监管，抓好落实。

（二）推进试点工作。各地要根据实际，对开展医师多点执业涉及的人事管理、收入分配、社会保险等工作尽快研究制订试点方案，积极开展试点，取得经验后逐步推开。国家选择若干重点联系省份，加强跟踪指导。各省（区、市）可结合本地区实际确定省级联系试点城市。

（三）完善政策措施。加强公立医院医师多点执业与事业单位人事制度和社会保障制度改革的衔接。支持各地结合实际改革创新，探索简化注册审批手续，促进人才流动。鼓励支持大医院医师到基层医疗卫生机构、社会办医疗机构多点执业。坚持强化基层，对到基层医疗卫生机构多点执业的，要明确政策给予支持和鼓励。健全医师多点执业的执业风险保险制度。完善多点执业医师职称晋升办法。建立健全医师多点执业监管制度。提高医师执业管理信息化水平，实行医师多点执业信息公开。积极发挥行业协会作用，加强行业自律。及时总结实践经验，完善医师执业管理的政策法规。

（四）创造良好环境。医师多点执业政策性强，社会关注度高，各地区、各有关部门要切实做好政策解读和舆论引导，宣传医师多点执业的重要意义和政策措施，争取广大医务人员、医疗机构和社会各界的理解和支持，努力营造有利于推进改革的良好舆论氛围。

卫生部关于麻精药品管理有关问题的批复

中华人民共和国卫生部

卫医政函〔2010〕187 号

甘肃省卫生厅：

你厅《关于麻精药品管理有关问题的请示》（甘卫医政便函〔2010〕26号）收悉。经研究，现批复如下：

可以取得麻醉药品、精神药品处方权的执业医师类别为临床、口腔和中医。

此复。

中华人民共和国卫生部

二〇一〇年五月二十日

中医类别全科医师岗位培训管理办法（试行）

国中医药发〔2007〕21 号

各省、自治区、直辖市卫生厅局、中医药管理局：

为进一步贯彻落实《国务院关于发展城市社区卫生服务的指导意见》（国发〔2006〕10 号）、《关于加强城市社区卫生人才队伍建设的指导意见》（国人部发〔2006〕69 号）和《卫生部、国家中医药管理局关于在城市社区卫生服务中充分发挥中医药作用的意见》（国中医药发〔2006〕36 号）等文件的精神，加强中医类别全科医师岗位培训工作，国家中医药管理局会同卫生部组织制定了《中医类别全科医师岗位培训管理办法（试行）》《中医类别全科医师岗位培训大纲（试行）》。现将其印发给你们，请结合本地区实际情况，制定具体的实施细则与 培训考核要求，认真组织实施。

实施中医类别全科医师岗位培训，是培养中医类别全科医师的重要环节，是加强城市社区卫生人才队伍建设的重要举措。各地要加强对这项工作的领导，认真总结经验，逐步完善培训制度，扎扎实实地推进这项工作。具体实施情况请及时反馈国家中医药管理局人事教育司。

附件：1. 中医类别全科医师岗位培训管理办法（试行）
2. 中医类别全科医师岗位培训大纲（试行）

二○○七年五月九日

中医类别全科医师岗位培训管理办法（试行）

目录
第一章 总则
第二章 职责
第三章 实施与考核
第四章 监管
第五章 附则

第一章 总 则

第一条 为了充分发挥中医药在城市社区卫生服务工作中的特色优势，规范中医类别全科医师岗位培训（以下简称"岗位培训"），提高城市社区中医药服务水平，根据《国务院关于发展城市社区卫生服务的指导意见》《关于加强城市社区卫生人才队伍建设的指导意见》等，制定本办法。

第二条 岗位培训的对象是从事城市社区卫生服务工作的中医类别执业医师。

第三条 岗位培训的任务是使培训对象保持高尚的职业道德，掌握全科医学概念和社区卫生服务工作特点，熟练运用中医药理论与方法，开展社区中医药预防、养生保健、康复、计划生育技术服务、健康教育和常见病、多发病的诊疗服务，达到中医类别全科医师岗位执业的基本要求。

第四条 凡在社区卫生服务机构中从事社区卫生服务工作，但未参加经省级中医药管理部门认可的中医类别全科医师规范化培训者，均需参加岗位培训，并取得《中医类别全科医师岗位培训合格证书》，作为在社区卫生服务机构从事中医全科医学工作，申请注册中医类别医师执业范围中"全科医学专业"为执业范围的条件之一。

第二章 职 责

第五条 国家中医药管理局负责管理和指导全国中医类别全科医师的岗位培训工作。其主要职能是：

（一）研究制定岗位培训政策，提出岗位培训规划；

（二）制定并发布《中医类别全科医师岗位培训大纲》，组织教材编写、师资骨干培训和培训基地建设，制定统一的《中医类别全科医师岗位培训合格证书》格式；

（三）检查、指导各省、自治区、直辖市岗位培训工作的实施。

第六条 省、自治区、直辖市中医药管理部门负责组织和管理本地区岗位培训工作。其主要职责是：

（一）结合本地区实际情况，制定岗位培训的实施方案；

（二）负责本地区岗位培训的师资骨干培训和基地建设；

（三）负责监管本地区岗位培训工作，组织本地区岗位培训的考核，颁发由国家中医药管理局统一格式的《中医类别全科医师岗位培训合格证书》。

第七条 岗位培训实施机构应指定专人负责岗位培训管理工作，建立培训档案，对培训对象的学习情况、各科考核情况等进行真实记录和管理。

第三章　实施与考核

第八条　省、自治区、直辖市中医药管理部门应结合本地区实际情况，采取脱产或半脱产的方式，开展理论授课、临床实践与社区实践培训工作，突出实践技能培训，合理使用现代化教学手段，提高教学效果。

第九条　省、自治区、直辖市中医药管理部门应当设立相对固定的岗位培训基地。岗位培训基地的培训内容包括理论培训、临床实践和社区卫生服务实践。

第十条　岗位培训应当具备相对稳定的师资队伍。省级以上中医药管理部门应当积极开展师资骨干培训；岗位培训的师资应专兼职结合，以兼职为主，选聘具有较高专业技术水平、丰富实践经验和一定全科医学理念的专业技术人员担任培训教师；可选聘一批有丰富临床和基层工作经验的专家，经过必要的培训，充实到师资队伍中。

第十一条　省、自治区、直辖市中医药管理部门统一组织岗位培训考核工作。考核工作应当根据本地区实际情况，采取培训结束后综合考核或分阶段培训、分阶段考核等方式。

第十二条　培训对象完成全部培训任务，考核合格者，由省、自治区、直辖市中医药管理部门审核后，颁发国家中医药管理局统一格式的《中医类别全科医师岗位培训合格证书》。

第十三条　岗位培训所需经费实行政府、单位、个人等多渠道筹集，鼓励社会捐助。

第四章　监　管

第十四条　国家中医药管理局和省、自治区、直辖市中医药管理部门应加强对岗位培训的监管力度，保证岗位培训质量。

第十五条　省、自治区、直辖市中医药管理部门应及时将岗位培训方案、计划和考核结果报国家中医药管理局备案。

第十六条　国家中医药管理局和省、自治区、直辖市中医药管理部门对在岗位培训工作中做出显著成绩的单位和个人，给予表彰；对在岗位培训工作中弄虚作假的单位和个人，一经查实，严肃处理。

第五章　附　则

第十七条　现在社区卫生服务机构从业的中医类别执业助理医师，参照上述规定执行。根据居民需求和当地实际，地方区（县）级以上卫生行政部门可适当限制高等专科以下学历的医学院校毕业生到社区卫生服务机构从事全科医学工作，以逐步提高全科医学岗位新执业者的学历层次。

　　第十八条　本办法由国家中医药管理局负责解释。

　　第十九条　本办法自发布之日起施行。

村卫生室管理办法（试行）

国卫基层发〔2014〕33 号

各省、自治区、直辖市卫生计生委（卫生厅局、人口计生委）、发展改革委、教育厅（教委）、财政厅局、中医药局：

为贯彻落实深化医药卫生体制改革精神，进一步加强村卫生室管理，更好地为农村居民提供基本医疗卫生服务，我们制定了《村卫生室管理办法（试行）》（可从国家卫生和计划生育委员会网站下载）。现印发给你们，请遵照执行。

国家卫生计生委　国家发展改革委

教育部　财政部　国家中医药管理局

2014 年 6 月 3 日

目录

第一章　总　则

第一条　为加强村卫生室管理，明确村卫生室功能定位和服务范围，保障农村居民获得公共卫生和基本医疗服务，根据《执业医师法》《医疗机构管理条例》《乡村医生从业管理条例》《中医药条例》等有关法律法规，制定本办法。

第二条　本办法适用于经县级卫生计生行政部门设置审批和执业登记，依法取得《医疗机构执业许可证》，并在行政村设置的卫生室（所、站）。

第三条　本办法所指村卫生室人员，包括在村卫生室执业的执业医师、执业助理医师（含乡镇执业助理医师）、乡村医生和护士等人员。

第四条　村卫生室是农村公共服务体系的重要组成部分，是农村医疗卫生服务体系的基础。各地要采取公建民营、政府补助等方式，支持村卫生室房屋建设、设备购置和正常运转。

第五条　国家卫生计生委会同国家发展改革委、财政部指导各地制订村卫生室的设置规划，并负责全国村卫生室的监督管理等工作。

省、市级卫生计生行政部门会同同级发展改革、财政等部门制订本行政区域内村卫生室的设置规划，并负责本行政区域内村卫生室的监督管理等工作。

县级卫生计生行政部门合理规划村卫生室设置，负责本行政区域内村卫生室的设置审批、执业登记、监督管理等工作。

第六条　稳妥推进乡村卫生服务一体化管理，县级以上地方卫生计生行政部门在机构设置规划与建设、人员准入与执业管理、业务、药械和绩效考核等方面加强对村卫生室的规范管理。

第二章　功能任务

第七条　村卫生室承担与其功能相适应的公共卫生服务、基本医疗服务和上级卫生计生行政部门交办的其他工作。

第八条　村卫生室承担行政村的健康教育、预防保健等公共卫生服务，主要包括：

（一）承担、参与或协助开展基本公共卫生服务；

（二）参与或协助专业公共卫生机构落实重大公共卫生服务；

（三）县级以上卫生计生行政部门布置的其他公共卫生任务。

第九条　村卫生室提供的基本医疗服务主要包括：

（一）疾病的初步诊查和常见病、多发病的基本诊疗以及康复指导、护理服务；

（二）危急重症病人的初步现场急救和转诊服务；

（三）传染病和疑似传染病人的转诊；

（四）县级以上卫生计生行政部门规定的其他基本医疗服务。

除为挽救患者生命而实施的急救性外科止血、小伤口处置外，村卫生室原则上不得提供以下服务：

（一）手术、住院和分娩服务；

（二）与其功能不相适应的医疗服务；

（三）县级以上地方卫生计生行政部门明确规定不得从事的其他医疗

服务。

第十条 村卫生室承担卫生计生行政部门交办的卫生计生政策和知识宣传，信息收集上报，协助开展新型农村合作医疗政策宣传和筹资等工作。

第十一条 村卫生室应当提供与其功能相适应的中医药（民族医药）服务及计生药具药品服务。

第三章 机构设置与审批

第十二条 村卫生室设置应当遵循以下基本原则：

（一）符合当地区域卫生规划、医疗机构设置规划和新农村建设规划；

（二）统筹考虑当地经济社会发展水平、农村居民卫生服务需求、服务人口、地理交通条件等因素，方便群众就医；

（三）综合利用农村卫生资源，优化卫生资源配置；

（四）符合《医疗机构管理条例》及实施细则的有关规定，达到《医疗机构基本标准》要求。

第十三条 原则上一个行政村设置一所村卫生室，人口较多或者居住分散的行政村可酌情增设；人口较少或面积较小的行政村，可与相邻行政村联合设置村卫生室。乡镇卫生院所在地的行政村原则上可不设村卫生室。

第十四条 县级卫生计生行政部门依据国家有关法律法规办理村卫生室的设置审批和执业登记等有关事项。

第十五条 村卫生室登记的诊疗科目为预防保健科、全科医疗科和中医科（民族医学科）。村卫生室原则上不得登记其他诊疗科目。

第十六条 村卫生室的命名原则是：乡镇名＋行政村名＋卫生室（所、站）。如一个行政村设立多个村卫生室，可在村卫生室前增加识别名。村卫生室不得使用或加挂其他类别医疗机构的名称。

第十七条 村卫生室房屋建设规模不低于 60 平方米，服务人口多的应当适当调增建筑面积。村卫生室至少设有诊室、治疗室、公共卫生室和药房。经县级卫生计生行政部门核准，开展静脉给药服务项目的增设观察室，根据需要设立值班室，鼓励有条件的设立康复室。

村卫生室不得设置手术室、制剂室、产房和住院病床。

第十八条 村卫生室设备配置要按照满足农村居民基本医疗卫生服务需求的原则，根据省级以上卫生计生行政部门有关规定予以配备。

第十九条 村卫生室应当按照医疗机构校验管理的相关规定定期向登记机关申请校验。

第四章 人员配备与管理

第二十条 根据辖区服务人口、农村居民医疗卫生服务现状和预期需求以及地理条件等因素，原则上按照每千服务人口不低于 1 名的比例配备村卫生室人员。具体标准由省级卫生计生行政部门制订。

第二十一条 在村卫生室从事预防、保健和医疗服务的人员应当依法取得相应的执业资格。

第二十二条 政府举办的村卫生室要按照公开、公平、择优的原则，聘用职业道德好和业务能力强的人员到村卫生室执业。鼓励有条件的地方由乡镇卫生院派驻医师到村卫生室执业。

第二十三条 建立村卫生室人员培训制度。省级卫生计生行政部门组织制订村卫生室人员培训规划。县级卫生计生行政部门采取临床进修、集中培训、远程教育、对口帮扶等多种方式，保证村卫生室人员每年至少接受两次免费岗位技能培训，累计培训时间不低于两周，培训内容应当与村卫生室日常工作相适应。

第二十四条 鼓励在岗村卫生室人员接受医学学历继续教育，促进乡村医生向执业（助理）医师转化。有条件的地方要制订优惠政策，吸引执业（助理）医师和取得相应执业资格的医学类专业毕业生到村卫生室工作，并对其进行业务培训。

第二十五条 探索乡村医生后备人才培养模式。地方卫生计生、教育行政部门要结合实际，从本地选拔综合素质好、具有培养潜质的青年后备人员到医学院校定向培养，也可选拔、招聘符合条件的医学类专业毕业生直接接受毕业后培训，取得相应执业资格后到村卫生室执业。

第二十六条 村卫生室人员要加强医德医风建设，严格遵守医务人员医德规范和医疗机构从业人员行为规范。

第二十七条 村卫生室要有明显禁烟标识，室内禁止吸烟。服务标识规范、醒目，就医环境美化、绿化、整洁、温馨。村卫生室人员着装规范，主动、热情、周到、文明服务。

第二十八条 县级卫生计生行政部门组织或委托乡镇卫生院对村卫生室实行定期绩效考核。考核结果作为相应的财政补助资金发放、人员奖惩和村卫生室人员执业再注册的依据。

第二十九条 结合养老保险制度的建立健全和村卫生室人员考核工作的开展，地方卫生计生行政部门逐步建立村卫生室人员的到龄退出和考核不合格退出机制。

第五章　业务管理

第三十条　村卫生室及其医务人员应当严格遵守国家有关法律、法规、规章，严格执行诊疗规范、操作规程等技术规范，加强医疗质量与安全管理。

第三十一条　县级卫生计生行政部门建立健全村卫生室的医疗质量管理、医疗安全、人员岗位责任、定期在岗培训、门诊登记、法定传染病疫情报告、食源性疾病或疑似病例信息报告、医疗废物管理、医源性感染管理、免疫规划工作管理、严重精神障碍患者服务管理、妇幼保健工作管理以及财务、药品、档案、信息管理等有关规章制度。

第三十二条　村卫生室在许可的执业范围内，使用适宜技术、适宜设备和按规定配备使用的基本药物为农村居民提供基本医疗卫生服务，不得超范围执业。鼓励村卫生室人员学习中医药知识，运用中医药技术和方法防治疾病。

第三十三条　纳入基本药物制度实施范围内的村卫生室按照规定配备和使用基本药物，实施基本药物集中采购和零差率销售。村卫生室建立真实完整的药品购销、验收记录。

第三十四条　村卫生室必须同时具备以下条件，并经县级卫生计生行政部门核准后方可提供静脉给药服务：

（一）具备独立的静脉给药观察室及观察床；

（二）配备常用的抢救药品、设备及供氧设施；

（三）具备静脉药品配置的条件；

（四）开展静脉给药服务的村卫生室人员应当具备预防和处理输液反应的救护措施和急救能力；

（五）开展抗菌药物静脉给药业务的，应当符合抗菌药物临床应用相关规定。

第三十五条　按照预防接种工作规范和国家有关规定，由县级卫生计生行政部门指定为预防接种单位的村卫生室必须具备以下条件：

（一）村卫生室人员经过县级卫生计生行政部门组织的预防接种专业培训并考核合格；

（二）具有符合疫苗储存、运输管理规范的冷藏设施、设备和冷藏保管制度；

（三）自觉接受所在地县级疾病预防控制机构的技术指导，所在地乡镇卫生院的督导、人员培训和对冷链设备使用管理的指导。

第三十六条　建立健全例会制度，乡镇卫生院每月至少组织辖区内村卫生室人员召开一次例会，包括以下内容：

（一）村卫生室人员汇报本村卫生室上月基本医疗和公共卫生工作情况，报送相关信息报表，提出工作中遇到的问题和合理化建议；

（二）乡镇卫生院汇总各村卫生室工作情况，对村卫生室人员反映的问题予以协调解决，必要时向县级卫生计生行政部门报告；

（三）乡镇卫生院对村卫生室人员开展业务和卫生政策等方面的培训；

（四）乡镇卫生院传达有关卫生政策，并部署当月工作。

第三十七条　村卫生室医疗废物、污水处理设施应当符合《医疗废物管理条例》等有关规定。

第三十八条　加强村卫生室信息化建设，支持村卫生室以信息化技术管理农村居民健康档案、接受远程医学教育、开展远程医疗咨询、进行医院感染暴发信息报告、开展新型农村合作医疗医药费用即时结报、实行乡镇卫生院和村卫生室统一的电子票据和处方笺等工作。

第三十九条　村卫生室与村计生专干、乡镇卫生院、乡镇计生办之间要及时通报人口出生、妊娠、避孕等个案信息。

第六章　财务管理

第四十条　在乡镇卫生院指导下，村卫生室应当做好医疗业务收支记录以及资产登记等工作。

第四十一条　在不增加农村居民个人负担的基础上，省级卫生计生行政部门要会同财政、物价等部门，合理制订村卫生室的一般诊疗费标准以及新型农村合作医疗支付标准和管理办法。

第四十二条　村卫生室要主动公开医疗服务和药品收费项目及价格，并将药品品种和购销价格在村卫生室醒目位置进行公示，做到收费有单据、账目有记录、支出有凭证。

第七章　保障措施

第四十三条　不得挤占、截留或挪用村卫生室补偿经费和建设资金，确保专款专用。严禁任何部门以任何名义向村卫生室收取、摊派国家规定之外的费用。

第四十四条　建立健全村卫生室补偿机制和绩效考核制度，保证村卫生室人员的合理待遇：

（一）县级卫生计生行政部门要明确应当由村卫生室提供的基本公共卫生服务具体内容，并合理核定其任务量，考核后按其实际工作量，通过政府购买服务的方式将相应的基本公共卫生服务经费拨付给村卫生室；

（二）将符合条件的村卫生室纳入新型农村合作医疗定点医疗机构管理，并将村卫生室收取的一般诊疗费和使用的基本药物纳入新型农村合作医疗支付范围；

（三）村卫生室实行基本药物制度后，各地要采取专项补助的方式对村卫生室人员给予定额补偿，补助水平与对当地村干部的补助水平相衔接，具体补偿政策由各省（区、市）结合实际制订；

（四）鼓励各地提高对服务年限长和在偏远、条件艰苦地区执业的村卫生室人员的补助水平。

上述经费应当在每年年初预拨一定比例，绩效考核合格后结算。

第四十五条 各地应当在房屋建设、设备购置、配套设施等方面对村卫生室建设给予支持。由政府或集体建设的村卫生室，建设用地应当由当地政府无偿划拨，村卫生室建成后由村委会或政府举办的乡镇卫生院管理。

第四十六条 支持村卫生室人员按规定参加城乡居民社会养老保险，按规定领取养老金。鼓励有条件的地方采取多种方式适当提高村卫生室人员养老待遇。

第四十七条 各地要将完善村卫生室基础设施建设、公共卫生服务经费和村卫生室人员实施国家基本药物制度补助等方面所需资金纳入财政年度预算，并确保及时足额拨付到位。

第八章　附　则

第四十八条 村卫生室及其医务人员在执业活动中作出突出贡献的，县级及以上卫生计生行政部门应当给予奖励。

第四十九条 村卫生室及其医务人员违反国家法律法规及本办法的，卫生计生行政部门应当依据有关法律法规予以处理。

第五十条 各省、自治区、直辖市卫生计生行政部门根据本办法，制订实施细则。

第五十一条 本办法由国家卫生计生委会同国家发展改革委、教育部、财政部、国家中医药局负责解释。

第五十二条 本办法自印发之日起施行。

医疗机构病历管理规定

国卫医发〔2013〕31 号

各省、自治区、直辖市卫生厅局（卫生计生委）、中医药管理局，新疆生产建设兵团卫生局：

为进一步强化医疗机构病历管理，维护医患双方的合法权益，使病历管理满足现代化医院管理的需要，国家卫生计生委和国家中医药管理局组织专家对 2002 年下发的《医疗机构病历管理规定》进行了修订，形成了《医疗机构病历管理规定（2013 年版）》（可以从国家卫生计生委网站下载）。现印发给你们，请遵照执行。

国家卫生计生委　国家中医药管理局
2013 年 11 月 20 日

第一章　总　则

第一条　为加强医疗机构病历管理，保障医疗质量与安全，维护医患双方的合法权益，制定本规定。

第二条　病历是指医务人员在医疗活动过程中形成的文字、符号、图表、影像、切片等资料的总和，包括门（急）诊病历和住院病历。病历归档以后形成病案。

第三条　本规定适用于各级各类医疗机构对病历的管理。

第四条　按照病历记录形式不同，可区分为纸质病历和电子病历。电子病历与纸质病历具有同等效力。

第五条 医疗机构应当建立健全病历管理制度，设置病案管理部门或者配备专（兼）职人员，负责病历和病案管理工作。

医疗机构应当建立病历质量定期检查、评估与反馈制度。医疗机构医务部门负责病历的质量管理。

第六条 医疗机构及其医务人员应当严格保护患者隐私，禁止以非医疗、教学、研究目的泄露患者的病历资料。

第二章 病历的建立

第七条 医疗机构应当建立门（急）诊病历和住院病历编号制度，为同一患者建立唯一的标识号码。已建立电子病历的医疗机构，应当将病历标识号码与患者身份证明编号相关联，使用标识号码和身份证明编号均能对病历进行检索。

门（急）诊病历和住院病历应当标注页码或者电子页码。

第八条 医务人员应当按照《病历书写基本规范》《中医病历书写基本规范》《电子病历基本规范（试行）》和《中医电子病历基本规范（试行）》要求书写病历。

第九条 住院病历应当按照以下顺序排序：体温单、医嘱单、入院记录、病程记录、术前讨论记录、手术同意书、麻醉同意书、麻醉术前访视记录、手术安全核查记录、手术清点记录、麻醉记录、手术记录、麻醉术后访视记录、术后病程记录、病重（病危）患者护理记录、出院记录、死亡记录、输血治疗知情同意书、特殊检查（特殊治疗）同意书、会诊记录、病危（重）通知书、病理资料、辅助检查报告单、医学影像检查资料。

病案应当按照以下顺序装订保存：住院病案首页、入院记录、病程记录、术前讨论记录、手术同意书、麻醉同意书、麻醉术前访视记录、手术安全核查记录、手术清点记录、麻醉记录、手术记录、麻醉术后访视记录、术后病程记录、出院记录、死亡记录、死亡病例讨论记录、输血治疗知情同意书、特殊检查（特殊治疗）同意书、会诊记录、病危（重）通知书、病理资料、辅助检查报告单、医学影像检查资料、体温单、医嘱单、病重（病危）患者护理记录。

第三章 病历的保管

第十条 门（急）诊病历原则上由患者负责保管。医疗机构建有门（急）诊病历档案室或者已建立门（急）诊电子病历的，经患者或者其法定代理人同意，其门（急）诊病历可以由医疗机构负责保管。

住院病历由医疗机构负责保管。

第十一条 门（急）诊病历由患者保管的，医疗机构应当将检查检验结果及时交由患者保管。

第十二条 门（急）诊病历由医疗机构保管的，医疗机构应当在收到检查检验结果后 24 小时内，将检查检验结果归入或者录入门（急）诊病历，并在每次诊疗活动结束后首个工作日内将门（急）诊病历归档。

第十三条 患者住院期间，住院病历由所在病区统一保管。因医疗活动或者工作需要，须将住院病历带离病区时，应当由病区指定的专门人员负责携带和保管。

医疗机构应当在收到住院患者检查检验结果和相关资料后 24 小时内归入或者录入住院病历。

患者出院后，住院病历由病案管理部门或者专（兼）职人员统一保存、管理。

第十四条 医疗机构应当严格病历管理，任何人不得随意涂改病历，严禁伪造、隐匿、销毁、抢夺、窃取病历。

第四章　病历的借阅与复制

第十五条 除为患者提供诊疗服务的医务人员，以及经卫生计生行政部门、中医药管理部门或者医疗机构授权的负责病案管理、医疗管理的部门或者人员外，其他任何机构和个人不得擅自查阅患者病历。

第十六条 其他医疗机构及医务人员因科研、教学需要查阅、借阅病历的，应当向患者就诊医疗机构提出申请，经同意并办理相应手续后方可查阅、借阅。查阅后应当立即归还，借阅病历应当在 3 个工作日内归还。查阅的病历资料不得带离患者就诊医疗机构。

第十七条 医疗机构应当受理下列人员和机构复制或者查阅病历资料的申请，并依规定提供病历复制或者查阅服务：

（一）患者本人或者其委托代理人；

（二）死亡患者法定继承人或者其代理人。

第十八条 医疗机构应当指定部门或者专（兼）职人员负责受理复制病历资料的申请。受理申请时，应当要求申请人提供有关证明材料，并对申请材料的形式进行审核。

（一）申请人为患者本人的，应当提供其有效身份证明；

（二）申请人为患者代理人的，应当提供患者及其代理人的有效身份证明，以及代理人与患者代理关系的法定证明材料和授权委托书；

（三）申请人为死亡患者法定继承人的，应当提供患者死亡证明、死亡患者法定继承人的有效身份证明，死亡患者与法定继承人关系的法定证明材料；

（四）申请人为死亡患者法定继承人代理人的，应当提供患者死亡证明、死亡患者法定继承人及其代理人的有效身份证明，死亡患者与法定继承人关系的法定证明材料，代理人与法定继承人代理关系的法定证明材料及授权委托书。

第十九条 医疗机构可以为申请人复制门（急）诊病历和住院病历中的体温单、医嘱单、住院志（入院记录）、手术同意书、麻醉同意书、麻醉记录、手术记录、病重（病危）患者护理记录、出院记录、输血治疗知情同意书、特殊检查（特殊治疗）同意书、病理报告、检验报告等辅助检查报告单、医学影像检查资料等病历资料。

第二十条 公安、司法、人力资源社会保障、保险以及负责医疗事故技术鉴定的部门，因办理案件、依法实施专业技术鉴定、医疗保险审核或仲裁、商业保险审核等需要，提出审核、查阅或者复制病历资料要求的，经办人员提供以下证明材料后，医疗机构可以根据需要提供患者部分或全部病历：

（一）该行政机关、司法机关、保险或者负责医疗事故技术鉴定部门出具的调取病历的法定证明；

（二）经办人本人有效身份证明；

（三）经办人本人有效工作证明（需与该行政机关、司法机关、保险或者负责医疗事故技术鉴定部门一致）。

保险机构因商业保险审核等需要，提出审核、查阅或者复制病历资料要求的，还应当提供保险合同复印件、患者本人或者其代理人同意的法定证明材料；患者死亡的，应当提供保险合同复印件、死亡患者法定继承人或者其代理人同意的法定证明材料。合同或者法律另有规定的除外。

第二十一条 按照《病历书写基本规范》和《中医病历书写基本规范》要求，病历尚未完成，申请人要求复制病历时，可以对已完成病历先行复制，在医务人员按照规定完成病历后，再对新完成部分进行复制。

第二十二条 医疗机构受理复制病历资料申请后，由指定部门或者专（兼）职人员通知病案管理部门或专（兼）职人员，在规定时间内将需要复制的病历资料送至指定地点，并在申请人在场的情况下复制；复制的病历资料经申请人和医疗机构双方确认无误后，加盖医疗机构证明印记。

第二十三条 医疗机构复制病历资料，可以按照规定收取工本费。

第五章　病历的封存与启封

第二十四条　依法需要封存病历时，应当在医疗机构或者其委托代理人、患者或者其代理人在场的情况下，对病历共同进行确认，签封病历复制件。

医疗机构申请封存病历时，医疗机构应当告知患者或者其代理人共同实施病历封存；但患者或者其代理人拒绝或者放弃实施病历封存的，医疗机构可以在公证机构公证的情况下，对病历进行确认，由公证机构签封病历复制件。

第二十五条　医疗机构负责封存病历复制件的保管。

第二十六条　封存后病历的原件可以继续记录和使用。

按照《病历书写基本规范》和《中医病历书写基本规范》要求，病历尚未完成，需要封存病历时，可以对已完成病历先行封存，当医师按照规定完成病历后，再对新完成部分进行封存。

第二十七条　开启封存病历应当在签封各方在场的情况下实施。

第六章　病历的保存

第二十八条　医疗机构可以采用符合档案管理要求的缩微技术等对纸质病历进行处理后保存。

第二十九条　门（急）诊病历由医疗机构保管的，保存时间自患者最后一次就诊之日起不少于 15 年；住院病历保存时间自患者最后一次住院出院之日起不少于 30 年。

第三十条　医疗机构变更名称时，所保管的病历应当由变更后医疗机构继续保管。

医疗机构撤销后，所保管的病历可以由省级卫生计生行政部门、中医药管理部门或者省级卫生计生行政部门、中医药管理部门指定的机构按照规定妥善保管。

第七章　附　则

第三十一条　本规定由国家卫生计生委负责解释。

第三十二条　本规定自 2014 年 1 月 1 日起施行。原卫生部和国家中医药管理局于 2002 年公布的《医疗机构病历管理规定》（卫医发〔2002〕193 号）同时废止。

中医病历书写基本规范

国中医药医政发〔2010〕29 号

各省、自治区、直辖市卫生厅局、中医药管理局，新疆生产建设兵团卫生局，中国中医科学院：

为规范中医病历书写，提高病历质量，保障医疗质量和医疗安全，根据《医疗事故处理条例》有关规定，2002 年卫生部和国家中医药管理局印发了《中医、中西医结合病历书写基本规范（试行）》（以下简称《规范》）。《规范》执行以来，在各级卫生、中医药管理部门和医疗机构的共同努力下，中医病历质量有了很大提高。

在总结各地《规范》执行情况的基础上，结合当前医疗机构管理和医疗质量管理面临的新形势和新特点，卫生部和国家中医药管理局对《规范》进行了修订，制定了《中医病历书写基本规范》。现印发给你们，请遵照执行。执行中遇到的情况及问题，请及时反馈国家中医药管理局医政司。

附件：中医病历书写基本规范

二〇一〇年六月十一日

目录

第一章　基本要求

第一条　病历是指医务人员在医疗活动过程中形成的文字、符号、图表、影像、切片等资料的总和，包括门（急）诊病历和住院病历。

第二条　中医病历书写是指医务人员通过望、闻、问、切及查体、辅助检查、诊断、治疗、护理等医疗活动获得有关资料，并进行归纳、分析、整理形成医疗活动记录的行为。

第三条　病历书写应当客观、真实、准确、及时、完整、规范。

第四条　病历书写应当使用蓝黑墨水、碳素墨水，需复写的病历资料可以使用蓝或黑色油水的圆珠笔。计算机打印的病历应当符合病历保存的要求。

第五条　病历书写应当使用中文，通用的外文缩写和无正式中文译名的症状、体征、疾病名称等可以使用外文。

第六条　病历书写应规范使用医学术语，中医术语的使用依照相关标准、规范执行。要求文字工整，字迹清晰，表述准确，语句通顺，标点正确。

第七条　病历书写过程中出现错字时，应当用双线划在错字上，保留原记录清楚、可辨，并注明修改时间，修改人签名。不得采用刮、粘、涂等方法掩盖或去除原来的字迹。

上级医务人员有审查修改下级医务人员书写的病历的责任。

第八条　病历应当按照规定的内容书写，并由相应医务人员签名。

实习医务人员、试用期医务人员书写的病历，应当经过本医疗机构注册的医务人员审阅、修改并签名。

进修医务人员由医疗机构根据其胜任本专业工作实际情况认定后书写病历。

第九条　病历书写一律使用阿拉伯数字书写日期和时间，采用 24 小时制记录。

第十条　病历书写中涉及的诊断，包括中医诊断和西医诊断，其中中医诊断包括疾病诊断与证候诊断。

中医治疗应当遵循辨证论治的原则。

第十一条　对需取得患者书面同意方可进行的医疗活动，应当由患者本人签署知情同意书。患者不具备完全民事行为能力时，应当由其法定代理人签字；患者因病无法签字时，应当由其授权的人员签字；为抢救患者，在法定代理人或被授权人无法及时签字的情况下，可由医疗机构负责人或者授权的负责人签字。

因实施保护性医疗措施不宜向患者说明情况的，应当将有关情况告知患者近亲属，由患者近亲属签署知情同意书，并及时记录。患者无近亲属的或者患者近亲属无法签署同意书的，由患者的法定代理人或者关系人签署同意书。

第二章 门（急）诊病历书写内容及要求

第十二条 门（急）诊病历内容包括门（急）诊病历首页［门（急）诊手册封面］、病历记录、化验单（检验报告）、医学影像检查资料等。

第十三条 门（急）诊病历首页内容应当包括患者姓名、性别、出生年月日、民族、婚姻状况、职业、工作单位、住址、药物过敏史等项目。

门诊手册封面内容应当包括患者姓名、性别、年龄、工作单位或住址、药物过敏史等项目。

第十四条 门（急）诊病历记录分为初诊病历记录和复诊病历记录。

初诊病历记录书写内容应当包括就诊时间、科别、主诉、现病史、既往史、中医四诊情况，阳性体征、必要的阴性体征和辅助检查结果，诊断及治疗意见和医师签名等。

复诊病历记录书写内容应当包括就诊时间、科别、中医四诊情况，必要的体格检查和辅助检查结果、诊断、治疗处理意见和医师签名等。

急诊病历书写就诊时间应当具体到分钟。

第十五条 门（急）诊病历记录应当由接诊医师在患者就诊时及时完成。

第十六条 急诊留观记录是急诊患者因病情需要留院观察期间的记录，重点记录观察期间病情变化和诊疗措施，记录简明扼要，并注明患者去向。实施中医治疗的，应记录中医四诊、辨证施治情况等。抢救危重患者时，应当书写抢救记录。门（急）诊抢救记录书写内容及要求按照住院病历抢救记录书写内容及要求执行。

第三章 住院病历书写内容及要求

第十七条 住院病历内容包括住院病案首页、入院记录、病程记录、手术同意书、麻醉同意书、输血治疗知情同意书、特殊检查（特殊治疗）同意书、病危（重）通知书、医嘱单、辅助检查报告单、体温单、医学影像检查资料、病理资料等。

第十八条 入院记录是指患者入院后，由经治医师通过望、闻、问、切及查体、辅助检查获得有关资料，并对这些资料归纳分析书写而成的记录。可分为入院记录、再次或多次入院记录、24 小时内入出院记录、24 小时内入院死亡记录。

入院记录、再次或多次入院记录应当于患者入院后 24 小时内完成；24 小时内入出院记录应当于患者出院后 24 小时内完成，24 小时内入院死亡记录应当于患者死亡后 24 小时内完成。

第十九条 入院记录的要求及内容。

（一）患者一般情况包括姓名、性别、年龄、民族、婚姻状况、出生地、职业、入院时间、记录时间、发病节气、病史陈述者。

（二）主诉是指促使患者就诊的主要症状（或体征）及持续时间。

（三）现病史是指患者本次疾病的发生、演变、诊疗等方面的详细情况，应当按时间顺序书写，并结合中医问诊，记录目前情况。内容包括发病情况、主要症状特点及其发展变化情况、伴随症状、发病后诊疗经过及结果、睡眠和饮食等一般情况的变化，以及与鉴别诊断有关的阳性或阴性资料等。

1. 发病情况：记录发病的时间、地点、起病缓急、前驱症状、可能的原因或诱因。

2. 主要症状特点及其发展变化情况：按发生的先后顺序描述主要症状的部位、性质、持续时间、程度、缓解或加剧因素，以及演变发展情况。

3. 伴随症状：记录伴随症状，描述伴随症状与主要症状之间的相互关系。

4. 发病以来诊治经过及结果：记录患者发病后到入院前，在院内、外接受检查与治疗的详细经过及效果。对患者提供的药名、诊断和手术名称需加引号（""）以示区别。

5. 发病以来一般情况：结合十问简要记录患者发病后的寒热、饮食、睡眠、情志、二便、体重等情况。

与本次疾病虽无紧密关系、但仍需治疗的其他疾病情况，可在现病史后另起一段予以记录。

（四）既往史是指患者过去的健康和疾病情况。内容包括既往一般健康状况、疾病史、传染病史、预防接种史、手术外伤史、输血史、食物或药物过敏史等。

（五）个人史，婚育史、月经史，家族史。

1. 个人史：记录出生地及长期居留地，生活习惯及有无烟、酒、药物等嗜好，职业与工作条件及有无工业毒物、粉尘、放射性物质接触史，有无冶游史。

2. 婚育史、月经史：婚姻状况、结婚年龄、配偶健康状况、有无子女等。女性患者记录经带胎产史，初潮年龄、行经期天数 、间隔天数、末次月经时间（或闭经年龄），月经量、痛经及生育等情况。

3. 家族史：父母、兄弟、姐妹健康状况，有无与患者类似疾病，有无家族遗传倾向的疾病。

（六）中医望、闻、切诊应当记录神色、形态、语声、气息、舌象、脉象等。

（七）体格检查应当按照系统循序进行书写。内容包括体温、脉搏、呼吸、血压，一般情况皮肤、黏膜，全身浅表淋巴结，头部及其器官，颈部，胸部（胸廓、肺部、心脏、血管），腹部（肝、脾等），直肠肛门，外生殖器，脊柱，四肢，神经系统等。

（八）专科情况应当根据专科需要记录专科特殊情况。

（九）辅助检查指入院前所作的与本次疾病相关的主要检查及其结果。应分类按检查时间顺序记录检查结果，如系在其他医疗机构所作检查，应当写明该机构名称及检查号。

（十）初步诊断是指经治医师根据患者入院时情况，综合分析所作出的诊断。如初步诊断为多项时，应当主次分明。对待查病例应列出可能性较大的诊断。

（十一）书写入院记录的医师签名。

第二十条 再次或多次入院记录，是指患者因同一种疾病再次或多次住入同一医疗机构时书写的记录。要求及内容基本同入院记录。主诉是记录患者本次入院的主要症状（或体征）及持续时间；现病史中要求首先对本次住院前历次有关住院诊疗经过进行小结，然后再书写本次入院的现病史。

第二十一条 患者入院不足 24 小时出院的，可以书写 24 小时内入出院记录。内容包括患者姓名、性别、年龄、职业、入院时间、出院时间、主诉、入院情况、入院诊断、诊疗经过、出院情况、出院诊断、出院医嘱，医师签名等。

第二十二条 患者入院不足 24 小时死亡的，可以书写 24 小时内入院死亡记录。内容包括患者姓名、性别、年龄、职业、入院时间、死亡时间、主诉、入院情况、入院诊断、诊疗经过（抢救经过）、死亡原因、死亡诊断，医师签名等。

第二十三条 病程记录是指继入院记录之后，对患者病情和诊疗过程所进行的连续性记录。内容包括患者的病情变化情况及证候演变情况、重要的辅助检查结果及临床意义、上级医师查房意见、会诊意见、医师分析讨论意见、所采取的诊疗措施及效果、医嘱更改及理由、向患者及其近亲属告知的重要事项等。

中医方药记录格式参照中药饮片处方相关规定执行。

病程记录的要求及内容：

（一）首次病程记录是指患者入院后由经治医师或值班医师书写的第一次病程记录，应当在患者入院 8 小时内完成。首次病程记录的内容包括病例特点、拟诊讨论（诊断依据及鉴别诊断）、诊疗计划等。

1.病例特点：应当在对病史、四诊情况、体格检查和辅助检查进行全面分析、归纳和整理后写出本病例特征，包括阳性发现和具有鉴别诊断意义的阴性症状和体征等。

2. 拟诊讨论（诊断依据及鉴别诊断）：根据病例特点，提出初步诊断和诊断依据；对诊断不明的写出鉴别诊断并进行分析；并对下一步诊治措施进行分析。诊断依据包括中医辨病辨证依据与西医诊断依据，鉴别诊断包括中医鉴别诊断与西医鉴别诊断。

3. 诊疗计划：提出具体的检查、中西医治疗措施及中医调护等。

（二）日常病程记录是指对患者住院期间诊疗过程的经常性、连续性记录。由经治医师书写，也可以由实习医务人员或试用期医务人员书写，但应有经治医师签名。书写日常病程记录时，首先标明记录时间，另起一行记录具体内容。对病危患者应当根据病情变化随时书写病程记录，每天至少 1 次，记录时间应当具体到分钟。对病重患者，至少 2 天记录一次病程记录。对病情稳定的患者，至少 3 天记录一次病程记录。

日常病程记录应反映四诊情况及治法、方药变化及其变化依据等。

（三）上级医师查房记录是指上级医师查房时对患者病情、诊断、鉴别诊断、当前治疗措施疗效的分析及下一步诊疗意见等的记录。

主治医师首次查房记录应当于患者入院 48 小时内完成。内容包括查房医师的姓名、专业技术职务、补充的病史和体征、理法方药分析、诊断依据与鉴别诊断的分析及诊疗计划等。

主治医师日常查房记录间隔时间视病情和诊疗情况确定，内容包括查房医师的姓名、专业技术职务、对病情的分析和诊疗意见等。

科主任或具有副主任医师以上专业技术职务任职资格医师查房的记录，内容包括查房医师的姓名、专业技术职务、对病情和理法方药的分析及诊疗意见等。

（四）疑难病例讨论记录是指由科主任或具有副主任医师以上专业技术任职资格的医师主持、召集有关医务人员对确诊困难或疗效不确切病例讨论的记录。内容包括讨论日期、主持人、参加人员姓名及专业技术职务、具体讨论意见及主持人小结意见等。

（五）交（接）班记录是指患者经治医师发生变更之际，交班医师和接班医师分别对患者病情及诊疗情况进行简要总结的记录。交班记录应当在交班前由交班医师书写完成；接班记录应当由接班医师于接班后 24 小时内完成。交（接）班记录的内容包括入院日期、交班或接班日期、患者姓名、性别、年龄、主诉、入院情况、入院诊断、诊疗经过、目前情况、目前诊断、交班注意事项或接班诊疗计划、医师签名等。

（六）转科记录是指患者住院期间需要转科时，经转入科室医师会诊并同意接收后，由转出科室和转入科室医师分别书写的记录。包括转出记录和转入记录。转出记录由转出科室医师在患者转出科室前书写完成（紧急情况除外）；转入记录由转入科室医师于患者转入后 24 小时内完成。转科记录内容包括入院日期、转出或转入日期，转出、转入科室，患者姓名、性别、年龄、主诉、入院情况、入院诊断、诊疗经过、目前情况、目前诊断、转科目的及注意事项或转入诊疗计划、医师签名等。

（七）阶段小结是指患者住院时间较长，由经治医师每月所作病情及诊疗情况总结。阶段小结的内容包括入院日期、小结日期，患者姓名、性别、年龄、主诉、入院情况、入院诊断、诊疗经过、目前情况、目前诊断、诊疗计划、医师签名等。

交（接）班记录、转科记录可代替阶段小结。

（八）抢救记录是指患者病情危重，采取抢救措施时作的记录。因抢救急危患者，未能及时书写病历的，有关医务人员应当在抢救结束后 6 小时内据实补记，并加以注明。内容包括病情变化情况、抢救时间及措施、参加抢救的医务人员姓名及专业技术职称等。记录抢救时间应当具体到分钟。

（九）有创诊疗操作记录是指在临床诊疗活动过程中进行的各种诊断、治疗性操作（如胸腔穿刺、腹腔穿刺等）的记录。应当在操作完成后即刻书写。内容包括操作名称、操作时间、操作步骤、结果及患者一般情况，记录过程是否顺利、有无不良反应，术后注意事项及是否向患者说明，操作医师签名。

（十）会诊记录（含会诊意见）是指患者在住院期间需要其他科室或者其他医疗机构协助诊疗时，分别由申请医师和会诊医师书写的记录。会诊记录应另页书写。内容包括申请会诊记录和会诊意见记录。申请会诊记录应当简要载明患者病情及诊疗情况、申请会诊的理由和目的，申请会诊医师签名等。常规会诊意见记录应当由会诊医师在会诊申请发出后 48 小时内完成，急会诊时会诊医师应当在会诊申请发出后 10 分钟内到场，并在会诊结束后即刻完成会诊记录。会诊记录内容包括会诊意见、会诊医师所在的科别或者医疗机构名称、会诊时间及会诊医师签名等。申请会诊医师应在病程记录中记录会诊意见执行情况。

（十一）术前小结是指在患者手术前，由经治医师对患者病情所作的总结。内容包括简要病情、术前诊断、手术指征、拟施手术名称和方式、拟施麻醉方式、注意事项，并记录手术者术前查看患者相关情况等。

（十二）术前讨论记录是指因患者病情较重或手术难度较大，手术前在上级医师主持下，对拟实施手术方式和术中可能出现的问题及应对措施所作的讨论。讨论内容包括术前准备情况、手术指征、手术方案、可能出现的意外及防范措施、参加讨论者的姓名及专业技术职务、具体讨论意见及主持人小结意见、讨论日期、记录者的签名等。

（十三）麻醉术前访视记录是指在麻醉实施前，由麻醉医师对患者拟施麻醉进行风险评估的记录。麻醉术前访视可另立单页，也可在病程中记录。内容包括姓名、性别、年龄、科别、病案号，患者一般情况、简要病史、与麻醉相关的辅助检查结果、拟行手术方式、拟行麻醉方式、麻醉适应证及麻醉中需注意的问题、术前麻醉医嘱、麻醉医师签字并填写日期。

（十四）麻醉记录是指麻醉医师在麻醉实施中书写的麻醉经过及处理措施的记录。麻醉记录应当另页书写，内容包括患者一般情况、术前特殊情况、麻醉前用药、术前诊断、术中诊断、手术方式及日期、麻醉方式、麻醉诱导及各项操作开始及结束时间、麻醉期间用药名称、方式及剂量、麻醉期间特殊或突发情况及处理、手术起止时间、麻醉医师签名等。

（十五）手术记录是指手术者书写的反映手术一般情况、手术经过、术中发现及处理等情况的特殊记录，应当在术后 24 小时内完成。特殊情况下由第一助手书写时，应有手术者签名。手术记录应当另页书写，内容包括一般项目（患者姓名、性别、科别、病房、床位号、住院病历号或病案号）、手术日期、术前诊断、术中诊断、手术名称、手术者及助手姓名、麻醉方法、手术经过、术中出现的情况及处理等。

（十六）手术安全核查记录是指由手术医师、麻醉医师和巡回护士三方，在麻醉实施前、手术开始前和病人离室前，共同对病人身份、手术部位、手术方式、麻醉及手术风险、手术使用物品清点等内容进行核对的记录，输血的病人还应对血型、用血量进行核对。应有手术医师、麻醉医师和巡回护士三方核对、确认并签字。

（十七）手术清点记录是指巡回护士对手术患者术中所用血液、器械、敷料等的记录，应当在手术结束后即时完成。手术清点记录应当另页书写，内容包括患者姓名、住院病历号（或病案号）、手术日期、手术名称、术中所用各种器械和敷料数量的清点核对、巡回护士和手术器械护士签名等。

（十八）术后首次病程记录是指参加手术的医师在患者术后即时完成的病程记录。内容包括手术时间、术中诊断、麻醉方式、手术方式、手术简要经过、术后处理措施、术后应当特别注意观察的事项等。

（十九）麻醉术后访视记录是指麻醉实施后，由麻醉医师对术后患者麻醉恢复情况进行访视的记录。麻醉术后访视可另立单页，也可在病程中记录。内容包括姓名、性别、年龄、科别、病案号，患者一般情况、麻醉恢复情况、清醒时间、术后医嘱、是否拔除气管插管等，如有特殊情况应详细记录，麻醉医师签字并填写日期。

（二十）出院记录是指经治医师对患者此次住院期间诊疗情况的总结，应当在患者出院后 24 小时内完成。内容主要包括入院日期、出院日期、入院情况、入院诊断、诊疗经过、出院诊断、出院情况、出院医嘱、中医调护、医师签名等。

（二十一）死亡记录是指经治医师对死亡患者住院期间诊疗和抢救经过的记录，应当在患者死亡后 24 小时内完成。内容包括入院日期、死亡时间、入院情况、入院诊断、诊疗经过（重点记录病情演变、抢救经过）、死亡原因、死亡诊断等。记录死亡时间应当具体到分钟。

（二十二）死亡病例讨论记录是指在患者死亡一周内，由科主任或具有副主任医师以上专业技术职务任职资格的医师主持，对死亡病例进行讨论、分析的记录。内容包括讨论日期、主持人及参加人员姓名、专业技术职务、具体讨论意见及主持人小结意见、记录者的签名等。

（二十三）病重（病危）患者护理记录是指护士根据医嘱和病情对病重（病危）患者住院期间护理过程的客观记录。病重（病危）患者护理记录应当根据相应专科的护理特点书写。内容包括患者姓名、科别、住院病历号（或病案号）、床位号、页码、记录日期和时间、出入液量、体温、脉搏、呼吸、血压等病情观察、护理措施和效果、护士签名等。记录时间应当具体到分钟。

采取中医护理措施应当体现辨证施护。

第二十四条 手术同意书是指手术前，经治医师向患者告知拟施手术的相关情况，并由患者签署是否同意手术的医学文书。内容包括术前诊断、手术名称、术中或术后可能出现的并发症、手术风险、患者签署意见并签名、经治医师和术者签名等。

第二十五条 麻醉同意书是指麻醉前，麻醉医师向患者告知拟施麻醉的相关情况，并由患者签署是否同意麻醉意见的医学文书。内容包括患者姓名、性别、年龄、病案号、科别、术前诊断、拟行手术方式、拟行麻醉方式，患者基础疾病及可能对麻醉产生影响的特殊情况，麻醉中拟行的有创操作和监测，麻醉风险、可能发生的并发症及意外情况，患者签署意见并签名、麻醉医师签名并填写日期。

第二十六条 输血治疗知情同意书是指输血前，经治医师向患者告知输血的相关情况，并由患者签署是否同意输血的医学文书。输血治疗知情同意书内容包括患者姓名、性别、年龄、科别、病案号、诊断、输血指征、拟输血成分、输血前有关检查结果、输血风险及可能产生的不良后果、患者签署意见并签名、医师签名并填写日期。

第二十七条 特殊检查、特殊治疗同意书是指在实施特殊检查、特殊治疗前，经治医师向患者告知特殊检查、特殊治疗的相关情况，并由患者签署是否同意检查、治疗的医学文书。内容包括特殊检查、特殊治疗项目名称、目的、可能出现的并发症及风险、患者签名、医师签名等。

第二十八条 病危（重）通知书是指因患者病情危、重时，由经治医师或值班医师向患者家属告知病情，并由患方签名的医疗文书。内容包括患者姓名、性别、年龄、科别，目前诊断及病情危重情况，患方签名、医师签名并填写日期。一式两份，一份交患方保存，另一份归病历中保存。

第二十九条 医嘱是指医师在医疗活动中下达的医学指令。医嘱单分为长期医嘱单和临时医嘱单。

长期医嘱单内容包括患者姓名、科别、住院病历号（或病案号）、页码、起始日期和时间、长期医嘱内容、停止日期和时间、医师签名、执行时间、执行护士签名。临时医嘱单内容包括医嘱时间、临时医嘱内容、医师签名、执行时间、执行护士签名等。

医嘱内容及起始、停止时间应当由医师书写。医嘱内容应当准确、清楚，每项医嘱应当只包含一个内容，并注明下达时间，应当具体到分钟。医嘱不得涂改。需要取消时，应当使用红色墨水标注"取消"字样并签名。

一般情况下，医师不得下达口头医嘱。因抢救急危患者需要下达口头医嘱时，护士应当复诵一遍。抢救结束后，医师应当即刻据实补记医嘱。

第三十条 辅助检查报告单是指患者住院期间所做各项检验、检查结果的记录。内容包括患者姓名、性别、年龄、住院病历号（或病案号）、检查项目、检查结果、报告日期、报告人员签名或者印章等。

第三十一条 体温单为表格式，以护士填写为主。内容包括患者姓名、科室、床号、入院日期、住院病历号（或病案号）、日期、手术后天数、体温、脉搏、呼吸、血压、大便次数、出入液量、体重、住院周数等。

第四章　打印病历内容及要求

第三十二条 打印病历是指应用字处理软件编辑生成并打印的病历（如Word 文档、WPS 文档等）。打印病历应当按照本规定的内容录入并及时打印，由相应医务人员手写签名。

第三十三条 医疗机构打印病历应当统一纸张、字体、字号及排版格式。打印字迹应清楚易认，符合病历保存期限和复印的要求。

第三十四条 打印病历编辑过程中应当按照权限要求进行修改，已完成录入打印并签名的病历不得修改。

第五章　其　他

第三十五条　中医住院病案首页应当按照《国家中医药管理局关于修订印发中医住院病案首页的通知》（国中医药发〔2001〕6号）的规定书写。

第三十六条　特殊检查、特殊治疗按照《医疗机构管理条例实施细则》（1994年卫生部令第35号）有关规定执行。

第三十七条　中西医结合病历书写参照本规范执行。民族医病历书写基本规范由有关省、自治区、直辖市中医药行政管理部门依据本规范另行制定。

第三十八条　中医电子病历基本规范由国家中医药管理局另行制定。

第三十九条　本规范自2010年7月1日起施行。卫生部、国家中医药管理局于2002年颁布的《中医、中西医结合病历书写基本规范（试行）》（国中医药发〔2002〕36号）同时废止。

电子病历应用管理规范（试行）

国卫办医发〔2017〕8 号

各省、自治区、直辖市卫生计生委、中医药管理局，新疆生产建设兵团卫生局：

为贯彻落实全国卫生与健康大会精神及深化医药卫生体制改革有关要求，规范电子病历临床使用与管理，促进电子病历有效共享，推进医疗机构信息化建设，国家卫生计生委、国家中医药管理局组织制定了《电子病历应用管理规范（试行）》。现印发给你们（可从国家卫生计生委官方网站"医政医管"栏目下载），请遵照执行。

国家卫生计生委办公厅　国家中医药管理局办公室

2017 年 2 月 15 日

目录

第一章　总　则

第一条　为规范医疗机构电子病历（含中医电子病历，下同）应用管理，满足临床工作需要，保障医疗质量和医疗安全，保证医患双方合法权益，根据《中华人民共和国执业医师法》《中华人民共和国电子签名法》《医疗机构管理条例》等法律法规，制定本规范。

第二条　实施电子病历的医疗机构，其电子病历的建立、记录、修改、使用、保存和管理等适用本规范。

第三条　电子病历是指医务人员在医疗活动过程中，使用信息系统生成的文字、符号、图表、图形、数字、影像等数字化信息，并能实现存储、管理、传输和重现的医疗记录，是病历的一种记录形式，包括门（急）诊病历和住院病历。

第四条 电子病历系统是指医疗机构内部支持电子病历信息的采集、存储、访问和在线帮助，并围绕提高医疗质量、保障医疗安全、提高医疗效率而提供信息处理和智能化服务功能的计算机信息系统。

第五条 国家卫生计生委和国家中医药管理局负责指导全国电子病历应用管理工作。地方各级卫生计生行政部门（含中医药管理部门）负责本行政区域内的电子病历应用监督管理工作。

第二章 电子病历的基本要求

第六条 医疗机构应用电子病历应当具备以下条件：

（一）具有专门的技术支持部门和人员，负责电子病历相关信息系统建设、运行和维护等工作；具有专门的管理部门和人员，负责电子病历的业务监管等工作；

（二）建立、健全电子病历使用的相关制度和规程；

（三）具备电子病历的安全管理体系和安全保障机制；

（四）具备对电子病历创建、修改、归档等操作的追溯能力；

（五）其他有关法律、法规、规范性文件及省级卫生计生行政部门规定的条件。

第七条 《医疗机构病历管理规定（2013 年版）》《病历书写基本规范》《中医病历书写基本规范》适用于电子病历管理。

第八条 电子病历使用的术语、编码、模板和数据应当符合相关行业标准和规范的要求，在保障信息安全的前提下，促进电子病历信息有效共享。

第九条 电子病历系统应当为操作人员提供专有的身份标识和识别手段，并设置相应权限。操作人员对本人身份标识的使用负责。

第十条 有条件的医疗机构电子病历系统可以使用电子签名进行身份认证，可靠的电子签名与手写签名或盖章具有同等的法律效力。

第十一条 电子病历系统应当采用权威可靠时间源。

第三章 电子病历的书写与存储

第十二条 医疗机构使用电子病历系统进行病历书写，应当遵循客观、真实、准确、及时、完整、规范的原则。

门（急）诊病历书写内容包括门（急）诊病历首页、病历记录、化验报告、医学影像检查资料等。

住院病历书写内容包括住院病案首页、入院记录、病程记录、手术同意书、麻醉同意书、输血治疗知情同意书、特殊检查（特殊治疗）同意书、病危（重）通知单、医嘱单、辅助检查报告单、体温单、医学影像检查报告、病理报告单等。

第十三条　医疗机构应当为患者电子病历赋予唯一患者身份标识，以确保患者基本信息及其医疗记录的真实性、一致性、连续性、完整性。

第十四条　电子病历系统应当对操作人员进行身份识别，并保存历次操作印痕，标记操作时间和操作人员信息，并保证历次操作印痕、标记操作时间和操作人员信息可查询、可追溯。

第十五条　医务人员采用身份标识登录电子病历系统完成书写、审阅、修改等操作并予以确认后，系统应当显示医务人员姓名及完成时间。

第十六条　电子病历系统应当设置医务人员书写、审阅、修改的权限和时限。实习医务人员、试用期医务人员记录的病历，应当由具有本医疗机构执业资格的上级医务人员审阅、修改并予确认。上级医务人员审阅、修改、确认电子病历内容时，电子病历系统应当进行身份识别、保存历次操作痕迹、标记准确的操作时间和操作人信息。

第十七条　电子病历应当设置归档状态，医疗机构应当按照病历管理相关规定，在患者门（急）诊就诊结束或出院后，适时将电子病历转为归档状态。电子病历归档后原则上不得修改，特殊情况下确需修改的，经医疗机构医务部门批准后进行修改并保留修改痕迹。

第十八条　医疗机构因存档等需要可以将电子病历打印后与非电子化的资料合并形成病案保存。具备条件的医疗机构可以对知情同意书、植入材料条形码等非电子化的资料进行数字化采集后纳入电子病历系统管理，原件另行妥善保存。

第十九条　门（急）诊电子病历由医疗机构保管的，保存时间自患者最后一次就诊之日起不少于 15 年；住院电子病历保存时间自患者最后一次出院之日起不少于 30 年。

第四章　电子病历的使用

第二十条　电子病历系统应当设置病历查阅权限，并保证医务人员查阅病历的需要，能够及时提供并完整呈现该患者的电子病历资料。呈现的电子病历应当显示患者个人信息、诊疗记录、记录时间及记录人员、上级审核人员的姓名等。

第二十一条　医疗机构应当为申请人提供电子病历的复制服务。医疗机构可以提供电子版或打印版病历。复制的电子病历文档应当可供独立读取，打印的电子病历纸质版应当加盖医疗机构病历管理专用章。

第二十二条　有条件的医疗机构可以为患者提供医学影像检查图像、手术录像、介入操作录像等电子资料复制服务。

第五章　电子病历的封存

第二十三条　依法需要封存电子病历时，应当在医疗机构或者其委托代理人、患者或者其代理人双方共同在场的情况下，对电子病历共同进行确认，并进行复制后封存。封存的电子病历复制件可以是电子版；也可以对打印的纸质版进行复印，并加盖病案管理章后进行封存。

第二十四条　封存的电子病历复制件应当满足以下技术条件及要求：

（一）储存于独立可靠的存储介质，并由医患双方或双方代理人共同签封；

（二）可在原系统内读取，但不可修改；

（三）操作痕迹、操作时间、操作人员信息可查询、可追溯；

（四）其他有关法律、法规、规范性文件和省级卫生计生行政部门规定的条件及要求。

第二十五条　封存后电子病历的原件可以继续使用。电子病历尚未完成，需要封存时，可以对已完成的电子病历先行封存，当医务人员按照规定完成后，再对新完成部分进行封存。

第六章　附　则

第二十六条　本规范所称的电子签名，是指《电子签名法》第二条规定的数据电文中以电子形式所含、所附用于识别签名人身份并表明签名人认可其中内容的数据。"可靠的电子签名"是指符合《电子签名法》第十三条有关条件的电子签名。

第二十七条　本规范所称电子病历操作人员包括使用电子病历系统的医务人员，维护、管理电子病历信息系统的技术人员和实施电子病历质量监管的行政管理人员。

第二十八条　本规范所称电子病历书写是指医务人员使用电子病历系统，对通过问诊、查体、辅助检查、诊断、治疗、护理等医疗活动获得的有关资料进行归纳、分析、整理形成医疗活动记录的行为。

第二十九条　省级卫生计生行政部门可根据本规范制定实施细则。

第三十条　《电子病历基本规范（试行）》（卫医政发〔2010〕24号）、《中医电子病历基本规范（试行）》（国中医药发〔2010〕18号）同时废止。

第三十一条　本规范自2017年4月1日起施行。

中医电子病历基本规范（试行）

国中医药发〔2010〕18 号

各省、自治区、直辖市中医药管理局，卫生厅局中医处，新疆生产建设兵团卫生局：

为贯彻落实《中共中央国务院关于深化医药卫生体制改革的意见》和国务院办公厅《关于印发医药卫生体制五项重点改革 2009 年工作安排的通知》，加强中医医疗机构电子病历管理，规范电子病历临床使用，促进医疗机构信息化建设，我局组织制定了《中医电子病历基本规范（试行）》。现印发给你们，请遵照执行。

附件:《中医电子病历基本规范（试行）》.doc

二〇一〇年四月二十一日

目录

第一章　总　则

第一条　为规范医疗机构中医电子病历管理，保证医患双方合法权益，根据《中华人民共和国执业医师法》《医疗机构管理条例》《医疗事故处理条例》《护士条例》等法律、法规，制定本规范。

第二条　本规范适用于医疗机构中医电子病历的建立、使用、保存和管理。

第三条　电子病历是指医务人员在医疗活动过程中，使用医疗机构信息系统生成的文字、符号、图表、图形、数据、影像等数字化信息，并能实现存储、管理、传输和重现的医疗记录，是病历的一种记录形式。

使用文字处理软件编辑、打印的病历文档，不属于本规范所称的电子病历。

第四条 医疗机构电子病历系统的建设应当满足临床工作需要，遵循医疗工作流程，保障医疗质量和医疗安全。

第二章 中医电子病历基本要求

第五条 中医电子病历录入应当遵循客观、真实、准确、及时、完整的原则。

第六条 中医电子病历录入应当使用中文和医学术语，中医术语的使用依照相关标准、规范执行。要求表述准确，语句通顺，标点正确。通用的外文缩写和无正式中文译名的症状、体征、疾病名称等可以使用外文。记录日期应当使用阿拉伯数字，记录时间应当采用 24 小时制。

第七条 中医电子病历包括门（急）诊电子病历、住院电子病历及其他电子医疗记录。中医电子病历内容应当按照国家中医药管理局《中医病历书写基本规范》执行，使用国家中医药管理局统一制定的项目名称、格式和内容，不得擅自变更。

第八条 电子病历系统应当为操作人员提供专有的身份标识和识别手段，并设置有相应权限；操作人员对本人身份标识的使用负责。

第九条 医务人员采用身份标识登录电子病历系统完成各项记录等操作并予确认后，系统应当显示医务人员电子签名。

第十条 电子病历系统应当设置医务人员审查、修改的权限和时限。实习医务人员、试用期医务人员记录的病历，应当经过在本医疗机构合法执业的医务人员审阅、修改并予电子签名确认。医务人员修改时，电子病历系统应当进行身份识别、保存历次修改痕迹、标记准确的修改时间和修改人信息。

第十一条 电子病历系统应当为患者建立个人信息数据库（包括姓名、性别、出生日期、民族、婚姻状况、职业、工作单位、住址、有效身份证件号码、社会保障号码或医疗保险号码、联系电话等），授予唯一标识号码并确保与患者的医疗记录相对应。

第十二条 电子病历系统应当具有严格的复制管理功能。同一患者的相同信息可以复制，复制内容必须校对，不同患者的信息不得复制。

第十三条 电子病历系统应当满足国家信息安全等级保护制度与标准。严禁篡改、伪造、隐匿、抢夺、窃取和毁坏电子病历。

第十四条 电子病历系统应当为病历质量监控、医疗卫生服务信息以及数据统计分析和医疗保险费用审核提供技术支持，包括医疗费用分类查询、手术分级管理、中医临床路径管理、单病种质量控制、平均住院日、术前平均住院日、床位使用率、合理用药监控、药物占总收入比例、中药占药物收入比例、中药饮片占药物收入比例、中药（饮片、成药、医院制剂）处方比例、中药饮片处方占门诊处方总数的比例、采用非药物中医技术治疗人次占医院门诊总人次的比例等医疗质量管理与控制指标的统计，利用系统优势建立医疗质量考核体系，提高工作效率，保证医疗质量，规范诊疗行为，提高医院管理水平。

第三章 实施中医电子病历基本条件

第十五条 医疗机构建立电子病历系统应当具备以下条件：

（一）具有专门的管理部门和人员，负责电子病历系统的建设、运行和维护。

（二）具备电子病历系统运行和维护的信息技术、设备和设施，确保电子病历系统的安全、稳定运行。

（三）建立、健全电子病历使用的相关制度和规程，包括人员操作、系统维护和变更的管理规程，出现系统故障时的应急预案等。

第十六条 医疗机构电子病历系统运行应当符合以下要求：

（一）具备保障电子病历数据安全的制度和措施，有数据备份机制，有条件的医疗机构应当建立信息系统灾备体系。应当能够落实系统出现故障时的应急预案，确保电子病历业务的连续性。

（二）对操作人员的权限实行分级管理，保护患者的隐私。

（三）具备对电子病历创建、编辑、归档等操作的追溯能力。

（四）电子病历使用的术语、编码、模板和标准数据应当符合有关规范要求。

第四章 中医电子病历的管理

第十七条 医疗机构应当成立电子病历管理部门并配备专职人员，具体负责本机构门（急）诊电子病历和住院电子病历的收集、保存、调阅、复制等管理工作。

第十八条 医疗机构电子病历系统应当保证医务人员查阅病历的需要，能够及时提供并完整呈现该患者的电子病历资料。

第十九条 患者诊疗活动过程中产生的非文字资料（CT、磁共振、超声等医学影像信息，心电图，录音，录像等）应当纳入电子病历系统管理，应确保随时调阅、内容完整。

第二十条 门诊电子病历中的门（急）诊病历记录以接诊医师录入确认即为归档，归档后不得修改。

第二十一条　住院电子病历随患者出院经上级医师于患者出院审核确认后归档，归档后由电子病历管理部门统一管理。

第二十二条　对目前还不能电子化的植入材料条形码、知情同意书等医疗信息资料，可以采取措施使之信息数字化后纳入电子病历并留存原件。

第二十三条　归档后的电子病历采用电子数据方式保存，必要时可打印纸质版本，打印的电子病历纸质版本应当统一规格、字体、格式等。

第二十四条　电子病历数据应当保存备份，并定期对备份数据进行恢复试验，确保电子病历数据能够及时恢复。当电子病历系统更新、升级时，应当确保原有数据的继承与使用。

第二十五条　医疗机构应当建立电子病历信息安全保密制度，设定医务人员和有关医院管理人员调阅、复制、打印电子病历的相应权限，建立电子病历使用日志，记录使用人员、操作时间和内容。未经授权，任何单位和个人不得擅自调阅、复制电子病历。

第二十六条　医疗机构应当受理下列人员或机构复印或者复制电子病历资料的申请：

（一）患者本人或其代理人；

（二）死亡患者近亲属或其代理人；

（三）为患者支付费用的基本医疗保障管理和经办机构；

（四）患者授权委托的保险机构。

第二十七条　医疗机构应当指定专门机构和人员负责受理复印或者复制电子病历资料的申请，并留存申请人有效身份证明复印件及其法定证明材料、保险合同等复印件。受理申请时，应当要求申请人按照以下要求提供材料：

（一）申请人为患者本人的，应当提供本人有效身份证明；

（二）申请人为患者代理人的，应当提供患者及其代理人的有效身份证明、申请人与患者代理关系的法定证明材料；

（三）申请人为死亡患者近亲属的，应当提供患者死亡证明及其近亲属的有效身份证明、申请人是死亡患者近亲属的法定证明材料；

（四）申请人为死亡患者近亲属代理人的，应当提供患者死亡证明、死亡患者近亲属及其代理人的有效身份证明，死亡患者与其近亲属关系的法定证明材料，申请人与死亡患者近亲属代理关系的法定证明材料；

（五）申请人为基本医疗保障管理和经办机构的，应当按照相应基本医疗保障制度有关规定执行；

（六）申请人为保险机构的，应当提供保险合同复印件，承办人员的有效身份证明，患者本人或者其代理人同意的法定证明材料；患者死亡的，应当提供保险合同复印件，承办人员的有效身份证明，死亡患者近亲属或者其代理人同意的法定证明材料。合同或者法律另有规定的除外。

第二十八条　公安、司法机关因办理案（事）件，需要收集、调取电子病历资料的，医疗机构应当在公安、司法机关出具法定证明及执行公务人员的有效身份证明后如实提供。

第二十九条　医疗机构可以为申请人复印或者复制电子病历资料的范围按照卫生部《医疗机构病历管理规定》执行。

第三十条　医疗机构受理复印或者复制电子病历资料申请后，应当在医务人员按规定时限完成病历后予以提供。

第三十一条　复印或者复制的病历资料经申请人核对无误后，医疗机构应当在电子病历纸质版本上加盖证明印记，或提供已锁定不可更改的病历电子版。

第三十二条　发生医疗事故争议时，应当在医患双方在场的情况下锁定电子病历并制作完全相同的纸质版本供封存，封存的纸质病历资料由医疗机构保管。

第五章　附　则

第三十三条　各省级中医药管理部门可根据本规范制定本辖区相关实施细则。

第三十四条　中西医结合电子病历基本规范参照本规范执行。民族医电子病历基本规范由有关省、自治区、直辖市中医药管理部门参照本规范另行制定。

第三十五条　本规范由国家中医药管理局负责解释。

第三十六条　本规范自 2010 年 5 月 1 日起施行。

关于中医医院发挥中医药特色
优势加强人员配备的通知

国中医药函〔2009〕148号

各省、自治区、直辖市卫生厅局，中医药管理局，新疆生产建设兵团卫生局，局有关直属单位：

近年来，随着党和政府对中医药工作重视程度的不断提高以及对中医药事业投入的不断增长，中医医院得到了长足发展，中医药人员的数量不断增加，人才质量不断提高，服务能力不断提升，为发挥中医药特色优势发挥了重要作用。但是，在发展过程中也暴露出一些问题，中医药人员配备不合理，中医类别执业医师比例偏低，有些甚至持续下降，中医医院领导班子、职能部门负责人和临床科室负责人中医药基础薄弱，已经成为影响中医药特色优势发挥的重要原因。加强中医医院的建设管理和人员配备，为中医医院充分发挥中医药优势和作用奠定人才队伍基础，是振兴中医药事业发展、发挥中医药特色优势的重要举措，也是提高中医医院中医药服务能力和水平，更好地为群众提供安全、有效、方便、价廉的中医药服务的重要保证。根据《医疗机构管理条例》《中华人民共和国中医药条例》及其配套文件的相关规定，现就中医医院人员配备有关问题通知如下：

一、中医药人员配备要求

中医医院应当根据服务功能、服务量的需要，按照精干、效能的原则设置、管理卫生专业技术及工勤岗位，合理配备人员，人员编制标准要达到国家相关规定要求。

优化卫生技术人员结构，配备充足的中医药人员。中医类别执业医师（含执业助理医师）占执业医师比例不低于60%；中药专业技术人员占药学专业技术人员的比例不低于60%；护理人员系统接受中医药知识和技能岗位培训（培训时间不少于100学时）的比例不低于70%。原则上每个临床科室执业医师中至少有60%中医类别执业医师（口腔科、手术科室除外）。

为满足开展中医预防保健服务的需要，应配备一定数量的从事中医预防保健服务的人员。

二、医院领导配备要求

根据中医医院的等级和规模，合理配备医院领导班子人员，领导班子中中医药专业技术人员的比例应不低于 60%。

医院主要负责人应热爱中医药事业，熟悉国家卫生和中医药法律法规及中医药政策，经过中医药政策、中医药知识和管理知识的系统培训，具有丰富的管理经验和较强的管理能力、组织能力、创新能力、协调能力和驾驭全局的能力。

分管医疗、教育、科研工作的医院领导应具备中医医院管理基本知识，经过相关专业知识培训。分管医疗工作的医院领导具有较强的医疗管理能力，原则上应具有中医药专业本科以上学历，三级中医医院分管医疗工作的医院领导应具有高级中医专业技术职务任职资格，二级及以下中医医院分管医疗工作的医院领导应具有中级以上中医专业技术职务任职资格。分管科研和教育工作的医院领导有较强的科研、教学管理能力和开拓、创新思维，具有本科以上学历，接受过中医药基本知识和技能的培训，三级中医医院分管科研和教育工作的医院领导应具有高级专业技术职务任职资格，二级及以下中医医院分管科研和教育工作的医院领导应具有中级以上专业技术职务任职资格。

三、职能部门负责人配备要求

医院医务、护理、科研、教育等主要职能部门负责人（包括正、副职负责人，下同）中，中医药专业技术人员的比例应不低于 60%。

医务部门负责人应熟悉国家有关医疗卫生和中医药法律、法规及规章，熟悉医疗质量和药政管理，具有良好的组织、协调、沟通和处理突发医疗事件的能力。负责人中有中医药专业技术人员，非中医药专业技术人员任职后三年内完成中医药知识的系统学习。原则上具有中医药专业、医学专业或卫生管理专业本科学历。三级中医医院医务部门负责人应具有高级卫生专业技术职务任职资格，二级及以下中医医院医务部门负责人应具有中级卫生专业技术职务任职资格。

护理部门负责人应熟悉中医药专业的基础理论、基本知识和基本技能，具有较丰富的专业理论知识和较高的业务技术水平，具有良好的组织、协调、沟通能力。负责人中应有中医药院校护理专业毕业的人员，非中医药院校毕业的护理人员应系统接受中医药知识和理论的培训，具有大学专科以上学历。三级中医医院护理部门负责人应具有高级卫生专业技术职务任职资格，二级及以下中医医院护理部门负责人应具有中级卫生专业技术职务任职资格。

科研、教育部门负责人应熟悉中医科研、教学管理，了解中医药的学科特点和中医药临床科研、教学工作的特殊要求。负责人中应有中医药专业技术人员，非中医药专业技术人员任职后三年内完成中医药知识的系统学习。

三级中医医院科教部门负责人原则上具有中医药院校或医学院校硕士研究生及以上学历和具有高级卫生专业技术职务任职资格，二级及以下中医医院科教部门负责人具有大学本科及以上学历和中级卫生技术专业职务任职资格。

四、临床科室和药剂部门负责人配备要求

临床科室负责人热爱中医药事业，具有良好的团队协作、开拓进取精神和组织、协调和沟通能力，科室建设思路清晰，在本行政区域内享有较高的学术地位。负责人中具有中医类别执业医师资格或系统接受中医药专业培训两年以上的比例应达到60%以上。三级中医医院的临床科室负责人中应有具备高级中医专业技术职务任职资格，从事相关专业工作十年以上的中医类别执业医师。二级中医医院的临床科室负责人中有具有中级以上中医专业技术任务任职资格，从事相关专业工作六年以上的中医类别执业医师。

三级中医医院省级以上重点专科（专病）学术带头人具有正高级专业技术职务任职资格，为省级中医药学术团体专业委员会委员。二级及以下省级中医医院特色（重点）专科（专病）学术带头人原则上具有高级专业技术职务任职资格。重点专科（专病）应确定学术继承人，学术继承人为高年资主治医师以上专业技术人员。

临床科室护理负责人应热爱中医药事业，经过系统的中医基础理论知识和基本技能操作培训，能熟练掌握中医护理知识和中医辨证施护技术，有良好的指导、协调、服务能力和较好的业务水平。三级中医医院临床科室护理负责人应具有专科以上护理专业学历和中级以上卫生专业技术职务任职资格，二级及以下中医医院临床科室护理负责人应具有专科以上护理专业学历和护师卫生专业技术职务任职资格。

药剂部门负责人应熟悉中药相关法律、法规和规章，具备良好的中药管理能力，非中药专业技术人员应接受中药基本知识的系统培训。三级中医医院药剂部门负责人中应有具备高级中药专业技术职务任职资格的人员，二级中医医院药剂部门负责人中应有具备中级以上中药专业技术职务任职资格的人员。

国家中医药管理局将把中医医院人员配备情况作为开展中医医院评价和检查工作的重要指标，同时在制定公立中医医院补偿政策等相关改革措施，以及安排医院建设相关项目时，也将作为重要依据。各级中医药管理部门要按照本通知要求，切实加强对本辖区内中医医院的监督和管理，引导中医医院合理配备人员，发挥中医药特色和优势。在新设置中医医院、对中医医院进行校验以及开展各项评审活动时，要严格按照人员配备的相关要求进行审查。

各级中医医院应按照本通知要求，对照自身情况积极查找人员配备方面的不足，制定人员配备的计划和措施，确保以中医药人员为主体，逐步达到本通知的要求。

中西医结合医院和民族医医院参照执行本通知有关规定，并可根据实际情况做适当调整。

二〇〇九年八月七日

关于规范中医医院与临床科室名称的通知

国中医药发〔2008〕12号

各省、自治区、直辖市及计划单列市卫生厅局、中医药管理局，新疆生产建设兵团卫生局，中国中医科学院，北京中医药大学：

为加强中医医院管理，现就规范中医医院名称和中医医院的临床科室名称问题通知如下：

一、关于中医医院名称

（一）中医医院命名应符合《医疗机构管理条例》及其实施细则的相关规定。

1.中医医院名称由通用名和识别名组成。

2.通用名一般应在"医院"前加注"中医"等字样。如识别名中含有"中医"等字样，或举办单位是中医药院校、中医药研究机构，或含有中医专属名词的，通用名前可不再加注"中医"等字样。例如，"××医院"是"××中医药大学"的附属医院，"××医院"即可用"医院"作为其通用名称。

3.识别名一般由两部分组成，第一部分体现地域或举办人，内容可包含行政区划名称（或地名）、举办单位名称（或规范简称）、举办人姓名、与设置人有关联的其他名词；第二部分体现医院具体性质，内容为中医学专业（学科、专科）名称、诊疗科目名称、诊疗技术名称，或中医专属名词。识别名中，第二部分可以省略，如"××省××市中医医院"。识别名中如含有第二部分，应符合中医药理论和专科专病命名原则，如"××省××市整骨医院"，原则上不得采用西医专属名词。

（二）中医医院名称出现下列情况的，须由省级中医药管理部门核准：

1.中医医院识别名称中使用"中心"字样的，或以具体的疾病名称作为识别名称的。

2.中医医院以高等院校附属医院命名，或加挂高等院校附属医院、临床实习医院名称的。

（三）中医医院不得同时使用中西医结合医院名称。

（四）中医医院名称中不得使用含有"疑难病""专治""专家""名医""祖传"或者同类含义文字的名称以及其他宣传或者暗示诊疗效果的名称。

（五）政府举办的中医医疗机构进行所有权改造后，不再属"政府举办的中医医疗机构"，原名称中的行政区划名称需进行相应变更。

二、关于中医医院临床科室名称

（一）中医医院临床科室名称应体现中医特点，首选中医专业名词命名。临床科室名称应规范，采用疾病名称或证候名称作为科室名称时，应按照《中医病证分类与代码》（TCD）和相关规范命名。

（二）临床科室命名可采用以下方式：

1. 以《医疗机构诊疗科目名录》中中医专业命名，如内科、外科、妇产科、儿科、皮肤科、眼科、耳鼻咽喉科、口腔科、肿瘤科、骨伤科、肛肠科、老年病科、针灸科、推拿科、康复科、急诊科、预防保健科等。

临床专业科室名称不受《医疗机构诊疗科目名录》限制，可使用习惯名称和跨学科科室名称等。

2. 以中医脏腑名称命名，如心病科、肝病科、脾胃病科、肺病科、肾病科、脑病科等。

3. 以疾病、症状名称命名，如中风病科、哮喘病科、糖尿病科、血液病科、风湿病科、烧伤科、疮疡科、创伤科、咳嗽科等。

4. 以民族医学名称命名，如藏医学科、蒙医学科、维吾尔医学科、傣医学科、壮医学科、朝医学科、彝医学科、瑶医学科、苗医学科等。

5. 门诊治疗室原则上应以治疗技术或仪器设备功能命名，如导引治疗室、穴位敷贴治疗室等。

（三）中医医院临床科室名称不得含有"中医""中西医结合""西医"字样，不得使用含有"疑难病""专治""专家""名医""祖传"或者同类含义文字的名称以及其他宣传或者暗示诊疗效果的名称。

（四）以"中心""国医堂"等作为临床科室名称的，应具有一定的规模和社会影响，并应由省级中医药管理部门核准。

三、其他

（一）各级中医药管理部门要按照本《通知》要求，对本辖区内中医医院的医院名称和临床科室名称进行一次清理规范，并切实加强对中医医院的监督和管理，建立对中医医院的评价、监测、巡查和警示制度，引导中医医院坚持以中医为主的办院方向，充分发挥中医药特色优势。

（二）各级中医医院应按照本《通知》要求，对照自身情况积极开展整改工作。

（三）我局将结合医院管理年活动进行督导检查。

（四）民族医医院参照执行本《通知》有关规定，中西医结合医院在执行过程中可根据实际情况做适当调整。

二〇〇八年八月十一日

中药处方格式及书写规范

国中医药医政发〔2010〕57 号

各省、自治区、直辖市卫生厅局、中医药管理局，新疆生产建设兵团卫生局，中国中医科学院：为规范中药处方管理，提高中药处方质量，我局组织制定了《中药处方格式及书写规范》，现予印发，请各级中医医疗机构在临床工作中遵照执行。

各地在执行过程中有何问题，请与我局医政司联系。

二〇一〇年十月二十日

第一条 为规范中药处方管理，提高中药处方质量，根据《中华人民共和国药品管理法》《麻醉药品和精神药品管理条例》《处方管理办法》等国家有关法律法规，制定本规范。

第二条 本规范适用于与中药处方开具相关的中医医疗机构及其人员。

第三条 中药处方包括中药饮片处方、中成药（含医疗机构中药制剂，下同）处方，饮片与中成药应当分别单独开具处方。

第四条 国家中医药管理局负责全国中药处方书写相关工作的监督管理。

第五条 县级以上地方中医药管理部门负责本行政区域内中药处方书写相关工作的监督管理。

第六条 医疗机构药事管理委员会负责本医疗机构内中药处方书写的有关管理工作。

第七条 医师开具中药处方时，应当以中医药理论为指导，体现辨证论治和配伍原则，并遵循安全、有效、经济的原则。

第八条 中药处方应当包含以下内容：

（一）一般项目，包括医疗机构名称、费别、患者姓名、性别、年龄、门诊或住院病历号、科别或病区和床位号等。可添列特殊要求的项目；

（二）中医诊断，包括病名和证型（病名不明确的可不写病名），应填写清晰、完整，并与病历记载相一致；

（三）药品名称、数量、用量、用法，中成药还应当标明剂型、规格；

（四）医师签名和/或加盖专用签章、处方日期；

（五）药品金额，审核、调配、核对、发药药师签名和 / 或加盖专用签章。

第九条 中药饮片处方的书写，应当遵循以下要求：

（一）应当体现"君、臣、佐、使"的特点要求；

（二）名称应当按《中华人民共和国药典》规定准确使用，《中华人民共和国药典》没有规定的，应当按照本省（区、市）或本单位中药饮片处方用名与调剂给付的规定书写；

（三）剂量使用法定剂量单位，用阿拉伯数字书写，原则上应当以克 (g) 为单位，"g"（单位名称）紧随数值后；

（四）调剂、煎煮的特殊要求注明在药品右上方，并加括号，如打碎、先煎、后下等；

（五）对饮片的产地、炮制有特殊要求的，应当在药品名称之前写明；

（六）根据整张处方中药味多少选择每行排列的药味数，并原则上要求横排及上下排列整齐；

（七）中药饮片用法用量应当符合《中华人民共和国药典》规定，无配伍禁忌，有配伍禁忌和超剂量使用时，应当在药品上方再次签名；

（八）中药饮片剂数应当以"剂"为单位；

（九）处方用法用量紧随剂数之后，包括每日剂量、采用剂型 (水煎煮、酒泡、打粉、制丸、装胶囊等)、每剂分几次服用、用药方法（内服、外用等）、服用要求 (温服、凉服、顿服、慢服、饭前服、饭后服、空腹服等) 等内容，例如，"每日 1 剂，水煎 400mL，分早晚两次空腹温服"；

（十）按毒麻药品管理的中药饮片的使用应当严格遵守有关法律、法规和规章的规定。

第十条 中成药处方的书写，应当遵循以下要求：

（一）按照中医诊断（包括病名和证型）结果，辨证或辨证辨病结合选用适宜的中成药；

（二）中成药名称应当使用经药品监督管理部门批准并公布的药品通用名称，院内中药制剂名称应当使用经省级药品监督管理部门批准的名称；

（三）用法用量应当按照药品说明书规定的常规用法用量使用，特殊情况需要超剂量使用时，应当注明原因并再次签名；

（四）片剂、丸剂、胶囊剂、颗粒剂分别以片、丸、粒、袋为单位，软膏及乳膏剂以支、盒为单位，溶液制剂、注射剂以支、瓶为单位，应当注明剂量；

（五）每张处方不得超过 5 种药品，每一种药品应当分行顶格书写，药性峻烈的或含毒性成分的药物应当避免重复使用，功能相同或基本相同的中成药不宜叠加使用；

（六）中药注射剂应单独开具处方。

第十一条 民族药处方格式及书写要求参照本规范执行。

第十二条 本规范由国家中医药管理局负责解释。

医院中药房基本标准

国中医药发〔2009〕4 号

各省、自治区、直辖市卫生厅局、中医药管理局，新疆生产建设兵团卫生局，局各直属单位：

根据《医疗机构管理条例》有关规定，卫生部、国家中医药管理局制定了《医院中药房基本标准》。现印发给你们，请遵照执行。在执行过程中有何问题，请及时反馈卫生部、国家中医药管理局。

本标准自印发之日起施行。

二○○九年三月十六日

一、医院（含中医医院、中西医结合医院、综合医院，下同）中药房应当按照国家有关规定，提供中药饮片调剂、中成药调剂和中药饮片煎煮等服务。

中药品种、数量应当与医院的规模和业务需求相适应，常用中药饮片品种应在 400 种左右。

二、部门设置

（一）中药房由药剂部门统一管理，可分中药饮片调剂组、中成药调剂组、库房采购组。

（二）至少设有中药饮片库房、中药饮片调剂室、中成药库房、中成药调剂室、周转库、中药煎药室，有条件的医院可按照有关标准要求设置中药制剂室。

三、人员

（一）中药专业技术人员占药学专业技术人员比例至少达到 20%，中医医院中药专业技术人员占药学专业技术人员比例至少达到 60%。三级医院具有大专以上学历的中药人员不低于 50%，二级医院不低于 40%。

（二）中药房主任或副主任中，三级医院应当有副主任中药师以上专业技术职务任职资格的人员；二级医院应当有主管中药师以上专业技术职务任职资格的人员。

（三）中药饮片调剂组、中成药调剂组、库房采购组负责人至少应具备主管中药师以上专业技术职务任职资格。

（四）中药饮片质量验收负责人应为具有中级以上专业技术职务任职资格和中药饮片鉴别经验的人员或具有丰富中药饮片鉴别经验的老药工。中药饮片调剂复核人员应具有主管中药师以上专业技术职务任职资格。煎药室负责人应为具有中药师以上专业技术职务任职资格的人员，煎药人员须为中药学专业人员或经培训取得相应资格的人员。有条件的医院应有临床药学人员。

四、房屋

（一）中药房的面积应当与医院的规模和业务需求相适应。

（二）中药饮片调剂室的面积三级医院不低于 100 平方米，二级医院不低于 80 平方米；中成药调剂室的面积三级医院不低于 60 平方米，二级医院不低于 40 平方米。

（三）中药房应当远离各种污染源。中药饮片调剂室、中成药调剂室、中药煎药室应当宽敞、明亮，地面、墙面、屋顶应当平整、洁净、无污染、易清洁，应当有有效的通风、除尘、防积水以及消防等设施。

五、设备（器具）

中药房的设备（器具）应当与医院的规模和业务需求相适应。

（一）中药储存设备（器具）

药架、除湿机、通风设备、冷藏柜或冷库。

（二）中药饮片调剂设备（器具）

药斗（架）、调剂台、称量用具（药戥、电子秤等）、粉碎用具（铜缸或小型粉碎机）、冷藏柜、新风除尘设备（可根据实际情况选配）、贵重药品柜、毒麻药品柜。

（三）中成药调剂设备（器具）

药架（药品柜）、调剂台、贵重药品柜、冷藏柜。

（四）中药煎煮设备（器具）

煎药用具（煎药机或煎药锅）、包装机（与煎药机相匹配）、饮片浸泡用具、冷藏柜、储物柜。

（五）临方炮制设备（器具）（可根据实际情况选配）

小型切片机、小型炒药机、小型煅炉烘干机、消毒锅、标准筛。

六、规章制度

（一）制定人员岗位责任制、药品采购制度、药品管理制度、在职教育培训制度等各项规章制度。

（二）执行中医药行业标准规范，有国家制定或认可的中药技术操作规程和管理规范，并成册可用。

七、民族医医院中药房（民族药房）参照本《基本标准》执行。

医疗机构中药煎药室管理规范

国中医药发〔2009〕3 号

各省、自治区、直辖市卫生厅局、中医药管理局，新疆生产建设兵团卫生局，局各直属单位：

根据《医疗机构管理条例》有关规定，卫生部、国家中医药管理局制定了《医疗机构中药煎药室管理规范》。现印发给你们，请遵照执行。在执行过程中有何问题，请及时反馈卫生部、国家中医药管理局。

本规范自印发之日起施行。

二〇〇九年三月十六日

目录

第一章　总　则

第一条　为加强医疗机构中药煎药室规范化、制度化建设，保证中药煎药质量，根据有关法律、行政法规的规定，制定本规范。

第二条　本规范适用于开展中药煎药服务的各级各类医疗机构。

第二章　设施与设备要求

第三条　中药煎药室（以下称煎药室）应当远离各种污染源，周围的地面、路面、植被等应当避免对煎药造成污染。

第四条　煎药室的房屋和面积应当根据本医疗机构的规模和煎药量合理配置。工作区和生活区应当分开，工作区内应当设有储藏（药）、准备、煎煮、清洗等功能区域。

第五条 煎药室应当宽敞、明亮，地面、墙面、屋顶应当平整、洁净、无污染、易清洁，应当有有效的通风、除尘、防积水以及消防等设施，各种管道、灯具、风口以及其他设施应当避免出现不易清洁的部位。

第六条 煎药室应当配备完善的煎药设备设施，并根据实际需要配备储药设施、冷藏设施以及量杯（筒）、过滤装置、计时器、贮药容器、药瓶架等。

第七条 煎药工作台面应当平整、洁净。

煎药容器应当以陶瓷、不锈钢、铜等材料制作的器皿为宜，禁用铁制等易腐蚀器皿。

储药容器应当做到防尘、防霉、防虫、防鼠、防污染。用前应当严格消毒，用后应当及时清洗。

第三章 人员要求

第八条 煎药室应当由具备一定理论水平和实际操作经验的中药师具体负责煎药室的业务指导、质量监督及组织管理工作。

第九条 煎药人员应当经过中药煎药相关知识和技能培训并考核合格后方可从事中药煎药工作。

煎药工作人员需有计划地接受相关专业知识和操作技能的岗位培训。

第十条 煎药人员应当每年至少体检一次。传染病、皮肤病等患者和乙肝病毒携带者、体表有伤口未愈合者不得从事煎药工作。

第十一条 煎药人员应当注意个人卫生。煎药前要进行手的清洁，工作时应当穿戴专用的工作服并保持工作服清洁。

第四章 煎药操作方法

第十二条 煎药应当使用符合国家卫生标准的饮用水。待煎药物应当先行浸泡，浸泡时间一般不少于 30 分钟。

煎煮开始时的用水量一般以浸过药面 2～5 厘米为宜，花、草类药物或煎煮时间较长的应当酌量加水。

第十三条 每剂药一般煎煮两次，将两煎药汁混合后再分装。

煎煮时间应当根据方剂的功能主治和药物的功效确定。一般药物煮沸后再煎煮 20～30 分钟；解表类、清热类、芳香类药物不宜久煎，煮沸后再煎煮 15～20 分钟；滋补药物先用武火煮沸后，改用文火慢煎 40～60 分钟。药剂第二煎的煎煮时间应当比第一煎的时间略缩短。

煎药过程中要搅拌药料 2～3 次。搅拌药料的用具应当以陶瓷、不锈钢、铜等材料制作的棍棒为宜，搅拌完一药料后应当清洗再搅拌下一药料。

第十四条　煎药量应当根据儿童和成人分别确定。儿童每剂一般煎至100～300 毫升，成人每剂一般煎至 400～600 毫升，一般每剂按两份等量分装，或遵医嘱。

第十五条　凡注明有先煎、后下、另煎、烊化、包煎、煎汤代水等特殊要求的中药饮片，应当按照要求或医嘱操作。

（一）先煎药应当煮沸 10～15 分钟后，再投入其他药料同煎（已先行浸泡）。

（二）后下药应当在第一煎药料即将煎至预定量时，投入同煎 5～10 分钟。

（三）另煎药应当切成小薄片，煎煮约 2 小时，取汁；另炖药应当切成薄片，放入有盖容器内加入冷水（一般为药量的 10 倍左右）隔水炖 2～3 小时，取汁。此类药物的原处方如系复方，则所煎（炖）得的药汁还应当与方中其他药料所煎得的药汁混匀后，再行分装。某些特殊药物可根据药性特点具体确定煎（炖）药时间（用水适量）。

（四）溶化药（烊化）应当在其他药煎至预定量并去渣后，将其置于药液中，微火煎药，同时不断搅拌，待需溶化的药溶解即可。

（五）包煎药应当装入包煎袋闭合后，再与其他药物同煎。包煎袋材质应符合药用要求（对人体无害）并有滤过功能。

（六）煎汤代水药应当将该类药物先煎 15～25 分钟后，去渣、过滤、取汁，再与方中其他药料同煎。

（七）对于久煎、冲服、泡服等有其他特殊煎煮要求的药物，应当按相应的规范操作。

先煎药、后下药、另煎或另炖药、包煎药、煎汤代水药在煎煮前均应当先行浸泡，浸泡时间一般不少于 30 分钟。

第十六条　药料应当充分煎透，做到无糊状块、无白心、无硬心。

煎药时应当防止药液溢出、煎干或煮焦。煎干或煮焦者禁止药用。

第十七条　内服药与外用药应当使用不同的标识区分。

第十八条　煎煮好的药液应当装入经过清洗和消毒并符合盛放食品要求的容器内，严防污染。

第十九条　使用煎药机煎煮中药，煎药机的煎药功能应当符合本规范的相关要求。应当在常压状态煎煮药物，煎药温度一般不超过 100℃。煎出的药液量应当与方剂的剂量相符，分装剂量应当均匀。

第二十条　包装药液的材料应当符合药品包装材料国家标准。

第五章　煎药室的管理

第二十一条　煎药室应当由药剂部门统一管理。药剂部门应有专人负责煎药室的组织协调和管理工作。

第二十二条　药剂部门应当根据本单位的实际情况制定相应的煎药室工作制度和相关设备的标准化操作程序（SOP），工作制度、操作程序应当装订成册并张挂在煎药室的适宜位置，严格执行。

第二十三条　煎药人员在领药、煎药、装药、送药、发药时应当认真核对处方（或煎药凭证）有关内容，建立收发记录，内容真实、记录完整。

每方（剂）煎药应当有一份反映煎药各个环节的操作记录。记录应保持整洁，内容真实、数据完整。

第二十四条　急煎药物应在 2 小时内完成，要建立中药急煎制度并规范急煎记录。

第二十五条　煎药设备设施、容器使用前应确保清洁，要有清洁规程和每日清洁记录。用于清扫、清洗和消毒的设备、用具应放置在专用场所妥善保管。

煎药室应当定期消毒。洗涤剂、消毒剂品种应定期更换，符合《食品工具、设备用洗涤卫生标准》（GB14930.1）和《食品工具、设备用洗涤消毒剂卫生标准》（GB14930.2）等有关卫生标准和要求，不得对设备和药物产生腐蚀和污染。

第二十六条　传染病病人的盛药器具原则上应当使用一次性用品，用后按照医疗废物进行管理和处置。不具备上述条件的，对重复使用的盛药器具应当加强管理，固定专人使用，且严格消毒，防止交叉污染。

第二十七条　加强煎药的质量控制、监测工作。药剂科负责人应当定期（每季度至少一次）对煎药工作质量进行评估、检查，征求医护人员和住院病人意见，并建立质量控制、监测档案。

第六章　附　则

第二十八条　本规范自发布之日起施行，国家中医药管理局于 1997 年印发的《中药煎药室管理规范》同时废止。

第二十九条　本规范由国家中医药管理局负责解释。

关于进一步加强中药饮片处方
质量管理强化合理使用的通知

国中医药医政发〔2015〕29号

各省、自治区、直辖市卫生计生委、中医药管理局，新疆生产建设兵团卫生局，中国中医科学院，北京中医药大学：

中药饮片是中医临床辨证施治的重要物质基础。国家鼓励使用中药饮片，明确规定取消药品加成不包括中药饮片、计算药占比不包括中药饮片，并根据中药饮片的特点规定中药饮片不纳入药品集中招标采购范围。为进一步强化中药饮片合理使用，不断提升中药饮片处方质量，促进合理用药，防止中药材资源浪费和中药饮片费用不合理增长，切实保障患者权益和用药安全，现就加强中药饮片处方质量管理有关问题通知如下：

一、高度重视中药饮片处方质量管理

（一）各级中医药管理部门要高度重视中药饮片处方质量，在认真贯彻落实中药饮片各项政策的基础上，根据本地区实际情况和本《通知》要求，以建立中药饮片处方专项点评制度为核心，制定加强各级各类医疗机构中药饮片处方质量管理的具体政策和措施，进一步强化中药饮片合理使用；加强对各级各类医疗机构特别是基层医疗卫生机构和社会办中医医疗机构医务人员技术培训和业务指导，不断提高中药饮片应用能力，促进合理用药。

（二）各级各类医疗机构要以建立和完善中药饮片处方专项点评制度为核心，切实加强中药饮片临床应用管理，规范医师中药饮片处方行为，落实处方审核、发药、核对与用药交待等相关规定；定期对医务人员进行中药饮片合理用药知识培训；制定并落实持续质量改进措施。

二、建立中药饮片处方专项点评制度

（一）处方点评是医疗机构持续医疗质量改进和药品临床应用管理的重要组成部分，是提高临床药物治疗水平的重要手段。各级中医药管理部门要根据《医院处方点评管理规范（试行）》（卫医管发〔2010〕28号）和《中药处方格式及书写规范》（国中医药医政发〔2010〕57号）有关要求，建立健全系统化、标准化和持续改进的中药饮片处方专项点评制度，定期和不定期对中药饮片处方书写的规范性、药物使用的适宜性（辨证论治、药物名称、配伍禁忌、用量用法等），每剂味数和费用进行评价，发现存在或潜在的问题，制定并实施干预和改进措施，促进中药饮片合理应用。

（二）二级及以上公立中医医院（含中医、中西医结合、民族医医院，下同）中药饮片处方点评工作由医院组织实施，各级中医药管理部门定期和不定期组织抽查。二级及以上公立中医医院每月至少开展一次中药饮片处方点评，根据医院诊疗科目设置、科室设置、技术水平、诊疗量等实际情况，确定具体抽查方法和抽查率。门急诊中药饮片处方的抽查率应不少于中药饮片总处方量的 0.5%，每月点评处方绝对数不少于 100 张，不足 100 张的全部点评；病房（区）中药饮片处方抽查率（按出院病历数计）不少于 5%，且每月点评出院病历绝对数应不少于 30 份，不足 30 份的全部点评。处方点评工作要有完整、准确的书面记录。

（三）其他各级各类医疗机构中药饮片处方点评由省级中医药管理部门负责组织，按照全行业管理和属地化原则，定期和不定期组织专家或委托行业协会、学术组织进行处方点评和业务指导。具体抽查方法和抽查率，根据各级各类医疗机构诊疗科目设置、科室设置、技术水平、诊疗量等实际情况分别确定，重点点评味数过多或费用过高的中药饮片处方。省级中医药管理部门应建立中药饮片处方质量飞行检查制度、不合理中药饮片处方群众举报点评制度等多种措施，不断完善中药饮片处方质量全方位的监管机制。

（四）强化中药饮片处方点评结果应用。各级中医药管理部门要对长期开具不合理中药饮片处方的医疗机构通报批评；对长期开具不合理中药饮片处方的医师，按照《处方管理办法》（原卫生部令 53 号）的规定予以处理，一个考核周期内 5 次以上开具不合理处方的医师，应当认定为医师定期考核不合格，离岗参加培训。省级中医药管理部门要根据中药饮片处方点评情况，按地区、按医疗机构类别进行排序，并在一定范围内公开。

二级及以上公立中医医院要将中药饮片合理应用作为对医师绩效考核评价的重要内容，与医务人员评优、评先、晋升、聘用、绩效工资分配等挂钩，并纳入医疗服务信息化监管体系一监管。

三、进一步规范中药饮片处方开具和审核

开具中药饮片处方应以中医理论为指导，遵循辨证论治和方剂配伍原则。中药饮片处方要符合《中华人民共和国药典》和各地区有关中药饮片炮制规范要求，按照《处方管理办法》和《中药处方格式及书写规范》进行开具和书写。二级以上医院中药饮片处方应由主管中药师以上专业技术人员负责处方审核、核对、发药以及安全用药指导；其他医疗机构应由中药师以上专业技术人员负责。有条件的地区应积极开展中药饮片的临床药学研究，加强对中药饮片处方及使用的审核和评估。各省级中医药管理部门可结合本地区用药习惯和专业特点等实际情况，探索规范中药饮片处方每剂味数的合理区间；根据中药材价格波动等情况探索规范中药饮片处方每剂费用的合理区间，并建立动态调整机制。

四、切实加强医疗机构中药饮片全过程质量管理

各级各类医疗机构要严格按照《医院中药饮片管理规范》（国中医药医政发〔2007〕11 号）、《医疗机构中药煎药室管理规范》（国中医药发〔2009〕3 号）、《国家中医药管理局办公室关于进一步加强中药饮片管理保证用药安全的通知》（国中医药办医政发〔2012〕22 号）等有关文件要求，切实加强中药饮片采购、验收、保管、调剂、临方炮制、煎煮等全过程质量管理，保证中药饮片质量。加强中药饮片调配管理，确保中药饮片使用的质量和安全。

国家中医药管理局

2015 年 10 月 20 日

医院中药饮片管理规范

国中医药发〔2007〕11 号

各省、自治区、直辖市卫生厅局、中医药管理局，新疆生产建设兵团卫生局：

为加强医院中药饮片管理，保障人体用药安全、有效，根据《中华人民共和国药品管理法》及其《实施条例》等法律、行政法规的有关规定，国家中医药管理局和卫生部制定了《医院中药饮片管理规范》，现印发给你们，请遵照执行。

二〇〇七年三月十二日

目录

第一章　总　则

第一条　为加强医院中药饮片管理，保障人体用药安全、有效，根据《中华人民共和国药品管理法》及其《实施条例》等法律、行政法规的有关规定，制定本规范。

第二条　本规范适用于各级各类医院中药饮片的采购、验收、保管、调剂、临方炮制、煎煮等管理。

第三条　按照麻醉药品管理的中药饮片和毒性中药饮片的采购、存放、保管、调剂等，必须符合《麻醉药品和精神药品管理条例》《医疗用毒性药品管理办法》和《处方管理办法》等的有关规定。

第四条 县级以上卫生、中医药管理部门负责本行政区域内医院的中药饮片管理工作。

第五条 医院的中药饮片管理由本单位法定代表人全面负责。

第六条 中药饮片管理应当以质量管理为核心，制定严格的规章制度，实行岗位责任制。

第二章 人员要求

第七条 二级以上医院的中药饮片管理由单位的药事管理委员会监督指导，药学部门主管，中药房主任或相关部门负责人具体负责。药事管理委员会的人员组成和职责应当符合《医疗机构药事管理办法》的规定。一级医院应当设专人负责。

第八条 直接从事中药饮片技术工作的，应当是中药学专业技术人员。三级医院应当至少配备一名副主任中药师以上专业技术人员，二级医院应当至少配备一名主管中药师以上专业技术人员，一级医院应当至少配备一名中药师或相当于中药师以上专业技术水平的人员。

第九条 负责中药饮片验收的，在二级以上医院应当是具有中级以上专业技术职称和饮片鉴别经验的人员；在一级医院应当是具有初级以上专业技术职称和饮片鉴别经验的人员。

第十条 负责中药饮片临方炮制工作的，应当是具有三年以上炮制经验的中药学专业技术人员。

第十一条 中药饮片煎煮工作应当由中药学专业技术人员负责，具体操作人员应当经过相应的专业技术培训。

第十二条 尚未评定级别的医院，按照床位规模执行相应级别医院的人员要求。

第三章 采 购

第十三条 医院应当建立健全中药饮片采购制度。

采购中药饮片，由仓库管理人员依据本单位临床用药情况提出计划，经本单位主管中药饮片工作的负责人审批签字后，依照药品监督管理部门有关规定从合法的供应单位购进中药饮片。

第十四条 医院应当坚持公开、公平、公正的原则，考察、选择合法中药饮片供应单位。严禁擅自提高饮片等级、以次充好，为个人或单位谋取不正当利益。

第十五条 医院采购中药饮片，应当验证生产经营企业的《药品生产许可证》或《药品经营许可证》《企业法人营业执照》和销售人员的授权委托书、资格证明、身份证，并将复印件存档备查。

购进国家实行批准文号管理的中药饮片，还应当验证注册证书并将复印件存档备查。

第十六条 医院与中药饮片供应单位应当签订"质量保证协议书"。

第十七条 医院应当定期对供应单位供应的中药饮片质量进行评估，并根据评估结果及时调整供应单位和供应方案。

第四章 验 收

第十八条 医院对所购的中药饮片，应当按照国家药品标准和省、自治区、直辖市药品监督管理部门制定的标准和规范进行验收，验收不合格的不得入库。

第十九条 对购入的中药饮片质量有疑义需要鉴定的，应当委托国家认定的药检部门进行鉴定。

第二十条 有条件的医院，可以设置中药饮片检验室、标本室，并能掌握《中华人民共和国药典》收载的中药饮片常规检验方法。

第二十一条 购进中药饮片时，验收人员应当对品名、产地、生产企业、产品批号、生产日期、合格标识、质量检验报告书、数量、验收结果及验收日期逐一登记并签字。

购进国家实行批准文号管理的中药饮片，还应当检查核对批准文号。

发现假冒、劣质中药饮片，应当及时封存并报告当地药品监督管理部门。

第五章 保 管

第二十二条 中药饮片仓库应当有与使用量相适应的面积，具备通风、调温、调湿、防潮、防虫、防鼠等条件及设施。

第二十三条 中药饮片出入库应当有完整记录。中药饮片出库前，应当严格进行检查核对，不合格的不得出库使用。

第二十四条 应当定期进行中药饮片养护检查并记录检查结果。养护中发现质量问题，应当及时上报本单位领导处理并采取相应措施。

第六章 调剂与临方炮制

第二十五条 中药饮片调剂室应当有与调剂量相适应的面积，配备通风、调温、调湿、防潮、防虫、防鼠、除尘设施，工作场地、操作台面应当保持清洁卫生。

第二十六条　中药饮片调剂室的药斗等储存中药饮片的容器应当排列合理，有品名标签。药品名称应当符合《中华人民共和国药典》或省、自治区、直辖市药品监督管理部门制定的规范名称。标签和药品要相符。

第二十七条　中药饮片装斗时要清斗，认真核对，装量适当，不得错斗、串斗。

第二十八条　医院调剂用计量器具应当按照质量技术监督部门的规定定期校验，不合格的不得使用。

第二十九条　中药饮片调剂人员在调配处方时，应当按照《处方管理办法》和中药饮片调剂规程的有关规定进行审方和调剂。对存在"十八反"、"十九畏"、妊娠禁忌、超过常用剂量等可能引起用药安全问题的处方，应当由处方医生确认（"双签字"）或重新开具处方后方可调配。

第三十条　中药饮片调配后，必须经复核后方可发出。二级以上医院应当由主管中药师以上专业技术人员负责调剂复核工作，复核率应当达到100%。

第三十一条　医院应当定期对中药饮片调剂质量进行抽查并记录检查结果。中药饮片调配每剂重量误差应当在 ±5% 以内。

第三十二条　调配含有毒性中药饮片的处方，每次处方剂量不得超过二日极量。对处方未注明"生用"的，应给付炮制品。如在审方时对处方有疑问，必须经处方医生重新审定后方可调配。处方保存两年备查。

第三十三条　罂粟壳不得单方发药，必须凭有麻醉药处方权的执业医师签名的淡红色处方方可调配，每张处方不得超过三日用量，连续使用不得超过七天，成人一次的常用量为每天 3～6 克。处方保存三年备查。

第三十四条　医院进行临方炮制，应当具备与之相适应的条件和设施，严格遵照国家药品标准和省、自治区、直辖市药品监督管理部门制定的炮制规范炮制，并填写"饮片炮制加工及验收记录"，经医院质量检验合格后方可投入临床使用。

第七章　煎　煮

第三十五条　医院开展中药饮片煎煮服务，应当有与之相适应的场地及设备，卫生状况良好，具有通风、调温、冷藏等设施。

第三十六条　医院应当建立健全中药饮片煎煮的工作制度、操作规程和质量控制措施并严格执行。

第三十七条　中药饮片煎煮液的包装材料和容器应当无毒、卫生、不易破损，并符合有关规定。

第八章 罚 则

第三十八条 对违反本规范规定的直接负责的主管人员和其他直接责任人，由卫生、中医药管理部门给以通报批评，并根据情节轻重，给以行政处分；情节严重，构成犯罪的，依法追究刑事责任。

第三十九条 对违反本规范规定的医院，卫生、中医药管理部门应当给以通报批评。

第四十条 违反《中华人民共和国药品管理法》及其《实施条例》《医疗机构管理条例》及其《实施细则》等法律、行政法规规章的，按照有关规定予以处罚。

第九章 附 则

第四十一条 其他医疗机构的中药饮片管理和各医疗机构的民族药饮片管理，由省、自治区、直辖市卫生、中医药管理部门依照本规范另行制定。

第四十二条 乡村医生自采、自种、自用中草药按照《关于加强乡村中医药技术人员自种、自采、自用中草药管理的通知》的有关规定执行。

第四十三条 本规范自发布之日起施行，1996年8月1日国家中医药管理局发布的《医疗机构中药饮片质量管理办法（试行）》同时废止。

第四十四条 本规范由国家中医药管理局、卫生部负责解释。

关于进一步加强中药材管理的通知

食药监〔2013〕208 号

各省、自治区、直辖市人民政府：

中药材是中医药的重要组成部分。加强中药材管理、保障中药材质量安全，对于维护公众健康、促进中药材产业持续健康发展、推动中医药事业繁荣壮大，具有重要意义。为进一步加强中药材管理，经国务院同意，现就有关工作通知如下：

一、充分认识加强中药材管理的重要性

近年来，我国中药材管理不断加强，形成了以中药材种植养殖、产地初加工和专业市场为主要环节的中药材产业，呈现出持续发展的良好态势。但受多种因素影响，中药材管理领域仍然存在一些突出问题，主要表现是，标准化种植养殖落实不到位，不科学使用农药化肥造成有害物质残留；中药材产地初加工设备简陋，染色增重、掺杂使假现象时有发生；中药材专业市场以次充好，以假充真，制假售假，违法经营中药饮片和其他药品现象屡禁不止。这些问题严重影响中药材质量安全，危害公众健康，阻碍中药材产业和中医药事业健康发展，社会反映强烈。

地方各级人民政府要深刻认识这项工作的重要意义，以对国家和公众高度负责的态度，采取切实有效措施，加大中药材产业链各环节的管理力度，坚决打击违法犯罪活动，确保中药材质量安全。

二、强化中药材管理措施

（一）加强中药材种植养殖管理。各地要高度重视中药材资源的保护、利用和可持续发展，加强中药材野生资源的采集和抚育管理，采集使用国家保护品种，要严格按规定履行审批手续。严禁非法贩卖野生动物和非法采挖野生中药材资源。要在全国中药材资源普查的基础上结合本地中药材资源分布、自然环境条件、传统种植养殖历史和道地药材特性，加强中药材种植养殖的科学管理，按品种逐一制定并严格实施种植养殖和采集技术规范，统一建立种子种苗繁育基地，合理使用农药和化肥，按年限、季节和药用部位采收中药材，提高中药材种植养殖的科学化、规范化水平。禁止在非适宜区种植养殖中药材，严禁使用高毒、剧毒农药、严禁滥用农药、抗生素、化肥，特别是动物激素类物质、植物生长调节剂和除草剂。加快技术、信息和供应保障服务体系建设，完善中药材质量控制标准以及农药、重金属等有害物质限量控制标准；加强检验检测，防止不合格的中药材流入市场。

（二）加强中药材产地初加工管理。产地初加工是指在中药材产地对地产中药材进行洁净、除去非药用部位、干燥等处理，是防止霉变虫蛀、便于储存运输、保障中药材质量的重要手段。各地要结合地产中药材的特点，加强对中药材产地初加工的管理，逐步实现初加工集中化、规范化、产业化。要对地产中药材逐品种制定产地初加工规范，统一质量控制标准，改进加工工艺，提高中药材产地初加工水平，避免粗制滥造导致中药材有效成分流失、质量下降。严禁滥用硫黄熏蒸等方法，二氧化硫等物质残留必须符合国家规定。严厉打击产地初加工过程中掺杂使假、染色增重、污染霉变、非法提取等违法违规行为。

（三）加强中药材专业市场管理。除现有 17 个中药材专业市场外，各地一律不得开办新的中药材专业市场。中药材专业市场所在地人民政府要按照"谁开办，谁管理"的原则，承担起管理责任，明确市场开办主体及其责任。中药材专业市场要建立健全交易管理部门和质量管理机构，完善市场交易和质量管理的规章制度，逐步建立起公司化的中药材经营模式。要构建中药材电子交易平台和市场信息平台，建设中药材流通追溯系统，配备使用具有药品现代物流水平的仓储设施设备，提高中药材仓储、养护技术水平，切实保障中药材质量。严禁销售假劣中药材，严禁未经批准以任何名义或方式经营中药饮片、中成药和其他药品，严禁销售国家规定的 28 种毒性药材，严禁非法销售国家规定的 42 种濒危药材。

（四）加强中药饮片生产经营管理。中药饮片生产经营必须依法取得许可证照，按照法律法规及有关规定组织开展生产经营活动。严禁未取得合法资质的企业和个人从事中药饮片生产、中药提取。各地要坚决取缔无证生产经营中药饮片的非法窝点，严厉打击私切滥制等非法加工、变相生产中药饮片的行为。要加强对药品生产经营企业的管理，严厉打击药品生产经营企业出租出借许可证照、将中药饮片生产转包给非法窝点或药农、购买非法中药饮片改换包装出售等违法行为。鼓励和引导中药饮片、中成药生产企业逐步使用可追溯的中药材为原料，在传统主产区建立中药材种植养殖和生产加工基地，保证中药材质量稳定。

（五）促进中药材产业健康发展。各地要根据国家中药材产业中长期发展规划，制定切合本地实际的中药材产业发展规划，采取有效措施促进中药材产业健康发展。要建立完善中药材种植养殖、产地初加工和中药材专业市场各项管理制度，开展诚信体系建设，营造促进行业健康发展的政策环境，推动地方特色中药材的集约化、品牌化发展。

三、加强组织保障

（一）明确地方政府责任。各地要切实履行地方政府负总责的要求，加强统一领导和组织协调，落实对中药材种植养殖、产地初加工和专业市场各环节的管理责任。要明确负责中药材管理的机构和人员，保障必要的经费和工作条件；建立中药材管理和服务的专业技术机构，完善中药材产业链中各项技术规范，提高中药材技术服务和质量保障能力；扶持中药材行业协会等社会组织发展，充分发挥其行业管理、行业自律、企业诚信等方面的作用，提高中药材管理的社会化水平。

（二）严惩违法犯罪行为。各地要切实加强对中药材的日常管理，强化中药材产业链各环节的排查，深挖带有行业共性的隐患和问题，坚决清退不符合要求的生产经营者，净化中药材市场环境。要针对社会反映强烈的突出问题，组织开展中药材整治专项行动，严厉打击制假售假等各类违法违规行为，保持打击中药材违法犯罪的高压态势。建立部门、区域联动机制，追根溯源，一查到底，及时查处曝光典型案件，有力震慑违法犯罪分子。

（三）严格监督检查。国务院有关部门要加强协作配合和监督指导，采取抽查、监督检验和明察暗访等方式，对中药材管理情况和中药材质量情况进行监督检查，监督检查结果要及时向社会公布。对问题突出、屡整屡犯、群众反映强烈的中药材专业市场坚决予以关闭；对管理措施不到位、市场秩序混乱、质量问题严重的地方，依纪依法追究相关责任人责任。

国家食品药品监督管理总局

中华人民共和国工业和信息化部

中华人民共和国农业部

中华人民共和国商务部

中华人民共和国国家卫生计划生育委员会

中华人民共和国国家工商行政管理总局

国家林业局

国家中医药管理局

2013年10月9日

关于加强乡村中医药技术人员
自种自采自用中草药管理的通知

国中医药发〔2006〕44号

各省、自治区、直辖市卫生厅局、中医药管理局：

为落实《中共中央、国务院关于进一步加强农村卫生工作的决定》中提出的"在规范农村中医药管理和服务的基础上，允许乡村中医药技术人员自种、自采、自用中草药"的要求，加强乡村中医药技术人员自种自采自用中草药的管理，规范其服务行为，切实减轻农民医药负担，保障农民用药安全有效，现就有关问题通知如下：

一、自种自采自用中草药是指乡村中医药技术人员自己种植、采收、使用，不需特殊加工炮制的植物中草药。

二、自种自采自用中草药的人员应同时具备以下条件：

（一）经注册在村医疗机构执业的中医类别执业（助理）医师以及以中医药知识和技能为主的乡村医生；

（二）熟悉中草药知识和栽培技术、具有中草药辨识能力；

（三）熟练掌握中医基本理论、技能和自种自采中草药的性味功用、临床疗效、用法用量、配伍禁忌、毒副反应、注意事项等。

三、乡村中医药技术人员不得自种自采自用下列中草药：

（一）国家规定需特殊管理的医疗用毒性中草药；

（二）国家规定需特殊管理的麻醉药品原植物；

（三）国家规定需特殊管理的濒稀野生植物药材。

四、根据当地实际工作需要，乡村中医药技术人员自种自采自用的中草药，只限于其所在的村医疗机构内使用，不得上市流通，不得加工成中药制剂。

五、自种自采自用的中草药应当保证药材质量，不得使用变质、被污染等影响人体安全、药效的药材。对有毒副反应的中草药，乡村中医药技术人员应严格掌握其用法用量，并熟悉其中毒的预防和救治。发现可能与用药有关的毒副反应，应按规定及时向当地主管部门报告。

六、地方各级卫生、中医药行政部门应当加强乡村中医药技术人员自种自采自用中草药的监督和管理，确保农村居民用药安全。

七、乡村民族医药技术人员自种自采自用民族草药的管理参照上述条款执行。

二〇〇六年七月三十一日

关于加强医疗机构中药制剂管理的意见

国中医药医政发〔2010〕39号

各省、自治区、直辖市卫生厅局、中医药管理局、食品药品监督管理局，新疆生产建设兵团卫生局、食品药品监督管理局：

医疗机构中药制剂对于满足群众的中医药服务需求、提高中医临床疗效、保持发挥中医药特色与优势、推动中医药的继承与创新具有重要意义。为加强医疗机构中药制剂管理，促进医疗机构中药制剂发展，卫生部、国家中医药管理局和国家食品药品监督管理局共同组织制定了《关于加强医疗机构中药制剂管理的意见》，现予印发。请各地在实际工作中遵照执行。

卫生部　国家中医药管理局　国家食品药品监督管理局
二○一○年八月二十四日

关于加强医疗机构中药制剂管理的意见

医疗机构中药制剂是医疗机构根据本单位临床需要经批准而配制、自用的固定的中药处方制剂。长期以来，医疗机构中药制剂在满足临床需求、促进中医药事业发展方面发挥了重要作用，但是，也存在发展不平衡、与中医临床需求结合不够、优势和特色体现不突出等问题。根据《药品管理法》及相关规定，为贯彻落实《中共中央 国务院关于深化医药卫生体制改革的意见》（中发〔2009〕6号）和《国务院关于扶持和促进中医药事业发展的若干意见》（国发〔2009〕22号），遵循中医药发展规律，充分体现中药制剂特点，加强医疗机构中药制剂管理，促进医疗机构中药制剂发展，现提出以下意见：

一、深刻认识发展医疗机构中药制剂的重要意义

医疗机构中药制剂以临床应用效果良好的中药处方为基础研制而成，具有临床疗效确切、使用方便、费用相对低廉等优势，体现了中医地域特色、医院特色、专科特色和医生的临床经验，是中医临床用药的重要组成部分。医疗机构中药制剂的使用能够弥补市售中成药产品不足，有利于满足群众的中医药服务需求；能够服务于临床需求，有利于提高中医临床疗效；能够带动特色专科及医院特色建设与发展，有利于保持发挥中医药特色与优势；能够有效继承名老中医药专家的临床经验，有利于推动中医药的继承与创新；

能够为新药研发奠定良好基础，有利于促进中药新药研发。《国务院关于扶持和促进中医药事业发展的若干意见》（国发〔2009〕22 号）中指出，要"鼓励和支持医疗机构研制和应用特色中药制剂"。扶持和促进医疗机构中药制剂发展对于深化医药卫生体制改革、提高人民群众健康水平、促进和谐社会有十分重要的意义。

二、发展医疗机构中药制剂的基本原则

一是重特色。发展医疗机构中药制剂要紧密结合本医疗机构的中医专科特色，注重体现地域特点和疾病谱特点，体现工艺、剂型的传统特色和合理性。

二是讲实效。发展医疗机构中药制剂要注重安全性，突出疗效，保证质量，方便使用，要与当地经济社会发展水平相适应。

三是抓重点。发展医疗机构中药制剂要统筹规划，突出重点领域与品种，避免盲目追求品种数量，改变小而全、多而散的状况。

四是重传承。医疗机构中药制剂的研制要注重以名老中医长期临床实践的验方为基础，与名老中医临床经验和学术的传承相结合。

五是循规律。发展医疗机构中药制剂既要体现辨证论治，突出中药传统特色，又要遵循药物研发的基本规律，注重临床使用数据的积累和效果的评价。

六是求发展。发展医疗机构中药制剂要把社会效益放在首位，立足于满足病人的需求，规范管理，不断提高制剂水平，为名科、名院建设和中医药事业发展服务。

三、加强医疗机构中药制剂注册管理

（一）各省、自治区、直辖市药品监督管理部门应根据《药品管理法》《药品管理法实施条例》等法律法规的规定，切实加强医疗机构中药制剂的监督管理，保障医疗机构中药制剂的安全、有效和质量可控。应按照《医疗机构制剂注册管理办法》（试行）的要求，结合本地实际制定实施细则，突出继承传统，体现中医药理论特色，发挥中医药临床治疗优势，为中药新药的研制奠定基础。

（二）《医疗机构制剂注册管理办法》（试行）中规定，根据中医药理论组方，利用传统工艺配制（即制剂配制过程没有使原组方中治疗疾病的物质基础发生变化的），且该处方在本医疗机构具有 5 年以上（含 5 年）使用历史的中药制剂，可免报资料项 13—17。

利用传统工艺配制是指配制工艺与传统工艺基本一致，包括中药饮片经粉碎或仅经水提取制成的固体、半固体和液体传统剂型、现代剂型，也包括按传统方法制成的酒剂、酊剂。

本医疗机构具有 5 年以上（含 5 年）使用历史是指能够提供在本医疗机构连续使用 5 年以上的文字证明资料（如医师处方，科研课题记录，临床调剂记录等），并提供 100 例以上相对完整的临床病历。

（三）医疗机构中药制剂的临床研究应注重安全性评价。不具备成立伦理委员会的医疗机构申请中药制剂临床研究，可委托已按规定向药品监督管理部门备案的其他医疗机构伦理委员会进行审查。

（四）下列情况不纳入医疗机构中药制剂管理范围：

1. 中药加工成细粉，临用时加水、酒、醋、蜜、麻油等中药传统基质调配、外用，在医疗机构内由医务人员调配使用。

2. 鲜药榨汁。

3. 受患者委托，按医师处方（一人一方）应用中药传统工艺加工而成的制品。

四、完善医疗机构中药制剂的配制管理

（一）各地应推进《医疗机构制剂配制质量管理规范》（试行）的实施，加强医疗机构中药制剂的配制管理，不断提高医疗机构中药制剂的质量管理水平。

（二）已获得批准的"医院"类别医疗机构中药制剂，如不具备配制条件或配制能力不足，经省级食品药品监督管理部门批准，可委托本辖区内符合条件的医疗机构制剂室或药品生产企业配制。

（三）《中国药典》制剂通则中未规定微生物检查要求的，其制剂配制可不要求在洁净区操作；非无菌制剂的药材净制、漂洗等前处理和提取用水可使用符合卫生学标准的饮用水。

五、加强医疗机构中药制剂的使用管理

（一）医疗机构中药制剂只能在本医疗机构内凭医师处方使用，不得在市场上销售或者通过互联网、邮购等变相销售，不得发布医疗机构中药制剂的宣传广告。

（二）发生灾情、疫情、突发事件或者临床急需而市场没有供应等特殊情况下，经国务院或者省、自治区、直辖市人民政府的药品监督管理部门批准，医疗机构配制的制剂可以在指定的医疗机构之间调剂使用。

符合《医疗机构制剂注册管理办法》（试行）医疗机构调剂使用有关规定的民族药制剂，经省级食品药品监督管理部门批准，可以在本辖区内指定的民族医医疗机构和综合性医院民族医科室之间调剂使用，具体实施规定由各民族地区省级药品监督管理部门会同中医药管理部门，结合本地区实际情况制定。

（三）属于下列情形之一的医疗机构中药制剂，经省级中医药管理部门审核同意，并经省级药品监督管理部门批准，可在本行政区域内指定的医疗机构之间使用。跨辖区使用的须经国家中医药管理局审核同意，并经国家食品药品监督管理局批准。

1. 经卫生部或国家中医药管理局批准的对口支援。

2. 国家级重点专科技术协作。

3. 国家级科研课题协作。

申请及批准时，应提供相关证明文件并明确数量、用途、使用范围和期限等，使用期限一般不超过 6 个月。

取得制剂批准文号的医疗机构应当对批准使用的医疗机构制剂的质量负责。使用制剂的医疗机构应当严格按照制剂的说明书使用，并对超范围使用或者使用不当造成的不良后果承担责任。

各级卫生行政管理部门、食品药品监督管理部门和中医药管理部门要高度重视医疗机构中药制剂的发展，进一步加强沟通协作，充分发挥指导作用，保证医疗机构中药制剂发展的方向和重点，贯彻落实医疗机构中药制剂管理的各项规定，严格把关，认真审查，保证质量，突出特色，既要保证中医临床用药的安全、有效，又要充分考虑医院和人民群众的实际需求，促进医疗机构中药制剂的健康发展，繁荣中医药事业。

国家食品药品监督管理总局关于对医疗机构应用传统工艺配制中药制剂实施备案管理的公告

（2018 年第 19 号）

为贯彻实施《中华人民共和国中医药法》（以下简称《中医药法》）和《中华人民共和国药品管理法》，做好对医疗机构应用传统工艺配制中药制剂（以下简称传统中药制剂）的备案管理工作，促进其健康、有序发展，现将有关事项公告如下：

一、本公告所规定的传统中药制剂包括：

（一）由中药饮片经粉碎或仅经水或油提取制成的固体（丸剂、散剂、丹剂、锭剂等）、半固体（膏滋、膏药等）和液体（汤剂等）传统剂型；

（二）由中药饮片经水提取制成的颗粒剂以及由中药饮片经粉碎后制成的胶囊剂；

（三）由中药饮片用传统方法提取制成的酒剂、酊剂。

二、医疗机构应严格论证中药制剂立题依据的科学性、合理性和必要性，并对其配制的中药制剂实施全过程的质量管理，对制剂安全、有效负总责。

三、医疗机构所备案的传统中药制剂应与其《医疗机构执业许可证》所载明的诊疗范围一致。属于下列情形之一的，不得备案：

（一）《医疗机构制剂注册管理办法（试行）》中规定的不得作为医疗机构制剂申报的情形；

（二）与市场上已有供应品种相同处方的不同剂型品种；

（三）中药配方颗粒；

（四）其他不符合国家有关规定的制剂。

四、医疗机构配制传统中药制剂应当取得《医疗机构制剂许可证》，未取得《医疗机构制剂许可证》或者《医疗机构制剂许可证》无相应制剂剂型的医疗机构可委托符合条件的单位配制，但须同时向委托方所在地省级食品药品监督管理部门备案。

五、传统中药制剂的名称、说明书及标签应当符合《医疗机构制剂注册管理办法（试行）》有关规定，说明书及标签应当注明传统中药制剂名称、备案号、医疗机构名称、配制单位名称等内容。

六、医疗机构应当通过所在地省级食品药品监督管理部门备案信息平台填写《医疗机构应用传统工艺配制中药制剂备案表》（附件），并填报完整备案资料。医疗机构应当对资料真实性、完整性和规范性负责，并将《医疗机构应用传统工艺配制中药制剂备案表》原件报送所在地省级食品药品监督管理部门。

七、传统中药制剂备案应当提交以下资料：

（一）《医疗机构应用传统工艺配制中药制剂备案表》原件。

（二）制剂名称及命名依据。

（三）立题目的和依据；同品种及该品种其他剂型的市场供应情况。

（四）证明性文件，包括：

1.《医疗机构执业许可证》复印件、《医疗机构制剂许可证》复印件。

2. 医疗机构制剂或者使用的处方、工艺等的专利情况及其权属状态说明，以及对他人的专利不构成侵权的保证书。

3. 直接接触制剂的包装材料和容器的注册证书复印件或核准编号。

4. 未取得《医疗机构制剂许可证》或《医疗机构制剂许可证》无相应制剂剂型的医疗机构还应当提供以下资料：

（1）委托配制中药制剂双方签订的委托配制合同复印件；

（2）制剂受托配制单位的《医疗机构制剂许可证》或《药品生产许可证》复印件。

（五）说明书及标签设计样稿。

（六）处方组成、来源、理论依据及使用背景情况。

（七）详细的配制工艺及工艺研究资料。包括工艺路线、所有工艺参数、设备、工艺研究资料及文献资料。

（八）质量研究的试验资料及文献资料。

（九）内控制剂标准及起草说明。

（十）制剂的稳定性试验资料。

（十一）连续 3 批样品的自检报告书。

（十二）原、辅料的来源及质量标准，包括药材的基原及鉴定依据、前处理、炮制工艺、有无毒性等。

（十三）直接接触制剂的包装材料和容器的选择依据及质量标准。

（十四）主要药效学试验资料及文献资料。

（十五）单次给药毒性试验资料及文献资料。

（十六）重复给药毒性试验资料及文献资料。

处方在本医疗机构具有 5 年以上（含 5 年）使用历史的，其制剂可免报资料项目（十四）至（十六）。有下列情形之一的，需报送资料项目（十五）、（十六）：

1.处方中含法定标准中标识有"剧毒""大毒"及现代毒理学证明有明确毒性的药味；

2.处方组成含有十八反、十九畏配伍禁忌。

八、传统中药制剂备案信息平台按备案顺序自动生成传统中药制剂备案号。

传统中药制剂备案号格式为：X药制备字Z+4位年号+4位顺序号+3位变更顺序号（首次备案3位变更顺序号为000）。X为省份简称。

九、省级食品药品监督管理部门应当在收到备案资料后，30日内在传统中药制剂备案信息平台公开备案号及其他信息。

十、传统中药制剂处方不得变更，其他备案信息不得随意变更，已备案的传统中药制剂，涉及中药材标准、中药饮片标准或者炮制规范、炮制及生产工艺（含辅料）、包装材料、内控制剂标准、配制地址和委托配制单位等影响制剂质量的信息发生变更的，备案医疗机构应当提交变更情况的说明及相关证明文件、研究资料，按上述程序和要求向原备案部门进行备案变更。其他信息发生变更的，备案医疗机构可通过备案信息平台自行更新相应的备案信息。变更备案完成后，传统中药制剂将获得新的备案号。

十一、医疗机构应当于每年1月10日前按上述程序和要求向原备案部门汇总提交上一年度所配制的传统中药制剂变更情形、临床使用数据、质量状况、不良反应监测等的年度报告。年度报告备案完成后，传统中药制剂备案号不变。

十二、各省级食品药品监督管理部门负责建立传统中药制剂备案信息平台。

传统中药制剂备案信息平台自动公开传统中药制剂备案的基本信息，公开信息包括：传统中药制剂名称、医疗机构名称、配制单位名称、配制地址、备案时间、备案号、配制工艺路线、剂型、不良反应监测信息。

传统中药制剂备案中的内控制剂标准、处方、辅料、工艺参数等资料不予公开。

十三、传统中药制剂不得在市场上销售或者变相销售，不得发布医疗机构制剂广告。

传统中药制剂限于取得该制剂品种备案号的医疗机构使用，一般不得调剂使用，需要调剂使用的，按照国家相关规定执行。

十四、医疗机构应当进一步积累临床使用中的有效性数据，严格履行不良反应报告责任，建立不良反应监测及风险控制体系。

十五、各省级食品药品监督管理部门负责组织对行政区域内传统中药制剂品种配制、使用的监督检查。备案信息作为监督检查的重要依据。

十六、各省级食品药品监督管理部门在监督检查中发现存在以下情形之一的，应当取消医疗机构该制剂品种的备案，并公开相关信息：

（一）备案资料与配制实际不一致的；

（二）属本公告第三条规定的不得备案情形的；

（三）质量不稳定、疗效不确切、不良反应严重或者风险大于效益的；

（四）不按要求备案变更信息或履行年度报告的；

（五）其他不符合规定的。

十七、医疗机构备案资料不真实以及医疗机构未按备案资料的要求进行配制的，应当依据《中医药法》第五十六条进行查处。

十八、已取得批准文号的传统中药制剂，在该批准文号有效期届满后，各省级食品药品监督管理部门不予再注册，符合备案要求的，可按规定进行备案（注册时已提供的材料，不需要重新提供）；对此前已受理的此类制剂注册申请，申请人可选择申请撤回，改向所在地省级食品药品监督管理部门备案。

十九、省级食品药品监督管理部门可以根据本公告，结合本地实际制定实施细则。

二十、本公告自印发之日起施行，此前印发的相关文件与本公告不一致的，以本公告为准。

附件：医疗机构应用传统工艺配制中药制剂备案表（略）

食品药品监管总局

2018 年 2 月 9 日

古代经典名方中药复方制剂
简化注册审批管理规定

（2018 年第 27 号）

　　为贯彻落实《中华人民共和国中医药法》《国务院关于改革药品医疗器械审评审批制度的意见》（国发〔2015〕44 号），传承发展中医药事业，国家药品监督管理局会同国家中医药管理局组织制定了《古代经典名方中药复方制剂简化注册审批管理规定》，现予发布。本公告自发布之日起执行。

国家药品监督管理局

2018 年 5 月 29 日

　　第一条　为贯彻落实《中华人民共和国中医药法》第三十条之规定，对来源于国家公布目录中的古代经典名方的中药复方制剂（以下简称经典名方制剂）申请上市实施简化审批，制定本规定。

　　第二条　国家中医药管理局会同国家食品药品监督管理总局制定古代经典名方的目录。该目录应包括每个方剂的处方出处、处方药味及剂量、制法等基本内容。国家食品药品监督管理总局药品审评中心按照该目录的要求进行审评。

　　第三条　实施简化注册审批的经典名方制剂应当符合以下条件：

　　（一）处方中不含配伍禁忌或药品标准中标识有"剧毒""大毒""有毒"及现代毒理学证明有毒性的药味；

　　（二）处方中药味均有国家药品标准；

　　（三）制备方法与古代医籍记载基本一致；

　　（四）剂型应当与古代医籍记载一致；

　　（五）给药途径与古代医籍记载一致，日用饮片量与古代医籍记载相当；

　　（六）功能主治应当采用中医术语表述，与古代医籍记载一致；

　　（七）适用范围不包括急症、危重症、传染病，不涉及孕妇、婴幼儿等特殊用药人群。

　　第四条　经典名方制剂的注册申请人（以下简称申请人）应当为在中国

境内依法设立，能够独立承担药品质量安全等责任的药品生产企业，并应当执行投资方面的国家产业政策。

生产企业应当具有中药饮片炮制、提取、浓缩、干燥、制剂等完整的生产能力，符合药品生产质量管理规范的要求。

第五条 符合第三条要求的经典名方制剂申报生产，可仅提供药学及非临床安全性研究资料，免报药效研究及临床试验资料。申请人应当确保申报资料的数据真实、完整、可追溯。

第六条 古代经典名方制剂的研制分"标准煎液"研制与制剂研制两个阶段。申请人应当按照古代经典名方目录公布的处方、制法研制"标准煎液"，并根据"标准煎液"开展经典名方制剂的研究，证明二者质量的一致性。

前款所称"标准煎液"，是指以古代医籍中记载的古代经典名方制备方法为依据制备而得的中药药用物质，除成型工艺外，其余制备方法应与古代医籍记载基本一致。"标准煎液"应作为经典名方制剂药用物质确定的基准。

第七条 申请人在国家食品药品监督管理总局发布相应的经典名方制剂"标准煎液"标准前申报生产的，可仅提供"标准煎液"有关的申报资料，并在"标准煎液"标准发布后补充提交经典名方制剂的相关申报资料。审核"标准煎液"所用时间不计算在审评时限内。申请人因研究需要可延长补充资料的时限，同时向国家食品药品监督管理总局药品审评中心说明理由。

第八条 国家食品药品监督管理总局药品审评中心在收到首家申请人提交的"标准煎液"相关资料后 5 日内，应当在其网站予以公示，公示期为六个月。公示期内，其他申请人可继续通过申报生产程序提交自行研制的该"标准煎液"相关资料，一并予以公示。公示期结束后，国家食品药品监督管理总局药品审评中心组织专家开始对"标准煎液"进行审核。

第九条 国家食品药品监督管理总局药品审评中心应当对经过审核的"标准煎液"标准进行公示（公示期不计算在审评时限内），并在公示后报国家食品药品监督管理总局发布。

鼓励申请人参与"标准煎液"标准的研究、起草并享有成果，在发布的"标准煎液"标准中标注起草单位的名称。

第十条 受理经典名方制剂生产的申请前，国家食品药品监督管理总局药品审评中心应当安排与申请人进行会议沟通，提出意见建议。申请人应当根据沟通交流结果修改、完善申报资料。

第十一条 国家食品药品监督管理总局药品审评中心收到经典名方制剂申请生产的申报资料后，应当组织专家对申报资料进行审评，必要时可以要求申请人补充资料，并说明理由。

第十二条 经审评符合规定的，国家食品药品监督管理总局药品审评中心通知申请人申请生产现场检查，并告知国家食品药品监督管理总局食品药品审核查验中心。国家食品药品监督管理总局药品审评中心依据技术审评意见、样品生产现场检查报告和样品检验结果，形成综合意见，连同有关资料报送国家食品药品监督管理总局。国家食品药品监督管理总局依据综合意见，作出审批决定。

经审评不符合规定的，国家食品药品监督管理总局药品审评中心将审评意见和有关资料报送国家食品药品监督管理总局，国家食品药品监督管理总局依据技术审评意见，作出不予批准的决定，发给《审批意见通知件》，并说明理由。

第十三条 经典名方制剂的生产企业应当对原料药材及辅料质量、制剂生产、经销配送以及不良反应报告等承担全部法律责任。

第十四条 经典名方制剂的生产工艺应当与批准工艺一致，并确保生产过程的持续稳定合规。生产企业应当配合食品药品监督管理部门的监管工作，对食品药品监督管理部门组织实施的检查予以配合，不得拒绝、逃避或者阻碍。

第十五条 经典名方制剂药品标准的制定，应与"标准煎液"作对比研究，充分考虑在药材来源、饮片炮制、制剂生产及使用等各个环节影响质量的因素，开展药材、饮片、中间体、"标准煎液"及制剂的质量概貌研究，综合考虑其相关性，并确定关键质量属性，据此建立相应的质量评价指标和评价方法，确定科学合理的药品标准。加强专属性鉴别和多成分、整体质量控制，充分反映现阶段药品质量控制的先进水平。

生产企业应当制定严格的内控药品标准，根据关键质量属性明确生产全过程质量控制的措施、关键质控点及相关质量要求。企业内控检验标准不得低于药品注册标准。

第十六条 经典名方制剂的药品名称原则上应当与古代医籍中的方剂名称相同。

第十七条 经典名方制剂的药品说明书中须注明处方及功能主治的具体来源，说明本方剂有长期临床应用基础，并经非临床安全性评价，注明处方药味剂量，明确本品仅作为处方药供中医临床使用。

第十八条 经典名方制剂上市后，生产企业应当按照《药品不良反应报告和监测管理办法》开展药品不良反应监测，并向药品监督管理部门报告药品使用过程中发生的药品不良反应，并提出改进措施，及时修订说明书。

第十九条 药品生产企业应当将药品生产销售、不良反应监测、药品上市后的变更及资源评估等情况的年度汇总结果及相关说明报国家食品药品监督管理总局药品审评中心。

第二十条 国家食品药品监督管理总局负责发布过度重复注册申报提示信息，科学引导药品生产企业有序研发和理性申报经典名方制剂，避免过度重复和资源浪费。

对已批准上市而 5 年未生产销售的经典名方制剂，食品药品监督管理部门不批准其再注册。

第二十一条 经典名方制剂的上市审批除按本规定实施简化审批外，申报资料的受理、研制情况及原始资料的现场核查、生产现场检查、药品标准复核、抽样检验以及经典名方制剂上市后变更等的相关注册管理要求及有关药品上市许可持有人的审批要求，按照国家有关规定执行。

第二十二条 本规定自发布之日起施行。

附　录

附录一

中华人民共和国宪法（节录）

（1982 年 12 月 4 日第五届全国人民代表大会第五次会议通过。1982 年 12 月 4 日全国人民代表大会公告公布施行。根据 1988 年 4 月 12 日第七届全国人民代表大会第一次会议通过的《中华人民共和国宪法修正案》、1993 年 3 月 29 日第八届全国人民代表大会第一次会议通过的《中华人民共和国宪法修正案》、1999 年 3 月 15 日第九届全国人民代表大会第二次会议通过的《中华人民共和国宪法修正案》、2004 年 3 月 14 日第十届全国人民代表大会第二次会议通过的《中华人民共和国宪法修正案》和 2018 年 3 月 11 日第十三届全国人民代表大会第一次会议通过的《中华人民共和国宪法修正案》修正）

第二十一条　国家发展医疗卫生事业，发展现代医药和我国传统医药，鼓励和支持农村集体经济组织、国家企业事业组织和街道组织举办各种医疗卫生设施，开展群众性的卫生活动，保护人民健康。国家发展体育事业，开展群众性的体育活动，增强人民体质。

第四十五条　中华人民共和国公民在年老、疾病或者丧失劳动能力的情况下，有从国家和社会获得物质帮助的权利。国家发展为公民享受这些权利所需要的社会保险、社会救济和医疗卫生事业。国家和社会保障残废军人的生活，抚恤烈士家属，优待军人家属。国家和社会帮助安排盲、聋、哑和其他有残疾的公民的劳动、生活和教育。

中华人民共和国民法典（节录）

（2020 年 5 月 28 日第十三届全国人民代表大会第三次会议通过）

第一编　总　则

第二章　自然人

第一节　民事权利能力和民事行为能力

第十九条　八周岁以上的未成年人为限制民事行为能力人，实施民事法律行为由其法定代理人代理或者经其法定代理人同意、追认；但是，可以独立实施纯获利益的民事法律行为或者与其年龄、智力相适应的民事法律行为。

第二十条　不满八周岁的未成年人为无民事行为能力人，由其法定代理人代理实施民事法律行为。

第二十一条　不能辨认自己行为的成年人为无民事行为能力人，由其法定代理人代理实施民事法律行为。

八周岁以上的未成年人不能辨认自己行为的，适用前款规定。

第二十二条　不能完全辨认自己行为的成年人为限制民事行为能力人，实施民事法律行为由其法定代理人代理或者经其法定代理人同意、追认；但是，可以独立实施纯获利益的民事法律行为或者与其智力、精神健康状况相适应的民事法律行为。

第二十三条　无民事行为能力人、限制民事行为能力人的监护人是其法定代理人。

第二十四条　不能辨认或者不能完全辨认自己行为的成年人，其利害关系人或者有关组织，可以向人民法院申请认定该成年人为无民事行为能力人或者限制民事行为能力人。

被人民法院认定为无民事行为能力人或者限制民事行为能力人的，经本人、利害关系人或者有关组织申请，人民法院可以根据其智力、精神健康恢复的状况，认定该成年人恢复为限制民事行为能力人或者完全民事行为能力人。

本条规定的有关组织包括：居民委员会、村民委员会、学校、医疗机构、妇女联合会、残疾人联合会、依法设立的老年人组织、民政部门等。

第二十五条　自然人以户籍登记或者其他有效身份登记记载的居所为住所；经常居所与住所不一致的，经常居所视为住所。

第五章　民事权利

第一百零九条　自然人的人身自由、人格尊严受法律保护。

第一百一十条　自然人享有生命权、身体权、健康权、姓名权、肖像权、名誉权、荣誉权、隐私权、婚姻自主权等权利。

法人、非法人组织享有名称权、名誉权和荣誉权。

第四编　人格权

第二章　生命权、身体权和健康权

第一千零二条　自然人享有生命权。自然人的生命安全和生命尊严受法律保护。任何组织或者个人不得侵害他人的生命权。

第一千零三条　自然人享有身体权。自然人的身体完整和行动自由受法律保护。任何组织或者个人不得侵害他人的身体权。

第一千零四条　自然人享有健康权。自然人的身心健康受法律保护。任何组织或者个人不得侵害他人的健康权。

第一千零五条　自然人的生命权、身体权、健康权受到侵害或者处于其他危难情形的，负有法定救助义务的组织或者个人应当及时施救。

第一千零六条　完全民事行为能力人有权依法自主决定无偿捐献其人体细胞、人体组织、人体器官、遗体。任何组织或者个人不得强迫、欺骗、利诱其捐献。

完全民事行为能力人依据前款规定同意捐献的，应当采用书面形式，也可以订立遗嘱。

自然人生前未表示不同意捐献的，该自然人死亡后，其配偶、成年子女、父母可以共同决定捐献，决定捐献应当采用书面形式。

第一千零七条　禁止以任何形式买卖人体细胞、人体组织、人体器官、遗体。

违反前款规定的买卖行为无效。

第一千零八条　为研制新药、医疗器械或者发展新的预防和治疗方法，需要进行临床试验的，应当依法经相关主管部门批准并经伦理委员会审查同意，向受试者或者受试者的监护人告知试验目的、用途和可能产生的风险等详细情况，并经其书面同意。

进行临床试验的，不得向受试者收取试验费用。

第一千零九条 从事与人体基因、人体胚胎等有关的医学和科研活动，应当遵守法律、行政法规和国家有关规定，不得危害人体健康，不得违背伦理道德，不得损害公共利益。

第一千零一十条 违背他人意愿，以言语、文字、图像、肢体行为等方式对他人实施性骚扰的，受害人有权依法请求行为人承担民事责任。

机关、企业、学校等单位应当采取合理的预防、受理投诉、调查处置等措施，防止和制止利用职权、从属关系等实施性骚扰。

第一千零一十一条 以非法拘禁等方式剥夺、限制他人的行动自由，或者非法搜查他人身体的，受害人有权依法请求行为人承担民事责任。

第七编　侵权责任

第六章　医疗损害责任

第一千二百一十八条 患者在诊疗活动中受到损害，医疗机构或者其医务人员有过错的，由医疗机构承担赔偿责任。

第一千二百一十九条 医务人员在诊疗活动中应当向患者说明病情和医疗措施。需要实施手术、特殊检查、特殊治疗的，医务人员应当及时向患者具体说明医疗风险、替代医疗方案等情况，并取得其明确同意；不能或者不宜向患者说明的，应当向患者的近亲属说明，并取得其明确同意。

医务人员未尽到前款义务，造成患者损害的，医疗机构应当承担赔偿责任。

第一千二百二十条 因抢救生命垂危的患者等紧急情况，不能取得患者或者其近亲属意见的，经医疗机构负责人或者授权的负责人批准，可以立即实施相应的医疗措施。

第一千二百二十一条 医务人员在诊疗活动中未尽到与当时的医疗水平相应的诊疗义务，造成患者损害的，医疗机构应当承担赔偿责任。

第一千二百二十二条 患者在诊疗活动中受到损害，有下列情形之一的，推定医疗机构有过错：

（一）违反法律、行政法规、规章以及其他有关诊疗规范的规定；

（二）隐匿或者拒绝提供与纠纷有关的病历资料；

（三）遗失、伪造、篡改或者违法销毁病历资料。

第一千二百二十三条 因药品、消毒产品、医疗器械的缺陷，或者输入不合格的血液造成患者损害的，患者可以向药品上市许可持有人、生产者、血液提供机构请求赔偿，也可以向医疗机构请求赔偿。患者向医疗机构请求赔偿的，医疗机构赔偿后，有权向负有责任的药品上市许可持有人、生产者、血液提供机构追偿。

第一千二百二十四条 患者在诊疗活动中受到损害，有下列情形之一的，医疗机构不承担赔偿责任：

（一）患者或者其近亲属不配合医疗机构进行符合诊疗规范的诊疗；

（二）医务人员在抢救生命垂危的患者等紧急情况下已经尽到合理诊疗义务；

（三）限于当时的医疗水平难以诊疗。

前款第一项情形中，医疗机构或者其医务人员也有过错的，应当承担相应的赔偿责任。

第一千二百二十五条 医疗机构及其医务人员应当按照规定填写并妥善保管住院志、医嘱单、检验报告、手术及麻醉记录、病理资料、护理记录等病历资料。

患者要求查阅、复制前款规定的病历资料的，医疗机构应当及时提供。

第一千二百二十六条 医疗机构及其医务人员应当对患者的隐私和个人信息保密。泄露患者的隐私和个人信息，或者未经患者同意公开其病历资料的，应当承担侵权责任。

第一千二百二十七条 医疗机构及其医务人员不得违反诊疗规范实施不必要的检查。

第一千二百二十八条 医疗机构及其医务人员的合法权益受法律保护。

干扰医疗秩序，妨碍医务人员工作、生活，侵害医务人员合法权益的，应当依法承担法律责任。

中华人民共和国刑法（节录）

［1979 年 7 月 1 日第五届全国人民代表大会第二次会议通过，1997 年 3 月 14 日第八届全国人民代表大会第五次会议修订。根据 1999 年 12 月 25 日中华人民共和国刑法修正案，2001 年 8 月 31 日中华人民共和国刑法修正案（二），2001 年 12 月 29 日中华人民共和国刑法修正案（三），2002 年 12 月 28 日中华人民共和国刑法修正案（四），2005 年 2 月 28 日中华人民共和国刑法修正案（五），2006 年 6 月 29 日中华人民共和国刑法修正案（六），2009 年 2 月 28 日中华人民共和国刑法修正案（七）修正，根据 2009 年 8 月 27 日《全国人民代表大会常务委员会关于修改部分法律的决定》修正，根据 2011 年 2 月 25 日中华人民共和国刑法修正案（八）修正，根据 2015 年 8 月 29 日中华人民共和国刑法修正案（九）修正，根据 2017 年 11 月 4 日中华人民共和国第十二届全国人民代表大会第三十次会议《中华人民共和国刑法修正案（十）》修正］

第十八条 【特殊人员的刑事责任能力】精神病人在不能辨认或者不能控制自己行为的时候造成危害结果，经法定程序鉴定确认的，不负刑事责任，但是应当责令他的家属或者监护人严加看管和医疗；在必要的时候，由政府强制医疗。

间歇性的精神病人在精神正常的时候犯罪，应当负刑事责任。

尚未完全丧失辨认或者控制自己行为能力的精神病人犯罪的，应当负刑事责任，但是可以从轻或者减轻处罚。

醉酒的人犯罪，应当负刑事责任。

第一百四十一条 【生产、销售假药罪】生产、销售假药的，处三年以下有期徒刑或者拘役，并处罚金；对人体健康造成严重危害或者有其他严重情节的，处三年以上十年以下有期徒刑，并处罚金；致人死亡或者有其他特别严重情节的，处十年以上有期徒刑、无期徒刑或者死刑，并处罚金或者没收财产。本条所称假药，是指依照《中华人民共和国药品管理法》的规定属于假药和按假药处理的药品、非药品。

第一百四十二条 【生产、销售劣药罪】生产、销售劣药，对人体健康造成严重危害的，处三年以上十年以下有期徒刑，并处销售金额百分之五十以上二倍以下罚金；后果特别严重的，处十年以上有期徒刑或者无期徒刑，并处销售金额百分之五十以上二倍以下罚金或者没收财产。本条所称劣药，是指依照《中华人民共和国药品管理法》的规定属于劣药的药品。

第一百四十三条 【生产、销售不符合安全标准的食品罪】生产、销售不符合食品安全标准的食品，足以造成严重食物中毒事故或者其他严重食源性疾病的，处三年以下有期徒刑或者拘役，并处罚金；对人体健康造成严重危害或者有其他严重情节的，处三年以上七年以下有期徒刑，并处罚金；后果特别严重的，处七年以上有期徒刑或者无期徒刑，并处罚金或者没收财产。

第一百四十四条 【生产、销售有毒、有害食品罪】在生产、销售的食品中掺入有毒、有害的非食品原料的，或者销售明知掺有有毒、有害的非食品原料的食品的，处五年以下有期徒刑，并处罚金；对人体健康造成严重危害或者有其他严重情节的，处五年以上十年以下有期徒刑，并处罚金；致人死亡或者有其他特别严重情节的，依照本法第一百四十一条的规定处罚。

第一百四十五条 【生产、销售不符合标准的医用器材罪】生产不符合保障人体健康的国家标准、行业标准的医疗器械、医用卫生材料，或者销售明知是不符合保障人体健康的国家标准、行业标准的医疗器械、医用卫生材料，足以严重危害人体健康的，处三年以下有期徒刑或者拘役，并处销售金额百分之五十以上二倍以下罚金；对人体健康造成严重危害的，处三年以上十年以下有期徒刑，并处销售金额百分之五十以上二倍以下罚金；后果特别严重的，处十年以上有期徒刑或者无期徒刑，并处销售金额百分之五十以上二倍以下罚金或者没收财产。

第一百四十八条 【生产、销售不符合卫生标准的化妆品罪】生产不符合卫生标准的化妆品，或者销售明知是不符合卫生标准的化妆品，造成严重后果的，处三年以下有期徒刑或者拘役，并处或者单处销售金额百分之五十以上二倍以下罚金。

第一百六十四条 【对非国家工作人员行贿罪】为谋取不正当利益，给予公司、企业或者其他单位的工作人员以财物，数额较大的，处三年以下有期徒刑或者拘役，并处罚金；数额巨大的，处三年以上十年以下有期徒刑，并处罚金。

【对外国公职人员、国际公共组织官员行贿罪】为谋取不正当商业利益，给予外国公职人员或者国际公共组织官员以财物的，依照前款的规定处罚。

单位犯前两款罪的，对单位判处罚金，并对其直接负责的主管人员和其他直接责任人员，依照第一款的规定处罚。

行贿人在被追诉前主动交待行贿行为的，可以减轻处罚或者免除处罚。

第二百三十四条 【故意伤害罪】故意伤害他人身体的，处三年以下有期徒刑、拘役或者管制。

犯前款罪，致人重伤的，处三年以上十年以下有期徒刑；致人死亡或者以特别残忍手段致人重伤造成严重残疾的，处十年以上有期徒刑、无期徒刑或者死刑。本法另有规定的，依照规定。

第二百三十四条之一 【组织出卖人体器官罪】组织他人出卖人体器官的，处五年以下有期徒刑，并处罚金；情节严重的，处五年以上有期徒刑，并处罚金或者没收财产。

【故意伤害罪】【故意杀人罪】未经本人同意摘取其器官，或者摘取不满十八周岁的人的器官，或者强迫、欺骗他人捐献器官的，依照本法第二百三十四条、第二百三十二条的规定定罪处罚。

【盗窃、侮辱、故意毁坏尸体、尸骨、骨灰罪】违背本人生前意愿摘取其尸体器官，或者本人生前未表示同意，违反国家规定，违背其近亲属意愿摘取其尸体器官的，依照本法第三百零二条的规定定罪处罚。

第二百五十三条 【私自开拆、隐匿、毁弃邮件、电报罪】邮政工作人员私自开拆或者隐匿、毁弃邮件、电报的，处二年以下有期徒刑或者拘役。

犯前款罪而窃取财物的，依照本法第二百六十四条的规定定罪从重处罚。

第二百五十三条之一 【侵犯公民个人信息罪】违反国家有关规定，向他人出售或者提供公民个人信息，情节严重的，处三年以下有期徒刑或者拘役，并处或者单处罚金；情节特别严重的，处三年以上七年以下有期徒刑，并处罚金。

违反国家有关规定，将在履行职责或者提供服务过程中获得的公民个人信息，出售或者提供给他人的，依照前款的规定从重处罚。

窃取或者以其他方法非法获取公民个人信息的，依照第一款的规定处罚。

单位犯前三款罪的，对单位判处罚金，并对其直接负责的主管人员和其他直接责任人员，依照各该款的规定处罚。

第三百三十条 【妨害传染病防治罪】违反传染病防治法的规定，有下列情形之一，引起甲类传染病传播或者有传播严重危险的，处三年以下有期徒刑或者拘役；后果特别严重的，处三年以上七年以下有期徒刑：

（一）供水单位供应的饮用水不符合国家规定的卫生标准的；

（二）拒绝按照卫生防疫机构提出的卫生要求，对传染病病原体污染的污水、污物、粪便进行消毒处理的；

（三）准许或者纵容传染病病人、病原携带者和疑似传染病病人从事国务院卫生行政部门规定禁止从事的易使该传染病扩散的工作的；

（四）拒绝执行卫生防疫机构依照传染病防治法提出的预防、控制措施的。

单位犯前款罪的，对单位判处罚金，并对其直接负责的主管人员和其他直接责任人员，依照前款的规定处罚。

甲类传染病的范围，依照《中华人民共和国传染病防治法》和国务院有关规定确定。

第三百三十一条　【传染病菌种、毒种扩散罪】从事实验、保藏、携带、运输传染病菌种、毒种的人员，违反国务院卫生行政部门的有关规定，造成传染病菌种、毒种扩散，后果严重的，处三年以下有期徒刑或者拘役；后果特别严重的，处三年以上七年以下有期徒刑。

第三百三十二条　【妨害国境卫生检疫罪】违反国境卫生检疫规定，引起检疫传染病传播或者有传播严重危险的，处三年以下有期徒刑或者拘役，并处或者单处罚金。

单位犯前款罪的，对单位判处罚金，并对其直接负责的主管人员和其他直接责任人员，依照前款的规定处罚。

第三百三十三条　【非法组织卖血罪】【强迫卖血罪】非法组织他人出卖血液的，处五年以下有期徒刑，并处罚金；以暴力、威胁方法强迫他人出卖血液的，处五年以上十年以下有期徒刑，并处罚金。

有前款行为，对他人造成伤害的，依照本法第二百三十四条的规定定罪处罚。

第三百三十四条　【非法采集、供应血液、制作、供应血液制品罪】非法采集、供应血液或者制作、供应血液制品，不符合国家规定的标准，足以危害人体健康的，处五年以下有期徒刑或者拘役，并处罚金；对人体健康造成严重危害的，处五年以上十年以下有期徒刑，并处罚金；造成特别严重后果的，处十年以上有期徒刑或者无期徒刑，并处罚金或者没收财产。

【采集、供应血液、制作、供应血液制品事故罪】经国家主管部门批准采集、供应血液或者制作、供应血液制品的部门，不依照规定进行检测或者违背其他操作规定，造成危害他人身体健康后果的，对单位判处罚金，并对其直接负责的主管人员和其他直接责任人员，处五年以下有期徒刑或者拘役。

第三百三十五条　【医疗事故罪】医务人员由于严重不负责任，造成就诊人死亡或者严重损害就诊人身体健康的，处三年以下有期徒刑或者拘役。

第三百三十六条　【非法行医罪】未取得医生执业资格的人非法行医，情节严重的，处三年以下有期徒刑、拘役或者管制，并处或者单处罚金；严重损害就诊人身体健康的，处三年以上十年以下有期徒刑，并处罚金；造成就诊人死亡的，处十年以上有期徒刑，并处罚金。

【非法进行节育手术罪】未取得医生执业资格的人擅自为他人进行节育复通手术、假节育手术、终止妊娠手术或者摘取宫内节育器，情节严重的，处三年以下有期徒刑、拘役或者管制，并处或者单处罚金；严重损害就诊人身体健康的，处三年以上十年以下有期徒刑，并处罚金；造成就诊人死亡的，处十年以上有期徒刑，并处罚金。

第三百三十七条 【妨害动植物防疫、检疫罪】违反有关动植物防疫、检疫的国家规定，引起重大动植物疫情的，或者有引起重大动植物疫情危险，情节严重的，处三年以下有期徒刑或者拘役，并处或者单处罚金。

单位犯前款罪的，对单位判处罚金，并对其直接负责的主管人员和其他直接责任人员，依照前款的规定处罚。

第三百三十八条 【污染环境罪】违反国家规定，排放、倾倒或者处置有放射性的废物、含传染病病原体的废物、有毒物质或者其他有害物质，严重污染环境的，处三年以下有期徒刑或者拘役，并处或者单处罚金；后果特别严重的，处三年以上七年以下有期徒刑，并处罚金。

第四百零九条 【传染病防治失职罪】从事传染病防治的政府卫生行政部门的工作人员严重不负责任，导致传染病传播或者流行，情节严重的，处三年以下有期徒刑或者拘役。

中华人民共和国治安管理处罚法（节录）

（2005 年 8 月 28 日第十届全国人民代表大会常务委员会第十七次会议通过，根据 2012 年 10 月 26 日第十一届全国人民代表大会常务委员会第二十九次会议《关于修改〈中华人民共和国治安管理处罚法〉的决定》修正）

第二十三条 有下列行为之一的，处警告或者 200 元以下罚款；情节较重的，处 5 日以上 10 日以下拘留，可以并处 500 元以下罚款：

（一）扰乱机关、团体、企业、事业单位秩序，致使工作、生产、营业、医疗、教学、科研不能正常进行，尚未造成严重损失的；

（二）扰乱车站、港口、码头、机场、商场、公园、展览馆或者其他公共场所秩序的；

（三）扰乱公共汽车、电车、火车、船舶、航空器或者其他公共交通工具上的秩序的；

（四）非法拦截或者强登、扒乘机动车、船舶、航空器以及其他交通工具，影响交通工具正常行驶的；

（五）破坏依法进行的选举秩序的。

聚众实施前款行为的，对首要分子处 10 日以上 15 日以下拘留，可以并处 1000 元以下罚款。

第七十二条 有下列行为之一的，处 10 日以上 15 日以下拘留，可以并处 2000 元以下罚款；情节较轻的，处 5 日以下拘留或者 500 元以下罚款：

（一）非法持有鸦片不满 200 克、海洛因或者甲基苯丙胺不满 10 克或者其他少量毒品的；

（二）向他人提供毒品的；

（三）吸食、注射毒品的；

（四）胁迫、欺骗医务人员开具麻醉药品、精神药品的。

中华人民共和国国家赔偿法（节录）

（1994 年 5 月 12 日第八届全国人民代表大会常务委员会第七次会议通过，根据 2010 年 4 月 29 日第十一届全国人民代表大会常务委员会第十四次会议《关于修改〈中华人民共和国国家赔偿法〉的决定》第一次修正，根据 2012 年 10 月 26 日第十一届全国人民代表大会常务委员会第二十九次会议《关于修改〈中华人民共和国国家赔偿法〉的决定》第二次修正）

第一章　总　则

第一条　为保障公民、法人和其他组织享有依法取得国家赔偿的权利，促进国家机关依法行使职权，根据宪法，制定本法。

第二条　国家机关和国家机关工作人员行使职权，有本法规定的侵犯公民、法人和其他组织合法权益的情形，造成损害的，受害人有依照本法取得国家赔偿的权利。

本法规定的赔偿义务机关，应当依照本法及时履行赔偿义务。

第二章　行政赔偿

第一节　赔偿范围

第三条　行政机关及其工作人员在行使行政职权时有下列侵犯人身权情形之一的，受害人有取得赔偿的权利：

违法拘留或者违法采取限制公民人身自由的行政强制措施的；

非法拘禁或者以其他方法非法剥夺公民人身自由的；

以殴打、虐待等行为或者唆使、放纵他人以殴打、虐待等行为造成公民身体伤害或者死亡的；

违法使用武器、警械造成公民身体伤害或者死亡的；

造成公民身体伤害或者死亡的其他违法行为。

第四条　行政机关及其工作人员在行使行政职权时有下列侵犯财产权情形之一的，受害人有取得赔偿的权利：

违法实施罚款、吊销许可证和执照、责令停产停业、没收财物等行政处罚的；

违法对财产采取查封、扣押、冻结等行政强制措施的；

违法征收、征用财产的；

造成财产损害的其他违法行为。

第五条 属于下列情形之一的，国家不承担赔偿责任：

行政机关工作人员与行使职权无关的个人行为；

因公民、法人和其他组织自己的行为致使损害发生的；

法律规定的其他情形。

第二节 赔偿请求人和赔偿义务机关

第六条 受害的公民、法人和其他组织有权要求赔偿。

受害的公民死亡，其继承人和其他有扶养关系的亲属有权要求赔偿。

受害的法人或者其他组织终止的，其权利承受人有权要求赔偿。

第七条 行政机关及其工作人员行使行政职权侵犯公民、法人和其他组织的合法权益造成损害的，该行政机关为赔偿义务机关。

两个以上行政机关共同行使行政职权时侵犯公民、法人和其他组织的合法权益造成损害的，共同行使行政职权的行政机关为共同赔偿义务机关。

法律、法规授权的组织在行使授予的行政权力时侵犯公民、法人和其他组织的合法权益造成损害的，被授权的组织为赔偿义务机关。

受行政机关委托的组织或者个人在行使受委托的行政权力时侵犯公民、法人和其他组织的合法权益造成损害的，委托的行政机关为赔偿义务机关。

赔偿义务机关被撤销的，继续行使其职权的行政机关为赔偿义务机关；没有继续行使其职权的行政机关的，撤销该赔偿义务机关的行政机关为赔偿义务机关。

第八条 经复议机关复议的，最初造成侵权行为的行政机关为赔偿义务机关，但复议机关的复议决定加重损害的，复议机关对加重的部分履行赔偿义务。

第三节 赔偿程序

第九条 赔偿义务机关有本法第三条、第四条规定情形之一的，应当给予赔偿。

赔偿请求人要求赔偿应当先向赔偿义务机关提出，也可以在申请行政复议或者提起行政诉讼时一并提出。

第十条 赔偿请求人可以向共同赔偿义务机关中的任何一个赔偿义务机关要求赔偿，该赔偿义务机关应当先予赔偿。

第十一条 赔偿请求人根据受到的不同损害，可以同时提出数项赔偿要求。

第十二条 要求赔偿应当递交申请书，申请书应当载明下列事项：

受害人的姓名、性别、年龄、工作单位和住所，法人或者其他组织的名称、住所和法定代表人或者主要负责人的姓名、职务；

具体的要求、事实根据和理由；

申请的年、月、日。

赔偿请求人书写申请书确有困难的，可以委托他人代书；也可以口头申请，由赔偿义务机关记入笔录。

赔偿请求人不是受害人本人的，应当说明与受害人的关系，并提供相应证明。

赔偿请求人当面递交申请书的，赔偿义务机关应当当场出具加盖本行政机关专用印章并注明收讫日期的书面凭证。申请材料不齐全的，赔偿义务机关应当当场或者在五日内一次性告知赔偿请求人需要补正的全部内容。

第十三条 赔偿义务机关应当自收到申请之日起两个月内，作出是否赔偿的决定。赔偿义务机关作出赔偿决定，应当充分听取赔偿请求人的意见，并可以与赔偿请求人就赔偿方式、赔偿项目和赔偿数额依照本法第四章的规定进行协商。

赔偿义务机关决定赔偿的，应当制作赔偿决定书，并自作出决定之日起十日内送达赔偿请求人。

赔偿义务机关决定不予赔偿的，应当自作出决定之日起十日内书面通知赔偿请求人，并说明不予赔偿的理由。

第十四条 赔偿义务机关在规定期限内未作出是否赔偿的决定，赔偿请求人可以自期限届满之日起三个月内，向人民法院提起诉讼。

赔偿请求人对赔偿的方式、项目、数额有异议的，或者赔偿义务机关作出不予赔偿决定的，赔偿请求人可以自赔偿义务机关作出赔偿或者不予赔偿决定之日起三个月内，向人民法院提起诉讼。

第十五条 人民法院审理行政赔偿案件，赔偿请求人和赔偿义务机关对自己提出的主张，应当提供证据。

赔偿义务机关采取行政拘留或者限制人身自由的强制措施期间，被限制人身自由的人死亡或者丧失行为能力的，赔偿义务机关的行为与被限制人身自由的人的死亡或者丧失行为能力是否存在因果关系，赔偿义务机关应当提供证据。

第十六条 赔偿义务机关赔偿损失后，应当责令有故意或者重大过失的工作人员或者受委托的组织或者个人承担部分或者全部赔偿费用。

对有故意或者重大过失的责任人员，有关机关应当依法给予处分；构成犯罪的，应当依法追究刑事责任。

第四章　赔偿方式和计算标准

第三十四条　侵犯公民生命健康权的，赔偿金按照下列规定计算：

造成身体伤害的，应当支付医疗费、护理费，以及赔偿因误工减少的收入。减少的收入每日的赔偿金按照国家上年度职工日平均工资计算，最高额为国家上年度职工年平均工资的五倍；

造成部分或者全部丧失劳动能力的，应当支付医疗费、护理费、残疾生活辅助具费、康复费等因残疾而增加的必要支出和继续治疗所必需的费用，以及残疾赔偿金。残疾赔偿金根据丧失劳动能力的程度，按照国家规定的伤残等级确定，最高不超过国家上年度职工年平均工资的二十倍。造成全部丧失劳动能力的，对其扶养的无劳动能力的人，还应当支付生活费；

造成死亡的，应当支付死亡赔偿金、丧葬费，总额为国家上年度职工年平均工资的二十倍。对死者生前扶养的无劳动能力的人，还应当支付生活费。

前款第二项、第三项规定的生活费的发放标准，参照当地最低生活保障标准执行。被扶养的人是未成年人的，生活费给付至十八周岁止；其他无劳动能力的人，生活费给付至死亡时止。

最高人民法院关于审理非法行医刑事案件
具体应用法律若干问题的解释

（2008 年 4 月 28 日最高人民法院审判委员会第 1446 次会议通过，根据 2016 年 12 月 12 日最高人民法院审判委员会第 1703 次会议通过的《最高人民法院关于修改〈关于审理非法行医刑事案件具体应用法律若干问题的解释〉的决定》修正）

为依法惩处非法行医犯罪，保障公民身体健康和生命安全，根据刑法的有关规定，现对审理非法行医刑事案件具体应用法律的若干问题解释如下：

第一条 具有下列情形之一的，应认定为刑法第三百三十六条第一款规定的"未取得医生执业资格的人非法行医"：

（一）未取得或者以非法手段取得医师资格从事医疗活动的；

（二）被依法吊销医师执业证书期间从事医疗活动的；

（三）未取得乡村医生执业证书，从事乡村医疗活动的；

（四）家庭接生员实施家庭接生以外的医疗行为的。

第二条 具有下列情形之一的，应认定为刑法第三百三十六条第一款规定的"情节严重"：

（一）造成就诊人轻度残疾、器官组织损伤导致一般功能障碍的；

（二）造成甲类传染病传播、流行或者有传播、流行危险的；

（三）使用假药、劣药或不符合国家规定标准的卫生材料、医疗器械，足以严重危害人体健康的；

（四）非法行医被卫生行政部门行政处罚两次以后，再次非法行医的；

（五）其他情节严重的情形。

第三条 具有下列情形之一的，应认定为刑法第三百三十六条第一款规定的"严重损害就诊人身体健康"：

（一）造成就诊人中度以上残疾、器官组织损伤导致严重功能障碍的；

（二）造成三名以上就诊人轻度残疾、器官组织损伤导致一般功能障碍的。

第四条 非法行医行为系造成就诊人死亡的直接、主要原因的，应认定为刑法第三百三十六条第一款规定的"造成就诊人死亡"。

非法行医行为并非造成就诊人死亡的直接、主要原因的，可不认定为刑法第三百三十六条第一款规定的"造成就诊人死亡"。但是，根据案件情况，可以认定为刑法第三百三十六条第一款规定的"情节严重"。

第五条　实施非法行医犯罪，同时构成生产、销售假药罪，生产、销售劣药罪，诈骗罪等其他犯罪的，依照刑法处罚较重的规定定罪处罚。

第六条　本解释所称"医疗活动""医疗行为"，参照《医疗机构管理条例实施细则》中的"诊疗活动""医疗美容"认定。

本解释所称"轻度残疾、器官组织损伤导致一般功能障碍""中度以上残疾、器官组织损伤导致严重功能障碍"，参照《医疗事故分级标准（试行）》认定。

最高人民法院、最高人民检察院、公安部、司法部、国家卫生和计划生育委员会关于依法惩处涉医违法犯罪维护正常医疗秩序的意见

法发〔2014〕5 号

各省、自治区、直辖市高级人民法院、人民检察院、公安厅（局）、司法厅（局）、卫生计生委（卫生厅局），解放军军事法院、军事检察院，新疆维吾尔自治区高级人民法院生产建设兵团分院，新疆生产建设兵团人民检察院、公安局、司法局、卫生局：

为依法惩处涉医违法犯罪，维护正常医疗秩序，构建和谐医患关系，最高人民法院、最高人民检察院、公安部、司法部、国家卫生和计划生育委员会经深入调查研究，广泛征求意见，制定了《关于依法惩处涉医违法犯罪维护正常医疗秩序的意见》。现印发给你们，请认真组织学习，切实贯彻执行。

最高人民法院 最高人民检察院
公安部 司法部 国家卫生和计划生育委员会
2014 年 4 月 22 日

为依法惩处涉医违法犯罪，维护正常医疗秩序，构建和谐医患关系，根据《中华人民共和国刑法》《中华人民共和国治安管理处罚法》等法律法规，结合工作实践，制定本意见。

一、充分认识依法惩处涉医违法犯罪维护正常医疗秩序的重要性

加强医药卫生事业建设，是实现人民群众病有所医，提高全民健康水平的重要社会建设工程。经过多年努力，我国医药卫生事业发展取得显著成就，但医疗服务能力、医疗保障水平与人民群众不断增长的医疗服务需求之间仍存在一定差距。一段时期以来，个别地方相继发生暴力杀医、伤医以及在医疗机构聚众滋事等违法犯罪行为，严重扰乱了正常医疗秩序，侵害了人民群众的合法利益。良好的医疗秩序是社会和谐稳定的重要体现，也是增进人民福祉的客观要求。依法惩处涉医违法犯罪，维护正常医疗秩序，有利于保障医患双方的合法权益，为患者创造良好的看病就医环境，为医务人员营

造安全的执业环境，从而促进医疗服务水平的整体提高和医药卫生事业的健康发展。

二、严格依法惩处涉医违法犯罪

对涉医违法犯罪行为，要依法严肃追究、坚决打击。公安机关要加大对暴力杀医、伤医、扰乱医疗秩序等违法犯罪活动的查处力度，接到报警后应当及时出警、快速处置，需要追究刑事责任的，及时立案侦查，全面、客观地收集、调取证据，确保侦查质量。人民检察院应当及时依法批捕、起诉，对于重大涉医犯罪案件要加强法律监督，必要时可以对收集证据、适用法律提出意见。人民法院应当加快审理进度，在全面查明案件事实的基础上依法准确定罪量刑，对于犯罪手段残忍、主观恶性深、人身危险性大的被告人或者社会影响恶劣的涉医犯罪行为，要依法从严惩处。

（一）在医疗机构内殴打医务人员或者故意伤害医务人员身体、故意损毁公私财物，尚未造成严重后果的，分别依照治安管理处罚法第四十三条、第四十九条的规定处罚；故意杀害医务人员，或者故意伤害医务人员造成轻伤以上严重后果，或者随意殴打医务人员情节恶劣、任意损毁公私财物情节严重，构成故意杀人罪、故意伤害罪、故意毁坏财物罪、寻衅滋事罪的，依照刑法的有关规定定罪处罚。

（二）在医疗机构私设灵堂、摆放花圈、焚烧纸钱、悬挂横幅、堵塞大门或者以其他方式扰乱医疗秩序，尚未造成严重损失，经劝说、警告无效的，要依法驱散，对拒不服从的人员要依法带离现场，依照治安管理处罚法第二十三条的规定处罚；聚众实施的，对首要分子和其他积极参加者依法予以治安处罚；造成严重损失或者扰乱其他公共秩序情节严重，构成寻衅滋事罪、聚众扰乱社会秩序罪、聚众扰乱公共场所秩序、交通秩序罪的，依照刑法的有关规定定罪处罚。

在医疗机构的病房、抢救室、重症监护室等场所及医疗机构的公共开放区域违规停放尸体，影响医疗秩序，经劝说、警告无效的，依照治安管理处罚法第六十五条的规定处罚；严重扰乱医疗秩序或者其他公共秩序，构成犯罪的，依照前款的规定定罪处罚。

（三）以不准离开工作场所等方式非法限制医务人员人身自由的，依照治安管理处罚法第四十条的规定处罚；构成非法拘禁罪的，依照刑法的有关规定定罪处罚。

（四）公然侮辱、恐吓医务人员的，依照治安管理处罚法第四十二条的规定处罚；采取暴力或者其他方法公然侮辱、恐吓医务人员情节严重（恶劣），构成侮辱罪、寻衅滋事罪的，依照刑法的有关规定定罪处罚。

（五）非法携带枪支、弹药、管制器具或者爆炸性、放射性、毒害性、腐蚀性物品进入医疗机构的，依照治安管理处罚法第三十条、第三十二条的规定处罚；危及公共安全情节严重，构成非法携带枪支、弹药、管制刀具、危险物品危及公共安全罪的，依照刑法的有关规定定罪处罚。

（六）对于故意扩大事态，教唆他人实施针对医疗机构或者医务人员的违法犯罪行为，或者以受他人委托处理医疗纠纷为名实施敲诈勒索、寻衅滋事等行为的，依照治安管理处罚法和刑法的有关规定从严惩处。

三、积极预防和妥善处理医疗纠纷

（一）卫生计生行政部门应当加强医疗行业监管，指导医疗机构提高医疗服务能力，保障医疗安全和医疗质量。医疗机构及其医务人员要严格遵守医疗卫生管理法律、行政法规、部门规章和诊疗护理规范，加强医德医风建设，改善服务态度，注重人文关怀，尊重患者的隐私权、知情权、选择权等权利，根据患者病情、预后不同以及患者实际需求，采取适当方式进行沟通，做好解释说理工作，从源头上预防和减少医疗纠纷。

（二）卫生计生行政部门应当指导医疗机构加强投诉管理，设立医患关系办公室或者指定部门统一承担医疗机构投诉管理工作，建立畅通、便捷的投诉渠道。

医疗机构投诉管理部门应当在医疗机构显著位置公布该部门及医疗纠纷人民调解组织等相关机构的联系方式、医疗纠纷的解决程序，加大对患者法律知识的宣传，引导患者依法、理性解决医疗纠纷。有条件的医疗机构可设立网络投诉平台，并安排专人处理、回复患者投诉。要做到投诉必管、投诉必复，在规定期限内向投诉人反馈处理情况。

对于医患双方自行协商解决不成的医疗纠纷，医疗机构应当及时通过向人民调解委员会申请调解等其他合法途径解决。

（三）司法行政机关应当会同卫生计生行政部门加快推进医疗纠纷人民调解组织建设，在医疗机构集中、医疗纠纷突出的地区建立独立的医疗纠纷人民调解委员会。

司法行政机关应当会同人民法院加强对医疗纠纷人民调解委员会的指导，帮助完善医疗纠纷人民调解受理、调解、回访、反馈等各项工作制度，加强医疗纠纷人民调解员队伍建设和业务培训，建立医学、法律等专家咨询库，确保调解依法、规范、有效进行。

司法行政机关应当组织法律援助机构为有需求并符合条件的医疗纠纷患者及其家属提供法律援助，指导律师事务所、公证机构等为医疗纠纷当事人提供法律服务，指导律师做好代理服务工作，促使医疗纠纷双方当事人妥善解决争议。

（四）人民法院对起诉的医疗损害赔偿案件应当及时立案受理，积极开展诉讼调解，对调解不成的，及时依法判决，切实维护医患双方的合法利益。在诉讼过程中应当加强诉讼指导，并做好判后释疑工作。

（五）卫生计生行政部门应当会同公安机关指导医疗机构建立健全突发事件预警应对机制和警医联动联防联控机制，提高应对突发事件的现场处置能力。公安机关可根据实际需要在医疗机构设立警务室，及时受理涉医报警求助，加强动态管控。医疗机构在诊治过程中发现有暴力倾向的患者，或者在处理医疗纠纷过程中发现有矛盾激化，可能引发治安案件、刑事案件的情况，应当及时报告公安机关。

四、建立健全协调配合工作机制

各有关部门要高度重视打击涉医违法犯罪、维护正常医疗秩序的重要性，认真落实党中央、国务院关于构建和谐医患关系的决策部署，加强组织领导与协调配合，形成构建和谐医患关系的合力。地市级以上卫生计生行政部门应当积极协调相关部门建立联席会议等工作制度，定期互通信息，及时研究解决问题，共同维护医疗秩序，促进我国医药卫生事业健康发展。

中华人民共和国行政许可法

（2003 年 8 月 27 日第十届全国人民代表大会常务委员会第四次会议通过，根据 2019 年 4 月 23 日第十三届全国人民代表大会常务委员会第十次会议《关于修改〈中华人民共和国建筑法〉等八部法律的决定》修正）

第一章　总　则

第一条　为了规范行政许可的设定和实施，保护公民、法人和其他组织的合法权益，维护公共利益和社会秩序，保障和监督行政机关有效实施行政管理，根据宪法，制定本法。

第二条　本法所称行政许可，是指行政机关根据公民、法人或者其他组织的申请，经依法审查，准予其从事特定活动的行为。

第三条　行政许可的设定和实施，适用本法。

有关行政机关对其他机关或者对其直接管理的事业单位的人事、财务、外事等事项的审批，不适用本法。

第四条　设定和实施行政许可，应当依照法定的权限、范围、条件和程序。

第五条　设定和实施行政许可，应当遵循公开、公平、公正、非歧视的原则。

有关行政许可的规定应当公布；未经公布的，不得作为实施行政许可的依据。行政许可的实施和结果，除涉及国家秘密、商业秘密或者个人隐私的外，应当公开。未经申请人同意，行政机关及其工作人员、参与专家评审等的人员不得披露申请人提交的商业秘密、未披露信息或者保密商务信息，法律另有规定或者涉及国家安全、重大社会公共利益的除外；行政机关依法公开申请人前述信息的，允许申请人在合理期限内提出异议。

符合法定条件、标准的，申请人有依法取得行政许可的平等权利，行政机关不得歧视任何人。

第六条 实施行政许可，应当遵循便民的原则，提高办事效率，提供优质服务。

第七条 公民、法人或者其他组织对行政机关实施行政许可，享有陈述权、申辩权；有权依法申请行政复议或者提起行政诉讼；其合法权益因行政机关违法实施行政许可受到损害的，有权依法要求赔偿。

第八条 公民、法人或者其他组织依法取得的行政许可受法律保护，行政机关不得擅自改变已经生效的行政许可。

行政许可所依据的法律、法规、规章修改或者废止，或者准予行政许可所依据的客观情况发生重大变化的，为了公共利益的需要，行政机关可以依法变更或者撤回已经生效的行政许可。由此给公民、法人或者其他组织造成财产损失的，行政机关应当依法给予补偿。

第九条 依法取得的行政许可，除法律、法规规定依照法定条件和程序可以转让的外，不得转让。

第十条 县级以上人民政府应当建立健全对行政机关实施行政许可的监督制度，加强对行政机关实施行政许可的监督检查。

行政机关应当对公民、法人或者其他组织从事行政许可事项的活动实施有效监督。

第二章 行政许可的设定

第十一条 设定行政许可，应当遵循经济和社会发展规律，有利于发挥公民、法人或者其他组织的积极性、主动性，维护公共利益和社会秩序，促进经济、社会和生态环境协调发展。

第十二条 下列事项可以设定行政许可：

（一）直接涉及国家安全、公共安全、经济宏观调控、生态环境保护以及直接关系人身健康、生命财产安全等特定活动，需要按照法定条件予以批准的事项；

（二）有限自然资源开发利用、公共资源配置以及直接关系公共利益的特定行业的市场准入等，需要赋予特定权利的事项；

（三）提供公众服务并且直接关系公共利益的职业、行业，需要确定具备特殊信誉、特殊条件或者特殊技能等资格、资质的事项；

（四）直接关系公共安全、人身健康、生命财产安全的重要设备、设施、产品、物品，需要按照技术标准、技术规范，通过检验、检测、检疫等方式进行审定的事项；

（五）企业或者其他组织的设立等，需要确定主体资格的事项；

（六）法律、行政法规规定可以设定行政许可的其他事项。

第十三条 本法第十二条所列事项，通过下列方式能够予以规范的，可以不设行政许可：

（一）公民、法人或者其他组织能够自主决定的；

（二）市场竞争机制能够有效调节的；

（三）行业组织或者中介机构能够自律管理的；

（四）行政机关采用事后监督等其他行政管理方式能够解决的。

第十四条 本法第十二条所列事项，法律可以设定行政许可。尚未制定法律的，行政法规可以设定行政许可。

必要时，国务院可以采用发布决定的方式设定行政许可。实施后，除临时性行政许可事项外，国务院应当及时提请全国人民代表大会及其常务委员会制定法律，或者自行制定行政法规。

第十五条 本法第十二条所列事项，尚未制定法律、行政法规的，地方性法规可以设定行政许可；尚未制定法律、行政法规和地方性法规的，因行政管理的需要，确需立即实施行政许可的，省、自治区、直辖市人民政府规章可以设定临时性的行政许可。临时性的行政许可实施满一年需要继续实施的，应当提请本级人民代表大会及其常务委员会制定地方性法规。

地方性法规和省、自治区、直辖市人民政府规章，不得设定应当由国家统一确定的公民、法人或者其他组织的资格、资质的行政许可；不得设定企业或者其他组织的设立登记及其前置性行政许可。其设定的行政许可，不得限制其他地区的个人或者企业到本地区从事生产经营和提供服务，不得限制其他地区的商品进入本地区市场。

第十六条 行政法规可以在法律设定的行政许可事项范围内，对实施该行政许可作出具体规定。

地方性法规可以在法律、行政法规设定的行政许可事项范围内，对实施该行政许可作出具体规定。

规章可以在上位法设定的行政许可事项范围内，对实施该行政许可作出具体规定。

法规、规章对实施上位法设定的行政许可作出的具体规定，不得增设行政许可；对行政许可条件作出的具体规定，不得增设违反上位法的其他条件。

第十七条　除本法第十四条、第十五条规定的外，其他规范性文件一律不得设定行政许可。

第十八条　设定行政许可，应当规定行政许可的实施机关、条件、程序、期限。

第十九条　起草法律草案、法规草案和省、自治区、直辖市人民政府规章草案，拟设定行政许可的，起草单位应当采取听证会、论证会等形式听取意见，并向制定机关说明设定该行政许可的必要性、对经济和社会可能产生的影响以及听取和采纳意见的情况。

第二十条　行政许可的设定机关应当定期对其设定的行政许可进行评价；对已设定的行政许可，认为通过本法第十三条所列方式能够解决的，应当对设定该行政许可的规定及时予以修改或者废止。

行政许可的实施机关可以对已设定的行政许可的实施情况及存在的必要性适时进行评价，并将意见报告该行政许可的设定机关。

公民、法人或者其他组织可以向行政许可的设定机关和实施机关就行政许可的设定和实施提出意见和建议。

第二十一条　省、自治区、直辖市人民政府对行政法规设定的有关经济事务的行政许可，根据本行政区域经济和社会发展情况，认为通过本法第十三条所列方式能够解决的，报国务院批准后，可以在本行政区域内停止实施该行政许可。

第三章　行政许可的实施机关

第二十二条　行政许可由具有行政许可权的行政机关在其法定职权范围内实施。

第二十三条　法律、法规授权的具有管理公共事务职能的组织，在法定授权范围内，以自己的名义实施行政许可。被授权的组织适用本法有关行政机关的规定。

第二十四条　行政机关在其法定职权范围内，依照法律、法规、规章的规定，可以委托其他行政机关实施行政许可。委托机关应当将受委托行政机关和受委托实施行政许可的内容予以公告。

委托行政机关对受委托行政机关实施行政许可的行为应当负责监督，并对该行为的后果承担法律责任。

受委托行政机关在委托范围内，以委托行政机关名义实施行政许可；不得再委托其他组织或者个人实施行政许可。

第二十五条　经国务院批准，省、自治区、直辖市人民政府根据精简、统一、效能的原则，可以决定一个行政机关行使有关行政机关的行政许可权。

第二十六条　行政许可需要行政机关内设的多个机构办理的，该行政机关应当确定一个机构统一受理行政许可申请，统一送达行政许可决定。

行政许可依法由地方人民政府两个以上部门分别实施的，本级人民政府可以确定一个部门受理行政许可申请并转告有关部门分别提出意见后统一办理，或者组织有关部门联合办理、集中办理。

第二十七条　行政机关实施行政许可，不得向申请人提出购买指定商品、接受有偿服务等不正当要求。

行政机关工作人员办理行政许可，不得索取或者收受申请人的财物，不得谋取其他利益。

第二十八条　对直接关系公共安全、人身健康、生命财产安全的设备、设施、产品、物品的检验、检测、检疫，除法律、行政法规规定由行政机关实施的外，应当逐步由符合法定条件的专业技术组织实施。专业技术组织及其有关人员对所实施的检验、检测、检疫结论承担法律责任。

第四章　行政许可的实施程序

第一节　申请与受理

第二十九条　公民、法人或者其他组织从事特定活动，依法需要取得行政许可的，应当向行政机关提出申请。申请书需要采用格式文本的，行政机关应当向申请人提供行政许可申请书格式文本。申请书格式文本中不得包含与申请行政许可事项没有直接关系的内容。

申请人可以委托代理人提出行政许可申请。但是，依法应当由申请人到行政机关办公场所提出行政许可申请的除外。

行政许可申请可以通过信函、电报、电传、传真、电子数据交换和电子邮件等方式提出。

第三十条　行政机关应当将法律、法规、规章规定的有关行政许可的事项、依据、条件、数量、程序、期限以及需要提交的全部材料的目录和申请书示范文本等在办公场所公示。

申请人要求行政机关对公示内容予以说明、解释的，行政机关应当说明、解释，提供准确、可靠的信息。

第三十一条　申请人申请行政许可，应当如实向行政机关提交有关材料和反映真实情况，并对其申请材料实质内容的真实性负责。行政机关不得要求申请人提交与其申请的行政许可事项无关的技术资料和其他材料。

行政机关及其工作人员不得以转让技术作为取得行政许可的条件；不得在实施行政许可的过程中，直接或者间接地要求转让技术。

第三十二条 行政机关对申请人提出的行政许可申请，应当根据下列情况分别作出处理：

（一）申请事项依法不需要取得行政许可的，应当即时告知申请人不受理；

（二）申请事项依法不属于本行政机关职权范围的，应当即时作出不予受理的决定，并告知申请人向有关行政机关申请；

（三）申请材料存在可以当场更正的错误的，应当允许申请人当场更正；

（四）申请材料不齐全或者不符合法定形式的，应当当场或者在五日内一次告知申请人需要补正的全部内容，逾期不告知的，自收到申请材料之日起即为受理；

（五）申请事项属于本行政机关职权范围，申请材料齐全、符合法定形式，或者申请人按照本行政机关的要求提交全部补正申请材料的，应当受理行政许可申请。

行政机关受理或者不予受理行政许可申请，应当出具加盖本行政机关专用印章和注明日期的书面凭证。

第三十三条 行政机关应当建立和完善有关制度，推行电子政务，在行政机关的网站上公布行政许可事项，方便申请人采取数据电文等方式提出行政许可申请；应当与其他行政机关共享有关行政许可信息，提高办事效率。

第二节　审查与决定

第三十四条 行政机关应当对申请人提交的申请材料进行审查。

申请人提交的申请材料齐全、符合法定形式，行政机关能够当场作出决定的，应当当场作出书面的行政许可决定。

根据法定条件和程序，需要对申请材料的实质内容进行核实的，行政机关应当指派两名以上工作人员进行核查。

第三十五条 依法应当先经下级行政机关审查后报上级行政机关决定的行政许可，下级行政机关应当在法定期限内将初步审查意见和全部申请材料直接报送上级行政机关。上级行政机关不得要求申请人重复提供申请材料。

第三十六条 行政机关对行政许可申请进行审查时，发现行政许可事项直接关系他人重大利益的，应当告知该利害关系人。申请人、利害关系人有权进行陈述和申辩。行政机关应当听取申请人、利害关系人的意见。

第三十七条 行政机关对行政许可申请进行审查后，除当场作出行政许可决定的外，应当在法定期限内按照规定程序作出行政许可决定。

第三十八条 申请人的申请符合法定条件、标准的，行政机关应当依法作出准予行政许可的书面决定。

行政机关依法作出不予行政许可的书面决定的，应当说明理由，并告知申请人享有依法申请行政复议或者提起行政诉讼的权利。

第三十九条 行政机关作出准予行政许可的决定，需要颁发行政许可证件的，应当向申请人颁发加盖本行政机关印章的下列行政许可证件：

（一）许可证、执照或者其他许可证书；

（二）资格证、资质证或者其他合格证书；

（三）行政机关的批准文件或者证明文件；

（四）法律、法规规定的其他行政许可证件。

行政机关实施检验、检测、检疫的，可以在检验、检测、检疫合格的设备、设施、产品、物品上加贴标签或者加盖检验、检测、检疫印章。

第四十条 行政机关作出的准予行政许可决定，应当予以公开，公众有权查阅。

第四十一条 法律、行政法规设定的行政许可，其适用范围没有地域限制的，申请人取得的行政许可在全国范围内有效。

第三节　期限

第四十二条 除可以当场作出行政许可决定的外，行政机关应当自受理行政许可申请之日起二十日内作出行政许可决定。二十日内不能作出决定的，经本行政机关负责人批准，可以延长十日，并应当将延长期限的理由告知申请人。但是，法律、法规另有规定的，依照其规定。

依照本法第二十六条的规定，行政许可采取统一办理或者联合办理、集中办理的，办理的时间不得超过四十五日；四十五日内不能办结的，经本级人民政府负责人批准，可以延长十五日，并应当将延长期限的理由告知申请人。

第四十三条 依法应当先经下级行政机关审查后报上级行政机关决定的行政许可，下级行政机关应当自其受理行政许可申请之日起二十日内审查完毕。但是，法律、法规另有规定的，依照其规定。

第四十四条 行政机关作出准予行政许可的决定，应当自作出决定之日起十日内向申请人颁发、送达行政许可证件，或者加贴标签、加盖检验、检测、检疫印章。

第四十五条 行政机关作出行政许可决定，依法需要听证、招标、拍卖、检验、检测、检疫、鉴定和专家评审的，所需时间不计算在本节规定的期限内。行政机关应当将所需时间书面告知申请人。

第四节　听证

第四十六条　法律、法规、规章规定实施行政许可应当听证的事项，或者行政机关认为需要听证的其他涉及公共利益的重大行政许可事项，行政机关应当向社会公告，并举行听证。

第四十七条　行政许可直接涉及申请人与他人之间重大利益关系的，行政机关在作出行政许可决定前，应当告知申请人、利害关系人享有要求听证的权利；申请人、利害关系人在被告知听证权利之日起五日内提出听证申请的，行政机关应当在二十日内组织听证。

申请人、利害关系人不承担行政机关组织听证的费用。

第四十八条　听证按照下列程序进行：

（一）行政机关应当于举行听证的七日前将举行听证的时间、地点通知申请人、利害关系人，必要时予以公告；

（二）听证应当公开举行；

（三）行政机关应当指定审查该行政许可申请的工作人员以外的人员为听证主持人，申请人、利害关系人认为主持人与该行政许可事项有直接利害关系的，有权申请回避；

（四）举行听证时，审查该行政许可申请的工作人员应当提供审查意见的证据、理由，申请人、利害关系人可以提出证据，并进行申辩和质证；

（五）听证应当制作笔录，听证笔录应当交听证参加人确认无误后签字或者盖章。

行政机关应当根据听证笔录，作出行政许可决定。

第五节　变更与延续

第四十九条　被许可人要求变更行政许可事项的，应当向作出行政许可决定的行政机关提出申请；符合法定条件、标准的，行政机关应当依法办理变更手续。

第五十条　被许可人需要延续依法取得的行政许可的有效期的，应当在该行政许可有效期届满三十日前向作出行政许可决定的行政机关提出申请。但是，法律、法规、规章另有规定的，依照其规定。

行政机关应当根据被许可人的申请，在该行政许可有效期届满前作出是否准予延续的决定；逾期未作决定的，视为准予延续。

第六节　特别规定

第五十一条　实施行政许可的程序，本节有规定的，适用本节规定；本节没有规定的，适用本章其他有关规定。

第五十二条　国务院实施行政许可的程序，适用有关法律、行政法规的规定。

第五十三条　实施本法第十二条第二项所列事项的行政许可的，行政机关应当通过招标、拍卖等公平竞争的方式作出决定。但是，法律、行政法规另有规定的，依照其规定。

行政机关通过招标、拍卖等方式作出行政许可决定的具体程序，依照有关法律、行政法规的规定。

行政机关按照招标、拍卖程序确定中标人、买受人后，应当作出准予行政许可的决定，并依法向中标人、买受人颁发行政许可证件。

行政机关违反本条规定，不采用招标、拍卖方式，或者违反招标、拍卖程序，损害申请人合法权益的，申请人可以依法申请行政复议或者提起行政诉讼。

第五十四条　实施本法第十二条第三项所列事项的行政许可，赋予公民特定资格，依法应当举行国家考试的，行政机关根据考试成绩和其他法定条件作出行政许可决定；赋予法人或者其他组织特定的资格、资质的，行政机关根据申请人的专业人员构成、技术条件、经营业绩和管理水平等的考核结果作出行政许可决定。但是，法律、行政法规另有规定的，依照其规定。

公民特定资格的考试依法由行政机关或者行业组织实施，公开举行。行政机关或者行业组织应当事先公布资格考试的报名条件、报考办法、考试科目以及考试大纲。但是，不得组织强制性的资格考试的考前培训，不得指定教材或者其他助考材料。

第五十五条　实施本法第十二条第四项所列事项的行政许可的，应当按照技术标准、技术规范依法进行检验、检测、检疫，行政机关根据检验、检测、检疫的结果作出行政许可决定。

行政机关实施检验、检测、检疫，应当自受理申请之日起五日内指派两名以上工作人员按照技术标准、技术规范进行检验、检测、检疫。不需要对检验、检测、检疫结果作进一步技术分析即可认定设备、设施、产品、物品是否符合技术标准、技术规范的，行政机关应当当场作出行政许可决定。

行政机关根据检验、检测、检疫结果，作出不予行政许可决定的，应当书面说明不予行政许可所依据的技术标准、技术规范。

第五十六条　实施本法第十二条第五项所列事项的行政许可，申请人提交的申请材料齐全、符合法定形式的，行政机关应当当场予以登记。需要对申请材料的实质内容进行核实的，行政机关依照本法第三十四条第三款的规定办理。

第五十七条　有数量限制的行政许可，两个或者两个以上申请人的申请均符合法定条件、标准的，行政机关应当根据受理行政许可申请的先后顺序作出准予行政许可的决定。但是，法律、行政法规另有规定的，依照其规定。

第五章　行政许可的费用

第五十八条　行政机关实施行政许可和对行政许可事项进行监督检查，不得收取任何费用。但是，法律、行政法规另有规定的，依照其规定。

行政机关提供行政许可申请书格式文本，不得收费。

行政机关实施行政许可所需经费应当列入本行政机关的预算，由本级财政予以保障，按照批准的预算予以核拨。

第五十九条　行政机关实施行政许可，依照法律、行政法规收取费用的，应当按照公布的法定项目和标准收费；所收取的费用必须全部上缴国库，任何机关或者个人不得以任何形式截留、挪用、私分或者变相私分。财政部门不得以任何形式向行政机关返还或者变相返还实施行政许可所收取的费用。

第六章　监督检查

第六十条　上级行政机关应当加强对下级行政机关实施行政许可的监督检查，及时纠正行政许可实施中的违法行为。

第六十一条　行政机关应当建立健全监督制度，通过核查反映被许可人从事行政许可事项活动情况的有关材料，履行监督责任。

行政机关依法对被许可人从事行政许可事项的活动进行监督检查时，应当将监督检查的情况和处理结果予以记录，由监督检查人员签字后归档。公众有权查阅行政机关监督检查记录。

行政机关应当创造条件，实现与被许可人、其他有关行政机关的计算机档案系统互联，核查被许可人从事行政许可事项活动情况。

第六十二条　行政机关可以对被许可人生产经营的产品依法进行抽样检查、检验、检测，对其生产经营场所依法进行实地检查。检查时，行政机关可以依法查阅或者要求被许可人报送有关材料；被许可人应当如实提供有关情况和材料。

行政机关根据法律、行政法规的规定，对直接关系公共安全、人身健康、生命财产安全的重要设备、设施进行定期检验。对检验合格的，行政机关应当发给相应的证明文件。

第六十三条　行政机关实施监督检查，不得妨碍被许可人正常的生产经营活动，不得索取或者收受被许可人的财物，不得谋取其他利益。

第六十四条　被许可人在作出行政许可决定的行政机关管辖区域外违法

从事行政许可事项活动的，违法行为发生地的行政机关应当依法将被许可人的违法事实、处理结果抄告作出行政许可决定的行政机关。

第六十五条 个人和组织发现违法从事行政许可事项的活动，有权向行政机关举报，行政机关应当及时核实、处理。

第六十六条 被许可人未依法履行开发利用自然资源义务或者未依法履行利用公共资源义务的，行政机关应当责令限期改正；被许可人在规定期限内不改正的，行政机关应当依照有关法律、行政法规的规定予以处理。

第六十七条 取得直接关系公共利益的特定行业的市场准入行政许可的被许可人，应当按照国家规定的服务标准、资费标准和行政机关依法规定的条件，向用户提供安全、方便、稳定和价格合理的服务，并履行普遍服务的义务；未经作出行政许可决定的行政机关批准，不得擅自停业、歇业。

被许可人不履行前款规定的义务的，行政机关应当责令限期改正，或者依法采取有效措施督促其履行义务。

第六十八条 对直接关系公共安全、人身健康、生命财产安全的重要设备、设施，行政机关应当督促设计、建造、安装和使用单位建立相应的自检制度。

行政机关在监督检查时，发现直接关系公共安全、人身健康、生命财产安全的重要设备、设施存在安全隐患的，应当责令停止建造、安装和使用，并责令设计、建造、安装和使用单位立即改正。

第六十九条 有下列情形之一的，作出行政许可决定的行政机关或者其上级行政机关，根据利害关系人的请求或者依据职权，可以撤销行政许可：

（一）行政机关工作人员滥用职权、玩忽职守作出准予行政许可决定的；

（二）超越法定职权作出准予行政许可决定的；

（三）违反法定程序作出准予行政许可决定的；

（四）对不具备申请资格或者不符合法定条件的申请人准予行政许可的；

（五）依法可以撤销行政许可的其他情形。

被许可人以欺骗、贿赂等不正当手段取得行政许可的，应当予以撤销。

依照前两款的规定撤销行政许可，可能对公共利益造成重大损害的，不予撤销。

依照本条第一款的规定撤销行政许可，被许可人的合法权益受到损害的，行政机关应当依法给予赔偿。依照本条第二款的规定撤销行政许可的，被许可人基于行政许可取得的利益不受保护。

第七十条 有下列情形之一的，行政机关应当依法办理有关行政许可的注销手续：

（一）行政许可有效期届满未延续的；

（二）赋予公民特定资格的行政许可，该公民死亡或者丧失行为能力的；

（三）法人或者其他组织依法终止的；

（四）行政许可依法被撤销、撤回，或者行政许可证件依法被吊销的；

（五）因不可抗力导致行政许可事项无法实施的；

（六）法律、法规规定的应当注销行政许可的其他情形。

第七章　法律责任

第七十一条　违反本法第十七条规定设定的行政许可，有关机关应当责令设定该行政许可的机关改正，或者依法予以撤销。

第七十二条　行政机关及其工作人员违反本法的规定，有下列情形之一的，由其上级行政机关或者监察机关责令改正；情节严重的，对直接负责的主管人员和其他直接责任人员依法给予行政处分：

（一）对符合法定条件的行政许可申请不予受理的；

（二）不在办公场所公示依法应当公示的材料的；

（三）在受理、审查、决定行政许可过程中，未向申请人、利害关系人履行法定告知义务的；

（四）申请人提交的申请材料不齐全、不符合法定形式，不一次告知申请人必须补正的全部内容的；

（五）违法披露申请人提交的商业秘密、未披露信息或者保密商务信息的；

（六）以转让技术作为取得行政许可的条件，或者在实施行政许可的过程中直接或者间接地要求转让技术的；

（七）未依法说明不受理行政许可申请或者不予行政许可的理由的；

（八）依法应当举行听证而不举行听证的。

第七十三条　行政机关工作人员办理行政许可、实施监督检查，索取或者收受他人财物或者谋取其他利益，构成犯罪的，依法追究刑事责任；尚不构成犯罪的，依法给予行政处分。

第七十四条　行政机关实施行政许可，有下列情形之一的，由其上级行政机关或者监察机关责令改正，对直接负责的主管人员和其他直接责任人员依法给予行政处分；构成犯罪的，依法追究刑事责任：

（一）对不符合法定条件的申请人准予行政许可或者超越法定职权作出准予行政许可决定的；

（二）对符合法定条件的申请人不予行政许可或者不在法定期限内作出准予行政许可决定的；

（三）依法应当根据招标、拍卖结果或者考试成绩择优作出准予行政许可决定，未经招标、拍卖或者考试，或者不根据招标、拍卖结果或者考试成绩择优作出准予行政许可决定的。

第七十五条　行政机关实施行政许可，擅自收费或者不按照法定项目和标准收费的，由其上级行政机关或者监察机关责令退还非法收取的费用；对直接负责的主管人员和其他直接责任人员依法给予行政处分。

截留、挪用、私分或者变相私分实施行政许可依法收取的费用的，予以追缴；对直接负责的主管人员和其他直接责任人员依法给予行政处分；构成犯罪的，依法追究刑事责任。

第七十六条　行政机关违法实施行政许可，给当事人的合法权益造成损害的，应当依照国家赔偿法的规定给予赔偿。

第七十七条　行政机关不依法履行监督职责或者监督不力，造成严重后果的，由其上级行政机关或者监察机关责令改正，对直接负责的主管人员和其他直接责任人员依法给予行政处分；构成犯罪的，依法追究刑事责任。

第七十八条　行政许可申请人隐瞒有关情况或者提供虚假材料申请行政许可的，行政机关不予受理或者不予行政许可，并给予警告；行政许可申请属于直接关系公共安全、人身健康、生命财产安全事项的，申请人在一年内不得再次申请该行政许可。

第七十九条　被许可人以欺骗、贿赂等不正当手段取得行政许可的，行政机关应当依法给予行政处罚；取得的行政许可属于直接关系公共安全、人身健康、生命财产安全事项的，申请人在三年内不得再次申请该行政许可；构成犯罪的，依法追究刑事责任。

第八十条　被许可人有下列行为之一的，行政机关应当依法给予行政处罚；构成犯罪的，依法追究刑事责任：

（一）涂改、倒卖、出租、出借行政许可证件，或者以其他形式非法转让行政许可的；

（二）超越行政许可范围进行活动的；

（三）向负责监督检查的行政机关隐瞒有关情况、提供虚假材料或者拒绝提供反映其活动情况的真实材料的；

（四）法律、法规、规章规定的其他违法行为。

第八十一条　公民、法人或者其他组织未经行政许可，擅自从事依法应当取得行政许可的活动的，行政机关应当依法采取措施予以制止，并依法给予行政处罚；构成犯罪的，依法追究刑事责任。

第八章　附　则

第八十二条　本法规定的行政机关实施行政许可的期限以工作日计算，

不含法定节假日。

　　第八十三条　本法自 2004 年 7 月 1 日起施行。

　　本法施行前有关行政许可的规定，制定机关应当依照本法规定予以清理；不符合本法规定的，自本法施行之日起停止执行。

中华人民共和国行政诉讼法

（1989 年 4 月 4 日第七届全国人民代表大会第二次会议通过，根据 2014 年 11 月 1 日第十二届全国人民代表大会常务委员会第十一次会议《关于修改〈中华人民共和国行政诉讼法〉的决定》第一次修正，根据 2017 年 6 月 27 日第十二届全国人民代表大会常务委员会第二十八次会议《关于修改〈中华人民共和国民事诉讼法〉和〈中华人民共和国行政诉讼法〉的决定》第二次修正）

目录

第一章　总　则

第一条　为保证人民法院公正、及时审理行政案件，解决行政争议，保护公民、法人和其他组织的合法权益，监督行政机关依法行使职权，根据宪法，制定本法。

第二条　公民、法人或者其他组织认为行政机关和行政机关工作人员的行政行为侵犯其合法权益，有权依照本法向人民法院提起诉讼。

前款所称行政行为，包括法律、法规、规章授权的组织作出的行政行为。

第三条　人民法院应当保障公民、法人和其他组织的起诉权利，对应当受理的行政案件依法受理。

行政机关及其工作人员不得干预、阻碍人民法院受理行政案件。

被诉行政机关负责人应当出庭应诉。不能出庭的，应当委托行政机关相应的工作人员出庭。

第四条　人民法院依法对行政案件独立行使审判权，不受行政机关、社会团体和个人的干涉。

人民法院设行政审判庭，审理行政案件。

第五条　人民法院审理行政案件，以事实为根据，以法律为准绳。

第六条　人民法院审理行政案件，对行政行为是否合法进行审查。

第七条　人民法院审理行政案件，依法实行合议、回避、公开审判和两审终审制度。

第八条　当事人在行政诉讼中的法律地位平等。

第九条　各民族公民都有用本民族语言、文字进行行政诉讼的权利。

在少数民族聚居或者多民族共同居住的地区，人民法院应当用当地民族通用的语言、文字进行审理和发布法律文书。

人民法院应当对不通晓当地民族通用的语言、文字的诉讼参与人提供翻译。

第十条　当事人在行政诉讼中有权进行辩论。

第十一条　人民检察院有权对行政诉讼实行法律监督。

第二章　受案范围

第十二条　人民法院受理公民、法人或者其他组织提起的下列诉讼：

（一）对行政拘留、暂扣或者吊销许可证和执照、责令停产停业、没收违法所得、没收非法财物、罚款、警告等行政处罚不服的；

（二）对限制人身自由或者对财产的查封、扣押、冻结等行政强制措施和行政强制执行不服的；

（三）申请行政许可，行政机关拒绝或者在法定期限内不予答复，或者对行政机关作出的有关行政许可的其他决定不服的；

（四）对行政机关作出的关于确认土地、矿藏、水流、森林、山岭、草原、荒地、滩涂、海域等自然资源的所有权或者使用权的决定不服的；

（五）对征收、征用决定及其补偿决定不服的；

（六）申请行政机关履行保护人身权、财产权等合法权益的法定职责，行政机关拒绝履行或者不予答复的；

（七）认为行政机关侵犯其经营自主权或者农村土地承包经营权、农村土地经营权的；

（八）认为行政机关滥用行政权力排除或者限制竞争的；

（九）认为行政机关违法集资、摊派费用或者违法要求履行其他义务的；

（十）认为行政机关没有依法支付抚恤金、最低生活保障待遇或者社会保险待遇的；

（十一）认为行政机关不依法履行、未按照约定履行或者违法变更、解除政府特许经营协议、土地房屋征收补偿协议等协议的；

（十二）认为行政机关侵犯其他人身权、财产权等合法权益的。

除前款规定外，人民法院受理法律、法规规定可以提起诉讼的其他行政案件。

第十三条 人民法院不受理公民、法人或者其他组织对下列事项提起的诉讼：

（一）国防、外交等国家行为；

（二）行政法规、规章或者行政机关制定、发布的具有普遍约束力的决定、命令；

（三）行政机关对行政机关工作人员的奖惩、任免等决定；

（四）法律规定由行政机关最终裁决的行政行为。

第三章 管 辖

第十四条 基层人民法院管辖第一审行政案件。

第十五条 中级人民法院管辖下列第一审行政案件：

（一）对国务院部门或者县级以上地方人民政府所作的行政行为提起诉讼的案件；

（二）海关处理的案件；

（三）本辖区内重大、复杂的案件；

（四）其他法律规定由中级人民法院管辖的案件。

第十六条 高级人民法院管辖本辖区内重大、复杂的第一审行政案件。

第十七条 最高人民法院管辖全国范围内重大、复杂的第一审行政案件。

第十八条 行政案件由最初作出行政行为的行政机关所在地人民法院管辖。经复议的案件，也可以由复议机关所在地人民法院管辖。

经最高人民法院批准，高级人民法院可以根据审判工作的实际情况，确定若干人民法院跨行政区域管辖行政案件。

第十九条 对限制人身自由的行政强制措施不服提起的诉讼，由被告所在地或者原告所在地人民法院管辖。

第二十条 因不动产提起的行政诉讼，由不动产所在地人民法院管辖。

第二十一条 两个以上人民法院都有管辖权的案件，原告可以选择其中一个人民法院提起诉讼。原告向两个以上有管辖权的人民法院提起诉讼的，由最先立案的人民法院管辖。

第二十二条 人民法院发现受理的案件不属于本院管辖的，应当移送有管辖权的人民法院，受移送的人民法院应当受理。受移送的人民法院认为受移送的案件按照规定不属于本院管辖的，应当报请上级人民法院指定管辖，不得再自行移送。

第二十三条 有管辖权的人民法院由于特殊原因不能行使管辖权的，由上级人民法院指定管辖。

人民法院对管辖权发生争议，由争议双方协商解决。协商不成的，报它们的共同上级人民法院指定管辖。

第二十四条 上级人民法院有权审理下级人民法院管辖的第一审行政案件。

下级人民法院对其管辖的第一审行政案件，认为需要由上级人民法院审理或者指定管辖的，可以报请上级人民法院决定。

第四章 诉讼参加人

第二十五条 行政行为的相对人以及其他与行政行为有利害关系的公民、法人或者其他组织，有权提起诉讼。

有权提起诉讼的公民死亡，其近亲属可以提起诉讼。

有权提起诉讼的法人或者其他组织终止，承受其权利的法人或者其他组织可以提起诉讼。

人民检察院在履行职责中发现生态环境和资源保护、食品药品安全、国有财产保护、国有土地使用权出让等领域负有监督管理职责的行政机关违法行使职权或者不作为，致使国家利益或者社会公共利益受到侵害的，应当向行政机关提出检察建议，督促其依法履行职责。行政机关不依法履行职责的，人民检察院依法向人民法院提起诉讼。

第二十六条 公民、法人或者其他组织直接向人民法院提起诉讼的，作出行政行为的行政机关是被告。

经复议的案件，复议机关决定维持原行政行为的，作出原行政行为的行政机关和复议机关是共同被告；复议机关改变原行政行为的，复议机关是被告。

复议机关在法定期限内未作出复议决定，公民、法人或者其他组织起诉原行政行为的，作出原行政行为的行政机关是被告；起诉复议机关不作为的，复议机关是被告。

两个以上行政机关作出同一行政行为的，共同作出行政行为的行政机关是共同被告。

行政机关委托的组织所作的行政行为，委托的行政机关是被告。

行政机关被撤销或者职权变更的，继续行使其职权的行政机关是被告。

第二十七条 当事人一方或者双方为二人以上，因同一行政行为发生的行政案件，或者因同类行政行为发生的行政案件、人民法院认为可以合并审理并经当事人同意的，为共同诉讼。

第二十八条 当事人一方人数众多的共同诉讼，可以由当事人推选代表人进行诉讼。代表人的诉讼行为对其所代表的当事人发生效力，但代表人变更、放弃诉讼请求或者承认对方当事人的诉讼请求，应当经被代表的当事人同意。

第二十九条 公民、法人或者其他组织同被诉行政行为有利害关系但没有提起诉讼，或者同案件处理结果有利害关系的，可以作为第三人申请参加诉讼，或者由人民法院通知参加诉讼。

人民法院判决第三人承担义务或者减损第三人权益的，第三人有权依法提起上诉。

第三十条 没有诉讼行为能力的公民，由其法定代理人代为诉讼。法定代理人互相推诿代理责任的，由人民法院指定其中一人代为诉讼。

第三十一条 当事人、法定代理人，可以委托一至二人作为诉讼代理人。

下列人员可以被委托为诉讼代理人：

（一）律师、基层法律服务工作者；

（二）当事人的近亲属或者工作人员；

（三）当事人所在社区、单位以及有关社会团体推荐的公民。

第三十二条 代理诉讼的律师，有权按照规定查阅、复制本案有关材料，有权向有关组织和公民调查，收集与本案有关的证据。对涉及国家秘密、商业秘密和个人隐私的材料，应当依照法律规定保密。

当事人和其他诉讼代理人有权按照规定查阅、复制本案庭审材料，但涉及国家秘密、商业秘密和个人隐私的内容除外。

第五章　证　据

第三十三条 证据包括：

（一）书证；

（二）物证；

（三）视听资料；

（四）电子数据；

（五）证人证言；

（六）当事人的陈述；

（七）鉴定意见；

（八）勘验笔录、现场笔录。

以上证据经法庭审查属实，才能作为认定案件事实的根据。

第三十四条　被告对作出的行政行为负有举证责任，应当提供作出该行政行为的证据和所依据的规范性文件。

被告不提供或者无正当理由逾期提供证据，视为没有相应证据。但是，被诉行政行为涉及第三人合法权益，第三人提供证据的除外。

第三十五条　在诉讼过程中，被告及其诉讼代理人不得自行向原告、第三人和证人收集证据。

第三十六条　被告在作出行政行为时已经收集了证据，但因不可抗力等正当事由不能提供的，经人民法院准许，可以延期提供。

原告或者第三人提出了其在行政处理程序中没有提出的理由或者证据的，经人民法院准许，被告可以补充证据。

第三十七条　原告可以提供证明行政行为违法的证据。原告提供的证据不成立的，不免除被告的举证责任。

第三十八条　在起诉被告不履行法定职责的案件中，原告应当提供其向被告提出申请的证据。但有下列情形之一的除外：

（一）被告应当依职权主动履行法定职责的；

（二）原告因正当理由不能提供证据的。

在行政赔偿、补偿的案件中，原告应当对行政行为造成的损害提供证据。因被告的原因导致原告无法举证的，由被告承担举证责任。

第三十九条　人民法院有权要求当事人提供或者补充证据。

第四十条　人民法院有权向有关行政机关以及其他组织、公民调取证据。但是，不得为证明行政行为的合法性调取被告作出行政行为时未收集的证据。

第四十一条　与本案有关的下列证据，原告或者第三人不能自行收集的，可以申请人民法院调取：

（一）由国家机关保存而须由人民法院调取的证据；

（二）涉及国家秘密、商业秘密和个人隐私的证据；

（三）确因客观原因不能自行收集的其他证据。

第四十二条　在证据可能灭失或者以后难以取得的情况下，诉讼参加人可以向人民法院申请保全证据，人民法院也可以主动采取保全措施。

第四十三条 证据应当在法庭上出示，并由当事人互相质证。对涉及国家秘密、商业秘密和个人隐私的证据，不得在公开开庭时出示。

人民法院应当按照法定程序，全面、客观地审查核实证据。对未采纳的证据应当在裁判文书中说明理由。

以非法手段取得的证据，不得作为认定案件事实的根据。

第六章　起诉和受理

第四十四条 对属于人民法院受案范围的行政案件，公民、法人或者其他组织可以先向行政机关申请复议，对复议决定不服的，再向人民法院提起诉讼；也可以直接向人民法院提起诉讼。

法律、法规规定应当先向行政机关申请复议，对复议决定不服再向人民法院提起诉讼的，依照法律、法规的规定。

第四十五条 公民、法人或者其他组织不服复议决定的，可以在收到复议决定书之日起十五日内向人民法院提起诉讼。复议机关逾期不作决定的，申请人可以在复议期满之日起十五日内向人民法院提起诉讼。法律另有规定的除外。

第四十六条 公民、法人或者其他组织直接向人民法院提起诉讼的，应当自知道或者应当知道作出行政行为之日起六个月内提出。法律另有规定的除外。

因不动产提起诉讼的案件自行政行为作出之日起超过二十年，其他案件自行政行为作出之日起超过五年提起诉讼的，人民法院不予受理。

第四十七条 公民、法人或者其他组织申请行政机关履行保护其人身权、财产权等合法权益的法定职责，行政机关在接到申请之日起两个月内不履行的，公民、法人或者其他组织可以向人民法院提起诉讼。法律、法规对行政机关履行职责的期限另有规定的，从其规定。

公民、法人或者其他组织在紧急情况下请求行政机关履行保护其人身权、财产权等合法权益的法定职责，行政机关不履行的，提起诉讼不受前款规定期限的限制。

第四十八条 公民、法人或者其他组织因不可抗力或者其他不属于其自身的原因耽误起诉期限的，被耽误的时间不计算在起诉期限内。

公民、法人或者其他组织因前款规定以外的其他特殊情况耽误起诉期限的，在障碍消除后十日内，可以申请延长期限，是否准许由人民法院决定。

第四十九条 提起诉讼应当符合下列条件：

（一）原告是符合本法第二十五条规定的公民、法人或者其他组织；

（二）有明确的被告；

（三）有具体的诉讼请求和事实根据；

（四）属于人民法院受案范围和受诉人民法院管辖。

第五十条　起诉应当向人民法院递交起诉状，并按照被告人数提出副本。

书写起诉状确有困难的，可以口头起诉，由人民法院记入笔录，出具注明日期的书面凭证，并告知对方当事人。

第五十一条　人民法院在接到起诉状时对符合本法规定的起诉条件的，应当登记立案。

对当场不能判定是否符合本法规定的起诉条件的，应当接收起诉状，出具注明收到日期的书面凭证，并在七日内决定是否立案。不符合起诉条件的，作出不予立案的裁定。裁定书应当载明不予立案的理由。原告对裁定不服的，可以提起上诉。

起诉状内容欠缺或者有其他错误的，应当给予指导和释明，并一次性告知当事人需要补正的内容。不得未经指导和释明即以起诉不符合条件为由不接收起诉状。

对于不接收起诉状、接收起诉状后不出具书面凭证，以及不一次性告知当事人需要补正的起诉状内容的，当事人可以向上级人民法院投诉，上级人民法院应当责令改正，并对直接负责的主管人员和其他直接责任人员依法给予处分。

第五十二条　人民法院既不立案，又不作出不予立案裁定的，当事人可以向上一级人民法院起诉。上一级人民法院认为符合起诉条件的，应当立案、审理，也可以指定其他下级人民法院立案、审理。

第五十三条　公民、法人或者其他组织认为行政行为所依据的国务院部门和地方人民政府及其部门制定的规范性文件不合法，在对行政行为提起诉讼时，可以一并请求对该规范性文件进行审查。

前款规定的规范性文件不含规章。

第七章　审理和判决

第一节　一般规定

第五十四条　人民法院公开审理行政案件，但涉及国家秘密、个人隐私和法律另有规定的除外。

涉及商业秘密的案件，当事人申请不公开审理的，可以不公开审理。

第五十五条　当事人认为审判人员与本案有利害关系或者有其他关系可能影响公正审判，有权申请审判人员回避。

审判人员认为自己与本案有利害关系或者有其他关系，应当申请回避。

前两款规定，适用于书记员、翻译人员、鉴定人、勘验人。

院长担任审判长时的回避，由审判委员会决定；审判人员的回避，由院长决定；其他人员的回避，由审判长决定。当事人对决定不服的，可以申请复议一次。

第五十六条 诉讼期间，不停止行政行为的执行。但有下列情形之一的，裁定停止执行：

（一）被告认为需要停止执行的；

（二）原告或者利害关系人申请停止执行，人民法院认为该行政行为的执行会造成难以弥补的损失，并且停止执行不损害国家利益、社会公共利益的；

（三）人民法院认为该行政行为的执行会给国家利益、社会公共利益造成重大损害的；

（四）法律、法规规定停止执行的。

当事人对停止执行或者不停止执行的裁定不服的，可以申请复议一次。

第五十七条 人民法院对起诉行政机关没有依法支付抚恤金、最低生活保障金和工伤、医疗社会保险金的案件，权利义务关系明确、不先予执行将严重影响原告生活的，可以根据原告的申请，裁定先予执行。

当事人对先予执行裁定不服的，可以申请复议一次。复议期间不停止裁定的执行。

第五十八条 经人民法院传票传唤，原告无正当理由拒不到庭，或者未经法庭许可中途退庭的，可以按照撤诉处理；被告无正当理由拒不到庭，或者未经法庭许可中途退庭的，可以缺席判决。

第五十九条 诉讼参与人或者其他人有下列行为之一的，人民法院可以根据情节轻重，予以训诫、责令具结悔过或者处一万元以下的罚款、十五日以下的拘留；构成犯罪的，依法追究刑事责任：

（一）有义务协助调查、执行的人，对人民法院的协助调查决定、协助执行通知书，无故推拖、拒绝或者妨碍调查、执行的；

（二）伪造、隐藏、毁灭证据或者提供虚假证明材料，妨碍人民法院审理案件的；

（三）指使、贿买、胁迫他人作伪证或者威胁、阻止证人作证的；

（四）隐藏、转移、变卖、毁损已被查封、扣押、冻结的财产的；

（五）以欺骗、胁迫等非法手段使原告撤诉的；

（六）以暴力、威胁或者其他方法阻碍人民法院工作人员执行职务，或者以哄闹、冲击法庭等方法扰乱人民法院工作秩序的；

（七）对人民法院审判人员或者其他工作人员、诉讼参与人、协助调查和执行的人员恐吓、侮辱、诽谤、诬陷、殴打、围攻或者打击报复的。

人民法院对有前款规定的行为之一的单位，可以对其主要负责人或者直接责任人员依照前款规定予以罚款、拘留；构成犯罪的，依法追究刑事责任。

罚款、拘留须经人民法院院长批准。当事人不服的，可以向上一级人民法院申请复议一次。复议期间不停止执行。

第六十条 人民法院审理行政案件，不适用调解。但是，行政赔偿、补偿以及行政机关行使法律、法规规定的自由裁量权的案件可以调解。

调解应当遵循自愿、合法原则，不得损害国家利益、社会公共利益和他人合法权益。

第六十一条 在涉及行政许可、登记、征收、征用和行政机关对民事争议所作的裁决的行政诉讼中，当事人申请一并解决相关民事争议的，人民法院可以一并审理。

在行政诉讼中，人民法院认为行政案件的审理需以民事诉讼的裁判为依据的，可以裁定中止行政诉讼。

第六十二条 人民法院对行政案件宣告判决或者裁定前，原告申请撤诉的，或者被告改变其所作的行政行为，原告同意并申请撤诉的，是否准许，由人民法院裁定。

第六十三条 人民法院审理行政案件，以法律和行政法规、地方性法规为依据。地方性法规适用于本行政区域内发生的行政案件。

人民法院审理民族自治地方的行政案件，并以该民族自治地方的自治条例和单行条例为依据。

人民法院审理行政案件，参照规章。

第六十四条 人民法院在审理行政案件中，经审查认为本法第五十三条规定的规范性文件不合法的，不作为认定行政行为合法的依据，并向制定机关提出处理建议。

第六十五条 人民法院应当公开发生法律效力的判决书、裁定书，供公众查阅，但涉及国家秘密、商业秘密和个人隐私的内容除外。

第六十六条 人民法院在审理行政案件中，认为行政机关的主管人员、直接责任人员违法违纪的，应当将有关材料移送监察机关、该行政机关或者其上一级行政机关；认为有犯罪行为的，应当将有关材料移送公安、检察机关。

人民法院对被告经传票传唤无正当理由拒不到庭，或者未经法庭许可中途退庭的，可以将被告拒不到庭或者中途退庭的情况予以公告，并可以向监察机关或者被告的上一级行政机关提出依法给予其主要负责人或者直接责任人员处分的司法建议。

第二节 第一审普通程序

第六十七条 人民法院应当在立案之日起五日内，将起诉状副本发送被告。被告应当在收到起诉状副本之日起十五日内向人民法院提交作出行政行为的证据和所依据的规范性文件，并提出答辩状。人民法院应当在收到答辩状之日起五日内，将答辩状副本发送原告。

被告不提出答辩状的，不影响人民法院审理。

第六十八条 人民法院审理行政案件，由审判员组成合议庭，或者由审判员、陪审员组成合议庭。合议庭的成员，应当是三人以上的单数。

第六十九条 行政行为证据确凿，适用法律、法规正确，符合法定程序的，或者原告申请被告履行法定职责或者给付义务理由不成立的，人民法院判决驳回原告的诉讼请求。

第七十条 行政行为有下列情形之一的，人民法院判决撤销或者部分撤销，并可以判决被告重新作出行政行为：

（一）主要证据不足的；

（二）适用法律、法规错误的；

（三）违反法定程序的；

（四）超越职权的；

（五）滥用职权的；

（六）明显不当的。

第七十一条 人民法院判决被告重新作出行政行为的，被告不得以同一的事实和理由作出与原行政行为基本相同的行政行为。

第七十二条 人民法院经过审理，查明被告不履行法定职责的，判决被告在一定期限内履行。

第七十三条 人民法院经过审理，查明被告依法负有给付义务的，判决被告履行给付义务。

第七十四条 行政行为有下列情形之一的，人民法院判决确认违法，但不撤销行政行为：

（一）行政行为依法应当撤销，但撤销会给国家利益、社会公共利益造成重大损害的；

（二）行政行为程序轻微违法，但对原告权利不产生实际影响的。

行政行为有下列情形之一，不需要撤销或者判决履行的，人民法院判决确认违法：

（一）行政行为违法，但不具有可撤销内容的；

（二）被告改变原违法行政行为，原告仍要求确认原行政行为违法的；

（三）被告不履行或者拖延履行法定职责，判决履行没有意义的。

第七十五条 行政行为有实施主体不具有行政主体资格或者没有依据等重大且明显违法情形，原告申请确认行政行为无效的，人民法院判决确认无效。

第七十六条 人民法院判决确认违法或者无效的，可以同时判决责令被告采取补救措施；给原告造成损失的，依法判决被告承担赔偿责任。

第七十七条 行政处罚明显不当，或者其他行政行为涉及对款额的确定、认定确有错误的，人民法院可以判决变更。

人民法院判决变更，不得加重原告的义务或者减损原告的权益。但利害关系人同为原告，且诉讼请求相反的除外。

第七十八条 被告不依法履行、未按照约定履行或者违法变更、解除本法第十二条第一款第十一项规定的协议的，人民法院判决被告承担继续履行、采取补救措施或者赔偿损失等责任。

被告变更、解除本法第十二条第一款第十一项规定的协议合法，但未依法给予补偿的，人民法院判决给予补偿。

第七十九条 复议机关与作出原行政行为的行政机关为共同被告的案件，人民法院应当对复议决定和原行政行为一并作出裁判。

第八十条 人民法院对公开审理和不公开审理的案件，一律公开宣告判决。

当庭宣判的，应当在十日内发送判决书；定期宣判的，宣判后立即发给判决书。

宣告判决时，必须告知当事人上诉权利、上诉期限和上诉的人民法院。

第八十一条 人民法院应当在立案之日起六个月内作出第一审判决。有特殊情况需要延长的，由高级人民法院批准，高级人民法院审理第一审案件需要延长的，由最高人民法院批准。

第三节 简易程序

第八十二条 人民法院审理下列第一审行政案件，认为事实清楚、权利义务关系明确、争议不大的，可以适用简易程序：

（一）被诉行政行为是依法当场作出的；

（二）案件涉及款额二千元以下的；

（三）属于政府信息公开案件的。

除前款规定以外的第一审行政案件，当事人各方同意适用简易程序的，可以适用简易程序。

发回重审、按照审判监督程序再审的案件不适用简易程序。

第八十三条 适用简易程序审理的行政案件，由审判员一人独任审理，并应当在立案之日起四十五日内审结。

第八十四条 人民法院在审理过程中，发现案件不宜适用简易程序的，裁定转为普通程序。

第四节 第二审程序

第八十五条 当事人不服人民法院第一审判决的，有权在判决书送达之日起十五日内向上一级人民法院提起上诉。当事人不服人民法院第一审裁定的，有权在裁定书送达之日起十日内向上一级人民法院提起上诉。逾期不提起上诉的，人民法院的第一审判决或者裁定发生法律效力。

第八十六条 人民法院对上诉案件，应当组成合议庭，开庭审理。经过阅卷、调查和询问当事人，对没有提出新的事实、证据或者理由，合议庭认为不需要开庭审理的，也可以不开庭审理。

第八十七条 人民法院审理上诉案件，应当对原审人民法院的判决、裁定和被诉行政行为进行全面审查。

第八十八条 人民法院审理上诉案件，应当在收到上诉状之日起三个月内作出终审判决。有特殊情况需要延长的，由高级人民法院批准，高级人民法院审理上诉案件需要延长的，由最高人民法院批准。

第八十九条 人民法院审理上诉案件，按照下列情形，分别处理：

（一）原判决、裁定认定事实清楚，适用法律、法规正确的，判决或者裁定驳回上诉，维持原判决、裁定；

（二）原判决、裁定认定事实错误或者适用法律、法规错误的，依法改判、撤销或者变更；

（三）原判决认定基本事实不清、证据不足的，发回原审人民法院重审，或者查清事实后改判；

（四）原判决遗漏当事人或者违法缺席判决等严重违反法定程序的，裁定撤销原判决，发回原审人民法院重审。

原审人民法院对发回重审的案件作出判决后，当事人提起上诉的，第二审人民法院不得再次发回重审。

人民法院审理上诉案件，需要改变原审判决的，应当同时对被诉行政行为作出判决。

第五节 审判监督程序

第九十条 当事人对已经发生法律效力的判决、裁定，认为确有错误的，可以向上一级人民法院申请再审，但判决、裁定不停止执行。

第九十一条 当事人的申请符合下列情形之一的，人民法院应当再审：

（一）不予立案或者驳回起诉确有错误的；

（二）有新的证据，足以推翻原判决、裁定的；

（三）原判决、裁定认定事实的主要证据不足、未经质证或者系伪造的；

（四）原判决、裁定适用法律、法规确有错误的；

（五）违反法律规定的诉讼程序，可能影响公正审判的；

（六）原判决、裁定遗漏诉讼请求的；

（七）据以作出原判决、裁定的法律文书被撤销或者变更的；

（八）审判人员在审理该案件时有贪污受贿、徇私舞弊、枉法裁判行为的。

第九十二条　各级人民法院院长对本院已经发生法律效力的判决、裁定，发现有本法第九十一条规定情形之一，或者发现调解违反自愿原则或者调解书内容违法，认为需要再审的，应当提交审判委员会讨论决定。

最高人民法院对地方各级人民法院已经发生法律效力的判决、裁定，上级人民法院对下级人民法院已经发生法律效力的判决、裁定，发现有本法第九十一条规定情形之一，或者发现调解违反自愿原则或者调解书内容违法的，有权提审或者指令下级人民法院再审。

第九十三条　最高人民检察院对各级人民法院已经发生法律效力的判决、裁定，上级人民检察院对下级人民法院已经发生法律效力的判决、裁定，发现有本法第九十一条规定情形之一，或者发现调解书损害国家利益、社会公共利益的，应当提出抗诉。

地方各级人民检察院对同级人民法院已经发生法律效力的判决、裁定，发现有本法第九十一条规定情形之一，或者发现调解书损害国家利益、社会公共利益的，可以向同级人民法院提出检察建议，并报上级人民检察院备案；也可以提请上级人民检察院向同级人民法院提出抗诉。

各级人民检察院对审判监督程序以外的其他审判程序中审判人员的违法行为，有权向同级人民法院提出检察建议。

第八章　执　行

第九十四条　当事人必须履行人民法院发生法律效力的判决、裁定、调解书。

第九十五条　公民、法人或者其他组织拒绝履行判决、裁定、调解书的，行政机关或者第三人可以向第一审人民法院申请强制执行，或者由行政机关依法强制执行。

第九十六条　行政机关拒绝履行判决、裁定、调解书的，第一审人民法院可以采取下列措施：

（一）对应当归还的罚款或者应当给付的款额，通知银行从该行政机关的账户内划拨；

（二）在规定期限内不履行的，从期满之日起，对该行政机关负责人按日处五十元至一百元的罚款；

（三）将行政机关拒绝履行的情况予以公告；

（四）向监察机关或者该行政机关的上一级行政机关提出司法建议。接受司法建议的机关，根据有关规定进行处理，并将处理情况告知人民法院；

（五）拒不履行判决、裁定、调解书，社会影响恶劣的，可以对该行政机关直接负责的主管人员和其他直接责任人员予以拘留；情节严重，构成犯罪的，依法追究刑事责任。

第九十七条 公民、法人或者其他组织对行政行为在法定期限内不提起诉讼又不履行的，行政机关可以申请人民法院强制执行，或者依法强制执行。

第九章　涉外行政诉讼

第九十八条 外国人、无国籍人、外国组织在中华人民共和国进行行政诉讼，适用本法。法律另有规定的除外。

第九十九条 外国人、无国籍人、外国组织在中华人民共和国进行行政诉讼，同中华人民共和国公民、组织有同等的诉讼权利和义务。

外国法院对中华人民共和国公民、组织的行政诉讼权利加以限制的，人民法院对该国公民、组织的行政诉讼权利，实行对等原则。

第一百条 外国人、无国籍人、外国组织在中华人民共和国进行行政诉讼，委托律师代理诉讼的，应当委托中华人民共和国律师机构的律师。

第十章　附　则

第一百零一条 人民法院审理行政案件，关于期间、送达、财产保全、开庭审理、调解、中止诉讼、终结诉讼、简易程序、执行等，以及人民检察院对行政案件受理、审理、裁判、执行的监督，本法没有规定的，适用《中华人民共和国民事诉讼法》的相关规定。

第一百零二条 人民法院审理行政案件，应当收取诉讼费用。诉讼费用由败诉方承担，双方都有责任的由双方分担。收取诉讼费用的具体办法另行规定。

第一百零三条 本法自1990年10月1日起施行。

最高人民法院关于适用
《中华人民共和国行政诉讼法》的解释

（2017年11月13日最高人民法院审判委员会第1726次会议通过，自2018年2月8日起施行）

为正确适用《中华人民共和国行政诉讼法》（以下简称行政诉讼法），结合人民法院行政审判工作实际，制定本解释。

一、受案范围

第一条 公民、法人或者其他组织对行政机关及其工作人员的行政行为不服，依法提起诉讼的，属于人民法院行政诉讼的受案范围。

下列行为不属于人民法院行政诉讼的受案范围：

（一）公安、国家安全等机关依照刑事诉讼法的明确授权实施的行为；

（二）调解行为以及法律规定的仲裁行为；

（三）行政指导行为；

（四）驳回当事人对行政行为提起申诉的重复处理行为；

（五）行政机关作出的不产生外部法律效力的行为；

（六）行政机关为作出行政行为而实施的准备、论证、研究、层报、咨询等过程性行为；

（七）行政机关根据人民法院的生效裁判、协助执行通知书作出的执行行为，但行政机关扩大执行范围或者采取违法方式实施的除外；

（八）上级行政机关基于内部层级监督关系对下级行政机关作出的听取报告、执法检查、督促履责等行为；

（九）行政机关针对信访事项作出的登记、受理、交办、转送、复查、复核意见等行为；

（十）对公民、法人或者其他组织权利义务不产生实际影响的行为。

第二条 行政诉讼法第十三条第一项规定的"国家行为"，是指国务院、中央军事委员会、国防部、外交部等根据宪法和法律的授权，以国家的名义实施的有关国防和外交事务的行为，以及经宪法和法律授权的国家机关宣布紧急状态等行为。

行政诉讼法第十三条第二项规定的"具有普遍约束力的决定、命令"，是指行政机关针对不特定对象发布的能反复适用的规范性文件。

行政诉讼法第十三条第三项规定的"对行政机关工作人员的奖惩、任免等决定"，是指行政机关作出的涉及行政机关工作人员公务员权利义务的决定。

行政诉讼法第十三条第四项规定的"法律规定由行政机关最终裁决的行政行为"中的"法律"，是指全国人民代表大会及其常务委员会制定、通过的规范性文件。

二、管辖

第三条 各级人民法院行政审判庭审理行政案件和审查行政机关申请执行其行政行为的案件。

专门人民法院、人民法庭不审理行政案件，也不审查和执行行政机关申请执行其行政行为的案件。铁路运输法院等专门人民法院审理行政案件，应当执行行政诉讼法第十八条第二款的规定。

第四条 立案后，受诉人民法院的管辖权不受当事人住所地改变、追加被告等事实和法律状态变更的影响。

第五条 有下列情形之一的，属于行政诉讼法第十五条第三项规定的"本辖区内重大、复杂的案件"：

（一）社会影响重大的共同诉讼案件；

（二）涉外或者涉及香港特别行政区、澳门特别行政区、台湾地区的案件；

（三）其他重大、复杂案件。

第六条 当事人以案件重大复杂为由，认为有管辖权的基层人民法院不宜行使管辖权或者根据行政诉讼法第五十二条的规定，向中级人民法院起诉，中级人民法院应当根据不同情况在七日内分别作出以下处理：

（一）决定自行审理；

（二）指定本辖区其他基层人民法院管辖；

（三）书面告知当事人向有管辖权的基层人民法院起诉。

第七条 基层人民法院对其管辖的第一审行政案件，认为需要由中级人民法院审理或者指定管辖的，可以报请中级人民法院决定。中级人民法院应当根据不同情况在七日内分别作出以下处理：

（一）决定自行审理；

（二）指定本辖区其他基层人民法院管辖；

（三）决定由报请的人民法院审理。

第八条 行政诉讼法第十九条规定的"原告所在地"，包括原告的户籍所在地、经常居住地和被限制人身自由地。

对行政机关基于同一事实，既采取限制公民人身自由的行政强制措施，又采取其他行政强制措施或者行政处罚不服的，由被告所在地或者原告所在地的人民法院管辖。

第九条　行政诉讼法第二十条规定的"因不动产提起的行政诉讼"是指因行政行为导致不动产物权变动而提起的诉讼。

不动产已登记的，以不动产登记簿记载的所在地为不动产所在地；不动产未登记的，以不动产实际所在地为不动产所在地。

第十条　人民法院受理案件后，被告提出管辖异议的，应当在收到起诉状副本之日起十五日内提出。

对当事人提出的管辖异议，人民法院应当进行审查。异议成立的，裁定将案件移送有管辖权的人民法院；异议不成立的，裁定驳回。

人民法院对管辖异议审查后确定有管辖权的，不因当事人增加或者变更诉讼请求等改变管辖，但违反级别管辖、专属管辖规定的除外。

第十一条　有下列情形之一的，人民法院不予审查：

（一）人民法院发回重审或者按第一审程序再审的案件，当事人提出管辖异议的；

（二）当事人在第一审程序中未按照法律规定的期限和形式提出管辖异议，在第二审程序中提出的。

三、诉讼参加人

第十二条　有下列情形之一的，属于行政诉讼法第二十五条第一款规定的"与行政行为有利害关系"：

（一）被诉的行政行为涉及其相邻权或者公平竞争权的；

（二）在行政复议等行政程序中被追加为第三人的；

（三）要求行政机关依法追究加害人法律责任的；

（四）撤销或者变更行政行为涉及其合法权益的；

（五）为维护自身合法权益向行政机关投诉，具有处理投诉职责的行政机关作出或者未作出处理的；

（六）其他与行政行为有利害关系的情形。

第十三条　债权人以行政机关对债务人所作的行政行为损害债权实现为由提起行政诉讼的，人民法院应当告知其就民事争议提起民事诉讼，但行政机关作出行政行为时依法应予保护或者应予考虑的除外。

第十四条　行政诉讼法第二十五条第二款规定的"近亲属"，包括配偶、父母、子女、兄弟姐妹、祖父母、外祖父母、孙子女、外孙子女和其他具有扶养、赡养关系的亲属。

公民因被限制人身自由而不能提起诉讼的，其近亲属可以依其口头或者书面委托以该公民的名义提起诉讼。近亲属起诉时无法与被限制人身自由的公民取得联系，近亲属可以先行起诉，并在诉讼中补充提交委托证明。

第十五条 合伙企业向人民法院提起诉讼的，应当以核准登记的字号为原告。未依法登记领取营业执照的个人合伙的全体合伙人为共同原告；全体合伙人可以推选代表人，被推选的代表人，应当由全体合伙人出具推选书。

个体工商户向人民法院提起诉讼的，以营业执照上登记的经营者为原告。有字号的，以营业执照上登记的字号为原告，并应当注明该字号经营者的基本信息。

第十六条 股份制企业的股东大会、股东会、董事会等认为行政机关作出的行政行为侵犯企业经营自主权的，可以企业名义提起诉讼。

联营企业、中外合资或者合作企业的联营、合资、合作各方，认为联营、合资、合作企业权益或者自己一方合法权益受行政行为侵害的，可以自己的名义提起诉讼。

非国有企业被行政机关注销、撤销、合并、强令兼并、出售、分立或者改变企业隶属关系的，该企业或者其法定代表人可以提起诉讼。

第十七条 事业单位、社会团体、基金会、社会服务机构等非营利法人的出资人、设立人认为行政行为损害法人合法权益的，可以自己的名义提起诉讼。

第十八条 业主委员会对于行政机关作出的涉及业主共有利益的行政行为，可以自己的名义提起诉讼。

业主委员会不起诉的，专有部分占建筑物总面积过半数或者占总户数过半数的业主可以提起诉讼。

第十九条 当事人不服经上级行政机关批准的行政行为，向人民法院提起诉讼的，以在对外发生法律效力的文书上署名的机关为被告。

第二十条 行政机关组建并赋予行政管理职能但不具有独立承担法律责任能力的机构，以自己的名义作出行政行为，当事人不服提起诉讼的，应当以组建该机构的行政机关为被告。

法律、法规或者规章授权行使行政职权的行政机关内设机构、派出机构或者其他组织，超出法定授权范围实施行政行为，当事人不服提起诉讼的，应当以实施该行为的机构或者组织为被告。

没有法律、法规或者规章规定，行政机关授权其内设机构、派出机构或者其他组织行使行政职权的，属于行政诉讼法第二十六条规定的委托。当事人不服提起诉讼的，应当以该行政机关为被告。

第二十一条 当事人对由国务院、省级人民政府批准设立的开发区管理机构作出的行政行为不服提起诉讼的，以该开发区管理机构为被告；对由国务院、省级人民政府批准设立的开发区管理机构所属职能部门作出的行政行为不服提起诉讼的，以其职能部门为被告；对其他开发区管理机构所属职能部门作出的行政行为不服提起诉讼的，以开发区管理机构为被告；开发区管理机构没有行政主体资格的，以设立该机构的地方人民政府为被告。

第二十二条　行政诉讼法第二十六条第二款规定的"复议机关改变原行政行为"，是指复议机关改变原行政行为的处理结果。复议机关改变原行政行为所认定的主要事实和证据、改变原行政行为所适用的规范依据，但未改变原行政行为处理结果的，视为复议机关维持原行政行为。

复议机关确认原行政行为无效，属于改变原行政行为。

复议机关确认原行政行为违法，属于改变原行政行为，但复议机关以违反法定程序为由确认原行政行为违法的除外。

第二十三条　行政机关被撤销或者职权变更，没有继续行使其职权的行政机关的，以其所属的人民政府为被告；实行垂直领导的，以垂直领导的上一级行政机关为被告。

第二十四条　当事人对村民委员会或者居民委员会依据法律、法规、规章的授权履行行政管理职责的行为不服提起诉讼的，以村民委员会或者居民委员会为被告。

当事人对村民委员会、居民委员会受行政机关委托作出的行为不服提起诉讼的，以委托的行政机关为被告。

当事人对高等学校等事业单位以及律师协会、注册会计师协会等行业协会依据法律、法规、规章的授权实施的行政行为不服提起诉讼的，以该事业单位、行业协会为被告。

当事人对高等学校等事业单位以及律师协会、注册会计师协会等行业协会受行政机关委托作出的行为不服提起诉讼的，以委托的行政机关为被告。

第二十五条　市、县级人民政府确定的房屋征收部门组织实施房屋征收与补偿工作过程中作出行政行为，被征收人不服提起诉讼的，以房屋征收部门为被告。

征收实施单位受房屋征收部门委托，在委托范围内从事的行为，被征收人不服提起诉讼的，应当以房屋征收部门为被告。

第二十六条　原告所起诉的被告不适格，人民法院应当告知原告变更被告；原告不同意变更的，裁定驳回起诉。

应当追加被告而原告不同意追加的，人民法院应当通知其以第三人的身份参加诉讼，但行政复议机关作共同被告的除外。

第二十七条　必须共同进行诉讼的当事人没有参加诉讼的，人民法院应当依法通知其参加；当事人也可以向人民法院申请参加。

人民法院应当对当事人提出的申请进行审查，申请理由不成立的，裁定驳回；申请理由成立的，书面通知其参加诉讼。

前款所称的必须共同进行诉讼，是指按照行政诉讼法第二十七条的规定，当事人一方或者双方为两人以上，因同一行政行为发生行政争议，人民法院必须合并审理的诉讼。

第二十八条 人民法院追加共同诉讼的当事人时，应当通知其他当事人。应当追加的原告，已明确表示放弃实体权利的，可不予追加；既不愿意参加诉讼，又不放弃实体权利的，应追加为第三人，其不参加诉讼，不能阻碍人民法院对案件的审理和裁判。

第二十九条 行政诉讼法第二十八条规定的"人数众多"，一般指十人以上。

根据行政诉讼法第二十八条的规定，当事人一方人数众多的，由当事人推选代表人。当事人推选不出的，可以由人民法院在起诉的当事人中指定代表人。

行政诉讼法第二十八条规定的代表人为二至五人。代表人可以委托一至二人作为诉讼代理人。

第三十条 行政机关的同一行政行为涉及两个以上利害关系人，其中一部分利害关系人对行政行为不服提起诉讼，人民法院应当通知没有起诉的其他利害关系人作为第三人参加诉讼。

与行政案件处理结果有利害关系的第三人，可以申请参加诉讼，或者由人民法院通知其参加诉讼。人民法院判决其承担义务或者减损其权益的第三人，有权提出上诉或者申请再审。

行政诉讼法第二十九条规定的第三人，因不能归责于本人的事由未参加诉讼，但有证据证明发生法律效力的判决、裁定、调解书损害其合法权益的，可以依照行政诉讼法第九十条的规定，自知道或者应当知道其合法权益受到损害之日起六个月内，向上一级人民法院申请再审。

第三十一条 当事人委托诉讼代理人，应当向人民法院提交由委托人签名或者盖章的授权委托书。委托书应当载明委托事项和具体权限。公民在特殊情况下无法书面委托的，也可以由他人代书，并由自己捺印等方式确认，人民法院应当核实并记录在卷；被诉行政机关或者其他有义务协助的机关拒绝人民法院向被限制人身自由的公民核实的，视为委托成立。当事人解除或者变更委托的，应当书面报告人民法院。

第三十二条 依照行政诉讼法第三十一条第二款第二项规定，与当事人有合法劳动人事关系的职工，可以当事人工作人员的名义作为诉讼代理人。

以当事人的工作人员身份参加诉讼活动，应当提交以下证据之一加以证明：

（一）缴纳社会保险记录凭证；

（二）领取工资凭证；

（三）其他能够证明其为当事人工作人员身份的证据。

第三十三条　根据行政诉讼法第三十一条第二款第三项规定，有关社会团体推荐公民担任诉讼代理人的，应当符合下列条件：

（一）社会团体属于依法登记设立或者依法免予登记设立的非营利性法人组织；

（二）被代理人属于该社会团体的成员，或者当事人一方住所地位于该社会团体的活动地域；

（三）代理事务属于该社会团体章程载明的业务范围；

（四）被推荐的公民是该社会团体的负责人或者与该社会团体有合法劳动人事关系的工作人员。

专利代理人经中华全国专利代理人协会推荐，可以在专利行政案件中担任诉讼代理人。

四、证据

第三十四条　根据行政诉讼法第三十六条第一款的规定，被告申请延期提供证据的，应当在收到起诉状副本之日起十五日内以书面方式向人民法院提出。人民法院准许延期提供的，被告应当在正当事由消除后十五日内提供证据。逾期提供的，视为被诉行政行为没有相应的证据。

第三十五条　原告或者第三人应当在开庭审理前或者人民法院指定的交换证据清单之日提供证据。因正当事由申请延期提供证据的，经人民法院准许，可以在法庭调查中提供。逾期提供证据的，人民法院应当责令其说明理由；拒不说明理由或者理由不成立的，视为放弃举证权利。

原告或者第三人在第一审程序中无正当事由未提供而在第二审程序中提供的证据，人民法院不予接纳。

第三十六条　当事人申请延长举证期限，应当在举证期限届满前向人民法院提出书面申请。

申请理由成立的，人民法院应当准许，适当延长举证期限，并通知其他当事人。申请理由不成立的，人民法院不予准许，并通知申请人。

第三十七条　根据行政诉讼法第三十九条的规定，对当事人无争议，但涉及国家利益、公共利益或者他人合法权益的事实，人民法院可以责令当事人提供或者补充有关证据。

第三十八条　对于案情比较复杂或者证据数量较多的案件，人民法院可以组织当事人在开庭前向对方出示或者交换证据，并将交换证据清单的情况记录在卷。

当事人在庭前证据交换过程中没有争议并记录在卷的证据，经审判人员在庭审中说明后，可以作为认定案件事实的依据。

第三十九条 当事人申请调查收集证据，但该证据与待证事实无关联、对证明待证事实无意义或者其他无调查收集必要的，人民法院不予准许。

第四十条 人民法院在证人出庭作证前应当告知其如实作证的义务以及作伪证的法律后果。

证人因履行出庭作证义务而支出的交通、住宿、就餐等必要费用以及误工损失，由败诉一方当事人承担。

第四十一条 有下列情形之一，原告或者第三人要求相关行政执法人员出庭说明的，人民法院可以准许：

（一）对现场笔录的合法性或者真实性有异议的；

（二）对扣押财产的品种或者数量有异议的；

（三）对检验的物品取样或者保管有异议的；

（四）对行政执法人员身份的合法性有异议的；

（五）需要出庭说明的其他情形。

第四十二条 能够反映案件真实情况、与待证事实相关联、来源和形式符合法律规定的证据，应当作为认定案件事实的根据。

第四十三条 有下列情形之一的，属于行政诉讼法第四十三条第三款规定的"以非法手段取得的证据"：

（一）严重违反法定程序收集的证据材料；

（二）以违反法律强制性规定的手段获取且侵害他人合法权益的证据材料；

（三）以利诱、欺诈、胁迫、暴力等手段获取的证据材料。

第四十四条 人民法院认为有必要的，可以要求当事人本人或者行政机关执法人员到庭，就案件有关事实接受询问。在询问之前，可以要求其签署保证书。

保证书应当载明据实陈述、如有虚假陈述愿意接受处罚等内容。当事人或者行政机关执法人员应当在保证书上签名或者捺印。

负有举证责任的当事人拒绝到庭、拒绝接受询问或者拒绝签署保证书，待证事实又欠缺其他证据加以佐证的，人民法院对其主张的事实不予认定。

第四十五条 被告有证据证明其在行政程序中依照法定程序要求原告或者第三人提供证据，原告或者第三人依法应当提供而没有提供，在诉讼程序中提供的证据，人民法院一般不予采纳。

第四十六条 原告或者第三人确有证据证明被告持有的证据对原告或者

第三人有利的，可以在开庭审理前书面申请人民法院责令行政机关提交。

申请理由成立的，人民法院应当责令行政机关提交，因提交证据所产生的费用，由申请人预付。行政机关无正当理由拒不提交的，人民法院可以推定原告或者第三人基于该证据主张的事实成立。

持有证据的当事人以妨碍对方当事人使用为目的，毁灭有关证据或者实施其他致使证据不能使用行为的，人民法院可以推定对方当事人基于该证据主张的事实成立，并可依照行政诉讼法第五十九条规定处理。

第四十七条　根据行政诉讼法第三十八条第二款的规定，在行政赔偿、补偿案件中，因被告的原因导致原告无法就损害情况举证的，应当由被告就该损害情况承担举证责任。

对于各方主张损失的价值无法认定的，应当由负有举证责任的一方当事人申请鉴定，但法律、法规、规章规定行政机关在作出行政行为时依法应当评估或者鉴定的除外；负有举证责任的当事人拒绝申请鉴定的，由其承担不利的法律后果。

当事人的损失因客观原因无法鉴定的，人民法院应当结合当事人的主张和在案证据，遵循法官职业道德，运用逻辑推理和生活经验、生活常识等，酌情确定赔偿数额。

五、期间、送达

第四十八条　期间包括法定期间和人民法院指定的期间。

期间以时、日、月、年计算。期间开始的时和日，不计算在期间内。

期间届满的最后一日是节假日的，以节假日后的第一日为期间届满的日期。

期间不包括在途时间，诉讼文书在期满前交邮的，视为在期限内发送。

第四十九条　行政诉讼法第五十一条第二款规定的立案期限，因起诉状内容欠缺或者有其他错误通知原告限期补正的，从补正后递交人民法院的次日起算。由上级人民法院转交下级人民法院立案的案件，从受诉人民法院收到起诉状的次日起算。

第五十条　行政诉讼法第八十一条、第八十三条、第八十八条规定的审理期限，是指从立案之日起至裁判宣告、调解书送达之日止的期间，但公告期间、鉴定期间、调解期间、中止诉讼期间、审理当事人提出的管辖异议以及处理人民法院之间的管辖争议期间不应计算在内。

再审案件按照第一审程序或者第二审程序审理的，适用行政诉讼法第八十一条、第八十八条规定的审理期限。审理期限自再审立案的次日起算。

基层人民法院申请延长审理期限，应当直接报请高级人民法院批准，同时报中级人民法院备案。

第五十一条　人民法院可以要求当事人签署送达地址确认书，当事人确认的送达地址为人民法院法律文书的送达地址。

当事人同意电子送达的，应当提供并确认传真号、电子信箱等电子送达地址。

当事人送达地址发生变更的，应当及时书面告知受理案件的人民法院；未及时告知的，人民法院按原地址送达，视为依法送达。

人民法院可以通过国家邮政机构以法院专递方式进行送达。

第五十二条　人民法院可以在当事人住所地以外向当事人直接送达诉讼文书。当事人拒绝签署送达回证的，采用拍照、录像等方式记录送达过程即视为送达。审判人员、书记员应当在送达回证上注明送达情况并签名。

六、起诉与受理

第五十三条　人民法院对符合起诉条件的案件应当立案，依法保障当事人行使诉讼权利。

对当事人依法提起的诉讼，人民法院应当根据行政诉讼法第五十一条的规定接收起诉状。能够判断符合起诉条件的，应当当场登记立案；当场不能判断是否符合起诉条件的，应当在接收起诉状后七日内决定是否立案；七日内仍不能作出判断的，应当先予立案。

第五十四条　依照行政诉讼法第四十九条的规定，公民、法人或者其他组织提起诉讼时应当提交以下起诉材料：

（一）原告的身份证明材料以及有效联系方式；

（二）被诉行政行为或者不作为存在的材料；

（三）原告与被诉行政行为具有利害关系的材料；

（四）人民法院认为需要提交的其他材料。

由法定代理人或者委托代理人代为起诉的，还应当在起诉状中写明或者在口头起诉时向人民法院说明法定代理人或者委托代理人的基本情况，并提交法定代理人或者委托代理人的身份证明和代理权限证明等材料。

第五十五条　依照行政诉讼法第五十一条的规定，人民法院应当就起诉状内容和材料是否完备以及是否符合行政诉讼法规定的起诉条件进行审查。

起诉状内容或者材料欠缺的，人民法院应当给予指导和释明，并一次性全面告知当事人需要补正的内容、补充的材料及期限。在指定期限内补正并符合起诉条件的，应当登记立案。当事人拒绝补正或者经补正仍不符合起诉条件的，退回诉状并记录在册；坚持起诉的，裁定不予立案，并载明不予立案的理由。

第五十六条　法律、法规规定应当先申请复议，公民、法人或者其他组织未申请复议直接提起诉讼的，人民法院裁定不予立案。

依照行政诉讼法第四十五条的规定，复议机关不受理复议申请或者在法定期限内不作出复议决定，公民、法人或者其他组织不服，依法向人民法院提起诉讼的，人民法院应当依法立案。

第五十七条　法律、法规未规定行政复议为提起行政诉讼必经程序，公民、法人或者其他组织既提起诉讼又申请行政复议的，由先立案的机关管辖；同时立案的，由公民、法人或者其他组织选择。公民、法人或者其他组织已经申请行政复议，在法定复议期间内又向人民法院提起诉讼的，人民法院裁定不予立案。

第五十八条　法律、法规未规定行政复议为提起行政诉讼必经程序，公民、法人或者其他组织向复议机关申请行政复议后，又经复议机关同意撤回复议申请，在法定起诉期限内对原行政行为提起诉讼的，人民法院应当依法立案。

第五十九条　公民、法人或者其他组织向复议机关申请行政复议后，复议机关作出维持决定的，应当以复议机关和原行为机关为共同被告，并以复议决定送达时间确定起诉期限。

第六十条　人民法院裁定准许原告撤诉后，原告以同一事实和理由重新起诉的，人民法院不予立案。

准予撤诉的裁定确有错误，原告申请再审的，人民法院应当通过审判监督程序撤销原准予撤诉的裁定，重新对案件进行审理。

第六十一条　原告或者上诉人未按规定的期限预交案件受理费，又不提出缓交、减交、免交申请，或者提出申请未获批准的，按自动撤诉处理。在按撤诉处理后，原告或者上诉人在法定期限内再次起诉或者上诉，并依法解决诉讼费预交问题的，人民法院应予立案。

第六十二条　人民法院判决撤销行政机关的行政行为后，公民、法人或者其他组织对行政机关重新作出的行政行为不服向人民法院起诉的，人民法院应当依法立案。

第六十三条　行政机关作出行政行为时，没有制作或者没有送达法律文书，公民、法人或者其他组织只要能证明行政行为存在，并在法定期限内起诉的，人民法院应当依法立案。

第六十四条　行政机关作出行政行为时，未告知公民、法人或者其他组织起诉期限的，起诉期限从公民、法人或者其他组织知道或者应当知道起诉期限之日起计算，但从知道或者应当知道行政行为内容之日起最长不得超过一年。

复议决定未告知公民、法人或者其他组织起诉期限的，适用前款规定。

第六十五条　公民、法人或者其他组织不知道行政机关作出的行政行为内容的，其起诉期限从知道或者应当知道该行政行为内容之日起计算，但最长不得超过行政诉讼法第四十六条第二款规定的起诉期限。

第六十六条 公民、法人或者其他组织依照行政诉讼法第四十七条第一款的规定，对行政机关不履行法定职责提起诉讼的，应当在行政机关履行法定职责期限届满之日起六个月内提出。

第六十七条 原告提供被告的名称等信息足以使被告与其他行政机关相区别的，可以认定为行政诉讼法第四十九条第二项规定的"有明确的被告"。

起诉状列写被告信息不足以认定明确的被告的，人民法院可以告知原告补正；原告补正后仍不能确定明确的被告的，人民法院裁定不予立案。

第六十八条 行政诉讼法第四十九条第三项规定的"有具体的诉讼请求"是指：

（一）请求判决撤销或者变更行政行为；

（二）请求判决行政机关履行特定法定职责或者给付义务；

（三）请求判决确认行政行为违法；

（四）请求判决确认行政行为无效；

（五）请求判决行政机关予以赔偿或者补偿；

（六）请求解决行政协议争议；

（七）请求一并审查规章以下规范性文件；

（八）请求一并解决相关民事争议；

（九）其他诉讼请求。

当事人单独或者一并提起行政赔偿、补偿诉讼的，应当有具体的赔偿、补偿事项以及数额；请求一并审查规章以下规范性文件的，应当提供明确的文件名称或者审查对象；请求一并解决相关民事争议的，应当有具体的民事诉讼请求。

当事人未能正确表达诉讼请求的，人民法院应当要求其明确诉讼请求。

第六十九条 有下列情形之一，已经立案的，应当裁定驳回起诉：

（一）不符合行政诉讼法第四十九条规定的；

（二）超过法定起诉期限且无行政诉讼法第四十八条规定情形的；

（三）错列被告且拒绝变更的；

（四）未按照法律规定由法定代理人、指定代理人、代表人为诉讼行为的；

（五）未按照法律、法规规定先向行政机关申请复议的；

（六）重复起诉的；

（七）撤回起诉后无正当理由再行起诉的；

（八）行政行为对其合法权益明显不产生实际影响的；

（九）诉讼标的已为生效裁判或者调解书所羁束的；

（十）其他不符合法定起诉条件的情形。

前款所列情形可以补正或者更正的，人民法院应当指定期间责令补正或者更正；在指定期间已经补正或者更正的，应当依法审理。

人民法院经过阅卷、调查或者询问当事人，认为不需要开庭审理的，可以迳行裁定驳回起诉。

第七十条 起诉状副本送达被告后，原告提出新的诉讼请求的，人民法院不予准许，但有正当理由的除外。

七、审理与判决

第七十一条 人民法院适用普通程序审理案件，应当在开庭三日前用传票传唤当事人。对证人、鉴定人、勘验人、翻译人员，应当用通知书通知其到庭。当事人或者其他诉讼参与人在外地的，应当留有必要的在途时间。

第七十二条 有下列情形之一的，可以延期开庭审理：

（一）应当到庭的当事人和其他诉讼参与人有正当理由没有到庭的；

（二）当事人临时提出回避申请且无法及时作出决定的；

（三）需要通知新的证人到庭，调取新的证据，重新鉴定、勘验，或者需要补充调查的；

（四）其他应当延期的情形。

第七十三条 根据行政诉讼法第二十七条的规定，有下列情形之一的，人民法院可以决定合并审理：

（一）两个以上行政机关分别对同一事实作出行政行为，公民、法人或者其他组织不服向同一人民法院起诉的；

（二）行政机关就同一事实对若干公民、法人或者其他组织分别作出行政行为，公民、法人或者其他组织不服分别向同一人民法院起诉的；

（三）在诉讼过程中，被告对原告作出新的行政行为，原告不服向同一人民法院起诉的；

（四）人民法院认为可以合并审理的其他情形。

第七十四条 当事人申请回避，应当说明理由，在案件开始审理时提出；回避事由在案件开始审理后知道的，应当在法庭辩论终结前提出。

被申请回避的人员，在人民法院作出是否回避的决定前，应当暂停参与本案的工作，但案件需要采取紧急措施的除外。

对当事人提出的回避申请，人民法院应当在三日内以口头或者书面形式作出决定。对当事人提出的明显不属于法定回避事由的申请，法庭可以依法当庭驳回。

申请人对驳回回避申请决定不服的，可以向作出决定的人民法院申请复议一次。复议期间，被申请回避的人员不停止参与本案的工作。对申请人的复议申请，人民法院应当在三日内作出复议决定，并通知复议申请人。

第七十五条　在一个审判程序中参与过本案审判工作的审判人员，不得再参与该案其他程序的审判。

发回重审的案件，在一审法院作出裁判后又进入第二审程序的，原第二审程序中合议庭组成人员不受前款规定的限制。

第七十六条　人民法院对于因一方当事人的行为或者其他原因，可能使行政行为或者人民法院生效裁判不能或者难以执行的案件，根据对方当事人的申请，可以裁定对其财产进行保全、责令其作出一定行为或者禁止其作出一定行为；当事人没有提出申请的，人民法院在必要时也可以裁定采取上述保全措施。

人民法院采取保全措施，可以责令申请人提供担保；申请人不提供担保的，裁定驳回申请。

人民法院接受申请后，对情况紧急的，必须在四十八小时内作出裁定；裁定采取保全措施的，应当立即开始执行。

当事人对保全的裁定不服的，可以申请复议；复议期间不停止裁定的执行。

第七十七条　利害关系人因情况紧急，不立即申请保全将会使其合法权益受到难以弥补的损害的，可以在提起诉讼前向被保全财产所在地、被申请人住所地或者对案件有管辖权的人民法院申请采取保全措施。申请人应当提供担保，不提供担保的，裁定驳回申请。

人民法院接受申请后，必须在四十八小时内作出裁定；裁定采取保全措施的，应当立即开始执行。

申请人在人民法院采取保全措施后三十日内不依法提起诉讼的，人民法院应当解除保全。

当事人对保全的裁定不服的，可以申请复议；复议期间不停止裁定的执行。

第七十八条　保全限于请求的范围，或者与本案有关的财物。

财产保全采取查封、扣押、冻结或者法律规定的其他方法。人民法院保全财产后，应当立即通知被保全人。

财产已被查封、冻结的，不得重复查封、冻结。

涉及财产的案件，被申请人提供担保的，人民法院应当裁定解除保全。

申请有错误的，申请人应当赔偿被申请人因保全所遭受的损失。

第七十九条　原告或者上诉人申请撤诉，人民法院裁定不予准许的，原告或者上诉人经传票传唤无正当理由拒不到庭，或者未经法庭许可中途退庭的，人民法院可以缺席判决。

第三人经传票传唤无正当理由拒不到庭，或者未经法庭许可中途退庭的，不发生阻止案件审理的效果。

根据行政诉讼法第五十八条的规定，被告经传票传唤无正当理由拒不到庭，或者未经法庭许可中途退庭的，人民法院可以按期开庭或者继续开庭审理，对到庭的当事人诉讼请求、双方的诉辩理由以及已经提交的证据及其他诉讼材料进行审理后，依法缺席判决。

第八十条　原告或者上诉人在庭审中明确拒绝陈述或者以其他方式拒绝陈述，导致庭审无法进行，经法庭释明法律后果后仍不陈述意见的，视为放弃陈述权利，由其承担不利的法律后果。

当事人申请撤诉或者依法可以按撤诉处理的案件，当事人有违反法律的行为需要依法处理的，人民法院可以不准许撤诉或者不按撤诉处理。

法庭辩论终结后原告申请撤诉，人民法院可以准许，但涉及到国家利益和社会公共利益的除外。

第八十一条　被告在一审期间改变被诉行政行为的，应当书面告知人民法院。

原告或者第三人对改变后的行政行为不服提起诉讼的，人民法院应当就改变后的行政行为进行审理。

被告改变原违法行政行为，原告仍要求确认原行政行为违法的，人民法院应当依法作出确认判决。

原告起诉被告不作为，在诉讼中被告作出行政行为，原告不撤诉的，人民法院应当就不作为依法作出确认判决。

第八十二条　当事人之间恶意串通，企图通过诉讼等方式侵害国家利益、社会公共利益或者他人合法权益的，人民法院应当裁定驳回起诉或者判决驳回其请求，并根据情节轻重予以罚款、拘留；构成犯罪的，依法追究刑事责任。

第八十三条　行政诉讼法第五十九条规定的罚款、拘留可以单独适用，也可以合并适用。

对同一妨害行政诉讼行为的罚款、拘留不得连续适用。发生新的妨害行政诉讼行为的，人民法院可以重新予以罚款、拘留。

第八十四条　人民法院审理行政诉讼法第六十条第一款规定的行政案件，认为法律关系明确、事实清楚，在征得当事人双方同意后，可以迳行调解。

第八十五条　调解达成协议，人民法院应当制作调解书。调解书应当写明诉讼请求、案件的事实和调解结果。

调解书由审判人员、书记员署名，加盖人民法院印章，送达双方当事人。

调解书经双方当事人签收后，即具有法律效力。调解书生效日期根据最后收到调解书的当事人签收的日期确定。

第八十六条 人民法院审理行政案件，调解过程不公开，但当事人同意公开的除外。

经人民法院准许，第三人可以参加调解。人民法院认为有必要的，可以通知第三人参加调解。

调解协议内容不公开，但为保护国家利益、社会公共利益、他人合法权益，人民法院认为确有必要公开的除外。

当事人一方或者双方不愿调解、调解未达成协议的，人民法院应当及时判决。

当事人自行和解或者调解达成协议后，请求人民法院按照和解协议或者调解协议的内容制作判决书的，人民法院不予准许。

第八十七条 在诉讼过程中，有下列情形之一的，中止诉讼：

（一）原告死亡，须等待其近亲属表明是否参加诉讼的；

（二）原告丧失诉讼行为能力，尚未确定法定代理人的；

（三）作为一方当事人的行政机关、法人或者其他组织终止，尚未确定权利义务承受人的；

（四）一方当事人因不可抗力的事由不能参加诉讼的；

（五）案件涉及法律适用问题，需要送请有权机关作出解释或者确认的；

（六）案件的审判须以相关民事、刑事或者其他行政案件的审理结果为依据，而相关案件尚未审结的；

（七）其他应当中止诉讼的情形。

中止诉讼的原因消除后，恢复诉讼。

第八十八条 在诉讼过程中，有下列情形之一的，终结诉讼：

（一）原告死亡，没有近亲属或者近亲属放弃诉讼权利的；

（二）作为原告的法人或者其他组织终止后，其权利义务的承受人放弃诉讼权利的。

因本解释第八十七条第一款第一、二、三项原因中止诉讼满九十日仍无人继续诉讼的，裁定终结诉讼，但有特殊情况的除外。

第八十九条 复议决定改变原行政行为错误，人民法院判决撤销复议决定时，可以一并责令复议机关重新作出复议决定或者判决恢复原行政行为的法律效力。

第九十条 人民法院判决被告重新作出行政行为，被告重新作出的行政行为与原行政行为的结果相同，但主要事实或者主要理由有改变的，不属于行政诉讼法第七十一条规定的情形。

人民法院以违反法定程序为由，判决撤销被诉行政行为的，行政机关重新作出行政行为不受行政诉讼法第七十一条规定的限制。

行政机关以同一事实和理由重新作出与原行政行为基本相同的行政行为，人民法院应当根据行政诉讼法第七十条、第七十一条的规定判决撤销或者部分撤销，并根据行政诉讼法第九十六条的规定处理。

第九十一条　原告请求被告履行法定职责的理由成立，被告违法拒绝履行或者无正当理由逾期不予答复的，人民法院可以根据行政诉讼法第七十二条的规定，判决被告在一定期限内依法履行原告请求的法定职责；尚需被告调查或者裁量的，应当判决被告针对原告的请求重新作出处理。

第九十二条　原告申请被告依法履行支付抚恤金、最低生活保障待遇或者社会保险待遇等给付义务的理由成立，被告依法负有给付义务而拒绝或者拖延履行义务的，人民法院可以根据行政诉讼法第七十三条的规定，判决被告在一定期限内履行相应的给付义务。

第九十三条　原告请求被告履行法定职责或者依法履行支付抚恤金、最低生活保障待遇或者社会保险待遇等给付义务，原告未先向行政机关提出申请的，人民法院裁定驳回起诉。

人民法院经审理认为原告所请求履行的法定职责或者给付义务明显不属于行政机关权限范围的，可以裁定驳回起诉。

第九十四条　公民、法人或者其他组织起诉请求撤销行政行为，人民法院经审查认为行政行为无效的，应当作出确认无效的判决。

公民、法人或者其他组织起诉请求确认行政行为无效，人民法院审查认为行政行为不属于无效情形，经释明，原告请求撤销行政行为的，应当继续审理并依法作出相应判决；原告请求撤销行政行为但超过法定起诉期限的，裁定驳回起诉；原告拒绝变更诉讼请求的，判决驳回其诉讼请求。

第九十五条　人民法院经审理认为被诉行政行为违法或者无效，可能给原告造成损失，经释明，原告请求一并解决行政赔偿争议的，人民法院可以就赔偿事项进行调解；调解不成的，应当一并判决。人民法院也可以告知其就赔偿事项另行提起诉讼。

第九十六条　有下列情形之一，且对原告依法享有的听证、陈述、申辩等重要程序性权利不产生实质损害的，属于行政诉讼法第七十四条第一款第二项规定的"程序轻微违法"：

（一）处理期限轻微违法；

（二）通知、送达等程序轻微违法；

（三）其他程序轻微违法的情形。

第九十七条　原告或者第三人的损失系由其自身过错和行政机关的违法行政行为共同造成的，人民法院应当依据各方行为与损害结果之间有无因果关系以及在损害发生和结果中作用力的大小，确定行政机关相应的赔偿责任。

第九十八条　因行政机关不履行、拖延履行法定职责，致使公民、法人或者其他组织的合法权益遭受损害的，人民法院应当判决行政机关承担行政赔偿责任。在确定赔偿数额时，应当考虑该不履行、拖延履行法定职责的行为在损害发生过程和结果中所起的作用等因素。

第九十九条　有下列情形之一的，属于行政诉讼法第七十五条规定的"重大且明显违法"：

（一）行政行为实施主体不具有行政主体资格；

（二）减损权利或者增加义务的行政行为没有法律规范依据；

（三）行政行为的内容客观上不可能实施；

（四）其他重大且明显违法的情形。

第一百条　人民法院审理行政案件，适用最高人民法院司法解释的，应当在裁判文书中援引。

人民法院审理行政案件，可以在裁判文书中引用合法有效的规章及其他规范性文件。

第一百零一条　裁定适用于下列范围：

（一）不予立案；

（二）驳回起诉；

（三）管辖异议；

（四）终结诉讼；

（五）中止诉讼；

（六）移送或者指定管辖；

（七）诉讼期间停止行政行为的执行或者驳回停止执行的申请；

（八）财产保全；

（九）先予执行；

（十）准许或者不准许撤诉；

（十一）补正裁判文书中的笔误；

（十二）中止或者终结执行；

（十三）提审、指令再审或者发回重审；

（十四）准许或者不准许执行行政机关的行政行为；

（十五）其他需要裁定的事项。

对第一、二、三项裁定，当事人可以上诉。

裁定书应当写明裁定结果和作出该裁定的理由。裁定书由审判人员、书记员署名，加盖人民法院印章。口头裁定的，记入笔录。

第一百零二条　行政诉讼法第八十二条规定的行政案件中的"事实清楚"，是指当事人对争议的事实陈述基本一致，并能提供相应的证据，无须人民法院调查收集证据即可查明事实；"权利义务关系明确"，是指行政法律关系中权利和义务能够明确区分；"争议不大"，是指当事人对行政行为的合法性、责任承担等没有实质分歧。

第一百零三条　适用简易程序审理的行政案件，人民法院可以用口头通知、电话、短信、传真、电子邮件等简便方式传唤当事人、通知证人、送达裁判文书以外的诉讼文书。

以简便方式送达的开庭通知，未经当事人确认或者没有其他证据证明当事人已经收到的，人民法院不得缺席判决。

第一百零四条　适用简易程序案件的举证期限由人民法院确定，也可以由当事人协商一致并经人民法院准许，但不得超过十五日。被告要求书面答辩的，人民法院可以确定合理的答辩期间。

人民法院应当将举证期限和开庭日期告知双方当事人，并向当事人说明逾期举证以及拒不到庭的法律后果，由双方当事人在笔录和开庭传票的送达回证上签名或者捺印。

当事人双方均表示同意立即开庭或者缩短举证期限、答辩期间的，人民法院可以立即开庭审理或者确定近期开庭。

第一百零五条　人民法院发现案情复杂，需要转为普通程序审理的，应当在审理期限届满前作出裁定并将合议庭组成人员及相关事项书面通知双方当事人。

案件转为普通程序审理的，审理期限自人民法院立案之日起计算。

第一百零六条　当事人就已经提起诉讼的事项在诉讼过程中或者裁判生效后再次起诉，同时具有下列情形的，构成重复起诉：

（一）后诉与前诉的当事人相同；

（二）后诉与前诉的诉讼标的相同；

（三）后诉与前诉的诉讼请求相同，或者后诉的诉讼请求被前诉裁判所包含。

第一百零七条　第一审人民法院作出判决和裁定后，当事人均提起上诉的，上诉各方均为上诉人。

诉讼当事人中的一部分人提出上诉，没有提出上诉的对方当事人为被上诉人，其他当事人依原审诉讼地位列明。

第一百零八条　当事人提出上诉，应当按照其他当事人或者诉讼代表人的人数提出上诉状副本。

原审人民法院收到上诉状，应当在五日内将上诉状副本发送其他当事人，对方当事人应当在收到上诉状副本之日起十五日内提出答辩状。

原审人民法院应当在收到答辩状之日起五日内将副本发送上诉人。对方当事人不提出答辩状的，不影响人民法院审理。

原审人民法院收到上诉状、答辩状，应当在五日内连同全部案卷和证据，报送第二审人民法院；已经预收的诉讼费用，一并报送。

第一百零九条　第二审人民法院经审理认为原审人民法院不予立案或者驳回起诉的裁定确有错误且当事人的起诉符合起诉条件的，应当裁定撤销原审人民法院的裁定，指令原审人民法院依法立案或者继续审理。

第二审人民法院裁定发回原审人民法院重新审理的行政案件，原审人民法院应当另行组成合议庭进行审理。

原审判决遗漏了必须参加诉讼的当事人或者诉讼请求的，第二审人民法院应当裁定撤销原审判决，发回重审。

原审判决遗漏行政赔偿请求，第二审人民法院经审查认为依法不应当予以赔偿的，应当判决驳回行政赔偿请求。

原审判决遗漏行政赔偿请求，第二审人民法院经审理认为依法应当予以赔偿的，在确认被诉行政行为违法的同时，可以就行政赔偿问题进行调解；调解不成的，应当就行政赔偿部分发回重审。

当事人在第二审期间提出行政赔偿请求的，第二审人民法院可以进行调解；调解不成的，应当告知当事人另行起诉。

第一百一十条　当事人向上一级人民法院申请再审，应当在判决、裁定或者调解书发生法律效力后六个月内提出。有下列情形之一的，自知道或者应当知道之日起六个月内提出：

（一）有新的证据，足以推翻原判决、裁定的；

（二）原判决、裁定认定事实的主要证据是伪造的；

（三）据以作出原判决、裁定的法律文书被撤销或者变更的；

（四）审判人员审理该案件时有贪污受贿、徇私舞弊、枉法裁判行为的。

第一百一十一条　当事人申请再审的，应当提交再审申请书等材料。人民法院认为有必要的，可以自收到再审申请书之日起五日内将再审申请书副本发送对方当事人。对方当事人应当自收到再审申请书副本之日起十五日内提交书面意见。人民法院可以要求申请人和对方当事人补充有关材料，询问有关事项。

第一百一十二条　人民法院应当自再审申请案件立案之日起六个月内审

查，有特殊情况需要延长的，由本院院长批准。

第一百一十三条　人民法院根据审查再审申请案件的需要决定是否询问当事人；新的证据可能推翻原判决、裁定的，人民法院应当询问当事人。

第一百一十四条　审查再审申请期间，被申请人及原审其他当事人依法提出再审申请的，人民法院应当将其列为再审申请人，对其再审事由一并审查，审查期限重新计算。经审查，其中一方再审申请人主张的再审事由成立的，应当裁定再审。各方再审申请人主张的再审事由均不成立的，一并裁定驳回再审申请。

第一百一十五条　审查再审申请期间，再审申请人申请人民法院委托鉴定、勘验的，人民法院不予准许。

审查再审申请期间，再审申请人撤回再审申请的，是否准许，由人民法院裁定。

再审申请人经传票传唤，无正当理由拒不接受询问的，按撤回再审申请处理。

人民法院准许撤回再审申请或者按撤回再审申请处理后，再审申请人再次申请再审的，不予立案，但有行政诉讼法第九十一条第二项、第三项、第七项、第八项规定情形，自知道或者应当知道之日起六个月内提出的除外。

第一百一十六条　当事人主张的再审事由成立，且符合行政诉讼法和本解释规定的申请再审条件的，人民法院应当裁定再审。

当事人主张的再审事由不成立，或者当事人申请再审超过法定申请再审期限、超出法定再审事由范围等不符合行政诉讼法和本解释规定的申请再审条件的，人民法院应当裁定驳回再审申请。

第一百一十七条　有下列情形之一的，当事人可以向人民检察院申请抗诉或者检察建议：

（一）人民法院驳回再审申请的；

（二）人民法院逾期未对再审申请作出裁定的；

（三）再审判决、裁定有明显错误的。

人民法院基于抗诉或者检察建议作出再审判决、裁定后，当事人申请再审的，人民法院不予立案。

第一百一十八条　按照审判监督程序决定再审的案件，裁定中止原判决、裁定、调解书的执行，但支付抚恤金、最低生活保障费或者社会保险待遇的案件，可以不中止执行。

上级人民法院决定提审或者指令下级人民法院再审的，应当作出裁定，裁定应当写明中止原判决的执行；情况紧急的，可以将中止执行的裁定口头通知负责执行的人民法院或者作出生效判决、裁定的人民法院，但应当在口头通知后十日内发出裁定书。

第一百一十九条 人民法院按照审判监督程序再审的案件，发生法律效力的判决、裁定是由第一审法院作出的，按照第一审程序审理，所作的判决、裁定，当事人可以上诉；发生法律效力的判决、裁定是由第二审法院作出的，按照第二审程序审理，所作的判决、裁定，是发生法律效力的判决、裁定；上级人民法院按照审判监督程序提审的，按照第二审程序审理，所作的判决、裁定是发生法律效力的判决、裁定。

人民法院审理再审案件，应当另行组成合议庭。

第一百二十条 人民法院审理再审案件应当围绕再审请求和被诉行政行为合法性进行。当事人的再审请求超出原审诉讼请求，符合另案诉讼条件的，告知当事人可以另行起诉。

被申请人及原审其他当事人在庭审辩论结束前提出的再审请求，符合本解释规定的申请期限的，人民法院应当一并审理。

人民法院经再审，发现已经发生法律效力的判决、裁定损害国家利益、社会公共利益、他人合法权益的，应当一并审理。

第一百二十一条 再审审理期间，有下列情形之一的，裁定终结再审程序：

（一）再审申请人在再审期间撤回再审请求，人民法院准许的；

（二）再审申请人经传票传唤，无正当理由拒不到庭的，或者未经法庭许可中途退庭，按撤回再审请求处理的；

（三）人民检察院撤回抗诉的；

（四）其他应当终结再审程序的情形。

因人民检察院提出抗诉裁定再审的案件，申请抗诉的当事人有前款规定的情形，且不损害国家利益、社会公共利益或者他人合法权益的，人民法院裁定终结再审程序。

再审程序终结后，人民法院裁定中止执行的原生效判决自动恢复执行。

第一百二十二条 人民法院审理再审案件，认为原生效判决、裁定确有错误，在撤销原生效判决或者裁定的同时，可以对生效判决、裁定的内容作出相应裁判，也可以裁定撤销生效判决或者裁定，发回作出生效判决、裁定的人民法院重新审理。

第一百二十三条 人民法院审理二审案件和再审案件，对原审法院立案、不予立案或者驳回起诉错误的，应当分别情况作如下处理：

（一）第一审人民法院作出实体判决后，第二审人民法院认为不应当立案的，在撤销第一审人民法院判决的同时，可以迳行驳回起诉；

（二）第二审人民法院维持第一审人民法院不予立案裁定错误的，再审法院应当撤销第一审、第二审人民法院裁定，指令第一审人民法院受理；

（三）第二审人民法院维持第一审人民法院驳回起诉裁定错误的，再审法院应当撤销第一审、第二审人民法院裁定，指令第一审人民法院审理。

第一百二十四条　人民检察院提出抗诉的案件，接受抗诉的人民法院应当自收到抗诉书之日起三十日内作出再审的裁定；有行政诉讼法第九十一条第二、三项规定情形之一的，可以指令下一级人民法院再审，但经该下一级人民法院再审过的除外。

人民法院在审查抗诉材料期间，当事人之间已经达成和解协议的，人民法院可以建议人民检察院撤回抗诉。

第一百二十五条　人民检察院提出抗诉的案件，人民法院再审开庭时，应当在开庭三日前通知人民检察院派员出庭。

第一百二十六条　人民法院收到再审检察建议后，应当组成合议庭，在三个月内进行审查，发现原判决、裁定、调解书确有错误，需要再审的，依照行政诉讼法第九十二条规定裁定再审，并通知当事人；经审查，决定不予再审的，应当书面回复人民检察院。

第一百二十七条　人民法院审理因人民检察院抗诉或者检察建议裁定再审的案件，不受此前已经作出的驳回当事人再审申请裁定的限制。

八、行政机关负责人出庭应诉

第一百二十八条　行政诉讼法第三条第三款规定的行政机关负责人，包括行政机关的正职、副职负责人以及其他参与分管的负责人。

行政机关负责人出庭应诉的，可以另行委托一至二名诉讼代理人。行政机关负责人不能出庭的，应当委托行政机关相应的工作人员出庭，不得仅委托律师出庭。

第一百二十九条　涉及重大公共利益、社会高度关注或者可能引发群体性事件等案件以及人民法院书面建议行政机关负责人出庭的案件，被诉行政机关负责人应当出庭。

被诉行政机关负责人出庭应诉的，应当在当事人及其诉讼代理人基本情况、案件由来部分予以列明。

行政机关负责人有正当理由不能出庭应诉的，应当向人民法院提交情况说明，并加盖行政机关印章或者由该机关主要负责人签字认可。

行政机关拒绝说明理由的，不发生阻止案件审理的效果，人民法院可以向监察机关、上一级行政机关提出司法建议。

第一百三十条　行政诉讼法第三条第三款规定的"行政机关相应的工作人员"，包括该行政机关具有国家行政编制身份的工作人员以及其他依法履行公职的人员。

被诉行政行为是地方人民政府作出的，地方人民政府法制工作机构的工作人员，以及被诉行政行为具体承办机关工作人员，可以视为被诉人民政府相应的工作人员。

第一百三十一条　行政机关负责人出庭应诉的，应当向人民法院提交能够证明该行政机关负责人职务的材料。

行政机关委托相应的工作人员出庭应诉的，应当向人民法院提交加盖行政机关印章的授权委托书，并载明工作人员的姓名、职务和代理权限。

第一百三十二条　行政机关负责人和行政机关相应的工作人员均不出庭，仅委托律师出庭的或者人民法院书面建议行政机关负责人出庭应诉，行政机关负责人不出庭应诉的，人民法院应当记录在案和在裁判文书中载明，并可以建议有关机关依法作出处理。

九、复议机关作共同被告

第一百三十三条　行政诉讼法第二十六条第二款规定的"复议机关决定维持原行政行为"，包括复议机关驳回复议申请或者复议请求的情形，但以复议申请不符合受理条件为由驳回的除外。

第一百三十四条　复议机关决定维持原行政行为的，作出原行政行为的行政机关和复议机关是共同被告。原告只起诉作出原行政行为的行政机关或者复议机关的，人民法院应当告知原告追加被告。原告不同意追加的，人民法院应当将另一机关列为共同被告。

行政复议决定既有维持原行政行为内容，又有改变原行政行为内容或者不予受理申请内容的，作出原行政行为的行政机关和复议机关为共同被告。

复议机关作共同被告的案件，以作出原行政行为的行政机关确定案件的级别管辖。

第一百三十五条　复议机关决定维持原行政行为的，人民法院应当在审查原行政行为合法性的同时，一并审查复议决定的合法性。

作出原行政行为的行政机关和复议机关对原行政行为合法性共同承担举证责任，可以由其中一个机关实施举证行为。复议机关对复议决定的合法性承担举证责任。

复议机关作共同被告的案件，复议机关在复议程序中依法收集和补充的证据，可以作为人民法院认定复议决定和原行政行为合法的依据。

第一百三十六条　人民法院对原行政行为作出判决的同时，应当对复议决定一并作出相应判决。

人民法院依职权追加作出原行政行为的行政机关或者复议机关为共同被告的，对原行政行为或者复议决定可以作出相应判决。

人民法院判决撤销原行政行为和复议决定的，可以判决作出原行政行的行政机关重新作出行政行为。

人民法院判决作出原行政行为的行政机关履行法定职责或者给付义务的，应当同时判决撤销复议决定。

原行政行为合法、复议决定违法的，人民法院可以判决撤销复议决定或者确认复议决定违法，同时判决驳回原告针对原行政行为的诉讼请求。

原行政行为被撤销、确认违法或者无效，给原告造成损失的，应当由作出原行政行为的行政机关承担赔偿责任；因复议决定加重损害的，由复议机关对加重部分承担赔偿责任。

原行政行为不符合复议或者诉讼受案范围等受理条件，复议机关作出维持决定的，人民法院应当裁定一并驳回对原行政行为和复议决定的起诉。

十、相关民事争议的一并审理

第一百三十七条　公民、法人或者其他组织请求一并审理行政诉讼法第六十一条规定的相关民事争议，应当在第一审开庭审理前提出；有正当理由的，也可以在法庭调查中提出。

第一百三十八条　人民法院决定在行政诉讼中一并审理相关民事争议，或者案件当事人一致同意相关民事争议在行政诉讼中一并解决，人民法院准许的，由受理行政案件的人民法院管辖。

公民、法人或者其他组织请求一并审理相关民事争议，人民法院经审查发现行政案件已经超过起诉期限，民事案件尚未立案的，告知当事人另行提起民事诉讼；民事案件已经立案的，由原审判组织继续审理。

人民法院在审理行政案件中发现民事争议为解决行政争议的基础，当事人没有请求人民法院一并审理相关民事争议的，人民法院应当告知当事人依法申请一并解决民事争议。当事人就民事争议另行提起民事诉讼并已立案的，人民法院应当中止行政诉讼的审理。民事争议处理期间不计算在行政诉讼审理期限内。

第一百三十九条　有下列情形之一的，人民法院应当作出不予准许一并审理民事争议的决定，并告知当事人可以依法通过其他渠道主张权利：

（一）法律规定应当由行政机关先行处理的；

（二）违反民事诉讼法专属管辖规定或者协议管辖约定的；

（三）约定仲裁或者已经提起民事诉讼的；

（四）其他不宜一并审理民事争议的情形。

对不予准许的决定可以申请复议一次。

第一百四十条　人民法院在行政诉讼中一并审理相关民事争议的，民事争议应当单独立案，由同一审判组织审理。

人民法院审理行政机关对民事争议所作裁决的案件，一并审理民事争议的，不另行立案。

第一百四十一条　人民法院一并审理相关民事争议，适用民事法律规范的相关规定，法律另有规定的除外。

当事人在调解中对民事权益的处分，不能作为审查被诉行政行为合法性的根据。

第一百四十二条　对行政争议和民事争议应当分别裁判。

当事人仅对行政裁判或者民事裁判提出上诉的，未上诉的裁判在上诉期满后即发生法律效力。第一审人民法院应当将全部案卷一并移送第二审人民法院，由行政审判庭审理。第二审人民法院发现未上诉的生效裁判确有错误的，应当按照审判监督程序再审。

第一百四十三条　行政诉讼原告在宣判前申请撤诉的，是否准许由人民法院裁定。人民法院裁定准许行政诉讼原告撤诉，但其对已经提起的一并审理相关民事争议不撤诉的，人民法院应当继续审理。

第一百四十四条　人民法院一并审理相关民事争议，应当按行政案件、民事案件的标准分别收取诉讼费用。

十一、规范性文件的一并审查

第一百四十五条　公民、法人或者其他组织在对行政行为提起诉讼时一并请求对所依据的规范性文件审查的，由行政行为案件管辖法院一并审查。

第一百四十六条　公民、法人或者其他组织请求人民法院一并审查行政诉讼法第五十三条规定的规范性文件，应当在第一审开庭审理前提出；有正当理由的，也可以在法庭调查中提出。

第一百四十七条　人民法院在对规范性文件审查过程中，发现规范性文件可能不合法的，应当听取规范性文件制定机关的意见。

制定机关申请出庭陈述意见的，人民法院应当准许。

行政机关未陈述意见或者未提供相关证明材料的，不能阻止人民法院对规范性文件进行审查。

第一百四十八条　人民法院对规范性文件进行一并审查时，可以从规范性文件制定机关是否超越权限或者违反法定程序、作出行政行为所依据的条款以及相关条款等方面进行。

有下列情形之一的，属于行政诉讼法第六十四条规定的"规范性文件不合法"：

（一）超越制定机关的法定职权或者超越法律、法规、规章的授权范围的；

（二）与法律、法规、规章等上位法的规定相抵触的；

（三）没有法律、法规、规章依据，违法增加公民、法人和其他组织义务或者减损公民、法人和其他组织合法权益的；

（四）未履行法定批准程序、公开发布程序，严重违反制定程序的；

（五）其他违反法律、法规以及规章规定的情形。

第一百四十九条 人民法院经审查认为行政行为所依据的规范性文件合法的，应当作为认定行政行为合法的依据；经审查认为规范性文件不合法的，不作为人民法院认定行政行为合法的依据，并在裁判理由中予以阐明。作出生效裁判的人民法院应当向规范性文件的制定机关提出处理建议，并可以抄送制定机关的同级人民政府、上一级行政机关、监察机关以及规范性文件的备案机关。

规范性文件不合法的，人民法院可以在裁判生效之日起三个月内，向规范性文件制定机关提出修改或者废止该规范性文件的司法建议。

规范性文件由多个部门联合制定的，人民法院可以向该规范性文件的主办机关或者共同上一级行政机关发送司法建议。

接收司法建议的行政机关应当在收到司法建议之日起六十日内予以书面答复。情况紧急的，人民法院可以建议制定机关或者其上一级行政机关立即停止执行该规范性文件。

第一百五十条 人民法院认为规范性文件不合法的，应当在裁判生效后报送上一级人民法院进行备案。涉及国务院部门、省级行政机关制定的规范性文件，司法建议还应当分别层报最高人民法院、高级人民法院备案。

第一百五十一条 各级人民法院院长对本院已经发生法律效力的判决、裁定，发现规范性文件合法性认定错误，认为需要再审的，应当提交审判委员会讨论。

最高人民法院对地方各级人民法院已经发生法律效力的判决、裁定，上级人民法院对下级人民法院已经发生法律效力的判决、裁定，发现规范性文件合法性认定错误的，有权提审或者指令下级人民法院再审。

十二、执行

第一百五十二条 对发生法律效力的行政判决书、行政裁定书、行政赔偿判决书和行政调解书，负有义务的一方当事人拒绝履行的，对方当事人可以依法申请人民法院强制执行。

人民法院判决行政机关履行行政赔偿、行政补偿或者其他行政给付义务，行政机关拒不履行的，对方当事人可以依法向法院申请强制执行。

第一百五十三条 申请执行的期限为二年。申请执行时效的中止、中断，适用法律有关规定。

申请执行的期限从法律文书规定的履行期间最后一日起计算；法律文书规定分期履行的，从规定的每次履行期间的最后一日起计算；法律文书中没有规定履行期限的，从该法律文书送达当事人之日起计算。

逾期申请的，除有正当理由外，人民法院不予受理。

第一百五十四条 发生法律效力的行政判决书、行政裁定书、行政赔偿判决书和行政调解书，由第一审人民法院执行。

第一审人民法院认为情况特殊，需要由第二审人民法院执行的，可以报请第二审人民法院执行；第二审人民法院可以决定由其执行，也可以决定由第一审人民法院执行。

第一百五十五条 行政机关根据行政诉讼法第九十七条的规定申请执行其行政行为，应当具备以下条件：

（一）行政行为依法可以由人民法院执行；

（二）行政行为已经生效并具有可执行内容；

（三）申请人是作出该行政行为的行政机关或者法律、法规、规章授权的组织；

（四）被申请人是该行政行为所确定的义务人；

（五）被申请人在行政行为确定的期限内或者行政机关催告期限内未履行义务；

（六）申请人在法定期限内提出申请；

（七）被申请执行的行政案件属于受理执行申请的人民法院管辖。

行政机关申请人民法院执行，应当提交行政强制法第五十五条规定的相关材料。

人民法院对符合条件的申请，应当在五日内立案受理，并通知申请人；对不符合条件的申请，应当裁定不予受理。行政机关对不予受理裁定有异议，在十五日内向上一级人民法院申请复议的，上一级人民法院应当在收到复议申请之日起十五日内作出裁定。

第一百五十六条 没有强制执行权的行政机关申请人民法院强制执行其行政行为，应当自被执行人的法定起诉期限届满之日起三个月内提出。逾期申请的，除有正当理由外，人民法院不予受理。

第一百五十七条 行政机关申请人民法院强制执行其行政行为的，由申请人所在地的基层人民法院受理；执行对象为不动产的，由不动产所在地的基层人民法院受理。

基层人民法院认为执行确有困难的，可以报请上级人民法院执行；上级人民法院可以决定由其执行，也可以决定由下级人民法院执行。

第一百五十八条 行政机关根据法律的授权对平等主体之间民事争议作出裁决后，当事人在法定期限内不起诉又不履行，作出裁决的行政机关在申请执行的期限内未申请人民法院强制执行的，生效行政裁决确定的权利人或者其继承人、权利承受人在六个月内可以申请人民法院强制执行。

享有权利的公民、法人或者其他组织申请人民法院强制执行生效行政裁决，参照行政机关申请人民法院强制执行行政行为的规定。

第一百五十九条 行政机关或者行政行为确定的权利人申请人民法院强制执行前，有充分理由认为被执行人可能逃避执行的，可以申请人民法院采取财产保全措施。后者申请强制执行的，应当提供相应的财产担保。

第一百六十条 人民法院受理行政机关申请执行其行政行为的案件后，应当在七日内由行政审判庭对行政行为的合法性进行审查，并作出是否准予执行的裁定。

人民法院在作出裁定前发现行政行为明显违法并损害被执行人合法权益的，应当听取被执行人和行政机关的意见，并自受理之日起三十日内作出是否准予执行的裁定。

需要采取强制执行措施的，由本院负责强制执行非诉行政行为的机构执行。

第一百六十一条 被申请执行的行政行为有下列情形之一的，人民法院应当裁定不准予执行：

（一）实施主体不具有行政主体资格的；

（二）明显缺乏事实根据的；

（三）明显缺乏法律、法规依据的；

（四）其他明显违法并损害被执行人合法权益的情形。

行政机关对不准予执行的裁定有异议，在十五日内向上一级人民法院申请复议的，上一级人民法院应当在收到复议申请之日起三十日内作出裁定。

十三、附则

第一百六十二条 公民、法人或者其他组织对 2015 年 5 月 1 日之前作出的行政行为提起诉讼，请求确认行政行为无效的，人民法院不予立案。

第一百六十三条 本解释自 2018 年 2 月 8 日起施行。

本解释施行后，《最高人民法院关于执行〈中华人民共和国行政诉讼法〉若干问题的解释》（法释〔2000〕8 号）、《最高人民法院关于适用〈中华人民共和国行政诉讼法〉若干问题的解释》（法释〔2015〕9 号）同时废止。最高人民法院以前发布的司法解释与本解释不一致的，不再适用。

最高人民法院关于行政机关负责
人出庭应诉若干问题的规定

（2020 年 3 月 23 日最高人民法院审判委员会第 1797 次会议通过，自 2020 年 7 月 1 日起施行）

为进一步规范行政机关负责人出庭应诉活动，根据《中华人民共和国行政诉讼法》等法律规定，结合人民法院行政审判工作实际，制定本规定。

第一条　行政诉讼法第三条第三款规定的被诉行政机关负责人应当出庭应诉，是指被诉行政机关负责人依法应当在第一审、第二审、再审等诉讼程序中出庭参加诉讼，行使诉讼权利，履行诉讼义务。

法律、法规、规章授权独立行使行政职权的行政机关内设机构、派出机构或者其他组织的负责人出庭应诉，适用本规定。

应当追加为被告而原告不同意追加，人民法院通知以第三人身份参加诉讼的行政机关，其负责人出庭应诉活动参照前款规定。

第二条　行政诉讼法第三条第三款规定的被诉行政机关负责人，包括行政机关的正职、副职负责人、参与分管被诉行政行为实施工作的副职级别的负责人以及其他参与分管的负责人。

被诉行政机关委托的组织或者下级行政机关的负责人，不能作为被诉行政机关负责人出庭。

第三条　有共同被告的行政案件，可以由共同被告协商确定行政机关负责人出庭应诉；也可以由人民法院确定。

第四条　对于涉及食品药品安全、生态环境和资源保护、公共卫生安全等重大公共利益，社会高度关注或者可能引发群体性事件等的案件，人民法院应当通知行政机关负责人出庭应诉。

有下列情形之一，需要行政机关负责人出庭的，人民法院可以通知行政机关负责人出庭应诉：

（一）被诉行政行为涉及公民、法人或者其他组织重大人身、财产权益的；

（二）行政公益诉讼；

（三）被诉行政机关的上级机关规范性文件要求行政机关负责人出庭应诉的；

（四）人民法院认为需要通知行政机关负责人出庭应诉的其他情形。

第五条　人民法院在向行政机关送达的权利义务告知书中，应当一并告知行政机关负责人出庭应诉的法定义务及相关法律后果等事项。

人民法院通知行政机关负责人出庭的，应当在开庭三日前送达出庭通知书，并告知行政机关负责人不出庭可能承担的不利法律后果。

行政机关在庭审前申请更换出庭应诉负责人且不影响正常开庭的，人民法院应当准许。

第六条　行政机关负责人出庭应诉的，应当于开庭前向人民法院提交出庭应诉负责人的身份证明。身份证明应当载明该负责人的姓名、职务等基本信息，并加盖行政机关印章。

人民法院应当对出庭应诉负责人的身份证明进行审查，经审查认为不符合条件，可以补正的，应当告知行政机关予以补正；不能补正或者补正可能影响正常开庭的，视为行政机关负责人未出庭应诉。

第七条　对于同一审级需要多次开庭的同一案件，行政机关负责人到庭参加一次庭审的，一般可以认定其已经履行出庭应诉义务，但人民法院通知行政机关负责人再次出庭的除外。

行政机关负责人在一个审理程序中出庭应诉，不免除其在其他审理程序出庭应诉的义务。

第八条　有下列情形之一的，属于行政诉讼法第三条第三款规定的行政机关负责人不能出庭的情形：

（一）不可抗力；

（二）意外事件；

（三）需要履行他人不能代替的公务；

（四）无法出庭的其他正当事由。

第九条　行政机关负责人有正当理由不能出庭的，应当提交相关证明材料，并加盖行政机关印章或者由该机关主要负责人签字认可。

人民法院应当对行政机关负责人不能出庭的理由以及证明材料进行审查。

行政机关负责人有正当理由不能出庭，行政机关申请延期开庭审理的，人民法院可以准许；人民法院也可以依职权决定延期开庭审理。

第十条　行政诉讼法第三条第三款规定的相应的工作人员，是指被诉行政机关中具体行使行政职权的工作人员。

行政机关委托行使行政职权的组织或者下级行政机关的工作人员，可以视为行政机关相应的工作人员。

人民法院应当参照本规定第六条第二款的规定，对行政机关相应的工作人员的身份证明进行审查。

第十一条 诉讼参与人参加诉讼活动，应当依法行使诉讼权利，履行诉讼义务，遵守法庭规则，自觉维护诉讼秩序。

行政机关负责人或者行政机关委托的相应工作人员在庭审过程中应当就案件情况进行陈述、答辩、提交证据、辩论、发表最后意见，对所依据的规范性文件进行解释说明。

行政机关负责人出庭应诉的，应当就实质性解决行政争议发表意见。

诉讼参与人和其他人以侮辱、谩骂、威胁等方式扰乱法庭秩序的，人民法院应当制止，并根据行政诉讼法第五十九条规定进行处理。

第十二条 有下列情形之一的，人民法院应当向监察机关、被诉行政机关的上一级行政机关提出司法建议：

（一）行政机关负责人未出庭应诉，且未说明理由或者理由不成立的；

（二）行政机关有正当理由申请延期开庭审理，人民法院准许后再次开庭审理时行政机关负责人仍未能出庭应诉，且无正当理由的；

（三）行政机关负责人和行政机关相应的工作人员均不出庭应诉的；

（四）行政机关负责人未经法庭许可中途退庭的；

（五）人民法院在庭审中要求行政机关负责人就有关问题进行解释或者说明，行政机关负责人拒绝解释或者说明，导致庭审无法进行的。

有前款情形之一的，人民法院应当记录在案并在裁判文书中载明。

第十三条 当事人对行政机关具有本规定第十二条第一款情形提出异议的，人民法院可以在庭审笔录中载明，不影响案件的正常审理。

原告以行政机关具有本规定第十二条第一款情形为由拒不到庭、未经法庭许可中途退庭的，人民法院可以按照撤诉处理。

原告以行政机关具有本规定第十二条第一款情形为由在庭审中明确拒绝陈述或者以其他方式拒绝陈述，导致庭审无法进行，经法庭释明法律后果后仍不陈述意见的，人民法院可以视为放弃陈述权利，由其承担相应的法律后果。

第十四条 人民法院可以通过适当形式将行政机关负责人出庭应诉情况向社会公开。

人民法院可以定期将辖区内行政机关负责人出庭应诉情况进行统计、分析、评价，向同级人民代表大会常务委员会报告，向同级人民政府进行通报。

第十五条 本规定自 2020 年 7 月 1 日起施行。

中华人民共和国行政复议法

（1999 年 4 月 29 日第九届全国人民代表大会常务委员会第九次会议通过，根据 2009 年 8 月 27 日第十一届全国人民代表大会常务委员会第十次会议《关于修改部分法律的决定》第一次修正，根据 2017 年 9 月 1 日第十二届全国人民代表大会常务委员会第二十九次会议《关于修改〈中华人民共和国法官法〉等八部法律的决定》第二次修正）

目录

第一章　总　则

第一条　为了防止和纠正违法的或者不当的具体行政行为，保护公民、法人和其他组织的合法权益，保障和监督行政机关依法行使职权，根据宪法，制定本法。

第二条　公民、法人或者其他组织认为具体行政行为侵犯其合法权益，向行政机关提出行政复议申请，行政机关受理行政复议申请、作出行政复议决定，适用本法。

第三条　依照本法履行行政复议职责的行政机关是行政复议机关。行政复议机关负责法制工作的机构具体办理行政复议事项，履行下列职责：

（一）受理行政复议申请；

（二）向有关组织和人员调查取证，查阅文件和资料；

（三）审查申请行政复议的具体行政行为是否合法与适当，拟订行政复议决定；

（四）处理或者转送对本法第七条所列有关规定的审查申请；

（五）对行政机关违反本法规定的行为依照规定的权限和程序提出处理建议；

（六）办理因不服行政复议决定提起行政诉讼的应诉事项；

（七）法律、法规规定的其他职责。

行政机关中初次从事行政复议的人员，应当通过国家统一法律职业资格考试取得法律职业资格。

第四条 行政复议机关履行行政复议职责，应当遵循合法、公正、公开、及时、便民的原则，坚持有错必纠，保障法律、法规的正确实施。

第五条 公民、法人或者其他组织对行政复议决定不服的，可以依照行政诉讼法的规定向人民法院提起行政诉讼，但是法律规定行政复议决定为最终裁决的除外。

第二章 行政复议范围

第六条 有下列情形之一的，公民、法人或者其他组织可以依照本法申请行政复议：

（一）对行政机关作出的警告、罚款、没收违法所得、没收非法财物、责令停产停业、暂扣或者吊销许可证、暂扣或者吊销执照、行政拘留等行政处罚决定不服的；

（二）对行政机关作出的限制人身自由或者查封、扣押、冻结财产等行政强制措施决定不服的；

（三）对行政机关作出的有关许可证、执照、资质证、资格证等证书变更、中止、撤销的决定不服的；

（四）对行政机关作出的关于确认土地、矿藏、水流、森林、山岭、草原、荒地、滩涂、海域等自然资源的所有权或者使用权的决定不服的；

（五）认为行政机关侵犯合法的经营自主权的；

（六）认为行政机关变更或者废止农业承包合同，侵犯其合法权益的；

（七）认为行政机关违法集资、征收财物、摊派费用或者违法要求履行其他义务的；

（八）认为符合法定条件，申请行政机关颁发许可证、执照、资质证、资格证等证书，或者申请行政机关审批、登记有关事项，行政机关没有依法办理的；

（九）申请行政机关履行保护人身权利、财产权利、受教育权利的法定职责，行政机关没有依法履行的；

（十）申请行政机关依法发放抚恤金、社会保险金或者最低生活保障费，行政机关没有依法发放的；

（十一）认为行政机关的其他具体行政行为侵犯其合法权益的。

第七条　公民、法人或者其他组织认为行政机关的具体行政行为所依据的下列规定不合法，在对具体行政行为申请行政复议时，可以一并向行政复议机关提出对该规定的审查申请：

（一）国务院部门的规定；

（二）县级以上地方各级人民政府及其工作部门的规定；

（三）乡、镇人民政府的规定。

前款所列规定不含国务院部、委员会规章和地方人民政府规章。规章的审查依照法律、行政法规办理。

第八条　不服行政机关作出的行政处分或者其他人事处理决定的，依照有关法律、行政法规的规定提出申诉。

不服行政机关对民事纠纷作出的调解或者其他处理，依法申请仲裁或者向人民法院提起诉讼。

第三章　行政复议申请

第九条　公民、法人或者其他组织认为具体行政行为侵犯其合法权益的，可以自知道该具体行政行为之日起六十日内提出行政复议申请；但是法律规定的申请期限超过六十日的除外。

因不可抗力或者其他正当理由耽误法定申请期限的，申请期限自障碍消除之日起继续计算。

第十条　依照本法申请行政复议的公民、法人或者其他组织是申请人。

有权申请行政复议的公民死亡的，其近亲属可以申请行政复议。有权申请行政复议的公民为无民事行为能力人或者限制民事行为能力人的，其法定代理人可以代为申请行政复议。有权申请行政复议的法人或者其他组织终止的，承受其权利的法人或者其他组织可以申请行政复议。

同申请行政复议的具体行政行为有利害关系的其他公民、法人或者其他组织，可以作为第三人参加行政复议。

公民、法人或者其他组织对行政机关的具体行政行为不服申请行政复议的，作出具体行政行为的行政机关是被申请人。

申请人、第三人可以委托代理人代为参加行政复议。

第十一条　申请人申请行政复议，可以书面申请，也可以口头申请；口头申请的，行政复议机关应当当场记录申请人的基本情况、行政复议请求、申请行政复议的主要事实、理由和时间。

第十一条　申请人申请行政复议，可以书面申请，也可以口头申请；口头申请的，行政复议机关应当当场记录申请人的基本情况、行政复议请求、申请行政复议的主要事实、理由和时间。

第十二条　对县级以上地方各级人民政府工作部门的具体行政行为不服的，由申请人选择，可以向该部门的本级人民政府申请行政复议，也可以向上一级主管部门申请行政复议。

对海关、金融、国税、外汇管理等实行垂直领导的行政机关和国家安全机关的具体行政行为不服的，向上一级主管部门申请行政复议。

第十三条　对地方各级人民政府的具体行政行为不服的，向上一级地方人民政府申请行政复议。

对省、自治区人民政府依法设立的派出机关所属的县级地方人民政府的具体行政行为不服的，向该派出机关申请行政复议。

第十四条　对国务院部门或者省、自治区、直辖市人民政府的具体行政行为不服的，向作出该具体行政行为的国务院部门或者省、自治区、直辖市人民政府申请行政复议。对行政复议决定不服的，可以向人民法院提起行政诉讼；也可以向国务院申请裁决，国务院依照本法的规定作出最终裁决。

第十五条　对本法第十二条、第十三条、第十四条规定以外的其他行政机关、组织的具体行政行为不服的，按照下列规定申请行政复议：

（一）对县级以上地方人民政府依法设立的派出机关的具体行政行为不服的，向设立该派出机关的人民政府申请行政复议；

（二）对政府工作部门依法设立的派出机构依照法律、法规或者规章规定，以自己的名义作出的具体行政行为不服的，向设立该派出机构的部门或者该部门的本级地方人民政府申请行政复议；

（三）对法律、法规授权的组织的具体行政行为不服的，分别向直接管理该组织的地方人民政府、地方人民政府工作部门或者国务院部门申请行政复议；

（四）对两个或者两个以上行政机关以共同的名义作出的具体行政行为不服的，向其共同上一级行政机关申请行政复议；

（五）对被撤销的行政机关在撤销前所作出的具体行政行为不服的，向继续行使其职权的行政机关的上一级行政机关申请行政复议。

有前款所列情形之一的，申请人也可以向具体行政行为发生地的县级地方人民政府提出行政复议申请，由接受申请的县级地方人民政府依照本法第十八条的规定办理。

第十六条　公民、法人或者其他组织申请行政复议，行政复议机关已经依法受理的，或者法律、法规规定应当先向行政复议机关申请行政复议、对行政复议决定不服再向人民法院提起行政诉讼的，在法定行政复议期限内不得向人民法院提起行政诉讼。

公民、法人或者其他组织向人民法院提起行政诉讼，人民法院已经依法受理的，不得申请行政复议。

第四章　行政复议受理

第十七条　行政复议机关收到行政复议申请后，应当在五日内进行审查，对不符合本法规定的行政复议申请，决定不予受理，并书面告知申请人；对符合本法规定，但是不属于本机关受理的行政复议申请，应当告知申请人向有关行政复议机关提出。

除前款规定外，行政复议申请自行政复议机关负责法制工作的机构收到之日起即为受理。

第十八条　依照本法第十五条第二款的规定接受行政复议申请的县级地方人民政府，对依照本法第十五条第一款的规定属于其他行政复议机关受理的行政复议申请，应当自接到该行政复议申请之日起七日内，转送有关行政复议机关，并告知申请人。接受转送的行政复议机关应当依照本法第十七条的规定办理。

第十九条　法律、法规规定应当先向行政复议机关申请行政复议、对行政复议决定不服再向人民法院提起行政诉讼的，行政复议机关决定不予受理或者受理后超过行政复议期限不作答复的，公民、法人或者其他组织可以自收到不予受理决定书之日起或者行政复议期满之日起十五日内，依法向人民法院提起行政诉讼。

第二十条　公民、法人或者其他组织依法提出行政复议申请，行政复议机关无正当理由不予受理的，上级行政机关应当责令其受理；必要时，上级行政机关也可以直接受理。

第二十一条　行政复议期间具体行政行为不停止执行；但是，有下列情形之一的，可以停止执行：

（一）被申请人认为需要停止执行的；

（二）行政复议机关认为需要停止执行的；

（三）申请人申请停止执行，行政复议机关认为其要求合理，决定停止执行的；

（四）法律规定停止执行的。

第五章　行政复议决定

第二十二条　行政复议原则上采取书面审查的办法，但是申请人提出要求或者行政复议机关负责法制工作的机构认为有必要时，可以向有关组织和人员调查情况，听取申请人、被申请人和第三人的意见。

第二十三条 行政复议机关负责法制工作的机构应当自行政复议申请受理之日起七日内，将行政复议申请书副本或者行政复议申请笔录复印件发送被申请人。被申请人应当自收到申请书副本或者申请笔录复印件之日起十日内，提出书面答复，并提交当初作出具体行政行为的证据、依据和其他有关材料。

申请人、第三人可以查阅被申请人提出的书面答复、作出具体行政行为的证据、依据和其他有关材料，除涉及国家秘密、商业秘密或者个人隐私外，行政复议机关不得拒绝。

第二十四条 在行政复议过程中，被申请人不得自行向申请人和其他有关组织或者个人收集证据。

第二十五条 行政复议决定作出前，申请人要求撤回行政复议申请的，经说明理由，可以撤回；撤回行政复议申请的，行政复议终止。

第二十六条 申请人在申请行政复议时，一并提出对本法第七条所列有关规定的审查申请的，行政复议机关对该规定有权处理的，应当在三十日内依法处理；无权处理的，应当在七日内按照法定程序转送有权处理的行政机关依法处理，有权处理的行政机关应当在六十日内依法处理。处理期间，中止对具体行政行为的审查。

第二十七条 行政复议机关在对被申请人作出的具体行政行为进行审查时，认为其依据不合法，本机关有权处理的，应当在三十日内依法处理；无权处理的，应当在七日内按照法定程序转送有权处理的国家机关依法处理。处理期间，中止对具体行政行为的审查。

第二十八条 行政复议机关负责法制工作的机构应当对被申请人作出的具体行政行为进行审查，提出意见，经行政复议机关的负责人同意或者集体讨论通过后，按照下列规定作出行政复议决定：

（一）具体行政行为认定事实清楚，证据确凿，适用依据正确，程序合法，内容适当的，决定维持；

（二）被申请人不履行法定职责的，决定其在一定期限内履行；

（三）具体行政行为有下列情形之一的，决定撤销、变更或者确认该具体行政行为违法；决定撤销或者确认该具体行政行为违法的，可以责令被申请人在一定期限内重新作出具体行政行为：

1. 主要事实不清、证据不足的；

2. 适用依据错误的；

3. 违反法定程序的；

4. 超越或者滥用职权的；

5.具体行政行为明显不当的。

（四）被申请人不按照本法第二十三条的规定提出书面答复、提交当初作出具体行政行为的证据、依据和其他有关材料的，视为该具体行政行为没有证据、依据，决定撤销该具体行政行为。

行政复议机关责令被申请人重新作出具体行政行为的，被申请人不得以同一的事实和理由作出与原具体行政行为相同或者基本相同的具体行政行为。

第二十九条　申请人在申请行政复议时可以一并提出行政赔偿请求，行政复议机关对符合国家赔偿法的有关规定应当给予赔偿的，在决定撤销、变更具体行政行为或者确认具体行政行为违法时，应当同时决定被申请人依法给予赔偿。

申请人在申请行政复议时没有提出行政赔偿请求的，行政复议机关在依法决定撤销或者变更罚款，撤销违法集资、没收财物、征收财物、摊派费用以及对财产的查封、扣押、冻结等具体行政行为时，应当同时责令被申请人返还财产，解除对财产的查封、扣押、冻结措施，或者赔偿相应的价款。

第三十条　公民、法人或者其他组织认为行政机关的具体行政行为侵犯其已经依法取得的土地、矿藏、水流、森林、山岭、草原、荒地、滩涂、海域等自然资源的所有权或者使用权的，应当先申请行政复议；对行政复议决定不服的，可以依法向人民法院提起行政诉讼。

根据国务院或者省、自治区、直辖市人民政府对行政区划的勘定、调整或者征收土地的决定，省、自治区、直辖市人民政府确认土地、矿藏、水流、森林、山岭、草原、荒地、滩涂、海域等自然资源的所有权或者使用权的行政复议决定为最终裁决。

第三十一条　行政复议机关应当自受理申请之日起六十日内作出行政复议决定；但是法律规定的行政复议期限少于六十日的除外。情况复杂，不能在规定期限内作出行政复议决定的，经行政复议机关的负责人批准，可以适当延长，并告知申请人和被申请人；但是延长期限最多不超过三十日。

行政复议机关作出行政复议决定，应当制作行政复议决定书，并加盖印章。

行政复议决定书一经送达，即发生法律效力。

第三十二条　被申请人应当履行行政复议决定。

被申请人不履行或者无正当理由拖延履行行政复议决定的，行政复议机关或者有关上级行政机关应当责令其限期履行。

第三十三条　申请人逾期不起诉又不履行行政复议决定的，或者不履行最终裁决的行政复议决定的，按照下列规定分别处理：

（一）维持具体行政行为的行政复议决定，由作出具体行政行为的行政机关依法强制执行，或者申请人民法院强制执行；

（二）变更具体行政行为的行政复议决定，由行政复议机关依法强制执行，或者申请人民法院强制执行。

第六章　法律责任

第三十四条　行政复议机关违反本法规定，无正当理由不予受理依法提出的行政复议申请或者不按照规定转送行政复议申请的，或者在法定期限内不作出行政复议决定的，对直接负责的主管人员和其他直接责任人员依法给予警告、记过、记大过的行政处分；经责令受理仍不受理或者不按照规定转送行政复议申请，造成严重后果的，依法给予降级、撤职、开除的行政处分。

第三十五条　行政复议机关工作人员在行政复议活动中，徇私舞弊或者有其他渎职、失职行为的，依法给予警告、记过、记大过的行政处分；情节严重的，依法给予降级、撤职、开除的行政处分；构成犯罪的，依法追究刑事责任。

第三十六条　被申请人违反本法规定，不提出书面答复或者不提交作出具体行政行为的证据、依据和其他有关材料，或者阻挠、变相阻挠公民、法人或者其他组织依法申请行政复议的，对直接负责的主管人员和其他直接责任人员依法给予警告、记过、记大过的行政处分；进行报复陷害的，依法给予降级、撤职、开除的行政处分；构成犯罪的，依法追究刑事责任。

第三十七条　被申请人不履行或者无正当理由拖延履行行政复议决定的，对直接负责的主管人员和其他直接责任人员依法给予警告、记过、记大过的行政处分；经责令履行仍拒不履行的，依法给予降级、撤职、开除的行政处分。

第三十八条　行政复议机关负责法制工作的机构发现有无正当理由不予受理行政复议申请、不按照规定期限作出行政复议决定、徇私舞弊、对申请人打击报复或者不履行行政复议决定等情形的，应当向有关行政机关提出建议，有关行政机关应当依照本法和有关法律、行政法规的规定作出处理。

第七章　附　则

第三十九条　行政复议机关受理行政复议申请，不得向申请人收取任何费用。行政复议活动所需经费，应当列入本机关的行政经费，由本级财政予以保障。

第四十条　行政复议期间的计算和行政复议文书的送达，依照民事诉讼法关于期间、送达的规定执行。

本法关于行政复议期间有关"五日""七日"的规定是指工作日，不含节假日。

第四十一条　外国人、无国籍人、外国组织在中华人民共和国境内申请行政复议，适用本法。

第四十二条　本法施行前公布的法律有关行政复议的规定与本法的规定不一致的，以本法的规定为准。

第四十三条　本法自 1999 年 10 月 1 日起施行。1990 年 12 月 24 日国务院发布、1994 年 10 月 9 日国务院修订发布的《行政复议条例》同时废止。

中华人民共和国行政复议法实施条例

（《中华人民共和国行政复议法实施条例》已经 2007 年 5 月 23 日国务院第 177 次常务会议通过，现予公布，自 2007 年 8 月 1 日起施行）

目录

第一章　总　则

第一条　为了进一步发挥行政复议制度在解决行政争议、建设法治政府、构建社会主义和谐社会中的作用，根据《中华人民共和国行政复议法》（以下简称行政复议法），制定本条例。

第二条　各级行政复议机关应当认真履行行政复议职责，领导并支持本机关负责法制工作的机构（以下简称行政复议机构）依法办理行政复议事项，并依照有关规定配备、充实、调剂专职行政复议人员，保证行政复议机构的办案能力与工作任务相适应。

第三条　行政复议机构除应当依照行政复议法第三条的规定履行职责外，还应当履行下列职责：

（一）依照行政复议法第十八条的规定转送有关行政复议申请；

（二）办理行政复议法第二十九条规定的行政赔偿等事项；

（三）按照职责权限，督促行政复议申请的受理和行政复议决定的履行；

（四）办理行政复议、行政应诉案件统计和重大行政复议决定备案事项；

（五）办理或者组织办理未经行政复议直接提起行政诉讼的行政应诉事项；

（六）研究行政复议工作中发现的问题，及时向有关机关提出改进建议，重大问题及时向行政复议机关报告。

第四条　专职行政复议人员应当具备与履行行政复议职责相适应的品行、专业知识和业务能力，并取得相应资格。具体办法由国务院法制机构会同国务院有关部门规定。

第二章　行政复议申请

第一节　申请人

第五条　依照行政复议法和本条例的规定申请行政复议的公民、法人或者其他组织为申请人。

第六条　合伙企业申请行政复议的，应当以核准登记的企业为申请人，由执行合伙事务的合伙人代表该企业参加行政复议；其他合伙组织申请行政复议的，由合伙人共同申请行政复议。

前款规定以外的不具备法人资格的其他组织申请行政复议的，由该组织的主要负责人代表该组织参加行政复议；没有主要负责人的，由共同推选的其他成员代表该组织参加行政复议。

第七条　股份制企业的股东大会、股东代表大会、董事会认为行政机关作出的具体行政行为侵犯企业合法权益的，可以以企业的名义申请行政复议。

第八条　同一行政复议案件申请人超过5人的，推选1至5名代表参加行政复议。

第九条　行政复议期间，行政复议机构认为申请人以外的公民、法人或者其他组织与被审查的具体行政行为有利害关系的，可以通知其作为第三人参加行政复议。

行政复议期间，申请人以外的公民、法人或者其他组织与被审查的具体行政行为有利害关系的，可以向行政复议机构申请作为第三人参加行政复议。

第三人不参加行政复议，不影响行政复议案件的审理。

第十条　申请人、第三人可以委托1至2名代理人参加行政复议。申请人、第三人委托代理人的，应当向行政复议机构提交授权委托书。授权委托书应当载明委托事项、权限和期限。公民在特殊情况下无法书面委托的，可以口头委托。口头委托的，行政复议机构应当核实并记录在卷。申请人、第三人解除或者变更委托的，应当书面报告行政复议机构。

第二节　被申请人

第十一条　公民、法人或者其他组织对行政机关的具体行政行为不服，依照行政复议法和本条例的规定申请行政复议的，作出该具体行政行为的行政机关为被申请人。

第十二条 行政机关与法律、法规授权的组织以共同的名义作出具体行政行为的，行政机关和法律、法规授权的组织为共同被申请人。

行政机关与其他组织以共同名义作出具体行政行为的，行政机关为被申请人。

第十三条 下级行政机关依照法律、法规、规章规定，经上级行政机关批准作出具体行政行为的，批准机关为被申请人。

第十四条 行政机关设立的派出机构、内设机构或者其他组织，未经法律、法规授权，对外以自己名义作出具体行政行为的，该行政机关为被申请人。

第三节　行政复议申请期限

第十五条 行政复议法第九条第一款规定的行政复议申请期限的计算，依照下列规定办理：

（一）当场作出具体行政行为的，自具体行政行为作出之日起计算；

（二）载明具体行政行为的法律文书直接送达的，自受送达人签收之日起计算；

（三）载明具体行政行为的法律文书邮寄送达的，自受送达人在邮件签收单上签收之日起计算；没有邮件签收单的，自受送达人在送达回执上签名之日起计算；

（四）具体行政行为依法通过公告形式告知受送达人的，自公告规定的期限届满之日起计算；

（五）行政机关作出具体行政行为时未告知公民、法人或者其他组织，事后补充告知的，自该公民、法人或者其他组织收到行政机关补充告知的通知之日起计算；

（六）被申请人能够证明公民、法人或者其他组织知道具体行政行为的，自证据材料证明其知道具体行政行为之日起计算。

行政机关作出具体行政行为，依法应当向有关公民、法人或者其他组织送达法律文书而未送达的，视为该公民、法人或者其他组织不知道该具体行政行为。

第十六条 公民、法人或者其他组织依照行政复议法第六条第（八）项、第（九）项、第（十）项的规定申请行政机关履行法定职责，行政机关未履行的，行政复议申请期限依照下列规定计算：

（一）有履行期限规定的，自履行期限届满之日起计算；

（二）没有履行期限规定的，自行政机关收到申请满 60 日起计算。

公民、法人或者其他组织在紧急情况下请求行政机关履行保护人身权、财产权的法定职责，行政机关不履行的，行政复议申请期限不受前款规定的限制。

第十七条 行政机关作出的具体行政行为对公民、法人或者其他组织的权利、义务可能产生不利影响的，应当告知其申请行政复议的权利、行政复议机关和行政复议申请期限。

第四节 行政复议申请的提出

第十八条 申请人书面申请行政复议的，可以采取当面递交、邮寄或者传真等方式提出行政复议申请。

有条件的行政复议机构可以接受以电子邮件形式提出的行政复议申请。

第十九条 申请人书面申请行政复议的，应当在行政复议申请书中载明下列事项：

（一）申请人的基本情况，包括：公民的姓名、性别、年龄、身份证号码、工作单位、住所、邮政编码；法人或者其他组织的名称、住所、邮政编码和法定代表人或者主要负责人的姓名、职务；

（二）被申请人的名称；

（三）行政复议请求、申请行政复议的主要事实和理由；

（四）申请人的签名或者盖章；

（五）申请行政复议的日期。

第二十条 申请人口头申请行政复议的，行政复议机构应当依照本条例第十九条规定的事项，当场制作行政复议申请笔录交申请人核对或者向申请人宣读，并由申请人签字确认。

第二十一条 有下列情形之一的，申请人应当提供证明材料：

（一）认为被申请人不履行法定职责的，提供曾经要求被申请人履行法定职责而被申请人未履行的证明材料；

（二）申请行政复议时一并提出行政赔偿请求的，提供受具体行政行为侵害而造成损害的证明材料；

（三）法律、法规规定需要申请人提供证据材料的其他情形。

第二十二条 申请人提出行政复议申请时错列被申请人的，行政复议机构应当告知申请人变更被申请人。

第二十三条 申请人对两个以上国务院部门共同作出的具体行政行为不服的，依照行政复议法第十四条的规定，可以向其中任何一个国务院部门提出行政复议申请，由作出具体行政行为的国务院部门共同作出行政复议决定。

第二十四条 申请人对经国务院批准实行省以下垂直领导的部门作出的

具体行政行为不服的，可以选择向该部门的本级人民政府或者上一级主管部门申请行政复议；省、自治区、直辖市另有规定的，依照省、自治区、直辖市的规定办理。

第二十五条 申请人依照行政复议法第三十条第二款的规定申请行政复议的，应当向省、自治区、直辖市人民政府提出行政复议申请。

第二十六条 依照行政复议法第七条的规定，申请人认为具体行政行为所依据的规定不合法的，可以在对具体行政行为申请行政复议的同时一并提出对该规定的审查申请；申请人在对具体行政行为提出行政复议申请时尚不知道该具体行政行为所依据的规定的，可以在行政复议机关作出行政复议决定前向行政复议机关提出对该规定的审查申请。

第三章　行政复议受理

第二十七条 公民、法人或者其他组织认为行政机关的具体行政行为侵犯其合法权益提出行政复议申请，除不符合行政复议法和本条例规定的申请条件的，行政复议机关必须受理。

第二十八条 行政复议申请符合下列规定的，应当予以受理：

（一）有明确的申请人和符合规定的被申请人；

（二）申请人与具体行政行为有利害关系；

（三）有具体的行政复议请求和理由；

（四）在法定申请期限内提出；

（五）属于行政复议法规定的行政复议范围；

（六）属于收到行政复议申请的行政复议机构的职责范围；

（七）其他行政复议机关尚未受理同一行政复议申请，人民法院尚未受理同一主体就同一事实提起的行政诉讼。

第二十九条 行政复议申请材料不齐全或者表述不清楚的，行政复议机构可以自收到该行政复议申请之日起 5 日内书面通知申请人补正。补正通知应当载明需要补正的事项和合理的补正期限。无正当理由逾期不补正的，视为申请人放弃行政复议申请。补正申请材料所用时间不计入行政复议审理期限。

第三十条 申请人就同一事项向两个或者两个以上有权受理的行政机关申请行政复议的，由最先收到行政复议申请的行政机关受理；同时收到行政复议申请的，由收到行政复议申请的行政机关在 10 日内协商确定；协商不成的，由其共同上一级行政机关在 10 日内指定受理机关。协商确定或者指定受理机关所用时间不计入行政复议审理期限。

第三十一条 依照行政复议法第二十条的规定，上级行政机关认为行政复议机关不予受理行政复议申请的理由不成立的，可以先行督促其受理；经督促仍不受理的，应当责令其限期受理，必要时也可以直接受理；认为行政复议申请不符合法定受理条件的，应当告知申请人。

第四章　行政复议决定

第三十二条　行政复议机构审理行政复议案件，应当由 2 名以上行政复议人员参加。

第三十三条　行政复议机构认为必要时，可以实地调查核实证据；对重大、复杂的案件，申请人提出要求或者行政复议机构认为必要时，可以采取听证的方式审理。

第三十四条　行政复议人员向有关组织和人员调查取证时，可以查阅、复制、调取有关文件和资料，向有关人员进行询问。

调查取证时，行政复议人员不得少于 2 人，并应当向当事人或者有关人员出示证件。被调查单位和人员应当配合行政复议人员的工作，不得拒绝或者阻挠。

需要现场勘验的，现场勘验所用时间不计入行政复议审理期限。

第三十五条　行政复议机关应当为申请人、第三人查阅有关材料提供必要条件。

第三十六条　依照行政复议法第十四条的规定申请原级行政复议的案件，由原承办具体行政行为有关事项的部门或者机构提出书面答复，并提交作出具体行政行为的证据、依据和其他有关材料。

第三十七条　行政复议期间涉及专门事项需要鉴定的，当事人可以自行委托鉴定机构进行鉴定，也可以申请行政复议机构委托鉴定机构进行鉴定。鉴定费用由当事人承担。鉴定所用时间不计入行政复议审理期限。

第三十八条　申请人在行政复议决定作出前自愿撤回行政复议申请的，经行政复议机构同意，可以撤回。

申请人撤回行政复议申请的，不得再以同一事实和理由提出行政复议申请。但是，申请人能够证明撤回行政复议申请违背其真实意思表示的除外。

第三十九条　行政复议期间被申请人改变原具体行政行为的，不影响行政复议案件的审理。但是，申请人依法撤回行政复议申请的除外。

第四十条　公民、法人或者其他组织对行政机关行使法律、法规规定的自由裁量权作出的具体行政行为不服申请行政复议，申请人与被申请人在行政复议决定作出前自愿达成和解的，应当向行政复议机构提交书面和解协议；和解内容不损害社会公共利益和他人合法权益的，行政复议机构应当准许。

第四十一条 行政复议期间有下列情形之一，影响行政复议案件审理的，行政复议中止：

（一）作为申请人的自然人死亡，其近亲属尚未确定是否参加行政复议的；

（二）作为申请人的自然人丧失参加行政复议的能力，尚未确定法定代理人参加行政复议的；

（三）作为申请人的法人或者其他组织终止，尚未确定权利义务承受人的；

（四）作为申请人的自然人下落不明或者被宣告失踪的；

（五）申请人、被申请人因不可抗力，不能参加行政复议的；

（六）案件涉及法律适用问题，需要有权机关作出解释或者确认的；

（七）案件审理需要以其他案件的审理结果为依据，而其他案件尚未审结的；

（八）其他需要中止行政复议的情形。

行政复议中止的原因消除后，应当及时恢复行政复议案件的审理。

行政复议机构中止、恢复行政复议案件的审理，应当告知有关当事人。

第四十二条 行政复议期间有下列情形之一的，行政复议终止：

（一）申请人要求撤回行政复议申请，行政复议机构准予撤回的；

（二）作为申请人的自然人死亡，没有近亲属或者其近亲属放弃行政复议权利的；

（三）作为申请人的法人或者其他组织终止，其权利义务的承受人放弃行政复议权利的；

（四）申请人与被申请人依照本条例第四十条的规定，经行政复议机构准许达成和解的；

（五）申请人对行政拘留或者限制人身自由的行政强制措施不服申请行政复议后，因申请人同一违法行为涉嫌犯罪，该行政拘留或者限制人身自由的行政强制措施变更为刑事拘留的。

依照本条例第四十一条第一款第（一）项、第（二）项、第（三）项规定中止行政复议，满60日行政复议中止的原因仍未消除的，行政复议终止。

第四十三条 依照行政复议法第二十八条第一款第（一）项规定，具体行政行为认定事实清楚，证据确凿，适用依据正确，程序合法，内容适当的，行政复议机关应当决定维持。

第四十四条 依照行政复议法第二十八条第一款第（二）项规定，被申请人不履行法定职责的，行政复议机关应当决定其在一定期限内履行法定职责。

第四十五条 具体行政行为有行政复议法第二十八条第一款第（三）项规定情形之一的，行政复议机关应当决定撤销、变更该具体行政行为或者确认该具体行政行为违法；决定撤销该具体行政行为或者确认该具体行政行为违法的，可以责令被申请人在一定期限内重新作出具体行政行为。

第四十六条 被申请人未依照行政复议法第二十三条的规定提出书面答复、提交当初作出具体行政行为的证据、依据和其他有关材料的，视为该具体行政行为没有证据、依据，行政复议机关应当决定撤销该具体行政行为。

第四十七条 具体行政行为有下列情形之一，行政复议机关可以决定变更：

（一）认定事实清楚，证据确凿，程序合法，但是明显不当或者适用依据错误的；

（二）认定事实不清，证据不足，但是经行政复议机关审理查明事实清楚，证据确凿的。

第四十八条 有下列情形之一的，行政复议机关应当决定驳回行政复议申请：

（一）申请人认为行政机关不履行法定职责申请行政复议，行政复议机关受理后发现该行政机关没有相应法定职责或者在受理前已经履行法定职责的；

（二）受理行政复议申请后，发现该行政复议申请不符合行政复议法和本条例规定的受理条件的。

上级行政机关认为行政复议机关驳回行政复议申请的理由不成立的，应当责令其恢复审理。

第四十九条 行政复议机关依照行政复议法第二十八条的规定责令被申请人重新作出具体行政行为的，被申请人应当在法律、法规、规章规定的期限内重新作出具体行政行为；法律、法规、规章未规定期限的，重新作出具体行政行为的期限为 60 日。

公民、法人或者其他组织对被申请人重新作出的具体行政行为不服，可以依法申请行政复议或者提起行政诉讼。

第五十条 有下列情形之一的，行政复议机关可以按照自愿、合法的原则进行调解：

（一）公民、法人或者其他组织对行政机关行使法律、法规规定的自由裁量权作出的具体行政行为不服申请行政复议的；

（二）当事人之间的行政赔偿或者行政补偿纠纷。

当事人经调解达成协议的，行政复议机关应当制作行政复议调解书。调解书应当载明行政复议请求、事实、理由和调解结果，并加盖行政复议机关印章。行政复议调解书经双方当事人签字，即具有法律效力。

调解未达成协议或者调解书生效前一方反悔的，行政复议机关应当及时作出行政复议决定。

第五十一条　行政复议机关在申请人的行政复议请求范围内，不得作出对申请人更为不利的行政复议决定。

第五十二条　第三人逾期不起诉又不履行行政复议决定的，依照行政复议法第三十三条的规定处理。

第五章　行政复议指导和监督

第五十三条　行政复议机关应当加强对行政复议工作的领导。

行政复议机构在本级行政复议机关的领导下，按照职责权限对行政复议工作进行督促、指导。

第五十四条　县级以上各级人民政府应当加强对所属工作部门和下级人民政府履行行政复议职责的监督。

行政复议机关应当加强对其行政复议机构履行行政复议职责的监督。

第五十五条　县级以上地方各级人民政府应当建立健全行政复议工作责任制，将行政复议工作纳入本级政府目标责任制。

第五十六条　县级以上地方各级人民政府应当按照职责权限，通过定期组织检查、抽查等方式，对所属工作部门和下级人民政府行政复议工作进行检查，并及时向有关方面反馈检查结果。

第五十七条　行政复议期间行政复议机关发现被申请人或者其他下级行政机关的相关行政行为违法或者需要做好善后工作的，可以制作行政复议意见书。有关机关应当自收到行政复议意见书之日起 60 日内将纠正相关行政违法行为或者做好善后工作的情况通报行政复议机构。

行政复议期间行政复议机构发现法律、法规、规章实施中带有普遍性的问题，可以制作行政复议建议书，向有关机关提出完善制度和改进行政执法的建议。

第五十八条　县级以上各级人民政府行政复议机构应当定期向本级人民政府提交行政复议工作状况分析报告。

第五十九条　下级行政复议机关应当及时将重大行政复议决定报上级行政复议机关备案。

第六十条　各级行政复议机构应当定期组织对行政复议人员进行业务培训，提高行政复议人员的专业素质。

第六十一条　各级行政复议机关应当定期总结行政复议工作，对在行政复议工作中做出显著成绩的单位和个人，依照有关规定给予表彰和奖励。

第六章　法律责任

第六十二条　被申请人在规定期限内未按照行政复议决定的要求重新作出具体行政行为，或者违反规定重新作出具体行政行为的，依照行政复议法第三十七条的规定追究法律责任。

第六十三条　拒绝或者阻挠行政复议人员调查取证、查阅、复制、调取有关文件和资料的，对有关责任人员依法给予处分或者治安处罚；构成犯罪的，依法追究刑事责任。

第六十四条　行政复议机关或者行政复议机构不履行行政复议法和本条例规定的行政复议职责，经有权监督的行政机关督促仍不改正的，对直接负责的主管人员和其他直接责任人员依法给予警告、记过、记大过的处分；造成严重后果的，依法给予降级、撤职、开除的处分。

第六十五条　行政机关及其工作人员违反行政复议法和本条例规定的，行政复议机构可以向人事、监察部门提出对有关责任人员的处分建议，也可以将有关人员违法的事实材料直接转送人事、监察部门处理；接受转送的人事、监察部门应当依法处理，并将处理结果通报转送的行政复议机构。

第七章　附　则

第六十六条　本条例自 2007 年 8 月 1 日起施行。

附录二

地方性中医药条例目录

序号	名称	时间
1	北京市发展中医条例	2001 年 6 月 22 日北京市第十一届人民代表大会常务委员会第二十七次会议通过
2	河北省中医药条例	2017 年 12 月 1 日河北省第十二届人民代表大会常务委员会第三十三次会议通过
3	山西省发展中医药条例	2013 年 9 月 29 日山西省第十二届人民代表大会常务委员会第五次会议通过
4	内蒙古自治区蒙医药中医药条例	2010 年 7 月 30 日内蒙古自治区第十一届人民代表大会常务委员会第十六次会议通过
5	吉林省发展中医条例	2015 年 11 月 20 日吉林省第十二届人民代表大会常务委员会第二十一次会议通过
6	上海市发展中医条例	1998 年 9 月 22 日上海市第十一届人民代表大会常务委员会第五次会议通过
7	江苏省中医药条例	2020 年 7 月 31 日江苏省第十三届人民代表大会常务委员会第十七次会议通过
8	浙江省发展中医条例	1997 年 4 月 20 日浙江省第八届人民代表大会常务委员会第三十五次会议通过，根据 2004 年 5 月 28 日浙江省第十届人民代表大会常务委员会第十一次会议《关于修改〈浙江省发展中医条例〉的决定》第一次修正，根据 2009 年 12 月 30 日浙江省第十一届人民代表大会常务委员会第十五次会议《关于修改〈浙江省发展中医条例〉的决定》第二次修正
9	安徽省中医药条例	2020 年 3 月 27 日安徽省第十三届人民代表大会常务委员会第十七次会议通过
10	江西省中医药条例	2019 年 11 月 27 日江西省第十三届人民代表大会常务委员会第十六次会议通过
11	山东省中医条例	1999 年 6 月 18 日山东省第九届人民代表大会常务委员会第 9 次会议通过，根据 2004 年 7 月 30 日山东省第十届人民代表大会常务委员会第九次会议《关于修改〈山东省水路交通管理条例〉等十二件地方性法规的决定》修正

序号	名称	时间
12	河南省中医条例	1997 年 11 月 21 日河南省第八届人民代表大会常务委员会第二十九次会议通过，根据 2010 年 7 月 30 日河南省第十一届人民代表大会常务委员会第十六次会议《关于修改部分地方性法规的决定》修正
13	湖北省中医药条例	2019 年 7 月 26 日湖北省第十三届人民代表大会常务委员会第十次会议通过
14	广东省发展中医条例	2000 年 3 月 30 日广东省第九届人民代表大会常务委员会第十七次会议通过
15	广西壮族自治区发展中医药壮医药条例	2008 年 11 月 28 日广西壮族自治区第十一届人民代表大会常务委员会第五次会议通过
16	重庆市中医条例	1998 年 3 月 28 日重庆市第一届人民代表大会常务委员会第八次会议通过，根据 2005 年 7 月 29 日重庆市第二届人民代表大会常务委员会第十八次会议《关于修改〈重庆市中医条例〉的决定》第一次修正，根据 2010 年 7 月 23 日重庆市第三届人民代表大会常务委员会第十八次会议《关于修改部分地方性法规的决定》第二次修正，根据 2012 年 11 月 29 日重庆市第三届人民代表大会常务委员会第三十八次会议《关于修改部分地方性法规的决定》第三次修正
17	四川省中医药条例	1997 年 2 月 21 日四川省第八届人民代表大会常务委员会第二十五次会议通过，根据 2001 年 3 月 30 日四川省第九届人民代表大会常务委员会第二十二次会议《关于修改＜四川省中医条例＞的决定》第一次修正，根据 2004 年 9 月 24 日四川省第十届人民代表大会常务委员会第十一次会议《关于修改＜四川省中医条例＞的决定》第二次修正，2009 年 11 月 27 日四川省第十一届人民代表大会常务委员会第十二次会议第一次修订，2019 年 11 月 28 日四川省第十三届人民代表大会常务委员会第十四次会议第二次修订
18	贵州省发展中医药条例	2005 年 9 月 23 日贵州省第十届人民代表大会常务委员会第十七次会议通过
19	云南省发展中医药条例	2011 年 5 月 26 日云南省第十一届人民代表大会常务委员会第 23 次会议通过
20	陕西省中医药条例	2020 年 1 月 9 日陕西省第十三届人民代表大会常务委员会第十五次会议通过
21	甘肃省发展中医条例	2000 年 12 月 2 日甘肃省第九届人大常委会第十九次会议通过
22	青海省发展中医藏医蒙医条例	2002 年 3 月 29 日青海省第九届人民代表大会常务委员会第二十九次会议通过，根据 2010 年 5 月 27 日青海省第十一届人民代表大会常务委员会第十五次会议《关于修改部分地方性法规的决定》修正

续表

序号	名称	时间
23	宁夏回族自治区发展中医条例	2002 年 3 月 28 日自治区第八届人民代表大会常务委员会第二十四次会议通过
24	深圳经济特区中医药条例	2010 年 4 月 2 日深圳市第四届人民代表大会常务委员会第三十六次会议通过，根据 2019 年 10 月 31 日深圳市第六届人民代表大会常务委员会第三十六次会议《关于修改〈深圳经济特区人体器官捐献移植条例〉等四十五项法规的决定》修正